健康成都·中医药文化系列

黄帝内经素问

灵枢经

中华医典

第一辑

主编 舒 畅 尹 波

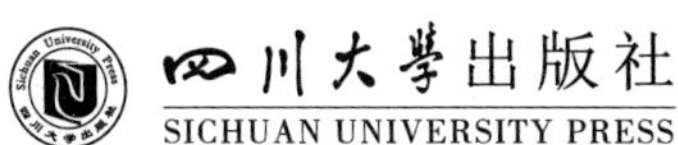
四川大学出版社
SICHUAN UNIVERSITY PRESS

项目策划：舒　星
责任编辑：谢正强
责任校对：舒　星
封面设计：墨创文化
责任印制：王　炜

图书在版编目（CIP）数据

中华医典．第一辑 / 舒畅，尹波主编．— 成都 ：四川大学出版社，2021.12
ISBN 978-7-5690-2696-2

Ⅰ．①中… Ⅱ．①舒… ②尹… Ⅲ．①中医典籍 Ⅳ．①R2-5

中国版本图书馆 CIP 数据核字（2018）第 301247 号

书名　中华医典（第一辑）

主　　编	舒　畅　尹　波
出　　版	四川大学出版社
地　　址	成都市一环路南一段 24 号（610065）
发　　行	四川大学出版社
书　　号	ISBN 978-7-5690-2696-2
印前制作	四川胜翔数码印务设计有限公司
印　　刷	四川盛图彩色印刷有限公司
成品尺寸	170mm×240mm
印　　张	31.5
字　　数	642 千字
版　　次	2021 年 12 月第 1 版
印　　次	2021 年 12 月第 1 次印刷
定　　价	180.00 元

◆ 读者邮购本书，请与本社发行科联系。
电话：(028)85408408/(028)85401670/
(028)86408023　邮政编码：610065
◆ 本社图书如有印装质量问题，请寄回出版社调换。
◆ 网址：http://press.scu.edu.cn

四川大学出版社
微信公众号

《中华医典》编委会

主　编：舒　畅　尹　波

副主编：李文泽　孙锦泉　王朝阳

编　委：马　宇　王小红　李　健　王智勇

任玉兰　吴洪泽　杨世文　杨　静

凡例

一、本丛书收录范围为自先秦到清末的中医古籍经典文献，因卷帙浩繁，体例所限，择其要者而收之。

二、所收古籍，每种皆选择善本或足本，原则上以底本为主。因本丛书按辑出版，各书体例、用字原本就不尽统一，故通假字、异体字、俗体字不强求统一，由各书点校者视各书具体情况而定，尤其涉及特殊情况者，各书点校者可另拟恰当凡例。

三、每种书前均撰写提要，简述本书作者、版本流传、价值及其意义。

四、凡有歧义者，以校记的方式加脚注于下。

五、有些书，如张仲景的《伤寒论》和《金匮要略》，既是指导性的医理经典，又是伤寒杂病的临床医学经典，因具有医学的指导性意义，故置于“医理经典”中。

六、中医古籍原版采用繁体竖排，为适应现代人阅读习惯，本丛书均改为简体横排。为适应版式之变化，对原书的个别用语做了调整，如改“右引”为“上引”之类。

历史理性与文化智慧交融的城市

——写在“健康成都·中医药文化系列”丛书刊行之际

明清以降，“西学东渐”，中国传统文化“面临千年未有之大变局”，中医作为其重要组成部分，同样经历了至艰难、多曲折的发展历程。但正所谓“否极泰来”，由于我国综合国力的提升与文化自信的建构，以及群众对健康的渴求，中医面临着近现代以来前所未有的发展机遇。

仰观俯察，重返历史现场，延伸历史视野，无论何时，当我们审视传统医学这一历久弥新的学科时，都无法回避历史与现实。历史是由大量的史实构成的，而“所有的历史都是当代史”，我们每个人都处在当下，都需要具备宏通的历史知识和敏锐的洞察力。

所以，洞彻中华民族“观乎人文，以化成天下”的文化特质，则“为天地立心，为生民立命，为往圣继绝学，为万世开太平”的崇高理念，仍是全体中医人必须承担的责任与精神价值所在，亦是中医回归主流的必然选择。

中医之道，是升华生命的生生不息之道；中医之学，是生命健康的文化与艺术；中医之术，是生命健康法则的实践与运用；中医精神，则如传统文化一样，能达于生命时空的每个角落。成都市建设“国际知名的文化之都”的目标，为中医事业的发展开辟了广阔的领域，涵括了更为广泛的人事因缘，于激荡的历史中深植理性与智慧，因此有了本系列丛书之刊行。借此，愿成都更从容睿智，更健康美丽，更祥和温煦！

是为序。

傅勇林[①]

2012年2月15日

① 傅勇林，著名学者、博士生导师，时任成都市人民政府副市长。

《中华医典》序

中国传统医学经过几千年的传承和积淀，形成了一套博大精深、系统完整、逻辑严密的医学体系。该医学体系的基础涉及人文科学与自然科学的诸多学科，包括药物学、生物学、生理学、病理学、心理学、养生学、生态学、人类学、社会学、历史学、哲学、民族学、历算学、地理学、天文学、气象学等，可谓义弘体博，包含了人类生活和认知的重要领域和多维的时空概念。在历史的不同时期，中国传统医学留下了许多振聋发聩甚至里程碑式的经典之作，尤以四大名著引人瞩目。

《黄帝内经》以生命科学为主体论述阴阳五行、气血、津液、脏象、经络、五运六气、病因、病机、病症、治则治法，在人与自然的互动协调中全面认识自然特征与生命规律，抉天人之秘奥，阐顺逆之精微。明代医家王纶认为："盖医之有《内经》，犹儒道之六经，无所不备。"

《神农本草经》以"养命以应天，养性以应人，治病以应地"的"三品分类法"将中药按君、臣、佐使归类，由此，奠定了中医药学的基础。唐代苏敬等《新修本草》及金代张元素，对药物性质展开研究，妙析玄解精粹之蕴，强调药物四气五味之厚薄、升降沉浮之区别，进一步完善了药物的归经理论。到明代李时珍的《本草纲目》，以及清代赵学敏对《本草纲目》的补遗，古代中医药物学臻于完善。

中医望、闻、问、切四诊法是扁鹊根据审察内外、辨证求因的诊病原则创立的，他循思古训，发皇古义，自有心得，创新立论，独步一代，在其著作《难经》中详细述及四诊法，并使之成为传统中医诊病、治病的主要手段沿袭至今，《难经》因而被列为中医的四大名著之一。

医圣张仲景裒辑众本，博采众方，浸寻其义，方臻理要，勤于临证，创立了伤寒病的六经辨证诊治方法和内伤杂病的脏腑辨证诊治原则，并为后世留下了不少经典名方。其中，麻桂汤的汗法、承气汤的下法、理中汤的温法、柴胡汤的和法、鳖甲煎丸的消法、白虎汤的清法、建中汤的补法、瓜蒂汤的吐法等被奉为圭臬。著述《伤寒杂病论》被尊为医学之经典，成为中医的又一大名著。朱丹溪曰："仲景诸方，实万世医门之规矩准绳也，后之欲为方圆平直者，必于是而取则焉。"

四大经典亦成为后世医家遵从的准绳，只是医无定则，同病异方，医家对病理、药理的理解不同，差异甚大。故历史上医派众多，聚讼纷纭，宋代以降初见端倪，金元以后医学门派之别明若观火，医学的多元化始于金元四大家并由此演绎，影响后世。

金元四大家之刘完素认为自然之风、寒、暑、湿、燥、火六气入体皆能化火，宜养阴退阳，用寒凉之药治六气化火之病。在病机理论和治疗方法上独述新义，创立六气病机学说，成为"寒凉派"始祖。

张从正学宗刘完素，认为时人之病以热证、实证为多，治病祛邪强调一个"通"字，以汗、下、吐三法为要，重流忌滞，主张上涌下泻，汗法外化，使其上下无碍，气血通达，身无壅滞，成为"攻下派"（河间学派）的鼻祖。

李东垣则强调脾胃在五脏六腑中的重要性，认为脾胃居人之中，乃央土，治病首先要培土，否则，"脾胃内伤，百病由生"。因之成为脾胃学说的先导，创立了"补土派"。

朱丹溪鉴于东南"湿热痰火，致病常多"的特点，认为人体常有相火妄动而生邪火，提出"阳常有余，阴常不足"之论，治疗倡导滋阴降火，成为"滋阴派"的创始人。

金元四大家虽各执一偏著称于世，但对后世，特别对明清医家却影响深远。阐发经义，详加释解之人有之；补充医理，完善医派之人有之；或不从一而宗，兼容并包者更有之。随之取舍，无所匡定。

明代医家薛己推崇东垣的补土理论，认为："人得土以养百骸，身失土以枯四肢。"同时，临床发现"阳非有余，阴常不足"，故对丹溪的滋阴学说又进行了补偏救弊，提出"求之脉理，审其虚实，以施补泻"的治病方略。清代医家叶天士补充了东垣的脾胃论，提出"上下交损，当治其中"，进一步强调调理脾胃于治疗系统疾病的重要性，实为对东垣脾土理论的发挥。

明代医家王纶不从一派，兼容并蓄、博采众长，"外感法仲景，内伤法东垣，热病用河间，杂病用丹溪"。

在治病的机理上，一些医家则从脏腑、三焦或卫气营血切入。

《内经》在讲五脏的关系时特别强调心经的制衡作用，认为心火盛则诸脏衰，心火衰则诸脏盛。孙思邈据此进一步提出：“凡大医治病，必当安神定志。”若是心神不宁，必将周身不安，故一些医家在治病时兼顾调理心经。

张景岳则注重肾经的调理，认为命门是人体脏腑生理功能的动力，命门是真阴之脏，生命之源，藏精化气，兼具水火，是脏腑的化源。由此，他创制了不少补肾方剂，成为后期温补派的主要代表。

叶天士在解读温邪病理之后尤其注重对肺经的防护和调理，在其《温热论》中开宗明义：温邪上受，首先犯肺，顺传阳明，或逆传心包，不同于伤寒六经传变，故按温病发展卫、气、营、血的四个阶段辨证施治。

吴鞠通在治病的法度上，继承了仲景、天士的医理思路，进一步完善了张氏《伤寒论》的六经辨证理论。他根据叶天士“河间温热，须究三焦”，“温热时邪，当分三焦投药”的论点，创立了三焦辨证理论。传变方式即自上而下为顺传，认为伤寒六经由表入里，由浅入深，顺传三焦。“治上焦如羽，非轻不举；治中焦如衡，非平不安；治下焦如权，非重不沉。”

因医派驳杂，门户既分，袭以成弊，致使医纲失序，错乱舛互，庸医亦为之泛滥。清中期以后，被誉为“一代医宗”的黄元御为正其讹舛，对蔑视古经、倾议前哲之风正本清源，遂对《内经》《难经》《伤寒论》《金匮》等医学经典系统释读、融会贯通。从阴阳变化、五行生克、脏腑生成、气血营卫、经络腧穴、病能脉法、泻南补北、精神化生等方面探微索隐，阐述古籍之精要，将人与自然四时相生、天人应和之关系的认识推到了一个新的高度，完善了中医的养生学理念。同时，对伤寒六经更有新解，对诸类杂病亦多抉奥阐幽。

晚清杏林亦有两位医家值得一提，即四川的唐容川和郑钦安。

唐容川既精于岐黄之道，嘉惠藐躬，又才高识妙，兼具西医的病理和解剖学知识，倡导中西医汇通。认为西医详于形态结构，中医长于阴阳气化，试图用西医的生理解剖学原理来印证中医的脏腑经络理论，从中寻求中、西医对人体的认知异同，识契真要。

郑钦安师从梁漱溟、陈寅恪、蒙文通都倍加推崇的刘咸炘之祖父刘沅——一位集儒释道之大成的通学大儒，精于祛邪扶正、养气修性的道医之法。郑氏依托刘沅师在人道、文道和医道方面给他的启悟，涉猎方书，研求医理，熟谙仲景岐黄之术，善解先圣古义，针对四川阴湿之病盛行，提出扶阳学说，认为人身之阴阳并非平衡关系，乃元阳正气为本，强调阳主阴从。他用大剂量的姜、附、桂等辛温之药治病，成为“火神派”的一代宗师。

民国时期，传统中医体系多有传承，也颇有建树。京城四大名医之首的萧龙友与成都郑钦安的学生卢铸之同享盛名，中医界向有“北萧南卢”之说。新中国成立后，上海祝味菊集之大成，创立了“八纲论杂病，五段论伤寒”的理论，成为新中国医学院研究院第一任院长，对新中国中医学发展做出了奠基性贡献。

当今中医多分科而治，分科多重标病，即见病治病，这是西医的治病理路，对中医而言则是医家之大忌。周慎斋云：“病有标本，多有本病不见而标病见者，有标本相反不相符者，若见一证即医一证，必然有失。”中、西医体系迥异，医理泾渭分明，中医不能丢失本经，盲目仿效，否则，东施效颦，不仅难达预期效果，甚至会贻误病情。异端曲学，足以害道。

古人皆知“运气不齐，古今异轨，古方新病，不相能也”（张元素语），既然时代、气候、环境、患者体质都在变化，时过境迁，人体的疾病亦随社会生活的复杂化而呈现出多元化倾向，这就需要我们重新思考和审视中医的治病理路，与时俱进，加以调整。

中医不外乎循人与自然之生命规律，以望闻问切为诊治方法，按药物四气五味之归经，治阴阳寒热虚实表里之疾患，求人体五脏六腑系统平衡之要义。标本兼治，调理人体的全息系统，乃中医之正道。

数千年的临床实践，先哲前贤发其幽杳，博施典著，不仅中医的基础理论积淀深厚，而且在脉学、针灸学、经络学、腧穴学、中医推拿、养生学等众多专业领域成就斐然。各类医学典籍的汇集，成就了中国传统医学系统完善的文化体系，在这座取之不尽、用之不竭、博大精深的医学文化宝库面前，吾辈当做出应有的创新探索和贡献。

四川大学中医文化与养生研究所所长　孙锦泉教授

辛丑孟冬

前 言

舒 畅

有天地然后有生命，有生命而后有医药。医药几乎是伴随着人类的诞生而诞生的，也是伴随人类文明的进步而进步的，同时医药的进步又是人类文明健康持续发展的重要保证。纵观世界历史，有的人类群体因疾病而消失，有的文明之花因疫疠而枯萎……拥有五千年文明史的中华民族，之所以创造出辉煌灿烂的历史，也与中华民族自己源远流长、风格独特的医药文化分不开。在中国医学史上，大家林立，学派争鸣，互相补益，无论从理论上还是从实践上，都极大地促进了人类健康事业的不断进步和发展。

一、中国医史觅踪

从传说来看，中医的出现几乎与中华文明的诞生同步。自岐黄问答、神农尝药，医学便在中国历史的蒙昧状态中产生了。就像中华礼乐文明肇自轩辕黄帝一样，传说中医药的雏形也与5000年之前的黄帝时代有千丝万缕的联系。按《世本》《内经》《本草》《帝王世纪》等历史文献记载，几乎所有早期医林人物，诸如岐伯、巫彭、巫咸、俞跗、雷公、桐君、伯高、玉女、玄女、素女等，都是黄帝之臣，特别是文献载岐黄问对，始有《内经》，《世本·作篇》说“巫彭作医”，更明白不过地告诉人们：医学的产生早在黄帝之时！经专家研究，20世纪60年代在内蒙古多伦旗头道洼新石器遗址中出土的砭石为原始先民使用的治疗器具；继后，70年代，在距今7000—6000年的浙江河姆渡原始社会遗址中又发现了一批骨针、骨锥，与《内经》用于针灸的“九针”之铍针、锋针绝相类似。

相传大禹之时，伯益佐治，经山际海，记其异物，遂有《山海经》。《山海经》载有“操不死之药以距”死气的巫彭、巫抵、巫阳、巫履、巫凡之人，还有十巫行医、灵山采药的记载，更记有具药用功能的大荒、海外异物奇兽多达 120 余种。王勃《黄帝八十一难经序》说：“岐伯以授黄帝，黄帝历九师以授伊尹，伊尹以授汤，汤历六师以授太公，太公授文王，文王历九师以授医和，医和历六师以授秦越人，秦越人始定立章句。”上古医学传说并非纯出虚构，宜有史影。

传说“伊尹作汤液”，说明商代人对医药也有重大贡献。通过甲骨文卜辞可知殷人已具有较强的疾病分辨能力，其中记载了“疾目”、“疾首”、“疾耳”、“疾齿”、“疾舌”、“疾言”（咽喉痛）、“疾自”（鼻疾）、“疾身”（腹疾）、“疾足”等 20 余种疾病，同时还记载了生儿育女、梦幻臆病等疾病现象，反映了当时不一般的医疗水平。

“周人尊礼尚施，事鬼敬神而远之”（孔子），于是有巫医分途之革命。《周礼》巫、医两官分治，一属之“天官冢宰”，一属之“春官宗伯”，官有分属，职有专司，如“司巫掌群巫之政令。若国大旱，则帅巫而舞雩；国有大灾，则帅巫而造巫恒”云云，这里司巫的职掌纯为祭祀巫祝之事。又曰“医师掌医之政令，聚毒药以共医事。凡邦之有疾病者、疕疡者造焉，则使医分而治之；岁终，则稽其医事，以制其食”云云。周代的专职医官出现了进一步职业化、专门化的现象，分设有食医、疾医、疡医、兽医等职务专司其业。

东周时期，王权下移；天子失官，学在四夷。从前各医多见于王官，活跃于内廷，自此也散在草野，布于民间。于是在春秋战国时期出现了一批游走于民间、出入于筚门蓬户的著名医生，医和、医缓、扁鹊等人就是他们的代表。《史记》载扁鹊“过邯郸，闻贵妇人，即为带下医；过洛阳，闻周人爱老人，即为耳目痹医；来入咸阳，闻秦人爱小儿，即为小儿医”。他这种“随俗为变”的灵活性，使得中医学在周人医学分科的基础上进一步专业化了。扁鹊还提出了望、闻、问、切的诊治方法，并实施药物疗法、针灸疗法和手术疗法等多种治疗手段。人们对医药之业的要求也越来越提高，春秋时期有“医不三世，不服其药”（《礼记·曲礼》）、“三折肱知为良医”（《左传》定公十三年）之说，表明了对医药知识经验积累的重视。

伴随着诸子蜂起、百家争鸣的学术形势，医学家们自觉地将中国哲学中的阴阳、三才、五行观念引入医学理论领域，作为争鸣的“百家”之一活跃于学术领域。这不仅促进了中国医学理论的系统化和哲学化，而且为先秦时期的百家争鸣增添了崭新的内容。20 世纪 70 年代发现的长沙马王堆汉墓医书，经整理定名为《足臂十一脉灸经》、《阴阳十一脉灸经》（甲乙二本）、《脉法》、《阴阳脉死候》、《五十二病方》、《却谷食气》、《导引图》、《养生方》、《杂疗方》、《胎产书》、《十问》、《合阴阳》、《杂禁方》、《天下至道谈》等 15 种。经研究，这批入葬于汉文帝时期的医籍成书时间显然比秦汉之际的《黄帝内经》早，应是春秋战国时期重要的医学遗著。近年在成都天回镇老官山汉墓出土的医简，据考证为扁鹊（敝昔）一系遗籍，弥足珍贵。

经春秋战国的发展，医药学在秦汉时期进入了成熟期和定型期。秦始皇焚书坑儒，不焚"医、药、种、树之书"，使战国以来的医药文献得以保存。汉武帝"表章六经"，其他诸子文献也得到搜集、整理和保存，中医文献也是如此。司马迁《史记》为医林人物设立了专门的"列传"，扁鹊、仓公、淳于意等一批名医的事迹和医疗经验得到完整的记录，客观反映了社会对医者的重视。汉成帝时，刘向、刘歆父子领校群籍，侍医李柱国"校方技"，"方技"即医书。依据这次整理成果改编而成的《汉书·艺文志·方技略》，分医经、经方、房中、神仙四类，共著录了 36 家医学著作，可见其时医学成果之夥！特别是著录时将"神仙"置于方技之末，这既反映了当时巫、医未能彻底分离的历史实际，也高扬了巫祝在医疗领域退居次要地位的时代旋律。司马迁在《扁鹊传》中将"信巫不信医"列为疾病"六不治"之一，更是对巫祝作用的大胆否定。汉初入葬的长沙马王堆医籍、成都天回镇医简，都表明了医药之术不仅是生者健康的保障，也是死者安眠于地下的希望所系。汉代医学的一项伟大成就是《黄帝内经》的结集和整理，为整个中国医学体系奠定了从脏象、病机、运气，到诊法、治则等一系列理论基础和方法论原则。

东汉末年，医圣张机（字仲景）总结前人以及时贤临床诊治经验，撰著《伤寒杂病论》（含《伤寒论》《金匮要略》两部分），对外感热病和内科疾病以及部分外科、伤科和妇儿科疾病诊治的理论和经验进行了系统研究，形成了"辨证施治"的中医治疗原则，为后世临床医学奠定了理论基础和行动指南。《三国志》《后汉书》都记载著名医家华佗发明了麻醉剂——麻沸散，他还利用这一"神药"对患者进行刳肠浣胃、剖判腹背等大型手术，这是当时人类医学史上亘古未有的大事件。《关羽传》所记关公

“刮骨疗毒”，《抱朴子》所说张仲景“穿胸以纳赤饼”等故事，当是此时麻醉药普遍使用的神奇记录。

魏晋南北朝到隋唐五代，中医脉诊、本草学、针灸学都取得了突出的成就。晋代名医王叔和著《脉经》，在前代著作《难经》“独取寸口”诊法的基础上，进一步总结规范，归纳出二十四种脉象，提出了脉、证、治并重的理论。魏晋南朝，关于药物学的知识也取得了长足进步，产生了大量“本草”类药物学著作，《汉志》未著录的一代药典——《神农本草经》即出现并整理于这一时期；针灸学从理论到实践都达到前所未有的高度，其专门著作则有西晋皇甫谧的《针灸甲乙经》。其他医学门类都形成了各自的专门特色，这一时期的目录书一改《汉志》只著录少量专科医书的情况，著录了一大批专科性医学著作。西晋葛洪所著《抱朴子》《肘后方》是炼丹和方书的代表作，南北朝雷敩的《雷公炮炙论》是制药学专著，南北朝《刘涓子鬼遗方》是颇有成就的外科学专著，隋朝巢元方的《诸病源候论》是病因病机专著，产生于隋唐之间或更早的《颅囟经》是颇有影响的儿科专著，唐代苏敬等人的《新修本草》则是世界上第一部由政府组织修撰的中药大典，还有居于成都的波斯后裔李珣的《海药本草》。唐代还有眼科专著——《银海精微》，食疗专著——孟诜的《食疗本草》，伤科专著——蔺道人的《理伤续断方》，产科专著——昝殷的《经效产宝》，等等。此外，唐代还产生了“药王”孙思邈的《千金要方》及《翼方》和王焘的《外台秘要》等大型方书，五代后蜀韩保昇修《蜀本草》，融药物、方剂于一体，更是沾溉后学，使百世蒙恩。

从南北朝开始，历代朝廷都有太医署的设置，唐代开始在科举考试中设置医学专科，这对医学从业及管理等专业人才的培养，无疑起到了规范化、专精化的影响，这也是世界上最早的国立医学学校和医学人才选拔制度。

中国文化“造极于赵宋”，医学亦复如是。随着经济、文化的发展，宋朝政府创设了“校正医书局”，集中了一批当时著名医家和学者，对历代重要医籍进行收集、整理、考证、校勘，刊行了一批重要医籍，在医籍从手抄向版刻转变的过程中，对刊正医籍、普及医学知识、促进医学事业的发展起了重要的促进作用。宋代开始设立官办药局，推广以中成药为主要产品的“局方”，极大地促进了中药的应用，方便了患者。在宋代医学教育中，针灸教学有了重大改革，王惟一于公元 1026 年著《铜人腧穴针灸图经》，次年又主持设计制造了等身高大的针灸铜人两具，在针灸教学时供学生实习操作。这一创举对后世针灸的发展影响很大。宋真宗时，峨眉女医发明用已愈痘痂接种法预防天花；蜀医唐慎微著《证类本草》，集“本草学”之大成，也为后来李时珍《本草纲目》奠定了基本框架和文献基础。

金元时期，出现了医学流派，称为“金元四大家”。《四库全书总目》子部医家类序曰：“儒之门户分于宋，医之门户分于金元。观元好问《伤寒会要序》，知河间之学与易水之学争；观戴良作《朱震亨传》，知丹溪之学与宣和局方之学争也。然儒有定理，而医无定法，病情万变，难守一宗。”《总目》所谓“医分于金元”即指金代刘完素（刘河间）的“寒凉派”、张子和的“攻下派”、李东垣的“补土派”和元代朱震亨（号丹溪）的“滋阴派”。

公元1126年宋室南迁，黄河流域这一北宋文化中心处于异族的统治之下。北人南移，南人北投，水土不服，疾病丛生；“大兵之后，必有凶年”，长期的战乱导致疠疫横行，旧方成药无法解决新出现的疾病。金朝统辖地区的一批学识之士，在“不为良相，便为良医”的价值取向下，为了解决因战乱出现的医学新问题，对医学旧理成法进行反思，于是出现了挑战旧学的理论探讨，进而出现不同医学流派之间的学术争鸣。金元时争鸣的医学流派，各有自己的理论见解和与之相对应的治疗主张，各有自己的学术团体或追随者，也有各自的影响面。虽然他们都同处于一个时代（甚或是同一地区），又都以《内经》为自己的学术渊源，但对致病的原因和治疗方案有着迥然不同的见解。

张仲景《伤寒论》成书后，对后世医学影响甚大，特别是北宋时对《伤寒论》进行了重新整理，研究者、崇尚者更是趋之若鹜。在《伤寒论》的影响下，医家对外感热病多从伤寒角度考虑，处方多用温热药。但物极必反，至北宋后期，滥用温热香燥药剂又成医林一大弊端。这对宋金对峙时期出现的流行疫病，已是病不切理、药不对症了，传统方法已适应不了新的医学实际。于是金代河间人刘完素、易州人张元素均从运气说入手，提出了新的主张。张元素提出：“运气不齐，古今异轨。古方新病，不相能也。”道出了金元医家要求变革医学理论、再创医学新方的共同心声。刘河间的《素问玄机原病式》依据《素问·至真要大论》的病机十九条原理进行阐发，认定凡人体中，与火热有关的病机占主要部分。并认为六气（风、寒、暑、湿、燥、火）之中，火热有二（火、暑），其他四气也都能化火生热，火热又往往产生风、燥，“六气皆从火化”，火之盛衰是人身致病之源。基于此，刘河间治“伤寒”（实则多为后世的瘟病），多用寒凉药，创制了一系列清热通利方剂，故后世称他所创医派为“寒凉派”。他的亲传弟子和私淑弟子继承了他的学术思想，由此形成声势浩大的“河间学派”。

河间学派中成就最大、足以张扬师学的弟子是张子和。张子和认为天下太平之时，人多恬静安逸，静逸属阴，用温药来解表发汗，可以收到治疗效果。但宋金之际，战争频繁、饥荒荐至、赋役迭兴，是天下至扰至乱之时，动则属阳，诸病从火化，再用辛温就如以火济火无济于事了。针对时代的新病，他认为应该改用刘河间的寒凉之剂。鉴于时医好补成风，滥用香燥，张子和又旗帜鲜明地提出治病必先攻邪，邪去则元气自复。张子和的“攻邪”思想落实在汗、吐、下三种治疗大法上，故后世称他的学派为“攻下派”。当然，张子和的汗、吐、下三法实与《素问》《伤寒论》的某些论说有密切关系。

与刘河间对立的是，张元素创立了“易水学派”。张元素对脏腑病机学说有新的阐发，他十分崇尚张仲景的用药法，认为用其法来治内科杂病也有神效。他治疗内科病主张以脏腑的寒热虚实来分析疾病的发生和演变，尤其强调“养正”，正气强，邪自除。张元素的学生李东垣发展了脏腑辨证和“养正”说，以《素问》“土者生万物”立论，著《脾胃论》《内外伤辨惑论》。李东垣在战乱环境中的行医实践，使他体会到“饮食劳倦则伤脾”（《难经》）的事实，而脾胃为生化之源，人以胃气为本，因此他创制了补中益气汤、升阳益胃汤等方，用以调补脾胃。胃属土，故后世称其学说为“补土派”。李东垣的弟子罗天益，继承了重视脏腑辨证的传统，又对三焦辨治续有发挥。王好古则发展了“阴证”论，主张用温养脾肾法进行治疗。

“河间”学说传至元代朱震亨（丹溪），又进一步得到充实和发挥。朱丹溪生于南方，而南方疾病湿热较多，湿热和火热病机不同，不可再套用“河间”治火热之法，更不能采用《和剂局方》的辛燥香窜之方。朱丹溪是元代颇有造诣的理学家，他把医理和哲理相结合，对《素问》研究别开生面，提出“阳常有余，阴常不足”的见解，主张用滋阴降火的方法来补肾养阴，创造了补阴丸等一系列滋阴降火方剂，因此后世称他的学说为“滋阴派”。朱丹溪的学术见解在明初风靡一时，影响甚巨。由“河间学派”衍生出来的温热学派，在清代发展到顶峰，成就远大。

明代中后期曾出现一个新的学派，即“温补学派”，其首倡者为薛铠、薛己父子，影响及于晚明之赵献可与张景岳，继而发展了肾与“命门”、阴阳的理论。这一派认为，人之生气以阳为主，治病则应重用温药和补药。明代时，中医病理学说有所进步，一批医学家主张把伤寒、温病和瘟疫等病区别对待。至清代，温病学说臻于成熟，一批有影响的医学家加入其中，完善、丰富和壮大了“温病学派”的实力，如著《温热论》的叶天士，著《温病条辨》的吴鞠通，著《温热经纬》的王孟英等，也产生了韩懋《医通》等集历代医学大成的重要医书，皆是这一学派的学术中坚。

由于西方传教士进入中国，从明代开始，西学已逐渐传入中国。伴随“西学东渐、东学西传”的形势，19 世纪时，医学界便产生了“中西医汇通派”，其中一批著名医学家如唐容川、恽铁樵、张锡纯、张山雷、杨则民等人，特别是唐宗海（容川），著《中西汇通医书五种》，明确标榜“中西医汇通”和“衷中参西”等，成为当时中西医结合的先声，与当时学人主张“中学为体，西学为用”的变革思想遥相呼应。时至当下，尽管西医方法已随着现代科技进步而日新月异，但是中医的理论和方法，仍然在强身健体、治病救人等实践中发挥着重要作用。中医不仅是祖国文化的宝贵遗产，也是保障中华民族健康的重要资源，不仅不能忘记，而且要传承、弘扬、创新，使其永葆青春，益加强盛。

二、中医理论述要

中医有浓厚的文化气息，如果说西医重视技术和操作的话，中医则在形上思维和临床实践的基础上形成了一套独特的哲学体系，在世界观、方法论等方面都有其自身的特点。中国医学的基础理论是建立在对人与自然的关系（特别是人与天地、四时、万物之间的关系）、人体自身的生命活动和疾病变化规律的认识基础上的，形成了阴阳、五行、运气、脏象、经络等学说，以及病因、病机、诊法、辨证、预防、养生等观念和方法。

“阴阳”是中国哲学的一个基本概念。人们通过对事物本身存在的互相对立的两个方面的观察，逐步形成具有对立统一概念的阴阳范畴，并用阴阳二气的消长来解释事物的运动变化。《周易》说“立天之道曰阴与阳”（《说卦传》），又说“一阴一阳之谓道”（《系辞传》）。阴阳二气互相依存、互相对立、互相作用，是宇宙万物发生、发展和变化的根本原理。“天地之性人为贵”，作为宇宙生灵的人类，当然也摆脱不了阴阳的相互作用。

《素问》所谓“人生有形，不离阴阳”“生之本，本于阴阳”，即此之谓也。根据这一认识，中医学运用阴阳对立统一的观念来阐述人体上下、内外、表里各部分之间，以及人体生命活动同自然、社会这些外界环境之间的复杂关系。认为阴阳的相对平衡，是维持和保证人体正常活动的基础；阴阳失衡则将导致人体不适甚至疾病的发生。《素问》说：“阴阳者，天地之道也，万物之纲纪，变化之父母，生杀之本始，神明之府也。”张介宾说：“凡诊病施治，必须先审阴阳，乃为医道之纲领。”是故处方施药，应调理阴阳，使之趋于平衡。

“五行”学说，最早出现于殷末周初文献（箕子所述大禹遗法《洪范》）之中，后来在《国语》《左传》等文献中累加应用，逐渐成为中国古代哲学中用以解释事物之间普遍联系的基本概念。五行即水、火、木、金、土，既可用它们代表客观世界中不同事物的属性，也可用它们之间相生相克的动态模式来说明事物之间相互联系和转化的规律。中医主要用五行学说阐述五脏六腑间的功能联系以及脏腑失衡时疾病发生发展的机理，调理五行关系也可以治疗脏腑疾病。在中医学中，各脏（肝、心、脾、肺、肾）腑（胆、小肠、胃、大肠、膀胱、三焦）之间的功能活动是互相联系、互相制约的。中医学将相互之间有生克关系的脏腑一一用五行标识出来，根据五行生克原理调整各脏腑之间的制约关系，使之处于协调和谐状态，这也是中医诊病求治的基本法则。

“运气”学说，又称五运六气，是通过研究、探索自然界天文、气象、气候、环境变化对人体健康和疾病的影响来认识疾病产生原因的学说。在方法上，五运六气几乎是五行学说与天文历法、气候知识、地理环境相结合的产物。五运包括木运、火运、土运、金运和水运，指自然界一年中春、夏、长夏、秋、冬的节候循环。六气则指一年四季中风、寒、暑、湿、燥、火六种气候因子。运气学说根据天文历法参数推算出年度气候变化和疾病发生规律，这在人类抵抗自然灾害能力还比较低下的古代社会，是具有一定说服力的。

“脏象”学说，主要研究五脏（肝、心、脾、肺、肾，包括心包时称六脏）、六腑（胆、小肠、胃、大肠、膀胱、三焦）和奇恒之腑（脑、髓、骨、脉、胆、女子胞）的生理功能和病理变化。与阴阳学说相联系，中医认为五脏属阴，主要功能是藏精气；六腑属阳，以消化、腐熟水谷，传导排泄糟粕为主要功能。脏与脏、脏与腑、腑与腑的功能活动之间，还存在着相互依存、相互制约的关系。与西医解剖学意义上的脏器不一样，中医脏象概念除了脏器器官之外，还包括体内精、神、气、血、津液等，这些既是脏腑功能活动的物质基础，又是脏腑功能活动的外在表现。中医认为，一个人如果脏腑功能正常，这些生命元素也就充足旺盛，没有疾病；若其因病而损伤，则脏腑的功能也会随之失常，将导致更大的疾患。中医脏象学说，一方面要揭示人体脏腑、经络、气血、津液各自的生理功能及其相互联系，另一方面又要探索这些机能与自然界各种变化的相互关系。这对人体病源病理的探讨和诊治具有重要作用。

“经络”学说与脏象学说密切相关。中医神奇的经络辨证，一直因无法用现代科学技术完全测定和解释而备受怀疑，可喜的是，近时在中美学者共同努力下，中医经络学说逐渐得到证实。经络大致相当于人体内运行气血的通道，它有沟通内外、网络全身的作用。中医将人体经络分为十二经脉、奇经八脉以及相连的络脉，认为这些经络分别联系着不同的脏腑，各具特殊的生理功能。脏腑病变，经络系统功能将发生奇变，会呈现出相应的症状和体征，通过这些异常现象，就可以诊断出体内脏腑疾病，中医望、闻、问、切四诊法中的“切”法，就是建立在经络学说基础之上的。经络学说，也是进行针灸治疗和推拿治疗的立说基础，经络学认为，通过刺激经络可以调整气血运行，达到治疗躯体疾病的目的。经络学说也是中医区别于西医最突出的特征之一。

“病因”学说在中医学中也占有重要地位。斩草除根，治病求因。中医学强调未治疾病，先明病因，因为只有明确病因才能有针对性地进行预防。中医强调整体观，强调人体内外环境的统一以及体内各脏腑间的功能协调。疾病发生发展的根本原因即在于上述统一协调关系之失常，也就是正气和邪气交争。正气是机体防御致病因素侵袭、防止疾病发生发展的内在因素，邪气是致病因素。中医将致病因素概括为外感六淫、内伤七情和饮食劳倦等，认为在正气不足的情况下，这些内外失和现象都可能导致疾病的发生。正邪相争，双方的力量对比是决定疾病的发生发展和病程演变的基本机制。因此，中医在临床上，主张扶助正气，祛除邪气，并将其作为治疗疾病的重要原则。

“辨证”是临床诊治的核心部分。通过四诊取得临床资料后就要认真分析判断，辨别疾病的原因、性质、部位、阶段、邪正盛衰以及发病机制的变化。这样得出的综合性结论便是“证”，是进一步决定治疗方针和对策的主要依据。通过长期的临床实践，中医已总结出八纲辨证、脏腑辨证、经络辨证、六经辨证、卫气营血辨证、三焦辨证等多种辨证方法。掌握这些方法进行正确辨证，才能制定合理的治疗方案，取得预期的疗效。

“针灸”包括针和灸两部分。针是针刺人体腧穴，灸是以燃烧艾绒熏灼腧穴部位的皮肤或病患部位，目的都是治病保健。其作用主要是刺激针灸穴位，疏通经络脏腑气血运行，调和阴阳，扶正祛邪，消除疾病，使功能异常的脏器恢复正常。针灸治疗也遵循辨证论治法则，根据疾病与脏腑、经络的关系，疾病的阴阳、寒热、虚实、表里、气血等不同证候，选取穴位，以不同的补泻手法，或针或灸，才能取得较好的疗效。

“预防”，中医学推崇未病先防和既病防变，认为治未病者为上医。《内经》早就提出“不治已病治未病”的预防思想。中国古代对治未病有着很多措施和经验，包括锻炼体质、讲求卫生、预防免疫等内容。五禽戏、太极拳、八段锦、导引按摩及人痘接种术等，都是行之有效的方法。

三、中医古籍及其整理

中医基本典籍，内容多样，种类繁多，历代学人对之曾有整理和著录。《汉书·艺文志》在“六略”中将医书著录为“方技略”，按医经、经方、房中、神仙四类收录36家医学著作；其《楼护传》又称：“护少随父为医长安，出入贵戚家。护诵医经、本草、方术数十万言。”可见班固已将医书分为医经、经方（又称方术）、房中、神仙、本草五大类别。马王堆出土的医书，以脉学、针灸、导引、养生、房中、胎产为主要内容，如以《汉志》分类，遍及医经、经方、房中、神仙四类。

中经魏晋南北朝、隋唐五代、北宋的发展，中医文献日渐丰富。至南宋郑樵《通志·艺文略》，按“脉经、明堂针灸、本草、本草音、本草图、本草用药、采药、炮炙、方书、单方、胡方、寒食散、病源、五藏、伤寒、脚气、岭南方、杂病、疮肿、眼药、口齿、妇人、小儿、食经、香薰、粉泽”26类，共著录662部医药文献。及清，日本丹波元胤（1789—1827）编著医学文献通考《医籍考》，又分医经、本草、食治、藏象、诊法、明堂经脉、方论、史传、运气九大类；在方论下又分为伤寒、金匮、诸方、寒食散、眼目、口齿、金疮、外科、妇人、胎产、小儿、痘诊诸门，著录医药之书2880余部。今人严世芸（1940—）等所编《中国医籍通考》，著录历代已佚、未佚医籍9000余种，遍涉医经、伤寒、金匮、藏象、诊法、本草、运气、养生等类别。

如果从现存医学书的实用角度看，这些分类内容多样的医书，不外乎三大类别：其一医经，即以《黄帝内经》《难经》《伤寒论》《脉经》《针灸经》等为代表的以医学理论、伤寒病理、脉法诊治和针灸治疗为主要内容的医理性书籍。其二本草类，以讲药物性味为主，如以《神农本草经》《重修本草》《证类本草》《本草纲目》等为代表的药物学著作。其三医方类，即以收录治病方剂、用药成规为主的方书，如《肘后方》《千金方》《圣惠方》《普济方》等，又分为外科、内科、妇女、儿童等分支。其他皆三大类的辅助与衍伸。

西汉时期的医籍搜集与整理，开启了中医古籍整理的先河。《汉·艺文志》载，西汉成帝时刘向主持校书，令“侍医李柱国校方技”，师古注：方技，“医药之书”。当时每校正毕一种书，即抄录一份藏于中秘，还由刘向撰写一篇叙录，以呈御览。刘歆《七略·方技略》载，当时有医经、经方、房中、神仙四类医书36家868卷，可见汉代医书已十分丰富，政府的搜罗也至为殷勤。

后来的历代王朝，但凡搜书整理和著录文献，无一不将医药之书作为着力收集和整理的对象。这些成果，在晋朝的《中经簿》、南朝的《七录》中皆有记录。这些目录书中，医籍或为“七录”中的一“录”，或为“四部”中子部的一类，历来都没有被忽略过。从唐代开始，政府还组织人力重修“本草”“方书”，这些都常见诸记载。宋代特设“校正医书局”专司其职，并利用当时成熟的刻版印刷手段，对医书的整理做进一步的推动。

在手抄书的时代，文字容易脱误，于是有良知的医家起而校勘整理经典医学著作，如梁代陶弘景的《本草经集注》，首次对《神农本草经》和《名医别录》进行整理，并加诠释；南朝齐全元起、唐代王冰注释《素问》，虽然意在对《黄帝内经》进行注解，但对医籍的整理也很有贡献。隋唐时期，天下和平，文化勃兴，公私学人都比较重视医书的整理和散见资料的搜集。国家图书资料收藏丰富，人力物力充足，对医书整理十分有利。隋朝廷命巢元方等编撰以集录古代医疗经验为主要内容的《诸病源候论》；另外又组织人员编纂历代医人经验方剂《四海类聚方》2600卷、《四海类聚单要方》

300 卷（俱佚）。如此规模的方书恐怕是空前绝后的。唐朝廷组织杨上善等注释医学圣典《黄帝内经太素》《黄帝内经明堂大成》；又组织苏敬等对《神农本草经》进行增订，纂成《新修本草》，并进行全国范围的药物标本和资料征集工作，充实了医疗经验。五代时期，偏安于西南的后蜀政权也令医官韩保昇充实和新订《唐本草》，修成《重广英公本草》一书。这些由朝廷组织官员完成的医书搜集和整理活动，从方法上、资料上为宋代深入进行该项工作准备了条件、提供了经验。

北宋时期是医书由手抄转向版刻的关键时期。宋廷对医药事业十分关注，大批医学资料得以校正和保存。为了尽可能多地搜集民间医书，北宋朝廷曾屡次下令在全国范围内征集医学资料，采用多种奖励办法，抢救了不少珍贵的医学图书。诸如《黄帝内经素问》《难经》《甲乙经》《脉经》《伤寒论》《金匮要略》《金匮玉函经》《诸病源候论》《千金要方》《千金翼方》《外台秘要》等一大批医学典籍，都是经宋代整理和抢救流传下来的。北宋官修医书 11 种 18 次，所编《太平圣惠方》、《神医普救方》（今佚）、《圣济总录》，集方书之大成，亦得益于民间进献的医药资料。蜀医唐慎微撰《证类本草》，亦得朝廷表彰和推广。为了使医书整理工作更为全面深入，北宋朝廷于嘉祐二年（1057）成立了“校正医书局”，采用儒臣、医官联袂校订的办法，使儒者的学识与医者的经验结合起来，为尽可能多地保存中医古籍的原貌，保证其内容的正确性，做出了莫大贡献。整理好的医书一般由国子监刊刻，由朝廷颁行各地，质量很高，服务斯民，利在当代，功在千秋！为推广医书，朝廷又采用低利润、刻小字本等办法降低书价。为了使某些重要医书不致讹误，北宋朝廷还将其铭刻在石头上，如曾将《铜人腧穴针灸图经》镌刻在石碑上。这些卓越的工作，使中医的许多经典著作得以广泛流传，为医学教育提供了教材，也为金元医学理论研究高潮的兴起在文献上和物质上做好了准备。

宋金元医家对这些医籍进行了深入研究并与其医疗实践相结合，又产生了一批个人著述，这些著作既反映了这段时期的医学水平，也丰富了整个中医宝库。明清时期的医书更多，在部头、内容、形式等方面都比宋金元时期大有进步。清代儒学朴学之风竞吹，对古代经典加以注释、阐发乃至辑佚，成为一代时尚，医学著作整理领域实受其惠。清代黄元御尊岐伯、黄帝、扁鹊、张仲景为“中医四圣”，推《内经》《难经》《伤寒论》《金匮要略》为“中医四经”，成为当时一批尊经尚古者的杰出代表。

随着医药实践的不断深入和丰富，医学经验积累的速度也不断加快。为了适应这一医学发展形势，明清时期涌现出各种总结性或集大成的医药书籍。药学方面最突出的成果是明代李时珍的药物学百科全书——《本草纲目》，方剂学方面是明初朱橚编修的当时最大的一部方书《普济方》，临床医书方面则以明代王肯堂《证治准绳》最享盛名。此外，临证医书较实用的还有明代虞抟《医学正传》、龚廷贤《寿世保元》、林珮琴《类证治裁》等书。外、伤科的著作在这一时期空前增多，其中颇有影响的就有十几种，如明代陈实功《外科正宗》，清代王维德《外科证治全生集》、高秉钧《疡科心得集》，等等。针灸学则以明代杨继洲《针灸大成》最为引人注目，该书资料丰富，且有众多的实践经验。

明清时期民间印书业也十分发达，辑印了不少医学全书、类书和丛书。比较著名的有明徐春甫《古今医统大全》，辑录了230余部医籍及其他文献中的医药内容，全面丰富。张景岳《景岳全书》、韩懋《医通》和王肯堂《证治准绳》，也都是学识与经验兼备的医学全书。清代蒋廷锡等受命编纂《古今图书集成》，其中医学部分集录古典医籍注释、临证各科证治、医家传略、医学艺文与记事等内容，堪称“中医类书”。清廷诏令纂修的《医宗金鉴》，包括了从理论到临床各科的内容，文字通俗，取材精当，内容全面，是非常实用的医学丛书。

辑刻医学丛书是从元代开始的，据《中国丛书综录》著录，现存最早的医学丛书即元人杜思敬的《济生拔粹方》，收录金元人著作19种。明人辑有《东垣十书》（又名《医学十书》，收录宋金元人著述10种）、《医要集览》（辑录实用医书《脉赋》《脉诀》《用药歌诀》《药性赋》《珍珠囊》《伤寒活人指掌提纲》《诸病论》《难经》等）。

一代名医王肯堂辑《古今医统正脉全书》，收录《黄帝内经素问》《黄帝内经灵枢》《针灸甲乙经》《中藏经》《脉经》《难经本义》《伤寒明理论》《金匮要略方论》等医学要籍，还广辑金元人刘完素、朱震亨、王好古、王履等人医书凡44种。

清人整理医籍尤显功力，官修《医宗金鉴》无庸多言，即以修《四库全书》而论，其收入的医学著作就已达96种1813卷，实可当一部大型医学丛书；四库馆臣还对每种医籍进行整理，撰写提要，编为总目，并附录医籍94种681卷（另有6种25卷）提要作为“存目”，实为一部内容齐全、经典性强的医学书目总览。

降及近代，西医传入，其新颖的分科方法也影响了对中国医籍的重新归类和审视。民国时期整理和刊刻医籍的名家裘庆元编有两套大型医学丛书，其一为《三三医书》，分刻三集，每集 33 种，三集共 99 种，上起宋元，下迄民国，外及日本，要以存异为主。裘氏所编另一套丛书是《珍本医书集成》，凡收书 90 种，所收医书上起《内经》《神农本草》，下迄清人著述，分类编排，有医经、本草、脉学、伤寒、通治、内科、外科、妇科、儿科、方书、医案、杂著等 12 类。

近代著名医家曹炳章编有《中国医学大成》丛书，共收书 136 种（原计划收书 365 种）。分类著录，有医经、药物、诊断、方剂、通治、外感病（下又分伤寒丛刊、温暑丛刊、瘟疫丛刊）、内科、外科（下分外科丛刊、伤科丛刊、喉科丛刊、眼科丛刊）、妇科、儿科（下分儿科丛刊、瘟疹丛刊）、针灸（下分针灸丛刊、按摩丛刊）、医案、杂著（下分医论丛刊、医话丛刊）13 类。上起《内经》《本草》，下迄民国人著述，搜罗最为繁富，编排也非常合理，是目前最大型的医学丛书。

近年以来，大型中医学院都成立了医古文整理研究所，卫生部也有专门的组织从事医古文整理和研究，出版了一大批整理和研究著作，特别是人民卫生出版社出版的医古文整理类著作，质量高，系统性强，已超越历代中医古籍的整理和出版水平。此外，华夏出版社的《历代中医名著文库》等丛书，都在实用性方面做出了重要贡献。时至 21 世纪，前后三次亘古未有、波及全球的传染性非典型肺炎、埃博拉病毒、新型冠状病毒肺炎肆虐全球，气势汹汹，残害生灵，但是这一波一波的疫情，却在中国医者手中得到很好的控制，其中中医药的贡献实不可没。时至当下，文化复兴，中医古籍的普及和利用已进入历史的最好时期，有集大成之誉的《中华医藏》编纂出版工作已正式启动。随着全球性推崇自然、崇尚中医的新浪潮的到来，中医经典文献必将为人类再立新功！

本次整理本着经典性和实用性相结合的原则，共选录医籍 80 余种，包括医理经典、综合医书、气功秘籍、养生宝鉴、医方妙选、本草图经、食疗药膳、妇幼良方、针灸图经、房中秘书等 10 类。全部采用新式标点，改繁体竖排为简体横排，以方便医学爱好者阅读和利用。由于丛书的容量所限，个别部头太大且常见的医书此次暂未收录。希望购买本书的读者谅解。

此外，本丛书引用了现今众多中医古籍整理成果，我们尽量在行文中予以注明，但限于篇卷和体例，有时未能一一照顾周全，尚希望原著作者见谅。成都医学信息所为本书出版提供了经费支持，并安排专家审稿；成都中医药大学的专家学者、四川大学古籍所同仁、四川西部文献编译研究中心诸位先生、四川大学出版社、巴蜀书社的领导和编辑，在本书的选题和审稿过程中，给予了大力支持，在此一并致以谢忱。

2003 年 10 月初稿

2021 年 8 月修订

本辑目录

黄帝内经素问

（唐）王　冰　注
（宋）林亿等　校正
杨世文　校点

目　　录

提 要

《黄帝内经素问》二十四卷，唐王冰注，宋林亿等校正。王冰（710—804），号启玄子，医学家，曾官京兆府参军、太仆令，后人称为王太仆。他积十二年之功，整理注释《黄帝内经素问》一书。《黄帝内经素问》简称《黄帝素问》《素问》，相传上古黄帝所作，不确。据考，该书非出自一人一时，大约在战国至秦汉时方被整理为一书。汉魏以后，传本颇多，篇目有异。王冰自谓以所得旧藏本补入，计得八十一篇，重定为二十四卷。该书为中华最早医典之一，内容十分丰富，涉及中医医理、药理各方面的知识，为中医生理学、病理学、诊断学、治则学、方剂学、药理学及针灸学等各方面中医学理论的创立和发展奠定了基础，对后世产生了巨大的影响。书中充满了辨证施治思想，对中国传统哲学也产生了较大的影响。

王冰之注态度谨严，阐秘发微，深得《素问》之奥蕴，为后世所宗。宋代林亿等人又据王氏传本校刻，改正错字六千多个，增注文二千余条。该书版本繁夥，主要有《正统道藏》本、《古今医统正脉全书》本、明嘉靖二十九年顾从德影刻宋嘉祐本、嘉靖中赵简王朱厚煜居敬堂刻本、《四库全书》本、《四部丛刊》影印明顾氏翻刻宋本、清咸丰二年钱熙祚守山阁校刻本、《四部备要》本、《二十二子》本等。兹据明顾氏翻宋本整理，并参考金山钱氏守山阁等版本，吸收学术界校勘成果，择善而从。

重广补注黄帝内经素问序

臣闻安不忘危，存不忘亡者，往圣之先务；求民之瘼，恤民之隐者，上主之深仁。在昔黄帝之御极也，以理身绪余治天下，坐于明堂之上，临观八极，考建五常。以谓人之生也，负阴而抱阳，食味而被色，外有寒暑之相荡，内有喜怒之交侵，夭昏札瘥，国家代有。将欲敛时五福，以敷锡厥庶民，乃与岐伯上穷天纪，下极地理，远取诸物，近取诸身，更相问难，垂法以福万世。于是雷公之伦，授业传之，而《内经》作矣。历代宝之，未有失坠。苍周之兴，秦和述六气之论，具明于左史。厥后越人得其一二，演而述《难经》。西汉仓公传其旧学，东汉仲景撰其遗论，晋皇甫谧刺而为《甲乙》，及隋杨上善纂而为《太素》。时则有全元起者，始为之训解，阙第七一通。迄唐宝应中，太仆王冰笃好之，得先师所藏之卷，大为次注，犹是三皇遗文，烂然可观。惜乎唐令列之医学，付之执技之流，而荐绅先生罕言之，去圣已远，其述晦昧，是以文注纷错，义理混淆。殊不知三坟之余，帝王之高致，圣贤之能事，唐尧之授四时，虞舜之齐七政，神禹修六府以兴帝功，文王推六子以叙卦气，伊尹调五味以致君，箕子陈五行以佐世，其致一也。奈何以至精至微之道，传之以至下至浅之人，其不废绝，为已幸矣！

顷在嘉祐中，仁宗念圣祖之遗事，将坠于地，乃诏通知其学者，俾之是正。臣等承乏典校，伏念旬岁，遂乃搜访中外，裒集众本，浸寻其义，正其讹舛，十得其三四，余不能具。窃谓未足以称明诏，副圣意，而又采汉唐书录古医经之存于世者，得数十家，叙而考正焉。贯穿错综，磅礴会通，或端本以寻支，或溯流而讨源，定其可知，次以旧目，正缪误者六千余字，增注义者二千余条，一言去取，必有稽考，舛文疑义，于是详明。以之治身，可以消患于未兆，施于有政，可以广生于无穷。恭惟皇帝抚大同之运，拥无疆之休，述先志以奉成，兴微学而永正，则和气可召，灾害不生，陶一世之民，同跻于寿域矣。

国子博士臣高保衡、光禄卿直秘阁臣林亿等谨上

重广补注黄帝内经素问序

启玄子王冰撰

【新校正云】按《唐人物志》，冰仕唐，为太仆令，年八十余以寿终。

夫释缚脱艰，全真导气，拯黎元于仁寿，济羸劣以获安者，非三圣道则不能致之矣。孔安国序《尚书》曰："伏羲、神农、黄帝之书，谓之三坟，言大道也。"班固《汉书·艺文志》曰："《黄帝内经》十八卷。"《素问》即其经之九卷也，兼《灵枢》九卷，乃其数焉。(【新校正云】详王氏此说，盖本皇甫士安《甲乙经》之序。彼云："《七略》《艺文志》：《黄帝内经》十八卷。今有《针经》九卷，《素问》九卷，共十八卷，即《内经》也。"故王氏遵而用之。又《素问》外九卷，汉张仲景及西晋王叔和《脉经》只谓之《九卷》，皇甫士安名为《针经》，亦专名《九卷》。杨玄操云："《黄帝内经》二帙，帙各九卷。"按《隋书·经籍志》谓之《九灵》，王冰名为《灵枢》。)虽复年移代革，而授学犹存，惧非其人，而时有所隐，故第七一卷，师氏藏之，今之奉行，惟八卷尔。然而其文简，其意博，其理奥，其趣深，天地之象分，阴阳之候列，变化之由表，死生之兆彰，不谋而遐迩自同，勿约而幽明斯契，稽其言有征，验之事不忒，诚可谓至道之宗、奉生之始矣。

假若天机迅发，妙识玄通，蒇谋虽属乎生知，标格亦资于诂训，未尝有行不由径，出不由户者也。然刻意研精，探微索隐，或识契真要，则目牛无全，故动则有成，犹鬼神幽赞，而命世奇杰，时时间出焉。则周有秦公，(【新校正云】按别本一作"和缓"。)汉有淳于公，魏有张公、华公，皆得斯妙道者也。咸日新其用，大济蒸人，华叶递荣，声实相副，盖教之著矣，亦天之假也。

冰弱龄慕道，夙好养生，幸遇真经，式为龟镜。而世本纰缪，篇目重叠，前后不伦，文义悬隔，施行不易，披会亦难，岁月既淹，袭以成弊。或一篇重出，而别立二名；或两论并吞，而都为一目；或问答未已，别树篇题；或脱简不书，而云世阙；重《经合》而冠《针服》，并《方宜》而为《咳篇》，隔《虚实》而为《逆从》，合《经络》而为《论要》，节《皮部》为《经络》，退《至教》以先《针》，诸如此流，不可胜数。且将升岱岳，非径奚为？欲诣扶桑，无舟莫适。乃精勤博访，而并有其人，历十二年，方臻理要，询谋得失，深遂夙心。时于先生郭子斋堂，受得先师张公秘本，文字昭晰，义理环周，一以参详，群疑冰释。恐散于末学，绝彼师资，因而撰注，用传不朽，兼旧藏之卷，合八十一篇二十四卷，勒成一部。（【新校正云】详《素问》第七卷，亡已久矣。按皇甫士安，晋人也，序《甲乙经》云：亦有亡失。《隋书·经籍志》载梁《七录》亦云止存八卷。全元起，隋人，所注本乃无第七。王冰，唐宝应中人，上至晋皇甫谧甘露中，已六百余年，而冰自谓得旧藏之卷，今窃疑之。仍观《天元纪大论》《五运行论》《六微旨论》《气交变论》《五常政论》《六元正纪论》《至真要论》七篇，居今《素问》四卷，篇卷浩大，不与《素问》前后篇卷等。又且所载之事，与《素问》余篇略不相通。窃疑此七篇乃《阴阳大论》之文，王氏取以补所亡之卷，犹《周官》亡《冬官》，以《考工记》补之之类也。又按汉张仲景《伤寒论》序云：撰用《素问》《九卷》《八十一难经》《阴阳大论》。是《素问》与《阴阳大论》两书甚明，乃王氏并《阴阳大论》于《素问》中也。要之，《阴阳大论》亦古医经，终非《素问》第七矣。）冀乎究尾明首，寻注会经，开发童蒙，宣扬至理而已。

其中简脱文断，义不相接者，搜求经论所有，迁移以补其处；篇目坠缺，指事不明者，量其意趣，加字以昭其义；篇论吞并，义不相涉，阙漏名目者，区分事类，别目以冠篇首；君臣请问，礼仪乖失者，考校尊卑，增益以光其意；错简碎文，前后重叠者，详其指趣，削去繁杂，以存其要；辞理秘密，难粗论述者，别撰《玄珠》，以陈其道。（【新校正云】详王氏《玄珠》，世无传者。今有《玄珠》十卷、《昭明隐旨》三卷，盖后人附托之文也。虽非王氏之书，亦于《素问》第十九卷至二十二四卷颇有发明。其《隐旨》三卷，与今世所谓《天元玉册》者正相表里，而与王冰之义多不同。）凡所加字，皆朱书其文，使今古必分，字不杂糅。庶厥昭彰圣旨，敷畅玄言，有如列宿高悬，奎张不乱，深泉净滢，鳞介咸分，君臣无夭枉之期，夷夏有延龄之望。俾工徒勿误，学者惟明，至道流行，徽音累属，千载之后，方知大圣之慈惠无穷。时大唐宝应元年岁次壬寅序。

将仕郎、守殿中丞孙兆重改误

朝奉郎、守国子博士、同校正医书、上骑都尉、赐绯鱼袋高保衡
朝奉郎、守尚书屯田郎中、同校正医书、骑都尉、赐绯鱼袋孙奇
朝散大夫、守光禄卿、直秘阁、判登闻检院、上护军林亿

卷第一

【新校正云】按王氏不解所以名《素问》之义，及《素问》之名起于何代。按，《隋书·经籍志》始有《素问》之名。《甲乙经》序，晋皇甫谧之文，已云《素问》论病精辨。王叔和，西晋人，撰《脉经》，云出《素问》《针经》。汉张仲景撰《伤寒卒病论集》，云撰用《素问》。是则《素问》之名，著于《隋志》，上见于汉代也。自仲景已前，无文可见，莫得而知。据今世所存之书，则《素问》之名，起汉世也。所以名《素问》之义，全元起有说云："素者，本也。问者，黄帝问岐伯也。方陈性情之源、五行之本，故曰《素问》。"元起虽有此解，义未甚明。按《乾凿度》云："夫有形者生于无形，故有太易，有太初，有太始，有太素。太易者，未见气也。太初者，气之始也。太始者，形之始也。太素者，质之始也。"气形质具而疴瘵由是萌生，故黄帝问此太素质之始也。《素问》之名，义或由此。

·上古天真论篇第一·

【新校正云】按全元起注本在第九卷，王氏重次篇第，移冠篇首。今注逐篇必具全元起本之卷第者，欲存《素问》旧第目，见今之篇次皆王氏之所移也。

昔在黄帝，生而神灵，弱而能言，幼而徇齐，长而敦敏，成而登天。有熊国君少典之子，姓公孙。徇，疾也。敦，信也。敏，达也。习用干戈，以征不享，平定天下，殄灭蚩尤。以土德王，都轩辕之丘，故号之曰轩辕黄帝。后铸鼎于鼎湖山，鼎成而白日升天，群臣葬衣冠于桥山，墓今犹在。乃问于天师曰：余闻上古之人，春秋皆度百岁，而动作不衰；今时之人，年半百而动作皆衰者，时世异耶？人将失之耶？天师，岐伯也。岐伯对曰：上古之人，其知道者，法于阴阳，和于术数，上古，谓玄古也。知道，谓知修养之道也。夫阴阳者，天地之常道；术数者，保生之大伦。故修养者必谨先之。《老子》曰：万物负阴而抱阳，冲气以为和。《四气调神大论》曰：阴阳四时者，万物之终始，死生之本，逆之则灾害生，从之则苛疾不起，是谓得道。此之谓也。食饮有节，起居有常，不妄作劳，食饮者，充虚之滋味；起居者，动止之纲纪。故修养者谨而行之。《痹论》曰：饮食自倍，肠胃乃伤。《生气通天论》曰：起居如惊，神气乃浮。

是恶妄动也。《广成子》曰：必静必清，无劳汝形，无摇汝精，乃可以长生。故圣人先之也。（【新校正云】按全元起注本云：饮食有常节，起居有常度，不妄不作。《太素》同，杨上善云：以理而取声色芳味，不妄视听也。循理而动，不为分外之事。）故能形与神俱，而尽终其天年，度百岁乃去。形与神俱，同臻寿分，谨于修养，以奉天真，故尽得终其天年。去，谓去离于形骸也。《灵枢经》曰：人百岁，五藏皆虚，神气皆去，形骸独居而终矣。以其知道，故能长寿延年①。度百岁，谓至一百二十岁也。《尚书·洪范》曰：一曰寿。百二十岁也。今时之人不然也，动之死地，离于道也。以酒为浆，溺于饮也。以妄为常，寡于信也。醉以入房，过于色也。以欲竭其精，以耗散其真，乐色曰欲，轻用曰耗，乐色不节则精竭，轻用不止则真散，是以圣人爱精重施，髓满骨坚。《老子》曰：弱其志，强其骨。河上公曰：有欲者亡身。《曲礼》曰：欲不可纵。（【新校正云】按《甲乙经》"耗"作"好"。）不知持满，不时御神，言轻用而纵欲也。《老子》曰：持而盈之，不如其已。言爱精保神，如持盈满之器，不慎而动，则倾竭天真。《真诰》曰：常不能慎事，自致百疴，岂可怨咎于神明乎。此之谓也。（【新校正云】按别本"时"作"解"。）务快其心，逆于生乐，快于心欲之用，则逆养生之乐矣。《老子》曰：甚爱必大费。此之类欤。夫甚爱而不能救，议道而以为未然者，伐生之大患也。起居无节，故半百而衰也。亦耗散而致是也。夫道者不可斯须②，离于道则寿不能终尽于天年矣。《老子》曰：物壮则老，谓之不道，不道早亡。此之谓离道也。

夫上古圣人之教下也，皆谓之虚邪贼风，避之有时，邪乘虚入，是谓虚邪。窃害中和，谓之贼风。避之有时，谓八节之日，及太一入从之于中宫朝八风之日也。《灵枢经》曰：邪气不得其虚，不能独伤人。明人虚乃邪胜之也。（【新校正云】按全元起注本云：上古圣人之教也，下皆为之。《太素》《千金》同。杨上善云：上古圣人使人行者，身先行之，为不言之教。不言之教胜有言之教，故下百姓仿行者众，故曰下皆为之。太一入从于中宫朝八风义，具《天元玉册》中。）恬惔虚无，真气从之，精神内守，病安从来？恬惔虚无，静也。法道清净，精气内持，故其气邪不能为害。是以志闲而少欲，心安而不惧，形劳而不倦，内机息故少欲，外纷静故心安，然情欲两亡，是非一贯，起居皆适，故不倦也。气从以顺，各从其欲，皆得所愿。志不贪故所欲皆顺，心易足故所愿必从，以不异求，故无难得也。《老子》曰：知足不辱，知止不殆，可以长久。故美其食，顺精粗也。（【新校正云】按别本"美"一作"甘"。）任其服，随美恶也。乐其俗，去倾慕也。高下不相慕，其民故曰朴。至无求也，是所谓心足也。《老子》曰：祸莫大于不知足，咎莫大于欲得，故知足之足，常足矣。盖非谓物足者为知足，心足者乃为知足矣。不恣于欲，是

① 能：原作"年"，据守山阁校刻本改。
② "斯须"后疑脱一"离"字。

则朴同。故圣人云：我无欲而民自朴。（【新校正云】按别本“曰”作“日”。）是以嗜欲不能劳其目，淫邪不能惑其心，目不妄视，故嗜欲不能劳，心与玄同，故淫邪不能惑。《老子》曰：不见可欲，使心不乱。又曰：圣人为腹，不为目也。愚智贤不肖不惧于物，故合于道。情计两亡，不为谋府，冥心一观，胜负俱捐，故心志保安，合同于道。《庚桑楚》曰：全汝形，抱汝生，无使汝思虑营营。（【新校正云】按全元起注本云：合于道数。）所以能年皆度百岁而动作不衰者，以其德全不危也。不涉于危，故德全也。《庄子》曰：执道者德全，德全者形全，形全者圣人之道也。又曰：无为而性命不全者，未之有也。

帝曰：人年老而无子者，材力尽邪？将天数然也？材谓材干，可以立身者。岐伯曰：女子七岁，肾气盛，齿更发长。老阳之数极于九，少阳之数次于七，女子为少阴之气，故以少阳数偶之，明阴阳气和，乃能生成其形体，故七岁肾气盛，齿更发长。二七而天癸至，任脉通，太冲脉盛，月事以时下，故有子。癸谓壬癸，北方水干名也。任脉冲脉，皆奇经脉也。肾气全盛，冲任流通，经血渐盈，应时而下，天真之气降，与之从事，故云天癸也。然冲为血海，任主胞胎，二者相资，故能有子。所以谓之月事者，平和之气常以三旬而一见也，故愆期者谓之有病。（【新校正云】按全元起注本及《太素》《甲乙经》俱作“伏冲”，下太冲同。）三七，肾气平均，故真牙生而长极。真牙，谓牙之最后生者。肾气平而真牙生者，表牙齿为骨之余也。四七，筋骨坚，发长极，身体盛壮，女子天癸之数，七七而终，年居四七，材力之半，故身体盛壮，长极于斯。五七，阳明脉衰，面始焦，发始堕。阳明之脉气营于面，故其衰也，发堕面焦。《灵枢经》曰：足阳明之脉，起于鼻，交頞中，下循鼻外，入上齿中，还出侠口环唇，下交承浆，却循颐后下廉，出大迎，循颊车，上耳前，过客主人，循发际，至额颅。手阳明之脉，上颈贯颊，入下齿缝中，还出侠口。故面焦发堕也。六七，三阳脉衰于上，面皆焦，发始白。三阳之脉，尽上于头，故三阳衰，则面皆焦，发始白。所以衰者，妇人之生也，有余于气，不足于血，以其经月数泄脱之故。七七，任脉虚，太冲脉衰少，天癸竭，地道不通，故形坏而无子也。经水绝止，是为地道不通。冲任衰微，故云形坏无子。

丈夫八岁，肾气实，发长齿更。老阴之数极于十，少阴之数次于八，男子为少阳之气，故以少阴数合之。《易·系辞》曰：天九地十。则其数也。二八，肾气盛，天癸至，精气溢泻，阴阳和，故能有子。男女有阴阳之质不同，天癸则精血之形亦异，阴静海满而去血，阳动应合而泄精，二者通和，故能有子。《易·系辞》曰：男女构精，万物化生。此之谓也。三八，肾气平均，筋骨劲强，故真牙生而长极。以其好用故尔。四八，筋骨隆盛，肌肉满壮。丈夫天癸，八八而终，年居四八，亦材之半也。五八，肾气衰，发堕齿槁。肾主于骨，齿为骨余，肾气既衰，精无所养，故令发堕，齿复干枯。六八，阳气衰竭于上，面焦，发鬓颁白。阳气，亦阳明之气也。《灵枢经》曰：足阳明之脉，起于鼻，交頞中，下循鼻外，入上齿中，还出侠口环唇，下交承浆，却循颐后下廉，出大迎，循颊车，上耳前，过客主人，循发际，至额颅。故衰于上，则面焦发鬓白也。七八，肝气衰，筋不能动，天癸竭，精少，肾藏衰，形体皆极。肝气养筋，肝衰故筋不能动；肾气养骨，肾衰故形体疲极。天癸已竭，故精少也。匪惟材力衰谢，固当天数使然。八八，则齿发去。阳气竭，精气衰，故齿发不坚，离形骸矣。去，落也。肾者主水，受五藏六府之精而藏之，故五藏盛，乃能泻。五藏六府，精气淫溢，而渗灌于肾，肾藏乃受而藏之。何以明之？《灵枢经》曰：五藏主藏精，藏精者不可伤。由是则五藏各有精，随用而灌注于肾，此乃肾为都会关司之所，非肾一藏而独有精，故曰五藏盛乃能泻也。今五藏皆衰，筋骨解堕，天癸尽矣。故发鬓白，身体重，行步不正，而无子耳。所谓物壮则老，谓之天道者也。

帝曰：有其年已老而有子者，何也？言似非天癸之数也。岐伯曰：此其天寿过度，气脉常通，而肾气有余也。所禀天真之气，本自有余也。此虽有子，男不过尽八八，女不过尽七七，而天地之精气皆竭矣。虽老而生子，子寿亦不能过天癸之数。帝曰：夫道者年皆百数，能有子乎？岐伯曰：夫道者能却老而全形，身年虽寿，能生子也。是所谓得道之人也。道成之证，如下章云。

黄帝曰：余闻上古有真人者，提挈天地，把握阴阳，真人，谓成道之人也。夫真人之身，隐见莫测，其为小也，入于无间；其为大也，遍于空境；其变化也，出入天地，内外莫见，迹顺至真，以表道成之证，凡如此者，故能提挈天地，把握阴阳也。呼吸精气，独立守神，肌肉若一，真人心合于气，气合于神，神合于无，故呼吸精气，独立守神，肌肤若冰雪，绰约如处子。（【新校正云】按全元起注本云：身肌宗一。《太素》同。杨上善云：真人身之肌体，与太极同质，故云宗一。）故能寿敝天地，无有终时，体同于道，寿与道同，故能无有终时，而寿尽天地也。敝，尽也。此其道生。惟至道生，乃能如是。中古之时，有至人者，淳德全道，全其至道，故曰至人。然至人以此淳朴之德，全彼妙用之道。（【新校正云】详杨上善云：积精全神，能至于德，故称至人。）和于阴阳，调于四时，和谓同和，调谓调适，言至人动静，必适中于四时生长收藏之令，参同于阴阳寒暑升降之宜。去世离俗，积精全神，心远世纷，身离俗染，故能积精而复全神。游行天地之间，视听八达之外，神全故也。《庚桑楚》曰：神全之人，不虑而通，不谋而当，精照无外，志凝宇宙，若天地然。又曰：体合于心，心合于气，气合于神。神合于无，其有介然之有，唯然之音，虽远际八荒之外，近在眉睫之内，来于我者，吾必尽知之。夫如是者神全，故所以能矣。此盖益其寿命而强者也，亦归于真人。同归于道也。其次有圣人者，处天地之和，从八风之理，与天地合德，与日月合明，与四时合其序，与鬼神合其吉凶，故曰圣人。所以处天地之淳和，顺八风之正理者，欲其养正，避彼虚邪。适嗜欲于世俗之间，无恚嗔之心，圣人志深于道，故适于嗜欲，心全广爱，故不有恚嗔，是以常德不离，殁身不殆。行不欲离于世，被服章，（【新校正云】详“被服章”三字疑衍，此三字上下文不属。）举不欲观于俗，圣人举事行止，虽常在时俗之间，然其见为，则与时俗有异尔。何者？贵法道之清静也。《老子》曰：我独异于人，而贵求食于母。母，亦谕道也。外不劳形于事，内无思想之患，圣人为无为，事无事，是以内无思想，外不劳形。以恬愉为务，以自得为功，恬，静也。愉，悦也。法道清静，适性而动，故悦而自得也。形体不敝，精神不散，亦可以百数。外不劳形，内无思想。故形体不敝。精神保全，神守不离，故年登百数。此盖全性之所致尔。《庚桑楚》曰：圣人之于声色滋味也，利于性则取之，害于性则捐之，此全性之道也。敝，疲敝也。其次有贤人者，法则天地，象似日月，次圣人者，谓之贤人。然自强不息，精了百端，不虑而通，发谋必当，志同于天地，心烛于洞幽，故云法则天地，象似日月也。辩列星辰，逆从阴阳，分别四时，星，众星也。辰，北辰也。辩列者，谓定内外星官座位之所于天，三百六十五度远近之分次也。逆从阴阳者，谓以六甲等法，逆顺数而推步吉凶之征兆也。《阴阳书》曰：人中甲子，从甲子起，以乙丑为次，顺数之。地下甲子，从甲戌起，以癸酉为次，逆数之。此之谓逆从也。分别四时者，谓分其气序也，春温，夏暑热，秋清凉，冬冰冽，此四时之气序也。将从上古合同于道，亦可使益寿而有极时。将从上古合同于道，谓如上古知道之人，法于阴阳，和于术数，食饮有节，起居有常，不妄作劳也。上古知道之人，年度百岁而去，故可使益寿而有极时也。

·四气调神大论篇第二·

【新校正云】按全元起本在第九卷。

春三月，此谓发陈，春阳上升，气潜发散，生育庶物，陈其姿容，故曰发陈也。所谓春三月者，皆因节候而命之，夏秋冬亦然。天地俱生，万物以荣，天气温，地气发，温发相合，故万物滋荣。夜卧早起，广步于庭，温气生，寒气散，故夜卧早起，广步于庭。被发缓形，以使志生，法象也，春气发生于万物之首，故被发缓形，以使志意发生也。生而勿杀，予而勿夺，赏而勿罚，春气发生，施无求报，故养生者必顺于时也。

此春气之应，养生之道也。所谓因时之序也。然立春之节，初五日东风解冻，次五日蛰虫始振，后五日鱼上冰。次雨水气，初五日獭祭鱼，次五日鸿雁来，后五日草木萌动。次仲春惊蛰之节，初五日小桃华，(【新校正云】详“小桃华”,《月令》作“桃始华”。)次五日仓庚鸣，后五日鹰化为鸠。次春分气，初五日玄鸟至，次五日雷乃发声，芍药荣，后五日始电。次季春清明之节，初五日桐始华，次五日田鼠化为鴽，牡丹华，后五日虹始见。次谷雨气，初五日萍始生，次五日鸣鸠拂其羽，后五日戴胜降于桑。凡此六气一十八候，皆春阳布发生之令，故养生者必谨奉天时也。(【新校正云】详“芍药荣”“牡丹华”，今《月令》无。)逆之则伤肝，夏为寒变，奉长者少。逆，谓反行秋令也。肝象木，王于春，故行秋令则肝气伤。夏火王而木废，故病生于夏。然四时之气，春生夏长，逆春伤肝，故少气以奉于夏长之令也。

夏三月，此谓蕃秀。阳自春生，至夏洪盛，物生以长，故蕃秀也。蕃，茂也，盛也；秀，华也，美也。天地气交，万物华实，举夏至也。《脉要精微论》曰：夏至四十五日，阴气微上，阳气微下。由是则天地气交也。然阳气施化，阴气结成，成化相合，故万物华实也。《阴阳应象大论》曰：阳化气，阴成形。夜卧早起，无厌于日，使志无怒，使华英成秀，使气得泄，若所爱在外，缓阳气则物化，宽志意则气泄，物化则华英成秀，气泄则肤腠宣通。时令发阳，故所爱亦顺阳而在外也。此夏气之应，养长之道也。立夏之节，初五日蝼蝈鸣，次五日蚯蚓出，后五日赤箭生。(【新校正云】按《月令》作“王瓜生”。)次小满气，初五日吴葵华，(【新校正云】按《月令》作“苦菜秀”。)次五日靡草死，后五日小暑至。次仲夏芒种之节，初五日螗螂生，次五日䴗始鸣，后五日反舌无声。次夏至气，初五日鹿角解，次五日蜩始鸣，后五日半夏生，木堇荣。次季夏小暑之节，初五日温风至，次五日蟋蟀居壁，后五日鹰乃学习。次大暑气，初五日腐草化为萤，次五日土润溽暑，后五日大雨时行。凡此六气一十八候，皆夏气扬蕃秀之令，故养生者必敬顺天时也。(【新校正云】详“木堇荣”，今《月令》无。)逆之则伤心，秋为痎疟，奉收者少，冬至重病。逆，谓反行冬令也。痎，痎瘦之疟也。心象火，王于夏，故行冬令则心气伤。秋金王而火废，故病发于秋而为痎疟也。然四时之气，秋收冬藏，逆夏伤心，故少气以奉于秋收之令也。冬水胜火，故重病于冬至之时也。

秋三月，此谓容平，万物夏长，华实已成，容状至秋，平而定也。天气以急，地气以明，天气以急，风声切也；地气以明，物色变也。早卧早起，与鸡俱兴，惧中寒露故早卧，欲使安宁故早起。使志安宁，以缓秋刑，志气躁则不慎其动，不慎其动则助秋刑急，顺杀伐生，故使志安宁，缓秋刑也。收敛神气，使秋气平，神荡则欲炽，欲炽则伤和气，和气既伤，则秋气不平调也，故收敛神气使秋气平也。无外其志，使肺气清，亦顺秋气之收敛也。此秋气之应，养收之道也。立秋之节，初五日凉风至，次五日白露降，后五日寒蝉鸣。次处暑气，初五日鹰乃祭鸟，次五日天地始肃，后五日禾乃登。次仲秋白露之节，初五日盲风至，鸿雁来，次五日玄鸟归，后五日群鸟养羞。次秋分气，初五日雷乃收声，次五日蛰虫坯户，景天华，后五日水始涸。次季秋寒露之节，初五日鸿雁来宾，次五日雀入大水为蛤，后五日菊有黄华。次霜降气，初五日豺乃祭兽，次五日草木黄落，后五日蛰虫咸俯。凡此六气一十八候，皆秋气正收敛之令，故养生者必谨奉天时也。（【新校正云】详“景天华”三字，今《月令》无。）逆之则伤肺，冬为飧泄，奉藏者少。逆，谓反行夏令也。肺象金，王于秋，故行夏令则气伤。冬水王而金废，故病发于冬。飧泄者，食不化而泄出也。逆秋伤肺，故少气以奉于冬藏之令也。

冬三月，此谓闭藏，草木凋，蛰虫去，地户闭塞，阳气伏藏。水冰地坼，无扰乎阳，阳气下沉，水冰地坼，故宜周密，不欲烦劳。扰，谓烦也，劳也。早卧晚起，必待日光，避于寒也。使志若伏若匿，若有私意，若已有得，皆谓不欲妄出于外，触冒寒气也，故下文云。去寒就温，无泄皮肤，使气亟夺，去寒就温，言居深室也。《灵枢经》曰：冬日在骨，蛰虫周密，君子居室。无泄皮肤，谓勿汗也。汗则阳气发泄，阳气发泄则数为寒气所迫夺之。亟，数也。此冬气之应，养藏之道也。立冬之节，初五日水始冰，次五日地始冻，后五日雉入大水为蜃。次小雪气，初五日虹藏不见，次五日天气上腾，地气下降，后五日闭塞而成冬。次仲冬大雪之节，初五日冰益壮，地始坼，鹖鸟不鸣，次五日虎始交，后五日芸始生，荔挺出。次冬至气，初五日蚯蚓结，次五日麋角解，后五日水泉动。次季冬小寒之节，初五日雁北乡，次五日鹊始巢，后五日雉雊。次大寒气，初五日鸡乳①，次五日鸷鸟厉疾，后五日水泽腹坚。凡此六气一十八候，皆冬气正养藏之令，故养生者必谨奉天时也。逆之则伤肾，春为痿厥，奉生者少。逆，谓反行夏令也。肾象水，王于冬，故行夏令则肾气伤。春木王而水废，故病发于春也。逆冬伤肾，故少气以奉于春生之令也。

天气，清净光明者也，言天明不竭，以清净故致，人之寿延长，亦由顺动而得，故言天气以示于人也。藏德不止，（【新校正云】按别本“止”一作“上”。）故不下也。四时成序，七曜周行，天不形言，是藏德也，德隐则应用不屈，故不下也。《老子》曰：上德不德，是以有德也。言天至尊高，德犹见隐也，况全生之道，而不顺天乎！天明则日月不明，邪害空窍，天所以藏德者，为其欲隐大明，故大明见则小明灭，故大明之德不可不藏，天若自明，则日月之明隐矣。所谕者何？言人之真气，亦不可泄露，当清净法道，以保天真。苟离于道，则虚邪入于空窍。阳气者闭塞，地气者冒明，阳谓天气，亦风热也。地气谓湿，亦云雾也。风热之害人，则九窍闭塞；雾湿之为病，则掩翳精明。取类者，在天则日

① 自“次五日鹊始巢”至“初五日鸡乳”共二十字，原本无，据守山阁校刻本补。

月不光，在人则两目藏曜也。《灵枢经》曰：天有日月，人有眼目。《易》曰：丧明于易。岂非失养正之道邪！云雾不精，则上应白露不下。雾者，云之类；露者，雨之类。夫阳盛则地不上应，阴虚则天不下交，故云雾不化精微之气，上应于天而为白露不下之咎矣。《阴阳应象大论》曰：地气上为云，天气下为雨。雨出地气，云出天气。明二气交合，乃成雨露。《方盛衰论》曰：至阴虚，天气绝；至阳盛，地气不足。明气不相召，亦不能交合也。交通不表，万物命故不施，不施则名木多死。夫云雾不化其精微，雨露不沾于原泽，是为天气不降，地气不腾。变化之道既亏，生育之源斯泯，故万物之命，无禀而生，然其死者，则名木先应，故云名木多死也。名，谓名果珍木。表，谓表陈其状也。《易·系辞》曰：天地絪缊，万物化醇。然不表交通，则为否也。《易》曰：天地不交，否。恶气不发，风雨不节，白露不下，则菀槁不荣。恶谓害气也，发谓散发也，节谓节度也，菀谓蕴积也，槁谓枯槁也，言害气伏藏而不散发，风雨无度，折伤复多，槁木蕴积，春不荣也。岂惟其物独遇是而有之哉，人离于道亦有之矣。故下文曰。贼风数至，暴雨数起，天地四时不相保，与道相失，则未央绝灭。不顺四时之和，数犯八风之害，与道相失，则天真之气未期久远，而致灭亡。央，久也，远也。唯圣人从之，故身无奇病，万物不失，生气不竭。道非远于人，人心远于道，惟圣人心合于道，故寿命无穷。从，犹顺也，谓顺四时之令也。然四时之令，不可逆之，逆之则五藏内伤而他疾起。

逆春气，则少阳不生，肝气内变。生，谓动出也。阳气不出，内郁于肝，则肝气混糅，变而伤矣。逆夏气，则太阳不长，心气内洞。长，谓外茂也。洞，谓中空也。阳不外茂，内薄于心，燠热内消，故心中空也。逆秋气，则太阴不收，肺气焦满。收，谓收敛。焦，谓上焦也。大阴行气，主化上焦，故肺气不收，上焦满也。（【新校正云】按“焦满”，全元起本作“进满”，《甲乙》《太素》作“焦满”。）逆冬气，则少阴不藏，肾气独沉。沉，谓沉伏也。少阴之气，内通于肾，故少阴不伏，肾气独沉。（【新校正云】详“独沉”，《太素》作“沉浊”。）

夫四时阴阳者，万物之根本也。时序运行，阴阳变化，天地合气，生育万物，故万物之根，悉归于此。所以圣人春夏养阳，秋冬养阴，以从其根。阳气根于阴，阴气根于阳，无阴则阳无以生，无阳则阴无以化，全阴则阳气不极，全阳则阴气不穷。春食凉，夏食寒，以养于阳；秋食温，冬食热，以养于阴。滋苗者必固其根，伐下者必枯其上，故以斯调节，从顺其根。二气常存，盖由根固，百刻晓暮，食亦宜然。故与万物沉浮于生长之门。圣人所以身无奇病，生气不竭者，以顺其根也。逆其根，则伐其本，坏其真矣。是则失四时阴阳之道也。故阴阳四时者，万物之终始也，死生之本也，逆之则灾害生，从之则苛疾不起，是谓得道。谓得养生之道。苛者，重也。道者，圣人行之，愚者佩之。圣人心合于道，故勤而行之；愚者性守于迷，故佩服而已。《老子》曰：

道者同于道，德者同于德，失者同于失。同于道者道亦得之，同于德者德亦得之，同于失者失亦得之。愚者未同于道德，则可谓失道者也。从阴阳则生，逆之则死，从之则治，逆之则乱。反顺为逆，是谓内格。格，拒也，谓内性格拒于天道也。是故圣人不治已病治未病，不治已乱治未乱，此之谓也。知之至也。夫病已成而后药之，乱已成而后治之，譬犹渴而穿井，斗而铸锥，不亦晚乎！知不及时也。备御虚邪，事符握虎，噬而后药，虽悔何为。

·生气通天论篇第三·

【新校正云】按全元起注本在第四卷。

黄帝曰：夫自古通天者生之本，本于阴阳。天地之间，六合之内，其气九州九窍、五藏、十二节，皆通乎天气。六合，谓四方上下也。九州，谓冀、兖、青、徐、扬、荆、豫、梁、雍也。外布九州而内应九窍，故云九州九窍也。五藏，谓五神藏也。五神藏者，肝藏魂，心藏神，脾藏意，肺藏魄，肾藏志，而此成形矣。十二节者，十二气也。天之十二节气，人之十二经脉而外应之，咸同天纪，故云皆通乎天气也。十二经脉者，谓手三阴三阳，足三阴三阳也。(【新校正云】详通天者生之本，《六节藏象》注甚详。又按郑康成云：九窍者，谓阳窍七，阴窍二也。) 其生五，其气三，数犯此者，则邪气伤人，此寿命之本也。言人生之所运为，则内依五气以立；然其镇塞天地之内，则气应三元以成。三，谓天气、地气、运气也。犯，谓邪气触犯于生气也。邪气数犯，则生气倾危，故宝养天真，以为寿命之本也。《庚桑楚》曰：圣人之制万物也，以全其天，天全则神全矣。《灵枢经》曰：血气者人之神，不可不谨养。此之谓也。

苍天之气，清净则志意治，顺之则阳气固，春为苍天，发生之主也。阳气者，天气也。《阴阳应象大论》曰：清阳为天。则其义也。本天全神全之理，全则形亦全矣。虽有贼邪，弗能害也，此因时之序。以因天四时之气序，故贼邪之气弗能害也。故圣人传精神，服天气，而通神明。夫精神可传，惟圣人得道者乃能尔。久服天真之气，则妙用自通于神明也。失之则内闭九窍，外壅肌肉，卫气散解，失，谓逆苍天清净之理也。然卫气者，合天之阳气也。上篇曰：阳气者闭塞。谓阳气之病人，则窍泻闭塞也。《灵枢经》曰：卫气者，所以温分肉而充皮肤，肥腠理而司开阖。故失其度则内闭九窍，外壅肌肉。以卫不营运，故言散解也。此谓自伤，气之削也。夫逆苍天之气，违清净之理，使正真之气如削去之者，非天降之，人自为之尔。

阳气者，若天与日，失其所则折寿而不彰。此明前阳气之用也。谕人之有阳，若天之有日，天失其所则日不明，人失其所则阳不固，日不明则天境暝昧，阳不固则人寿夭折。故天运当以日光明。言人之生，固宜借其阳气也。是故阳因而上，卫外者也。此所以明阳气运行之部分，辅卫人身之正用也。因于寒，欲如运枢，起居如惊，神气乃浮。欲如运枢，谓内动也。起居如惊，谓暴卒也。言因天之寒，当深居周密，如枢纽之内动；不当烦扰筋骨，使阳气发泄于皮肤，而伤于寒毒也。若起居暴卒，驰骋荒佚，则神气浮越，无所绥宁矣。《脉要精微论》曰：冬日在骨，蛰虫周密，君子居室。《四气调神大论》曰：冬三月，此谓闭藏。水冰地坼，无扰乎阳。又曰：使志若伏若匿，若有私意，若已有得，去寒就温，无泄皮肤，使气亟夺。此之谓也。（【新校正云】按全元起本作"连枢"，元起云：阳气定如连枢者，动系也。）因于暑，汗，烦则喘喝，静则多言，此则不能静慎，伤于寒毒，至夏而变暑病也。烦谓烦躁，静谓安静，喝谓大呵出声也。言病因于暑，则当汗泄。不为发表，邪热内攻，中外俱热，故烦躁、喘、数大呵而出其声也。若不烦躁，内热外凉，瘀热攻中，故多言而不次也。喝，一为鸣。体若燔炭，汗出而散。此重明可汗之理也。为体若燔炭之炎热者，何以救之？必以汗出，乃热气施散。燔，一为燥，非也。因于湿，首如裹，湿热不攘，大筋緛短，小筋弛长，緛短为拘，弛长为痿。表热为病，当汗泄之。反湿其首，若湿物裹之，望除其热。热气不释，兼湿内攻，大筋受热则缩而短，小筋得湿则引而长，缩短故拘挛而不伸，引长故痿弱而无力。攘，除也。緛，缩也。弛，引也。因于气，为肿，四维相代，阳气乃竭。素常气疾，湿热加之，气湿热争，故为肿也。然邪气渐盛，正气浸微，筋骨血肉，互相代负，故云四维相代也。致邪代正，气不宣通，卫无所从，便至衰竭，故言阳气乃竭也。卫者，阳气也。

阳气者，烦劳则张，精绝辟积，于夏使人煎厥。此又诫起居暴卒，烦扰阳和也。然烦扰阳和，劳疲筋骨，动伤神气，耗竭天真，则筋脉䐜胀，精气竭绝，既伤肾气，又损膀胱，故当于夏时使人煎厥。以煎迫而气逆，因以煎厥为名。厥，谓气逆也。煎厥之状，当如下说。（【新校正云】按《脉解》云：所谓少气善怒者，阳气不治，阳气不治，则阳气不得出，肝气当治而未得，故善怒。善怒者，名曰煎厥。）目盲不可以视，耳闭不可以听，溃溃乎若坏都，汩汩乎不可止。既且伤肾，又竭膀胱，肾经内属于耳中，膀胱脉生于目眦，故目盲所视，耳闭厥听。大矣哉，斯乃房之患也。既盲目视，又闭耳聪，则志意心神，筋骨肠胃，溃溃乎若坏都，汩汩乎烦闷而不可止也。

阳气者，大怒则形气绝，而血菀于上，使人薄厥。此又诫喜怒不节，过用病生也。然怒则伤肾，甚则气绝，大怒则气逆而阳不下行，阳逆故血积于心胸之内矣。上，谓心胸也。然阴阳相薄，气血奔并，因薄厥生，故名薄厥。《举痛论》曰：怒则气逆，甚则呕血。《灵枢经》曰：盛怒而不止则伤志。《阴阳应象大论》曰：喜怒伤气。由此则怒甚气逆，血积于心胸之内矣。菀，积也。有伤于筋，纵，其若不容。怒而过用，气或迫筋，筋络内伤，机关纵缓，形容痿废，若不维持。汗出偏沮，使人偏枯。夫人之身，常偏汗出而湿润者，久久偏枯，半身不随。(【新校正云】按"沮"，《千金》作"祖"，全元起本作"恒"。)汗出见湿，乃生痤疿。阳气发泄，寒水制之，热怫内余，郁于皮里，甚为痤疖，微作疿疮。疿，风瘾也。高梁之变，足生大丁，受如持虚。高，膏也；梁，粱也。不忍之人，汗出淋洗，则结为痤疿；膏粱之人，内多滞热，皮厚肉密，故内变为丁矣。外湿既侵，中热相感，如持虚器，受此邪毒，故曰受如持虚。所以丁生于足者，四支为诸阳之本也。以其甚费于下，邪毒袭虚故尔。(【新校正云】按丁生之处，不常于足，盖谓膏粱之变，饶生大丁，非偏着足也。)劳汗当风，寒薄为皶，郁乃痤。时月寒凉，形劳汗发，凄风外薄，肤腠居寒，脂液遂凝，稸于玄府，依空渗涸，皶刺长于皮中，形如米，或如针，久者上黑，长一分余，色白黄，而瘦于玄府中，俗曰粉刺，解表已。玄府，谓汗空也。痤，谓色赤瞋愤，内蕴血脓，形小而大如酸枣，或如按豆，此皆阳气内郁所为，待耎而攻之，大甚，焫出之。

阳气者，精则养神，柔则养筋。此又明阳气之运养也。然阳气者，内化精微，养于神气；外为柔耎，以固于筋。动静失宜，则生诸疾。开阖不得，寒气从之，乃生大偻。开，谓皮腠发泄。阖，谓玄府闭封。然开阖失宜，为寒所袭，内深筋络，结固虚寒，则筋络拘緛，形容偻俯矣。《灵枢经》曰：寒则筋急。此其类也。陷脉为瘘，留连肉腠。陷脉，谓寒气陷缺其脉也。积寒留舍，经血稽凝，久瘀肉攻，结于肉理，故发为疡瘘，肉腠相连。俞气化薄，传为善畏，及为惊骇。言若寒中于背俞之气，变化入深而薄于藏府者，则善为恐畏，及发为惊骇也。营气不从，逆于肉理，乃生痈肿。营逆则血郁，血郁则热聚为脓，故为痈肿也。《正理论》云：热之所过，则为痈肿。魄汗未尽，形弱而气烁，穴俞以闭，发为风疟。汗出未止，形弱气消，风寒薄之，穴俞随闭，热藏不出，以至于秋。秋阳复收，两热相合，故令振栗，寒热相移，以所起为风，故名风疟也。《金匮真言论》曰：夏暑汗不出者，秋成风疟。盖论从风而为是也。故下文曰。故风者，百病之始也，清静则肉腠闭拒，虽有大风苛毒弗之能害，此因时之序也。夫嗜欲不能劳其目，淫邪不能惑其心，不妄作劳，是为清静。以其清静，故能肉腠闭，皮肤密，真正内拒，虚邪不侵。然大风苛毒，不必常求于人，盖由人之冒犯尔。故清净则肉腠闭，阳气拒，大风苛毒弗能害之。清静者，但因循四时气序，养生调节之宜，不妄作劳，起居有度，则生气不竭，永保康宁。故病久则传化，上下不并，良医弗为。并，谓气交通也。然病之深久，变化相传，上下不通，阴阳否隔，虽医良法妙，亦何以为之！《阴阳应象大论》曰：夫善用针者，从阴引阳，从阳引阴，以右治左，以左治右。若是气相格拒，故良医弗可为也。故阳畜积病死，而阳气当隔，隔者当泻，不亟正治，粗乃败之。言三阳畜积，怫结不通，不急泻之，亦病而死。何者？畜积不已，亦上下不并矣。何以验之？隔塞不便，则其证也。若不急泻，粗工轻侮，必见败亡也。《阴阳别论》曰：三阳结，谓之隔。又曰：刚与刚，阳气破散，阴气乃消亡。淖则刚柔不和，经气乃绝。故阳气者，一日而主外，昼则阳气在外，周身行二十五度。《灵枢经》曰：目开则气上行于头。卫气行于阳二十五度也。平旦人气生，日中而阳气隆，日西而阳气已虚，气门乃闭。隆，犹高也，盛也。夫气之有者，皆自少而之壮，积暖以成炎，炎极又凉，物之理也。故阳气平晓生，日中盛，日西而已减虚也。气门，谓玄府也，所以发泄经脉营卫之气，故谓之气门也。是故暮而收拒，无扰筋骨，无见雾露，反此三时，形乃困薄。皆所以顺阳气也。阳出则出，阳藏则藏，暮，阳气衰，内行阴分，故宜收敛以拒虚邪。扰筋骨则逆阳精耗，见雾露则寒湿具侵，故顺此三时，乃天真久远也。

岐伯曰：（【新校正云】详篇首云帝曰，此"岐伯曰"非相对问也。）阴者，藏精而起亟也；阳者，卫外而为固也。言在人之用也。亟，数也。阴不胜其阳，则脉流薄疾，并乃狂。薄疾，谓极虚而急数也。并，谓盛实也。狂，谓狂走或妄攀登也。阳并于四支则狂。《阳明脉解》曰：四支者，诸阳之本也，阳盛则四支实，实则能登高而歌也。热盛于身，故弃衣欲走也。夫如是者，皆为阴不胜其阳也。阳不胜其阴，则五藏气争，九窍不通。九窍者，内属于藏，外设为官，故五藏气争，则九窍不通也。言九窍，谓前阴后阴不通，兼言上七窍也。若兼则目为肝之官，鼻为肺之官，口为脾之官，耳为肾之官，舌为心之官，舌非通窍也。《金匮真言论》曰：南方赤色，入通于心，开窍于耳。北方黑色，入通于肾，开窍于二阴故也。是以圣人陈阴阳，筋脉和同，骨髓坚固，气血皆从。从，顺也。言循阴阳法，近养生道，则筋脉骨髓，各得其宜，故气血皆能顺时和气也。如是则内外调和，邪不能害，耳目聪明，气立如故。邪气不克，故真气独立而如常。若失圣人之道，则致疾于身，故下文引曰。

风客淫气，精乃亡，邪伤肝也。自此已下四科，并谓失圣人之道也。风气应肝，故风淫精亡，则伤肝也。《阴阳应象大论》曰：风气通于肝也。风薄则热起，热盛则水干，水干则肾气不营，故精乃无也。亡，无也。（【新校正云】按全元起云：淫气者，阴阳之乱气，因其相乱而风客之，则伤精，伤精则邪入于肝也。）因而饱食，筋脉横解，肠澼为痔。甚饱则肠胃横满，肠胃满则筋脉解而不属，故肠澼而为痔也。《痹论》曰：饮食自倍，肠胃乃伤。此伤之信也。因而大饮，则气逆。饮多则肺布叶举，故气逆而上奔也。因而强力，肾气乃伤，高骨乃坏。强力，谓强力入房也。高骨，谓腰高之骨也。然强力入房则精耗，精耗则肾伤，肾伤则髓气内枯，故高骨坏而不用也。圣人交会，则不如此，当如下句云。凡阴阳之要，阳密乃固。阴阳交会之要者，正在于阳气闭密而不妄泄尔。密不妄泄，乃生气强固而能久长，此圣人之道也。两者不和，若春无秋，若冬无夏，两，谓阴阳。和，谓和合，则交会也。若，如也。言绝阴阳和合之道者，如天四时，有春无秋，有冬无夏也。所以然者，绝废于生成也。故圣人不绝和合之道，但贵于闭密以守固，天真法也。因而和之，是谓圣度。因阳气盛发，中外相应，贾勇有余，乃相交合，则圣人交会之制度也。故阳强不能密，阴气乃绝，阳自强而不能闭密，则阴泄泻而精气竭绝矣。阴平阳秘，精神乃治，阴气和平，阳气闭密，则精神之用，日益治也。阴阳离决，精气乃绝，若阴不和平，阳不闭密，强用施泻，损耗天真，二气分离，经络决惫，则精气不化，乃绝流通也。因于露风，乃生寒热。因于露体，触冒风邪，风气外侵，阳气内拒，风阳相薄。故寒热由生。是以春伤于风，邪气留连，乃为洞泄。风气通肝，春，肝木王，木胜脾土，故洞泄生也。（【新校正云】按《阴阳应象大论》曰：春伤于风，夏生飧泄。）夏伤于暑，秋为痎疟。夏热已甚，秋阳复收，阳热相攻，则为痎疟。痎，老也，亦曰瘦也。秋伤于湿，上逆而咳，湿，谓地湿气也。秋湿既胜，冬水复王，水来乘肺，故咳逆病生。（【新校正云】按《阴阳应象大论》云：秋伤于湿，冬生咳嗽。）发为痿厥。湿气内攻于藏府则咳逆，外散于筋脉则痿弱也。《阴阳应象大论》曰：地之湿气，感则害皮肉筋脉。故湿气之资，发为痿厥。厥，谓逆气也。冬伤于寒，春必温病。冬寒且凝，春阳气发，寒不为释，阳怫于中，寒怫相持，故为温病。（【新校正云】按此与《阴阳应象大论》重，彼注甚详。）四时之气，更伤五藏。寒暑温凉，递相胜负，故四时之气，更伤五藏之和也。

阴之所生，本在五味，阴之五宫，伤在五味。所谓阴者，五神藏也。宫者，五神之舍也。言五藏所生，本资于五味，五味宣化，各凑于本宫，虽因五味以生，亦因五味以损，正为好而过节，乃见伤也。故下文曰。是故味过于酸，肝气以津，脾气乃绝。酸，多食之令人癃，小便不利则肝多津液，津液内溢则肝叶举，肝叶举则脾经之气绝而不行。何者？木制土也。味过于咸，大骨气劳，短肌，心气抑。咸，多食之令人肌肤缩短，又令心气抑滞而不行。何者？咸走血也。大骨气劳，咸归肾也。味过于甘，心气喘满，色黑，肾气不衡。甘，多食之令人心闷。甘性滞缓，故令气喘满而肾不平。何者？土抑水也。衡，平也。味过于苦，脾气不濡，胃气乃厚。苦性坚燥，又养脾胃，故脾气不濡，胃气强厚。味过于辛，筋脉沮弛，精神乃央。沮，润也。弛，缓也。央，久也。辛性润泽，散养于筋，故令筋缓脉润，精神长久。何者？辛补肝也。《藏气法时论》曰：肝欲散，急食辛以散之，用辛补之。（【新校正云】按此论味过所伤，难作精神长久之解。央乃殃也，古文通用，如膏粱之作高梁，草滋之作草兹之类。盖古文简略，字多假借用者也。）是故谨和五味，骨正筋柔，气血以流，腠理以密，如是则骨气以精。谨道如法，长有天命。是所谓修养天真之至道也。

·金匮真言论篇第四·

【新校正云】按全元起注本在第四卷。

黄帝问曰：天有八风，经有五风，何谓？经，谓经脉，所以流通营卫血气者也。

岐伯对曰：八风发邪，以为经风，触五藏，邪气发病。原其所起，则谓八风发邪，经脉受之，则循经而触于五藏，以邪干正，故发病也。所谓得四时之胜者，春胜长夏，长夏胜冬，冬胜夏，夏胜秋，秋胜春。所谓四时之胜也。春木，夏火，长夏土，秋金，冬水，皆以所克杀而为胜也。言五时之相胜者，不谓八风中人则病，各谓随其不胜则发病也。胜，谓制克之也。东风生于春，病在肝，俞在颈项；春气发荣于万物之上，故俞在颈项，历忌曰：甲乙不治颈。此之谓也。南风生于夏，病在心，俞在胸胁；心少阴脉，循胸出胁，故俞在焉。西风生于秋，病在肺，俞在肩背；肺处上焦，背为胸府，肩背相次，故俞在焉。北风生于冬，病在肾，俞在腰股；腰为肾府，股接次之，以气相连，故兼言也。中央为土，病在脾，俞在脊。以脊应土，言居中尔。故春气者病在头，春气，谓肝气也。各随其藏气之所应。（【新校正云】按《周礼》云：春时有痟首疾。）夏气者病在藏，心之应也。秋气者病在肩背，肺之应也。冬气者病在四支。四支气少，寒毒善伤，随所受邪，则为病处。故春善病鼽衄，以气在头也。《礼记·月令》曰：季秋行夏令，则民多鼽嚏。仲夏善病胸胁，心之脉，循胸胁故也。长夏善病洞泄寒中，土主于中，是为仓廪，糟粕水谷，故为洞泄寒中也。秋善病风疟，以凉折暑，乃为是病。《生气通天论》曰：魄汗未尽，形弱而气烁，穴俞以闭，发为风疟。此谓以凉折暑之义也。《礼记·月令》曰：孟秋行夏令也，则民多疟疾也。冬善病痹厥。血象于水，寒则水凝，以气薄流，故为痹厥。故冬不按蹻，春不鼽衄，按，谓按摩。蹻，谓如蹻捷者之举动手足，是所谓导引也。然扰动筋骨，则阳气不藏。春，阳气上升，重热熏肺，肺通于鼻，病则形之。故冬不按蹻，春不鼽衄。鼽，谓鼻中水出；衄，谓鼻中血出。春不病颈项，仲夏不病胸胁，长夏不病洞泄寒中，秋不病风疟，冬不病痹厥、飧泄而汗出也。此上五句，并为冬不按蹻之所致也。（【新校正云】详“飧泄而汗出也”六字，上文疑剩。）夫精者，身之本也。故藏于精者，春不病温。此正谓冬不按蹻，则精气伏藏，以阳不妄升，故春无温病。夏暑汗不出者，秋成风疟。此正谓以风凉之气折暑汗也。（【新校正云】详此下义与上文不相接。）此平人脉法也。谓平病人之脉法也。

故曰：阴中有阴，阳中有阳。言其初起与其王也。平旦至日中，天之阳，阳中之阳也；日中至黄昏，天之阳，阳中之阴也。日中阳盛，故曰阳中之阳。黄昏阴盛，故曰阳中之阴、阳气主昼，故平旦至黄昏皆为天之阳，而中复有阴阳之殊耳。合夜至鸡鸣，天之阴，阴中之阴也；鸡鸣至平旦，天之阴，阴中之阳也。鸡鸣阳气未出，故曰天之阴①；平旦阳气已升，故曰阴中之阳。故人亦应之。夫言人之阴阳，则外为阳，内为阴。言人身之阴阳，则背为阳，腹为阴。言人身之藏府中阴阳，则藏者为阴，府者为阳。藏，谓五神藏；府，谓六化府。肝、心、脾、肺、肾五藏皆为阴，胆、胃、大肠、小肠、膀胱、三焦六府皆为阳。《灵枢经》曰：三焦者，上合于手心主。又曰：足三焦者，太阳之别名也。《正理论》曰：三焦者，有名无形，上合于手心主，下合右肾，主谒道诸气，名为使者也。所以欲知阴中之阴、阳中之阳者，何也？为冬病在阴，夏病在阳，春病在阴，秋病在阳，皆视其所在，为施针石也。故背为阳，阳中之阳，心也；心为阳藏，位处上焦，以阳居阳，故为阳中之阳也。《灵枢经》曰：心为牡藏。牡，阳也。背为阳，阳中之阴，肺也；肺为阴藏，位处上焦，以阴居阳，故谓阳中之阴也。《灵枢经》曰：肺为牝藏。牝，阴也。腹为阴，阴中之阴，肾也；肾为阴藏，位处下焦，以阴居阴，故谓阴中之阴也。《灵枢经》曰：肾为牝藏。牝，阴也。腹为阴，阴中之阳，肝也；肝为阳藏，位处中焦，以阳居阴，故谓阴中之阳也。《灵枢经》曰：肝为牡藏。牡，阳也。腹为阴，阴中之至阴，脾也。脾为阴藏，位处中焦，以太阴居阴，故谓阴中之至阴也。《灵枢经》曰：脾为牝藏。牝，阴也。此皆阴阳表里内外雌雄相输应也，故以应天之阴阳也。以其气象参合，故能上应于天。

帝曰：五藏应四时，各有收受乎？岐伯曰：有。东方青色，入通于肝，开窍于目，藏精于肝，精，谓精气也。木精之气，其神魂。阳升之方，以目为用，故开窍于目。其病发惊骇。象木屈伸有摇动也。（【新校正云】详东方云病发惊骇，余方各阙者，按《五常政大论》，委和之纪，其发惊骇，疑此文为衍。）其味酸，其类草木，性柔脆而曲直。其畜鸡，以鸡为畜，取“巽”言之。《易》曰：巽为鸡。其谷麦。五谷之长者，麦，故东方用之。《本草》曰：麦为五谷之长。（【新校正云】按《五常政大论》云：其畜犬，

---

① 曰：原作“也”，据文意改。

其谷麻。）其应四时，上为岁星。木之精气，上为岁星，十二年一周天。是以春气在头也。万物发荣于上，故春气在头。（【新校正云】详东方言春气在头，不言故病在头，余方言故病在某，不言某气在某者，互文也。）其音角，角，木声也。孟春之月，律中太蔟，林钟所生，三分益一，管率长八寸。仲春之月，律中夹钟，夷则所生，三分益一，管率长七寸五分。（【新校正云】按郑康成云：七寸二千一百八十七分寸之千七十五。）季春之月，律中姑洗，南吕所生，三分益一，管率长七寸又二十分寸之一。（【新校正云】按郑康成云：九分寸之一。）凡是三管，皆木气应之。其数八。木生数三，成数八，《尚书·洪范》曰：三曰木。是以知病之在筋也，木之坚柔，类筋气故。其臭臊。凡气因木变，则为臊。（【新校正云】详"臊"，《月令》作"膻"。）

南方赤色，入通于心，开窍于耳，藏精于心，火精之气，其神神。舌为心之官，当言于舌，舌用非窍，故云耳也。《缪刺论》曰：手少阴之络，会于耳中。义取此也。故病在五藏。以夏气在藏也。其味苦，其类火，性炎上而燔灼。其畜羊，以羊为畜，言其未也。以土同王，故通而言之。（【新校正云】按《五常政大论》云：其畜马。）其谷黍。黍色赤。其应四时，上为荧惑星。火之精气，上为荧惑星，七百四十日一周天。是以知病之在脉也。火之躁动，类于脉气。其音徵，徵，火声也。孟夏之月，律中仲吕，无射所生，三分益一，管率长六寸七分。（【新校正云】按郑康成云：六寸万九千六百八十三分寸之万二千九百七十四。）仲夏之月，律中蕤宾，应钟所生，三分益一，管率长六寸三分。（【新校正云】按郑康成云：六寸八十一分寸之二十六。）季夏之月，律中林钟，黄钟所生，三分减一，管率长六寸。凡是三管，皆火气应之。其数七，火生数二，成数七。《尚书·洪范》曰：二曰火。其臭焦。凡气因火变，则为焦。

中央黄色，入通于脾，开窍于口，藏精于脾，土精之气，其神意。脾为化谷，口主迎粮，故开窍于口。故病在舌本。脾脉上连于舌本，故病气居之。其味甘，其类土，性安静而化造。其畜牛，土王四季，故畜取丑牛，又以牛色黄也。其谷稷。色黄而味甘也。其应四时，上为镇星。土之精气，上为镇星，二十八年一周天。是以知病之在肉也。土之柔厚，类肉气故。其音宫，宫，土声也。律书以黄钟为浊宫，林钟为清宫，盖以林钟当六月管也。五音以宫为主，律吕初起于黄钟为浊宫，林钟为清宫也。其数五，土数五。《尚书·洪范》曰：五曰土。其臭香。凡气因土变，则为香。

西方白色，入通于肺，开窍于鼻，藏精于肺，金精之气，其神魄。肺藏气，鼻通息，故开窍于鼻。故病在背。以肺在胸中，背为胸中之府也。其味辛，其类金，性音声而坚劲。其畜马，畜马者，取乾也。《易》曰：乾为马。（【新校正云】按《五常政大论》云：其畜鸡。）其谷稻。稻坚白。其应四时，上为太白星。金之精气，上为太白星，三百六十五日一周天。是以知病之在皮毛也。金之坚密，类皮毛也。其音商，商，金声也。孟秋之月，律中夷则，大吕所生，三分减一，管率长五寸七分。仲秋之月，律中南吕，太簇所生，三分减一，管率长五寸三分。季秋之月，律中无射，夹钟所生，三分减一，管率长五寸。凡是三管，皆金气应之。其数九，金生数四，成数九。《尚书·洪范》曰：四曰金。其臭腥。凡气因金变，则为腥膻之气也。

北方黑色，入通于肾，开窍于二阴，藏精于肾，水精之气，其神志。肾藏精，阴泄注，故开窍于二阴也。故病在溪。溪，谓肉之小会也。《气穴论》曰：肉之大会为谷，肉之小会为溪。其味咸，其类水，性润下而滲灌。其畜彘，彘，豕也。其谷豆。豆，黑色。其应四时，上为辰星。水之精气，上为辰星，三百六十五日一周天。是以知病之在骨也。肾主幽暗，骨体内藏，以类相同，故病居骨也。其音羽，羽，水声也。孟冬之月，律中应钟，姑洗所生，三分减一，管率长四寸七分半。仲冬之月，律中黄钟，仲吕所生，三分益一，管率长九寸。季冬之月，律中太吕，蕤宾所生，三分益一，管率长八寸四分。凡是三管，皆水气应之。其数六，水生数一，成数六。《尚书·洪范》曰：一曰水。其臭腐。凡气因水变，则为腐朽之气也。

故善为脉者，谨察五藏六府，一逆一从，阴阳、表里、雌雄之纪，藏之心意，合心于精，心合精微，则深知通变。非其人勿教，非其真勿授，是谓得道。随其所能而与之，是谓得师资教授之道也。《灵枢经》曰：明目者，可使视色。耳聪者，可使听音。捷疾辞语者，可使论语。徐而安静，手巧而心审谛者，可使行针艾，理血气而调诸逆顺，察阴阳而兼诸方论。缓节柔筋而心和调者，可使导引行气。痛毒言语轻人者，可使唾痈咒病。爪苦手毒，为事善伤者，可使按积抑痹。由是则各得其能，方乃可行，其名乃彰。故曰：非其人勿数，非其真勿授也。

卷第二

·阴阳应象大论篇第五·

【新校正云】按全元起本在第九卷。

黄帝曰：阴阳者，天地之道也，谓变化生成之道也。《老子》曰：万物负阴而抱阳，冲气以为和。《易·系辞》曰：一阴一阳之谓道。此之谓也。万物之纲纪，滋生之用也。阳与之正气以生，阴为之主持以立，故为万物之纲纪也。《阴阳离合论》曰：阳与之正，阴为之主。则谓此也。变化之父母，异类之用也。何者然？鹰化为鸠，田鼠化为鴽，腐草化为萤，雀入大水为蛤，雉入大水为蜃，如此皆异类因变化而成有也。生杀之本始，寒暑之用也。万物假阳气温而生，因阴气寒而死，故知生杀本始，是阴阳之所运为也。神明之府也。府，宫府也。言所以生杀变化之多端者，何哉？以神明居其中也。下文曰：天地之动静，神明为之纲纪。故《易·系辞》曰：阴阳不测之谓神。亦谓居其中也。（【新校正云】详阴阳至神明之府，与《天元纪大论》同，注颇异。）治病必求于本。阴阳与万类生杀变化，犹然在于人身，同相参合，故治病之道，必先求之。故积阳为天，积阴为地。言阴阳为天地之道者何？以此。阴静阳躁，言应物类运用之标格也。阳生阴长，阳杀阴藏。明前天地杀生之殊用也。《神农》曰：天以阳生阴长，地以阳杀阴藏。（【新校正云】详阴长阳杀之义，或者疑之。按《周易》八卦布四方之义，则可见矣。坤者，阴也，位西南隅，时在六月七月之交，万物之所盛长也，安谓阴无长之理？乾者，阳也，位戌亥之分，时在九月十月之交，万物之所收杀也，孰谓阳无杀之理？以是明之，阴长阳杀之理可见矣。此语又见《天元纪大论》，其说自异。）阳化气，阴成形。明前万物滋生之纲纪也。寒极生热，热极生寒。明前之大体也。寒气生浊，热气生清。言正气也。清气在下，则生飧泄；浊气在上，则生䐜胀。热气在下则谷不化，故飧泄。寒气在上则气不散，故䐜胀。何者？

以阴静而阳躁也。此阴阳反作，病之逆从也。反，谓反复。作，谓作务。反复作务，则病如是。

故清阳为天，浊阴为地；地气上为云，天气下为雨；雨出地气，云出天气。阴凝上结，则合以成云；阳散下流，则注而为雨。雨从云以施化，故言雨出地；云凭气以交合，故言云出天。天地之理且然，人身清浊亦如是也。故清阳出上窍，浊阴出下窍；气本乎天者亲上，气本乎地者亲下，各从其类也。上窍，谓耳目鼻口。下窍，谓前阴后阴。清阳发腠理，浊阴走五藏；腠理谓渗泄之门，故清阳可以散发；五藏为包藏之所，故浊阴可以走之。清阳实四支，浊阴归六府。四支外动，故清阳实之；六府内化，故浊阴归之。

水为阴，火为阳，水寒而静，故为阴；火热而躁，故为阳。阳为气，阴为味。气惟散布，故阳为之；味曰从形，故阴为之。味归形，形归气，气归精，精归化，形食味，故味归形，气生形，故形归气，精食气，故气归精，化生精，故精归化。故下文曰。精食气，形食味，气化则精生，味和则形长，故云食之也。化生精，气生形。精微之液，惟血化而成，形质之有，资气行营立，故斯二者各奉生乎。味伤形，气伤精，过其节也。精化为气，气伤于味。精承化养则食气，精若化生则不食气，精血内结，郁为秽腐攻胃，则五味倨然不得入也。女人重身，精化百日，皆伤于味也。阴味出下窍，阳气出上窍。味有质，故下流于便泻之窍；气无形，故上出于呼吸之门。味厚者为阴，薄为阴之阳。气厚者为阳，薄为阳之阴。阳为气，气厚者为纯阳；阴为味，味厚者为纯阴。故味薄者为阴中之阳，气薄者为阳中之阴。味厚则泄，薄则通。气薄则发泄，厚则发热。阴气润下，故味厚则泄利；阳气炎上，故气厚则发热。味薄为阴少，故通泄；气薄为阳少，故汗出。发泄，谓汗出也。壮火之气衰，少火之气壮。火之壮者，壮已必衰，火之少者，少已则壮。壮火食气，气食少火。壮火散气，少火生气。气生壮火，故云壮火食气；少火滋气，故云气食少火。以壮火食气，故气得壮火则耗散；以少火益气，故气得少火则生长。人之阳气，壮少亦然。气味，辛甘发散为阳，酸苦涌泄为阴。非惟气味分正阴阳，然辛甘酸苦之中，复有阴阳之殊气尔。何者？辛散甘缓，故发散为阳；酸收苦泄，故涌泄为阴。阴胜则阳病，阳胜则阴病。胜则不病，不胜则病。阳胜则热，阴胜则寒。是则太过而致也。（【新校正云】按《甲乙经》作"阴病则热，阳病则寒"，文异意同。）重寒则热，重热则寒。物极则反，亦犹壮火之气衰，少火之气壮也。寒伤形，热伤气。寒则卫气不利，故伤形；热则荣气内消，故伤气。虽阴成形，阳化气，一过其节，则形气被伤。气伤痛，形伤肿。气伤则热结于肉分，故痛；形伤则寒薄于皮腠，故肿。故先痛而后肿者，气伤形也；先肿而后痛者，形伤气也。先气证而病形，故曰气伤形；先形证而病气，故曰形伤气。风胜则动，风胜则庶物皆摇，故为动。（【新校正云】

按《左传》曰：风淫末疾。即此义也。）**热胜则肿**，热胜则阳气内郁，故洪肿暴作，甚则荣气逆于肉理，聚为痈脓之肿。**燥胜则干**，燥胜则津液竭涸，故皮肤干燥。**寒胜则浮**，寒胜则阴气结于玄府，玄府闭密，阳气内攻，故为浮。**湿胜则濡泻**。湿胜则内攻于脾胃，脾胃受湿则水谷不分，水谷相和故大肠传导而注泻也。以湿内盛而泻，故谓之濡泻。（【新校正云】按《左传》曰：雨淫腹疾。则其义也。风胜则动至此五句，与《天元纪大论》文重，彼注颇详矣。）

天有四时五行，以生长收藏，以生寒暑燥湿风。春生夏长，秋收冬藏，谓四时之生长收藏。冬水寒，夏火暑，秋金燥，春木风，长夏土湿，谓五行之寒暑湿燥风也。然四时之气，土虽寄王，原其所主，则湿属中央，故云五行以生寒暑燥湿风五气也。**人有五藏，化五气，以生喜怒悲忧恐**。五藏，谓肝心脾肺肾。五气，谓喜怒悲忧恐。然是五气更伤五藏之和气矣。（【新校正云】按《天元纪大论》“悲”作“思”，又本篇下文肝在志为怒，心在志为喜，脾在志为思，肺在志为忧，肾在志为恐，《玉机真藏论》作悲，诸论不同。皇甫士安《甲乙经·精神五藏篇》具有其说。盖言悲者，以悲能胜怒，取五志迭相胜而为言也。举思者，以思为脾之志也。各举一，则义俱不足，两见之，则互相成义也。）**故喜怒伤气，寒暑伤形**，喜怒之所生，皆生于气，故云喜怒伤气。寒暑之所胜，皆胜于形，故云寒暑伤形。近取举凡，则如斯矣；细而言者，则热伤于气，寒伤于形。**暴怒伤阴，暴喜伤阳**。怒则气上；喜则气下，故暴卒气上则伤阴，暴卒气下则伤阳。**厥气上行，满脉去形**。厥，气逆也。逆气上行，满于经络，则神气浮越，去离形骸矣。**喜怒不节，寒暑过度，生乃不固**。《灵枢经》曰：智者之养生也，必顺四时而适寒暑，和喜怒而安居处。然喜怒不恒，寒暑过度，天真之气，何可久长。**故重阴必阳，重阳必阴**。言伤寒、伤暑亦如是。**故曰：冬伤于寒，春必温病**；夫伤于四时之气，皆能为病，以伤寒为毒者，最为杀厉之气，中而即病，故曰伤寒；不即病者，寒毒藏于肌肤，至春变为温病，至夏变为暑病。故养生者，必慎伤于邪也。**春伤于风，夏生飧泄**；风中于表，则内应于肝，肝气乘脾故飧泄。（【新校正云】按《生气通天论》云：春伤于风，邪气留连，乃为洞泄。）**夏伤于暑，秋必痎疟**。夏暑已甚，秋热复壮，两热相攻，故为痎疟。痎，瘦也。**秋伤于湿，冬生咳嗽**。秋湿既多，冬水复王，水湿相得，肺气又衰，故冬寒甚则为嗽。（【新校正云】按《生气通天论》云：秋伤于湿，上逆而咳，发为痿厥。）

帝曰：余闻上古圣人，论理人形，列别藏府，端络经脉，会通六合，各从其经，气穴所发，各有处名，溪谷属骨，皆有所起，分部逆从，各有条理，四时阴阳，尽有经纪，外内之应，皆有表里，其信然乎？六合，谓十二经脉之合也。《灵枢经》曰：太阴阳明为一合，少阴太阳为一合，厥阴少阳为一合，手足之脉各三，则为六合也。手厥阴，则心包络脉也。《气穴论》曰：肉之大会为谷，肉之小会为溪，肉分之间，溪谷之会，以行荣卫，以会大气。属骨者，为骨相连属处。表里者，诸阳经脉皆为表，诸阴经脉皆为里。（【新校正云】详“帝曰”至“其信然乎”，全元起本及《太素》在上古圣人之教也上。）

岐伯对曰：东方生风，阳气上腾，散为风也。风者天之号令，风为教始，故生自东方。风生木，风鼓木荣，则风生木也。木生酸，凡物之味酸者，皆木气之所生也。《尚书·洪范》曰：曲直作酸。酸生肝，生，谓生长也。凡味之酸者，皆先生长于肝。肝生筋，肝之精气，生养筋也。筋生心，《阴阳书》曰：木生火。然肝之木气，内养筋已，乃生心也。肝主目，目见日明，类齐同也。其在天为玄，玄谓玄冥，言天色高远，尚未盛明也。在人为道，道谓道化，以道而化，人则归从。在地为化。化谓造化也，庶类时育，皆造化者也。化生五味，万物生，五味具，皆变化为母，而使生成也。道生智，智从正化而有，故曰道生智。玄生神，玄冥之内，神处其中，故曰玄生神。神在天为风，飞扬鼓坼，风之用也。然发而周远，无所不通，信乎神化而能尔。在地为木，柔软曲直，木之性也。（【新校正云】详“其在天”至“为木”，与《天元纪大论》同，注颇异。）在体为筋，束络连缀，而为力也。在藏为肝，其神，魂也。《道经义》曰：魂居肝，魂静则至道不乱。在色为苍，苍谓薄青色，象木色也。在音为角，角谓木音，调而直也。《乐记》曰：角乱则忧，其民怨。在声为呼，呼谓叫呼，亦谓之啸。在变动为握，握所以牵就也。（【新校正云】按杨上善云：握、忧、哕、咳、栗五者，改志而有，名曰变动也。）在窍为目，目所以司见形色。在味为酸，酸可用收敛也。在志为怒。怒所以禁非也。怒伤肝，虽志为怒，甚则自伤。悲胜怒；悲则肺金并于肝木，故胜怒也。《宣明五藏篇》曰：精气并于肺则悲。（【新校正云】详五志云怒喜思忧恐，悲当云忧，今变忧为悲者，盖以恚忧而不解则伤意，悲哀而动中则伤魂，故不云忧也。）风伤筋，风胜则筋络拘急。（【新校正云】按《五运行大论》曰：风伤肝。）燥胜风；燥为金气，故胜木风。酸伤筋，过节也。辛胜酸。辛金味，故胜木酸。

南方生热，阳气炎燥，故生热。热生火，钻燧改火，惟热是生。火生苦，凡物之味苦者，皆火气之所生也。《尚书·洪范》曰：炎上作苦。苦生心，凡味之苦者，皆先生长于心。心生血，心之精气，生养血也。血生脾，《阴阳书》曰：火生土。然心火之气，内养血已，乃生脾土。（【新校正云】按《太素》“血”作“脉”。）心主舌。心别是非，舌以言事，故主舌。其在天为热，暄暑炽燠，热之用也。在地为火，炎上翕赩，火之性也。在体为脉，通行荣卫而养血也。在藏为心，其神，心也。《道经义》曰：神处心，神守则血气流通。在色为赤，象火色。在音为徵，徵谓火音，和而美也。《乐记》曰：征乱则哀，其事勤。在声为笑，笑，喜声也。在变动为忧，忧可以成务。（【新校正云】按杨上善云：心之忧在心变动，肺之忧在肺之志，是则肺主于秋，忧为正也，心主于夏，变而生忧也。）在窍为舌，舌所以司辨五味也。《金匮真言论》曰：南方赤色，入通于心，开窍于耳。寻其为窍，则舌义便乖，以其主味，故云舌也。在味为苦，苦可用燥泄也。在志为喜。喜所以和乐也。喜伤心，虽志为喜，甚则自伤。恐胜喜；恐则肾水并于心火，故胜喜也。《宣明五气篇》曰：精气并于肾则恐。热伤气，热胜则喘息促急。寒胜热；寒为水气，故胜火热。苦伤气，以火生也。（【新校正云】详此篇论所伤之旨，其例有三：东方云风伤筋酸伤筋，中央云湿伤肉甘伤肉，是自伤者也。南方云热伤气苦伤气，北方云寒伤血咸伤血，是伤己所胜。西方云热伤皮毛，是被胜伤己，辛伤皮毛，是自伤者也。凡此五方所伤，有此三例不同，《太素》则俱云自伤。）咸胜苦。咸水味，故胜火苦。

中央生湿，阳气盛薄，阴气固升，升薄相合，故生湿也。《易义》曰：阳上薄阴，阴能固之，然后蒸而为雨。明湿生于固阴之气也。（【新校正云】按杨上善云：六月四阳二阴合蒸，以生湿气也。）湿生土，土湿则固，明湿生也。（【新校正云】按杨上善云：四阳二阴，合而为湿，蒸腐万物成土也。）土生甘，凡物之味甘者，皆土气之所生也。《尚书·洪范》曰：稼穑作甘。甘生脾，凡味之甘者，皆先生长于脾。脾生肉，脾之精气，生养肉也。肉生肺，《阴阳书》曰：土生金。然脾土之气，内养肉已，乃生肺金。脾主口。脾受水谷，口纳五味，故主口。其在天为湿，雾露云雨，湿之用也。在地为土，安静稼穑，土之德也。在体为肉，复裹筋骨，充其形也。在藏为脾，其神，意也。《道经义》曰：意托脾，意宁则智无散越。在色为黄，象土色也。在音为宫，宫谓土音，大而和也。《乐记》曰：宫乱则荒，其君骄。在声为歌，歌，叹声也。在变动为哕，哕谓哕噫，胃寒所生。（【新校正云】详王谓哕为哕噫，噫非哕也。按杨上善云：哕，气忤也。）在窍为口，口所以司纳水谷。在味为甘，甘可用宽缓也。在志为思。思所以知远也。思伤脾，虽志为思，甚则自伤。怒胜思；怒则不思，胜可知矣。湿伤肉，脾主肉而恶湿，故湿胜则肉伤。风胜湿；风为木气，故胜土湿。甘伤肉，亦过节也。（【新校正云】按《五运行大论》云：甘伤脾。）酸胜甘。酸木味，故胜土甘。

西方生燥，天气急切故生燥。燥生金，金燥有声，则生金也。金生辛，凡物之味辛者，皆金气之所生也。《尚书·洪范》曰：从革作辛。辛生肺，凡味之辛者，皆先生长于肺。肺生皮毛，肺之精气，生养皮毛。皮毛生肾，《阴阳书》曰：金生水。然肺金之气，养皮毛已，乃生肾水。肺主鼻。肺藏气，鼻通息，故主鼻。其在天为燥，轻急劲强，燥之用也。在地为金，坚劲从革，金之性也。在体为皮毛，包藏肤腠，扞其邪也。在藏为肺，其神，魄也。《道经义》曰：魄在肺，魄安则德修寿延。在色为白，象金色。在音为商，商谓金声，轻而劲也。《乐记》曰：商乱则陂，其宫坏。在声为哭，哭，哀声也。在变动为咳，咳谓咳嗽，所以利咽喉也。在窍为鼻，鼻所以司嗅呼吸。在味为辛，辛可用散润也。在志为忧。忧，深虑也。忧伤肺，虽志为忧，过则损也。喜胜忧；喜则心火并于肺金，故胜忧也。《宣明五气篇》曰：精气并于心则喜。热伤皮毛，热从火生，耗津液故。寒胜热；阴制阳也。（【新校正云】按《太素》作"燥伤皮毛，热胜燥"，又按王注《五运行大论》云：火有二别。故此再举热伤之形证。）辛伤皮毛，过而招损。苦胜辛。苦火味，故胜金辛。

北方生寒，阴气凝冽，故生寒也。寒生水，寒气盛凝变为水。水生咸，凡物之味咸者，皆水气之所生也。《尚书·洪范》曰：润下作咸。咸生肾，凡味之咸者，皆生长于肾。肾生骨髓，肾之精气，生养骨髓。髓生肝，《阴阳书》曰：水生木。然肾水之气，养骨髓已，乃生肝木。肾主耳。肾属北方，位居幽暗，声入故主耳。其在天为寒，凝清惨冽，寒之用也。在地为水，清洁润下，水之用也。在体为骨，端直贞干，以立身也。在藏为肾，其神，志也。《道经义》曰：志藏肾，志营则骨髓满实。在色为黑，象水色。在音为羽，羽谓水音，沉而深也。《乐记》曰：羽乱则危，其财匮。在声为呻，呻，吟声也。在变动为栗，栗谓战栗，甚寒大恐而悉有之。在窍为耳，耳所以司听五音。（【新校正云】按《金匮真言论》云：开窍于二阴。盖以心寄窍于耳，故与此不同。）在味为咸，咸可用柔耎也。在志为恐。恐所以惧恶也。恐伤肾，恐而不已，则内感于肾，故伤也。《灵枢经》曰：恐惧而不解则伤精。明感肾也。思胜恐；思深虑远，则见事源，故胜恐也。寒伤血，寒则血凝，伤可知也。（【新校正云】按《太素》"血"作"骨"。）燥胜寒；燥从热生，故胜寒也。（【新校正云】按《太素》"燥"作"湿"。）咸伤血，食咸而渴，伤血可知。（【新校正云】按《太素》"血"作"骨"。）甘胜咸。甘土味，故胜水咸。（【新校正云】详自前"岐伯对曰"至此，与《五行论》同，两注颇异，当并用之。）

故曰：天地者，万物之上下也；观其覆载而万物之上下可见矣。阴阳者，血气之男女也；阴主血，阳主气。阴生女，阳生男。左右者，阴阳之道路也；阴阳间气，左右循环，故左右为阴阳之道路也。（【新校正云】详间气之说，具《六微旨大论》中。杨上善云：阴气右行，阳气左行。）水火者，阴阳之征兆也；观水火之气，则阴阳征兆可明矣。阴阳者，万物之能始也。谓能为变化生成之元始。（【新校正云】详"天地者"至"万物之能始"，与《天元纪大论》同，注颇异，彼无"阴阳者血气之男女"一句，又以

“金木者生成之终始”代“阴阳者万物之能始”。）故曰：阴在内，阳之守也；阳在外，阴之使也。阴静，故为阳之镇守；阳动，故为阴之役使。

帝曰：法阴阳奈何？岐伯曰：阳胜则身热，腠理闭，喘粗为之俯仰，汗不出而热，齿干以烦冤，腹满死，能冬不能夏。阳胜故能冬，热甚故不能夏。阴胜则身寒汗出，身常清，数栗而寒，寒则厥，厥则腹满死，厥谓气逆。能夏不能冬。阴胜故能夏，寒甚故不能冬。此阴阳更胜之变，病之形能也。

帝曰：调此二者奈何？调谓顺天癸性，而治身之血气精气也。岐伯曰：能知七损八益，则二者可调，不知用此，则早衰之节也。用，谓房色也。女子以七七为天癸之终，丈夫以八八为天癸之极。然知八可益，知七可损，则各随气分，修养天真，终其天年，以度百岁。《上古天真论》曰：女子二七天癸至，月事以时下。丈夫二八天癸至，精气溢泻。然阴七可损，则海满而血自下；阳八宜益，交会而泄精。由此则七损八益，理可知矣。年四十，而阴气自半也，起居衰矣。内耗故阴减，中干故气力始衰。《灵枢经》曰：人年四十，腠理始疏，荣华稍落，发斑白。由此之节言之，亦起居衰之次也。年五十，体重，耳目不聪明矣。衰之渐也。年六十，阴痿，气大衰，九窍不利，下虚上实，涕泣俱出矣。衰之甚矣。故曰：知之则强，不知则老，知，谓知七损八益。全形保性之道也。故同出而名异耳。同谓同于好欲，异谓异其老壮之名。智者察同，愚者察异，智者察同欲之闲，而能性道；愚者见形容别异，方乃效之，自性则道益有余，放效则治生不足。故下文曰。愚者不足，智者有余，先行故有余，后学故不足。有余则耳目聪明，身体轻强，老者复壮，壮者益治。夫保性全形，盖由知道之所致也。故曰：道者不可斯须离，可离非道。此之谓也。是以圣人为无为之事，乐恬憺之能，从欲快志于虚无之守，故寿命无穷，与天地终，此圣人之治身也。圣人不为无益以害有益，不为害性而顺性，故寿命长远，与天地终。《庚桑楚》曰：圣人之于声色嗞味也，利于性则取之，害于性则损之，此全性之道也。《书》曰：不作无益害有益也。

天不足西北，故西北方阴也，而人右耳目不如左明也。在上故法天。地不满东南，故东南方阳也，而人左手足不如右强也。在下故法地。帝曰：何以然？岐伯曰：东方阳也，阳者其精并于上，并于上则上明而下虚，故使耳目聪明而手足不便也。西方阴也，阴者其精并于下，并于下则下盛而上虚，故其耳目不聪明而手足便也。故俱感于邪，其在上则右甚，在下则左甚，此天地阴阳所不能全也，故邪居之。夫阴阳之应天地，犹水之在器也，器圆则水圆，器曲则水曲。人之血气亦如是，故随不足则邪气留居之。

故天有精，地有形，天有八纪，地有五里，阳为天，降精气以施化；阴为地，布和气以成形。五行为生育之井里，八风为变化之纲纪。八纪，谓八节之纪。五里，谓五行化育之里。故能为万物之父母。阳天化气，阴地成形，五里运行，八风鼓拆，收藏生长，无替时宜，夫如是故能为万物变化之父母也。清阳上天，浊阴归地，所以能为万物之父母者何？以有是之升降也。是故天地之动静，神明为之纲纪，清阳上天，浊阴归地，然其动静，谁所主司？盖则神明之纲纪尔。上文曰：神明之府。此之谓也。故能以生长收藏，终而复始。神明之运为，乃能如是。惟贤人上配天以养头，下象地以养足，中傍人事以养五藏。头圆故配天，足方故象地，人事更易，五藏递迁，故从而养也。天气通于肺，居高故。地气通于嗌，次下故。风气通于肝，风生木故。雷气通于心，雷象火之有声故。谷气通于脾，谷空虚，脾受纳故。雨气通于肾。肾主水故。（【新校正云】按《千金方》云：风气应于肝，雷气动于心，谷气感于脾，雨气润于肾。）六经为川，流注不息故。肠胃为海，以皆受纳也。《灵枢经》曰：胃为水谷之海。九窍为水注之气，清明者，象水之内明。流注者，象水之流注。以天地为之阴阳，以人事配象，则近指天地，以为阴阳。阳之汗，以天地之雨名之；夫人汗泄于皮腠者，是阳气之发泄尔。然其取类于天地之间，则云腾雨降而相似也，故曰阳之汗以天地之雨名之。阳之气，以天地之疾风名之。阳气散发，疾风飞扬，故以应之。旧经无“名之”二字，寻前类例故加之。暴气象雷，暴气鼓击，鸣转有声故。逆气象阳。逆气陵上，阳气亦然。故治不法天之纪，不用地之理，则灾害至矣。背天之纪，违地之理，则六经反作，五气更伤，真气既伤，则灾害之至可知矣。（【新校正云】按上文天有八纪，地有五里，此文注中“理”字当作“里”。）

故邪风之至，疾如风雨，至谓至于身形。故善治者治皮毛，止于萌也。其次治肌肤，救其已生。其次治筋脉，攻其已病。其次治六府，治其已甚。其次治五藏。治五藏者，半死半生也。治其已成。神农曰：病势已成，可得半愈。然初成者获愈，固久者伐形，故治五藏者半生半死也。故天之邪气，感则害人五藏；四时之气，八正之风，皆天邪也。《金匮真言论》曰：八风发邪，以为经风，触五藏，邪气发病。故天之邪气，感则害人五藏。水谷之寒热，感则害于六府；热伤胃及膀胱，寒伤肠及胆气。地之湿气，感则害皮肉筋脉。湿气胜，则荣卫之气不行，故感则害于皮肉筋脉。故善用针者，从阴引阳，从阳引阴，以右治左，以左治右，以我知彼，以表知里，以观过与不及之理，见微得过，用之不殆。深明故也。善诊者，察色按脉，先别阴阳；别于阳者，则知病处；别于阴者，则知死生之期。审清浊，而知部分；谓察色之青赤黄白黑也。部分，谓藏府之位，可占候处。视喘息，听音声，而知所苦；谓听声之宫商角徵羽也。视喘息，谓候呼吸之长短也。观权衡规矩，而知病所主。权谓秤权，衡谓星衡，规谓圆形，矩谓方象。然权也者，所以察中外；衡也者，所以定高卑；规也者，所以表柔虚；矩也者，所以明强盛。《脉要精微论》曰：以春应中规，言阳气柔软；以夏应中矩，言阳气盛强；以秋应中衡，言阴升阳降，气有高下；以冬应中权，言阳气居下也。故善诊之用，必备见焉。所主者，谓应四时之气所主，生病之在高下中外也。按尺寸，观浮、沉、滑、涩，而知病所生以治；浮沉滑涩，皆脉象也。浮脉者，浮于手下也；沉脉者，按之乃得也；滑脉者，往来易；涩脉者，往来难。故审尺寸，观浮沉，而知病之所生以治之也。（【新校正云】按《甲乙经》作“知病所在，以治则无过”。下“无过”二字，续此为句。）无过以诊，则不失矣。有过无过，皆以诊知，则所主治，无误失也。

故曰：病之始起也，可刺而已；以轻微也，其盛，可待衰而已。病盛取之，毁伤真气，故其盛者，必可待衰。故因其轻而扬之，轻者发扬则邪去。因其重而减之，重者节减去之。因其衰而彰之。因病气衰，攻令邪去，则真气坚固，血色彰明。形不足者，温之以气；精不足者，补之以味。气，谓卫气；味，谓五藏之味也。《灵枢经》曰：卫气者，所以温分肉而充皮肤，肥腠理而司开阖。故卫气温则形分足矣。《上古天真论》曰：肾者主水，受五藏六府之精而藏之，故五藏盛，乃能泻。由此则精不足者，补五藏之味也。其高者，因而越之；越，谓越扬也。其下者，引而竭之；引，谓泄引也。中满者，泻之于内；内谓腹内。其有邪者，渍形以为汗；邪谓风邪之气。风中于表，则汗而发之。其在皮者，汗而发之；在外，故汗发泄也。其慓悍者，按而收之；慓，疾也；悍，利也。气候疾利，则按之以收敛也。其实者，散而泻之，阳实则发散，阴实则宜泻，故下文曰。审其阴阳，以别柔刚，阴曰柔，阳曰刚。阳病治阴，阴病治阳，所谓从阴引阳，从阳引阴，以右治左，以左治右者也。定其血气，各守其乡。乡谓本经之气位。血实宜决之，决，谓决破其血。气虚宜掣引之。“掣”读为“导”，导引则气行条畅。（【新校正云】按《甲乙经》“掣”作“掣”。）

·阴阳离合论篇第六·

【新校正云】按全元起本在第三卷。

黄帝问曰：余闻天为阳，地为阴，日为阳，月为阴，大小月三百六十日成一岁，人亦应之。以四时五行运用于内，故人亦应之。（【新校正云】详“天为阳”至“成一岁”，与《六节藏象篇》重。）今三阴三阳，不应阴阳，其故何也？岐伯对曰：阴阳者，数之可十，推之可百，数之可千，推之可万，万之大不可胜数，然其要一也。一，谓离合也。虽不可胜数，然其要妙，以离合推步，悉可知之。天覆地载，万物方生，未出地者，命曰阴处，名曰阴中之阴；处阴之中，故曰阴处。形未动出，亦是为阴。以阴居阴，故曰阴中之阴。则出地者，命曰阴中之阳。形动出者，是则为阳。以阳居阴，故曰阴中之阳。阳予之正，阴为之主。阳施正气，万物方生；阴为主持，群形乃立。故生因春，长因夏，收因秋，藏因冬，失常则天地四塞。春夏为阳，故生长也。秋冬为阴，故收藏也。若失其常道，则春不生，夏不长，秋不收，冬不藏。夫如是则四时之气闭塞，阴阳之气无所运行矣。阴阳之变，其在人者，亦数之可数。天地阴阳，虽不可胜数，在于人形之用者，则数可知之。

帝曰：愿闻三阴三阳之离合也。岐伯曰：圣人南面而立，前曰广明，后曰太冲。广，大也。南方丙丁，火位主之，阳气盛明，故曰大明也。向明治物，故圣人南面而立。《易》曰：相见乎离。盖谓此也。然在人身中，则心藏在南，故谓前曰广明；冲脉在北，故谓后曰太冲。然太冲者，肾脉与冲脉合而盛大，故曰太冲，是以下文云。太冲之地，名曰少阴；此正明两脉相合而为表里也。少阴之上，名曰太阳。肾藏为阴，膀胱府为阳，阴气在下，阳气在上，此为一合之经气也。《灵枢经》曰：足少阴之脉者，肾脉也，起于小指之下，邪趣足心。又曰：足太阳之脉者，膀胱脉也，循京骨至小指外侧。由此故少阴之上，名太阳也，是以下文曰。太阳根起于至阴，结于命门，名曰阴中之阳。至阴，穴名，在足小指外侧。命门者，藏精光照之所，则两目也。太阳之脉，起于目而下至于足，故根于指端，结于目也。《灵枢经》曰：命门者，目也。此与《灵枢》义合。以太阳居少阴之地，故曰阴中之阳。（【新校正云】按《素问》太阳言根结，余经不言结。《甲乙》今具。）中身而上，名曰广明；广明之下，名曰太阴；《灵枢经》曰：天为阳，地为阴。腰以上为天，腰以下为地。分身之旨，则中身之上属于广明，广明之下属太阴也。又心广明藏，下则太阴脾藏也。太阴之前，名曰阳明；人身之中，胃为阳明脉，行在脾脉之前；脾为太阴脉，行于胃脉之后。《灵枢经》曰：足太阳之脉者，脾脉也，起于大指之端，循指内侧白肉际，过核骨后上内踝前廉，上腨内，循胻骨之后。足阳明之脉者，胃脉也，下膝三寸而别，以下入中指外间。由此故太阴之前，名阳明也，是以下文曰。阳明根起于厉兑，名曰阴中之阳。厉兑，穴名，在足大指次指之端。以阳明居太阴之前，故曰阴中之阳。厥阴之表，名曰少阳，人身之中，胆少阳脉，行肝脉之分外；肝厥阴脉，行胆脉之位内。《灵枢经》曰：足厥阴之脉者，肝脉也，起于足大指聚毛之际，上循足跗上廉。足少阳之脉者，胆脉也，循足跗上，出小指次指之端。由此则厥阴之表，名少阳也，故下文曰。少阳根起于窍阴，名曰阴中之少阳。窍阴，穴名，在足小指、次指之端。以少阳居厥阴之表，故曰阴中之少阳。是故三阳之离合也，太阳为开，阳明为阖，少阳为枢。离，谓别离应用；合，谓配合于阴。别离则正位于三阳，配合则表里而为藏府矣。开合枢者，言三阳之气，多少不等，动用殊也。夫开者所以司动静之基，合者所以执禁固之权，枢者所以主动转之微。由斯殊气之用，故此三变之也。（【新校正云】按《九墟》：太阳为关，阳明为合，少阳为枢。故关折则肉节溃缓而暴病起矣，故候暴病者取之太阳；合折则气无所止息，悸病起，故悸者皆取之阳明；枢折则骨摇而不能安于地，故骨摇者取之少阳。《甲乙经》同。）三经者，不得相失也，搏而勿浮，命曰一阳。三经之至，搏击于手，而无轻重之异，则正可谓一阳之气，无复有三阳差降之为用也。

帝曰：愿闻三阴。岐伯曰：外者为阳，内者为阴。言三阳为外运之离合，三阴为内用之离合也。然则中为阴，其冲在下，名曰太阴。冲脉在脾之下，故言其冲在下也。《灵枢经》曰：冲脉者，与足少阴之络皆起于肾下，上行者过于胞中。由此则其冲之上，太阴位也。太阴根起于隐白，名曰阴中之阴。隐白，穴名，在足大指端。以太阴居阴，故曰阴中之阴。太阴之后，名曰少阴。藏位及经脉之次也。太阴，脾也。少阴，肾也。脾藏之下近后，则肾之位也。《灵枢经》曰：足太阴之脉，起于大指之端，循指内侧，及上内踝前廉，上腨内，循胻骨后。足少阴之脉，起于小指之下，斜趣足心，出于然骨之下，循内踝之后，以上腨内。由此则太阴之下，名少阴也。少阴根起于涌泉，名曰阴中之少阴。涌泉，穴名，在足心下蜷指宛宛中。少阴之前，名曰厥阴，亦藏位及经脉之次也。少阴，肾也。厥阴，肝也。肾藏之前近上，则肝之位也。《灵枢经》曰：足少阴脉，循内踝之后，上腨内廉；足厥阴脉，循足跗上廉，去内踝一寸，上踝八寸，交出太阴之后，上腘内。由此故少阴之前，名厥阴也。厥阴根起于大敦，阴之绝阳，名曰阴之绝阴。大敦，穴名，在足大指之端，三毛之中也。两阴相合，故曰阴之绝阳。厥，尽也。阴气至此而尽，故名曰阴之绝阴。是故三阴之离合也，太阴为开，厥阴为阖，少阴为枢。亦气之不等也。（【新校正云】按《九墟》云：关折则仓廪无所输隔，洞者取之太阴；阖折则气弛而善悲，悲者取之厥阴；枢折则脉有所结而不通，不通者取之少阴。《甲乙经》同。）三经者，不得相失也，搏而勿沉，名曰一阴。沉，言殊见也。阳浮亦然。若经气应至，无沉浮之异，则悉可谓一阴之气，非复有三阴差降之殊用也。阴阳䊸䊸，积传为一周，气里形表而为相成也。䊸䊸，言气之往来也。积，谓积脉之动也。传，谓阴阳之气流传也。夫脉气往来，动而不止，积其所动，气血循环，应水下二刻而一周于身，故曰积传为一周也。然荣卫之气，因息游布，周流形表，拒捍虚邪，中外主司，互相成立，故言气里形表而为相成也。（【新校正云】按别本"䊸䊸"作"冲冲"。）

·阴阳别论篇第七·

【新校正云】按全元起本在第四卷。

黄帝问曰：人有四经十二从，何谓？经，谓经脉；从，谓顺从。岐伯对曰：四经应四时，十二从应十二月，十二月应十二脉。春脉弦，夏脉洪，秋脉浮，冬脉沉，谓四时之经脉也。从，谓天气顺行十二辰之分，故应十二月也。十二月，谓春建寅卯辰，夏建巳午未，秋建申酉戌，冬建亥子丑之月也。十二脉，谓手三阴三阳，足三阴三阳之脉也。以气数相应，故参合之。脉有阴阳，知阳者知阴，知阴者知阳。深知则备识其变易。凡阳有五，五五二十五阳。五阳，谓五藏之阳气也。五藏应时，各形一脉，一脉之内，包总五藏之阳，五五相乘，故二十五阳也。（【新校正云】按《玉机真藏论》云：故病有五变，五五二十五变。义与此通。）所谓阴者，真藏也，见则为败，败必死也。五藏为阴，故曰阴者真藏也。然见者，谓肝脉至，中外急如循刀刃，责责然如按琴瑟弦。心脉至，坚而搏，如循薏苡子累累然。肺脉至，大而虚，如以毛羽中人肤。肾脉至，搏而绝，如以指弹石，辟辟然。脾脉至，弱而乍数乍疏。夫如是脉见者，皆为藏败神去，故必死也。所谓阳者，胃脘之阳也。胃脘之阳，谓人迎之气也，察其气脉动静小大与脉口应否也。胃为水谷之海，故候其气而知病处。人迎在结喉两傍，脉动应手，其脉之动常左小而右大，左小常以候藏，右大常以候府。一云胃胞之阳，非也。别于阳者，知病处也；别于阴者，知死生之期。阳者卫外而为固，然外邪所中，别于阳则知病处。阴者藏神而内守，若考真正成败，别于阴则知病者死生之期。（【新校正云】按《玉机真藏论》云：别于阳者，知病从来；别于阴者，知死生之期。）三阳在头，三阴在手，所谓一也。头，谓人迎；手，谓气口。两者相应，俱往俱来，若引绳小大齐等者，名曰平人，故言所谓一也。气口在手鱼际之后一寸，人迎在结喉两傍一寸五分，皆可以候藏府之气。别于阳者，知病忌时；别于阴者，知死生之期。识气定期，故知病忌。审明成败，故知死生之期。谨熟阴阳，无与众谋。谨量气候，精熟阴阳，病忌之准可知，生死之疑自决，正行无惑，何用众谋议也。所谓阴阳者，去者为阴，至者为阳；静者为阴，动者为阳；迟者为阴，数者为阳。言脉动之中也。

凡持真脉之藏脉者，肝至悬绝急，十八日死；心至悬绝，九日死；肺至悬绝，十二日死；肾至悬绝，七日死；脾至悬绝，四日死。真脉之藏脉者，谓真藏之脉也。十八日者，金木成数之余也。九日者，水火生成数之余也。十二日者，金火生成数之余也。七日者，水土生数之余也。四日者，木生数之余也。故《平人气象论》曰：肝见庚辛死，心见壬癸死，肺见丙丁死，肾见戊己死，脾见甲乙死者，以此。如是者，皆至所期，不胜而死也。何者？以不胜克贼之气也。曰：二阳之病发心脾，有不得隐曲，女子不月；二阳，谓阳明大肠及胃之脉也。隐曲，谓隐蔽委曲之事也。夫肠胃发病，心脾受之，心受之则血不流，脾受之则味不化，血不流故女子不月，味不化则男子少精，是以隐蔽委曲之事不能为也。《阴阳应象大论》曰：精不足者，补之以味。由是则味不化而精气少也。《奇病论》曰：胞胎者，系于肾。又《评热病论》曰：月事不来者，胞脉闭。胞脉者，属于心而络于胞中，今气上迫肺，心气不得下通，故月事不来。则其义也。又《上古天真论》曰：女子二七天癸至，任脉通，太冲脉盛，月事以时下。丈夫二八天癸至，精气溢泻。由此则在女子为不月，在男子为少精。其传为风消、其传为息贲者，死不治。言其深久者也。胃病深久，传入于脾，故为风热以消削。大肠病甚，传入于肺，为喘息而上贲。然肠胃脾肺，兼及于心，三藏二府，互相克薄，故死不治。曰：三阳为病发寒热，下为痈肿，及为痿厥腨痟；三阳，谓太阳小肠及膀胱之脉也。小肠之脉，起于手，循臂绕肩髆上头。膀胱之脉，从头别下背，贯臀入腘中，循腨。故在上为病，则发寒热；在下为病，则为痈肿腨痟，及为痿厥。痟，酸疼也。痿，无力也。厥，足冷即气逆也。其传为索泽，其传为颓疝。热甚则精血枯涸，故皮肤润泽之气皆散尽也。然阳气下坠，阴脉上争，上争则寒多，下坠则筋缓，故睾垂纵缓，内作颓疝。曰：一阳发病，少气善咳善泄；一阳，谓少阳胆及三焦之脉也。胆气乘胃故善泄，三焦内病故少气，阳土熏肺故善咳。何故？心火内应也。其传为心掣，其传为隔。隔气乘心，心热故阳气内掣。三焦内结，中热故隔塞不便。二阳一阴发病，主惊骇背痛，善噫善欠，名曰风厥。一阴，谓厥阴心主及肝之脉也。心主之脉，起于胸中，出属心。经云：心病膺背肩胛间痛。又在气为噫，故背痛善噫。心气不足，则肾气乘之，肝主惊骇，故惊骇善欠。夫肝气为风，肾气陵逆，既风又厥，故名风厥。二阴一阳发病，善胀心满善气。二阴，谓少阴心肾之脉也。肾胆同逆，三焦不行，气稸于上故心满，下虚上盛，故气泄出也。三阳三阴发病，为偏枯痿易，四支不举。三阴不足，则发偏枯；三阳有余，则为痿易。易，谓交易常用，而痿弱无力也。

鼓一阳曰钩，鼓一阴曰毛，鼓阳胜急曰弦，鼓阳至而绝曰石，阴阳相过曰溜。言何以知阴阳之病脉邪？一阳鼓动，脉见钩也。何以然？一阳谓三焦，心脉之府。然一阳鼓动者，则钩脉当之，钩脉则心脉也，此言正见者也。一阴，厥阴肝木气也。毛，肺金脉也。金来鼓木，其脉则毛，金气内乘，木阳尚胜，急而内见，脉则为弦也。若阳气至而急，脉名曰弦，属肝。阳气至而或如断绝，脉名曰石，属肾。阴阳之气相过，无能胜负，则脉如水溜也。阴争于内，阳扰于外，魄汗未藏，四逆而起，起则熏肺，使人喘鸣。若金鼓不已，阳气大胜，两气相持，内争外扰，则流汗不止，手足反寒，甚则阳气内燔，流汗不藏，则热攻于肺，故起则熏肺，使人喘鸣也。阴之所生，和本曰和。阴，谓五神藏也。言五藏之所以能生，而全天真和气者，以各得自从其和性而安静尔。苟乖所适，则为他气所乘，百端之病，由斯而起。奉生之道，可不慎哉！是故刚与刚，阳气破散，阴气乃消亡。刚，谓阳也。言阳气内蒸，外为流汗，灼而不已，则阳胜又阳，故盛不久存，而阳气自散。阳已破败，阴不独存，故阳气破散，阴气亦消亡。此乃争胜招败矣。淖则刚柔不和，经气乃绝。血淖者，阳常胜。视人之血淖者，宜谨和其气，常使流通。若不能深思寡欲，使气序乖衰，阳为重阳，内燔藏府，则死且可待，生其能久乎。死阴之属，不过三日而死；火乘金也。生阳之属，不过四日而死。木乘火也。（【新校正云】按别本作“四日而生”，全元起注本作“四日而已”，俱通。详上下文义，作“死”者非。）所谓生阳死阴者，肝之心谓之生阳，母来亲子，故曰生阳，匪惟以木生火，亦自阳气主生尔。心之肺谓之死阴，阴主刑杀，火复乘金，金得火亡故云死。肺之肾谓之重阴，亦母子也。以俱为阴气，故曰重阴。肾之脾谓之辟阴，死不治。上气辟并，水乃可升，土辟水升，故云辟阴。

结阳者，肿四支。以四支为诸阳之本故。结阴者，便血一升，阴主血故。再结二升，三结三升。二盛谓之再结，三盛谓之三结。阴阳结斜，多阴少阳曰石水，少腹肿。所谓重阴。二阳结谓之消，二阳结，谓胃及大肠俱热结也。肠胃藏热，则喜消水谷。（【新校正云】详此少二阴结。）三阳结谓之隔，三阳结，谓小肠膀胱热结也。小肠结热则血脉燥，膀胱热则津液涸，故膈塞而不便泻。三阴结谓之水，三阴结，谓脾肺之脉俱寒结也。脾肺寒结，则气化为水。一阴一阳结谓之喉痹。一阴谓心主之脉，一阳谓三焦之脉也。三焦心主脉并络喉，气热内结故为喉痹。阴搏阳别谓之有子。阴，谓尺中也。搏，谓搏触于手也。尺脉搏击，与寸口殊别，阳气挺然，则为有妊之兆。何者？阴中有别阳故。阴阳虚肠辟死。辟阴也。然胃气不留，肠开勿禁，阴中不廪，是真气竭绝故死。（【新校正云】按全元起本“辟”作“澼”。）阳加于阴谓之汗。阳在下，阴在上，阳气上搏，阴能固之，则蒸而为汗。阴虚阳搏谓之崩。阴脉不足，阳脉盛搏，则内崩而血流下。三阴俱搏，二十日夜半死。脾肺成数之余也，搏谓伏鼓，异于常候也。阴气盛极，故夜半死。二阴俱搏，十三日夕时死。心肾之成数也，阴气未极，故死在夕时。一阴俱搏，十日死。肝心生成之数也。三阳俱搏且鼓，三日死。阳气速急故。三阴三阳俱搏，心腹满。发尽不得隐曲，五日死。兼阴气也。隐曲，谓便泻也。二阳俱搏，其病温，死不治，不过十日死。肠胃之王数也。（【新校正云】详此阙一阳搏。）

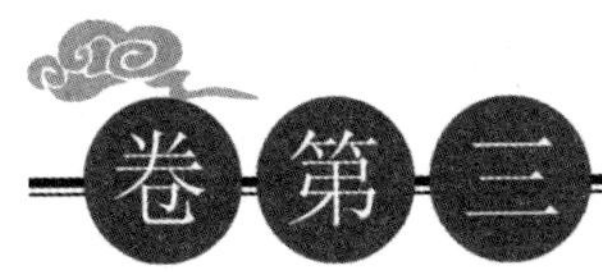

卷第三

·灵兰秘典论篇第八·

【新校正云】按全元起本名《十二藏相使》，在第三卷。

黄帝问曰：愿闻十二藏之相使，贵贱何如？藏，藏也。言腹中之所藏者，非复有十二形神之藏也。岐伯对曰：悉乎哉问也，请遂言之。心者，君主之官也，神明出焉。任治于物，故为君主之官。清静栖灵，故曰神明出焉。肺者，相傅之官，治节出焉。位高非君，故官为相傅；主行荣卫，故治节由之。肝者，将军之官，谋虑出焉。勇而能断，故曰将军；潜发未萌，故谋虑出焉。胆者，中正之官，决断出焉。刚正果决，故官为中正；直而不疑，故决断出焉。膻中者，臣使之官，喜乐出焉。膻中者，在胸中两乳间，为气之海。然心主为君，以敷宣教令，膻中主气，以分布阴阳。气和志适，则喜乐由生；分布阴阳，故官为臣使也。脾胃者，仓廪之官，五味出焉。包容五谷，是为仓廪之官；营养四傍，故云五味出焉。大肠者，传道之官，变化出焉。传道，谓传不洁之道；变化，谓变化物之形。故云传道之官，变化出焉。小肠者，受盛之官，化物出焉。承奉胃司，受盛糟粕，受已复化，传入大肠，故云受盛之官，化物出焉。肾者，作强之官，伎巧出焉。强于作用，故曰作强；造化形容，故云伎巧。在女则当其伎巧，在男则正曰作强。三焦者，决渎之官，水道出焉。引导阴阳，开通闭塞，故官司决渎，水道出焉。膀胱者，州都之官，津液藏焉，气化则能出矣。位当孤府，故谓都官；居下内空，故藏津液。若得气海之气施化，则溲便注泄；气海之气不及，则闷隐不通。故曰气化则能出矣。《灵枢经》曰：肾上连肺，故将两藏。膀胱是孤府，则此之谓也。凡此十二官者，不得相失也。失则灾害至，故不得相失。（【新校正云】详此乃十一官，脾胃二藏共一官故也。）故主明则下安，以此养生则寿，殁世不殆，以为天下则大昌。主谓君主，心之官也。夫主贤明则刑赏一，刑赏一则吏奉法，吏奉法则民不获罪于枉滥矣，故主明则天下安也。夫心内明则铨善恶，铨善恶则察安危，察安危则身不夭伤于非道矣，故以此养生则寿，没世不至于危殆矣。然施之于养生，没世不殆，施之于君主，天下获安，以其为天下主，则国祚昌盛矣。主不明则十二官危，使道闭塞而不通，形乃大伤，以此养生则殃，以为天下者，其宗大危，戒之戒之！使道，谓神气行使之道也。夫心不明则邪正一，邪正一则损益不分，损益不分则动之凶咎，陷身于羸瘠矣，故形乃大伤，以此养生则殃也。夫主不明则委于左右，委于左右则权势妄行，权势妄行则吏不得奉法，吏不得奉法则人民失所而皆受枉曲矣。且人惟邦本，本固邦宁，本不获安，国将何有，宗庙之立，安可不至于倾危乎！故曰戒之。戒之者，言深慎也。

至道在微，变化无穷，孰知其原！孰，谁也。言至道之用也，小之则微妙而细无不入，大之则广远而变化无穷，然其渊原，谁所知察。窘乎哉，消者瞿瞿，（【新校正云】按《太素》作“肖者濯濯”。）孰知其要！闵闵之当，孰者为良！窘，要也。瞿瞿，勤勤也。人身之要者，道也，然以消息异同，求诸物理，而欲以此知变化之原本者，虽瞿瞿勤勤以求明悟，然其要妙谁得知乎！既未得知，转成深远，闵闵玄妙，复不知谁者为善。知要妙哉玄妙深远，固不以理求而可得，近取诸身，则十二官粗可探寻，而为治身之道尔。闵闵，深远也。良，善也。（【新校正云】详此四句与《气交变大论》文重，彼“消”字作“肖”。）恍惚之数，生于毫氂，恍惚者，谓似有似无也，忽亦数也，似无似有，而毫氂之数生其中。《老子》曰：恍恍惚惚，其中有物。此之谓也。《算书》曰：似有似无为忽。毫氂之数，起于度量，千之万之，可以益大，推之大之，其形乃制。毫氂虽小，积而不已，命数乘之，则起至于尺度斗量之绳准。千之万之，亦可增益而至载之大数。推引其大，则应通人形之制度也。

黄帝曰：善哉！余闻精光之道，大圣之业，而宣明大道，非斋戒择吉日，不敢受也。深敬故也。韩康伯曰：洗心曰斋，防患曰戒。黄帝乃择吉日良兆，而藏灵兰之室，以传保焉。秘之至也。

·六节藏象论篇第九·

【新校正云】按全元起注本在第三卷。

黄帝问曰：余闻天以六六之节，以成一岁，人以九九制会，（【新校正云】详下文云：地以九九制会。）计人亦有三百六十五节以为天地。久矣，不知其所谓也！六六之节，谓六竟于六甲之日，以成一岁之节限。九九制会，谓九周于九野之数，以制人形之会通也。言人之三百六十五节，以应天之六六之节久矣。若复以九九为纪法，则两岁太半，乃曰一周，不知其法真原安谓也。（【新校正云】详王注云两岁太半，乃曰一周。按九九制会，当云两岁四分岁之一，乃曰一周也。）岐伯对曰：昭乎哉问也，请遂言之。夫六六之节，九九制会者，所以正天之度、气之数也。六六之节，天之度也。九九制会，气之数也。所谓气数者，生成之气也。周天之分，凡三百六十五度四分度之一，以十二节气均之，则岁有三百六十日而终，兼之小月，日又不足其数矣，是以六十四气而常置闰焉。何者？以其积差分故也。天地之生育，本阯于阴阳，人神之运为，始终于九气，然九之为用，岂不大哉！《律书》曰：黄钟之律，管长九寸，冬至之日，气应灰飞。由此则万物之生，咸因于九气矣。古之九寸，即今之七寸三分，大小不同，以其先秬黍之制而有异也。（【新校正云】按别本“三分”作“二分”。）天度者，所以制日月之行也；气数者，所以纪化生之用也。制，谓准度。纪，谓纲纪。准日月之行度者，所以明日月之行迟速也。纪化生之为用者，所以彰气至而斯应也。气应无差，则生成之理不替；迟速以度，而大小之月生焉。故日异长短，月移寒暑，收藏生长，无失时宜也。天为阳，地为阴；日为阳，月为阴；行有分纪，周有道理，日行一度，月行十三度而有奇焉，故大小月三百六十五日而成岁，积气余而盈闰矣。日行迟，故昼夜行天之一度，而三百六十五日一周天，而犹有度之奇分矣。月行速，故昼夜行天之十三度余，而二十九日一周天也。言有奇者，谓十三度外，复行十九分度之七，故云月行十三度而有奇也。《礼义》及汉《律历志》云：二十八宿及诸星，皆从东而循天西行。日月及五星，皆从西而循天东行。今太史说云：并循天而东行，从东而西转也。诸历家说：月一日至四日，月行最疾，日夜行十四度余；自五日至八日，行次疾，日夜行十三度余；自九日至十九日，其行迟，日夜行十二度余；二十日至二十三日，行又小疾，日夜行十三度余；二十四日至晦日，行又大疾，日夜行十四度余。今太史说月行之率不如此矣，月行有十五日前疾，有十五日后迟者；有十五日前迟，有十五日后疾者。大率一月四分之，而皆有迟疾，迟速之度固无常准矣。虽尔，终以二十七日月行一周天，凡行三百六十一度。二十九日日行二十九度，月行三百八十七度，少七度而不及日也。至三十日日复迁，计率至十三分日之八，月方及日矣，此大尽之月也。大率其计率至十三分日之半者，亦大尽法也。其计率至十三分日之五之六而及日者，小尽之月也。故云大小月三百六十五日而成岁也。正言之者，三百六十五日四分日之一乃一岁，法以奇不成日，故举大以言之。若通以六小为法，则岁止有三百五十四日，岁少十一日余矣。取月所少之辰，加岁外余之日，故从闰后三十二月而盈闰焉。《尚书》曰：期三百有六旬有六日，以闰月定四时成岁。则其义也。积余盈闰者，盖以月之大小，不尽天度故也。立端于始，表正于中，推余于终，而天度毕矣。端，首也。始，初也。表，彰示也。正，斗建也。中，月半也。推，退位也。言立首气于初节之日，示斗建于月半之辰，退余闰于相望之后。是以闰之前，则气不及月；闰之后，则月不及气。故常月之制，建初立中；闰月之纪，无初无中。纵历有之，皆他节气也。故历无云某候闰某月节闰某月中也。推终之义断可知乎，故曰立端于始，表正于中，推余于终也。由斯推日成闰，故能令天度毕焉。

帝曰：余已闻天度矣，愿闻气数何以合之？岐伯曰：天以六六为节，地以九九制会，（【新校正云】详篇首云：人以九九制会。）天有十日，日六竟而周甲，甲六复而终岁，三百六十日法也。十日，谓甲、乙、丙、丁、戊、己、庚、辛、壬、癸之日也。十者，天地之至数也。《易·系辞》曰：天九地十。则其义也。六十日而周甲子之数，甲子六周而复始，则终一岁之日，是三百六十日之岁法，非天度之数也。此盖十二月各三十日者，若除小月，其日又差也。夫自古通天者，生之本，本于阴阳，其气九州九窍，皆通乎天气。通天，谓元气，即天真也。然形假地生，命惟天赋，故奉生之气，通系于天，禀于阴阳，而为根本也。《宝命全形论》曰：人生于地，悬命于天，天地合气，命之曰人。《四气调神大论》曰：阴阳四时者，万物之终始也，死生之本也。又曰：逆其根，则伐其本，坏其真矣。此其义也。九州，谓冀、兖、青、徐、扬、荆、豫、梁、雍也。然地列九州，人施九窍，精神往复，气与参同，故曰九州九窍也。《灵枢经》曰：地有九州，人有九窍。则其义也。先言其气者，谓天真之气，常系属于中也。天气不绝，真灵内属，行藏动静，悉与天通，故曰皆通乎天气也。故其生五，其气三，形之所存，假五行而运用，征其本始，从三气以生成，故云其生五，其气三也。气之三者，亦副三元，故下文曰。（【新校正云】详“夫自古通天者”至此，与《生气通天论》同，注颇异，当两观之。）三而成天，三而成地，三而成人，非唯人独由三气以生，天地之道亦如是矣，故《易》乾坤诸卦皆必三矣。三而三之，合则为九，九分为九野，九野为九藏，九野者，应九藏而为义也。《尔雅》曰：邑外为郊，郊外为甸，甸外为牧，牧外为林，林外为坰，坰外为野。则此之谓也。（【新校正云】按今《尔雅》云：邑外谓之郊，郊外谓之牧，牧外谓之野，野外谓之林，林外谓之坰。与王氏所引有异。）故形藏四，神藏五，合为九藏以应之也。形藏四者：一头角，二耳目，三口齿，四胸中也。形分为藏，故以名焉。神藏五者：一肝，二心，三脾，四肺，五肾也。神藏于内，故以名焉。所谓神藏者，肝藏魂，心藏神，脾藏意，肺藏魄，肾藏志也。故此二别尔。（【新校正云】详此乃《宣明五气篇》文，与《生气通天》注重，又与《三部九候论》注重。所以名神藏、形藏之说，具《三部九候论》注。）

帝曰：余已闻六六、九九之会也，夫子言积气盈闰，愿闻何谓气？请夫子发蒙解惑焉。请宣扬旨要，启所未闻，解疑惑者之心，开蒙昧者之耳，令其晓达，咸使深明。岐伯曰：此上帝所秘，先师传之也。上帝，谓上古帝君也。先师，岐伯祖之师僦贷季，上古之理色脉者也。《移精变气论》曰：上古使僦贷季，理色脉而通神明。《八素经》序云天师对黄帝曰：我于僦贷季理色脉已三世矣，言可知乎。（【新校正云】详"素"一作"索"，或以"八"为"太"，按今《太素》无此文。）帝曰：请遂闻之。遂，尽也。岐伯曰：五日谓之候，三候谓之气，六气谓之时，四时谓之岁，而各从其主治焉。日行天之五度，则五日也。三候，正十五日也。六气凡九十日，正三月也，设其多之矣，故十八候为六气，六气谓之时也。四时凡三百六十日，故曰四时谓之岁也。各从主治，谓一岁之日，各归从五行之一气，而为之主以王也。故下文曰。五运相袭，而皆治之，终期之日，周而复始，时立气布，如环无端，候亦同法。故曰：不知年之所加，气之盛衰，虚实之所起，不可以为工矣。五运，谓五行之气，应天之运而主化者也。袭，谓承袭，如嫡之承袭也。言五行之气，父子相承，主统一周之日，常如是无已，周而复始也。时，谓立春之前当至时也。气，谓当王之脉气也。春前气至，脉气亦至，故曰时立气布也。候，谓日行五度之候也。言一候之日，亦五气相生而直之，差则病矣。《移精变气论》曰：上古使僦贷季，理色脉而通神明，合之金、木、水、火、土、四时、八风、六合，不离其常。此之谓也。工，谓工于修养者也。言必明于此，乃可横行天下矣。（【新校正云】详王注时立气布，谓立春前当至时，当王之脉气也。按此正谓岁立四时，时布六气，如环之无端，故又曰候亦同法。）

帝曰：五运之始，如环无端，其太过不及何如？岐伯曰：五气更立，各有所胜，盛虚之变，此其常也。言盛虚之变，见此乃天之常道尔。帝曰：平气何如？岐伯曰：无过者也。不愆常候，则无过也。帝曰：太过不及奈何？岐伯曰：在经有也。言《玉机真藏论》篇，已具言五气平和太过不及之旨也。（【新校正云】详王注言《玉机真藏论》已具，按本篇言脉之太过不及，即不论运气之太过不及与平气，当云《气交变大论》《五常政大论》篇已具言也。）

帝曰：何谓所胜？岐伯曰：春胜长夏，长夏胜冬，冬胜夏，夏胜秋，秋胜春，所谓得五行时之胜，各以气命其藏。春应木，木胜土；长夏应土，土胜水；冬应水，水胜火；夏应火，火胜金；秋应金，金胜木，常如是矣。四时之中，加之长夏，故谓得五行时之胜也。所谓长夏者，六月也，土生于火，长在夏中，既长而王，故云长夏也。以气命藏者，春之木，内合肝；长夏土，内合脾；冬之水，内合肾；夏之火，内合心；秋之金，内合肺。故曰各以气命其藏也。命，名也。帝曰：何以知其胜？岐伯曰：求其至也，皆归始春，始春，谓立春之日也。春为四时之长，故候气皆归于立春前之日也。未至而至，此谓太过，则薄所不胜，而乘所胜也，命曰气淫。不分，邪僻内生，工不能禁。此上十字，文义不伦，应古人错简，次后五治下，乃其义也，今朱书之。至而不至，此谓不及，则所胜妄行，而所生受病，所不胜薄之也，命曰气迫。所谓求其至者，气至之时也。凡气之至，皆谓立春前十五日，乃候之初也。未至而至，谓所直之气，未应至而先期至也。先期而至，是气有余，故曰太过。至而不至，谓所直之气，应至不至而后期至。后期而至，是气不足，故曰不及。太过则薄所不胜而乘所胜，不及则所胜妄行而所生受病。所不胜薄之者，凡五行之气，我克者为所胜，克我者为所不胜，生我者为所生。假令肝木有余，是肺金不足，金不制木故木太过，木气既余则反薄肺金而乘于脾土矣，故曰太过则薄所不胜，而乘所胜也。此皆五藏之气内相淫并为疾，故命曰气淫也。余太过例同之。又如肝木气少，不能制土，土气无畏，而遂妄行，水被土凌，故云所胜妄行而所生受病也。肝木之气不平，肺金之气自薄，故曰所不胜薄之。然木气不平，土金交薄，相迫为疾，故曰气迫也。余不及例皆同。谨候其时，气可与期，失时反候，五治不分，邪僻内生，工不能禁也。时，谓气至时也。候其年则始于立春之日，候其气则始于四气定期，候其日则随于候日，故曰谨候其时，气可与期也。反，谓反背也。五治，谓五行所治，主统一岁之气也。然不分五治，谬引八邪，天真气运，尚未该通。人病之由，安能精达，故曰工不能禁也。

帝曰：有不袭乎？言五行之气，有不相承袭者乎？岐伯曰：苍天之气，不得无常也。气之不袭，是谓非常，非常则变矣。变，谓交易天常也。帝曰：非常而变奈何？岐伯曰：变至则病，所胜则微，所不胜则甚，因而重感于邪，则死矣。故非其时则微，当其时则甚也。言苍天布气，尚不越于五行；人在气中，岂不应于天道。夫人之气乱，不顺天常，故有病死之征矣。《左传》曰：违天不祥。此其类也。假令木直之年，有火气至，后二岁病矣；土气至，后三岁病矣；金气至，后四岁病矣；水气至，后五岁病矣。真气不足，复重感邪，真气内微，故重感于邪则死也。假令非主直年而气相干者，且为微病，不必内伤于神藏，故非其时则微而且持也。若当所直之岁，则易中邪气，故当其直时则病疾甚也。诸气当其王者皆必受邪，故曰非其时则微，当其时则甚也。《通评虚实论》曰：非其时则生，当其时则死。当，谓正直之年也。

帝曰：善。余闻气合而有形，因变以正名。天地之运，阴阳之化，其于万物，孰少孰多，可得闻乎？（【新校正云】详从前岐伯曰“昭乎哉问也”至此，全元起注本及《太素》并无，疑王氏之所补也。）岐伯曰：悉哉问也，天至广不可度，地至大不可量，大神灵问，请陈其方。言天地广大，不可度量而得之；造化玄微，岂可以人心而遍悉。大神灵问，赞圣深明，举大说凡，粗言纲纪，故曰请陈其方。草生五色，五色之变，不可胜视；草生五味，五味之美，不可胜极。言物生之众，禀化各殊，目视口味，尚无能尽之，况于人心，乃能包括耶。嗜欲不同，各有所通。言色味之众，虽不可遍尽所由；然人所嗜所欲，则自随己心之所爱耳。故曰嗜欲不同，各有所通。天食人以五气，地食人以五味。天以五气食人者，臊气凑肝，焦气凑心，香气凑脾，腥气凑肺，腐气凑肾也。地以五味食人者，酸味入肝，苦味入心，甘味入脾，辛味入肺，咸味入肾也。清阳化气而上为天，浊阴成味而下为地，故天食人以气，地食人以味也。《阴阳应象大论》曰：清阳为天，浊阴为地。又曰：阳为气，阴为味。五气入鼻，藏于心肺，上使五色修明，音声能彰。五味入口，藏于肠胃，味有所藏，以养五气，气和而生，津液相成，神乃自生。心荣面色，肺主音声，故气藏于心肺，上使五色修洁分明，音声彰著。气为水母，故味藏于肠胃，内养五气，五气和化，津液方生，津液与气，相副化成，神气乃能生而宣化也。

帝曰：藏象何如？象谓所见于外，可阅者也。岐伯曰：心者，生之本，神之变也，其华在面，其充在血脉，为阳中之太阳，通于夏气。心者，君主之官，神明出焉。然君主者，万物系之以兴亡。故曰心者生之本，神之变也。火气炎上，故华在面也。心养血，其主脉，故充在血脉也。心主于夏，气合太阳，以太阳居夏火之中，故曰阳中之太阳，通于夏气也。《金匮真言论》曰：平旦至日中，天之阳，阳中之阳也。（【新校正云】详"神之变"，全元起本并《太素》作"神之处"。）肺者，气之本，魄之处也，其华在毛，其充在皮，为阳中之太阴，通于秋气。肺藏气，其神魄，其养皮毛，故曰肺者气之本，魄之处，华在毛，充在皮也。肺藏为太阴之气，主王于秋，昼日为阳气所行，位非阴处，以太阴居于阳分，故曰阳中之太阴，通于秋气也。《金匮真言论》曰：日中至黄昏，天之阳，阳中之阴也。（【新校正云】按"太阴"，《甲乙经》并《太素》作"少阴"，当作少阴，肺在十二经虽为太阴，然在阳分之中当为少阴也。）肾者，主蛰，封藏之本，精之处也，其华在发，其充在骨，为阴中之少阴，通于冬气。地户封闭，蛰虫深藏，肾又主水，受五藏六府之精而藏之，故曰肾者主蛰，封藏之本，精之处也。脑者髓之海，肾主骨髓，发者脑之所养，故华在发，充在骨也。以盛阴居冬阴之分，故曰阴中之少阴，通于冬气也。《金匮真言论》曰：合夜至鸡鸣，天之阴，阴中之阴也。（【新校正云】按全元起本并《甲乙经》《太素》"少阴"作"太阴"，当作太阴，肾在十二经虽为少阴，然在阴分之中当为太阴。）肝者，罢极之本，魂之居也，其华在爪，其充在筋，以生血气，其味酸，其色苍，（【新校正云】详此六字当去。按《太素》：心，其味苦，其色赤；肺，其味辛，其色白；肾，其味咸，其色黑。今惟肝脾二藏载其味其色，据《阴阳应象大论》已著色味详矣，此不当出之。今更不添心肺肾三藏之色味，只去肝脾二藏之色味可矣。其注中所引《阴阳应象大论》文四十一字，亦当去之。）此为阳中之少阳，通于春气。夫人之运动者，皆筋力之所为也，肝主筋，其神魂，故曰肝者罢极之本，魂之居也。爪者筋之余，筋者肝之养，故华在爪，充在筋也。东方为发生之始，故以生血气也。《阴阳应象大论》曰：东方生风，风生木，木生酸。肝合木，故其味酸也。又曰：神在藏为肝，在色为苍。故其色苍也。以少阳居于阳位，而王于春，故曰阳中之少阳，通于春气也。《金匮真言论》曰：平旦至日中，天之阳，阳中之阳也。（【新校正云】按全元起本并《甲乙经》《太素》作“阴中之少阳”，当作阴中之少阳。详王氏引《金匮真言论》云：平旦至日中，天之阳，阳中之阳也以为证，则王意以为阳中之少阳也。再详上文心藏为阳中之太阳，王氏以引平旦至日中之说为证，今肝藏又引为证，反不引鸡鸣至平旦，天之阴，阴中之阳为证，则王注之失可见，当从全元起本及《甲乙经》《太素》作阴中之少阳为得。）脾胃、大肠、小肠、三焦、膀胱者，仓廪之本，营之居也，名曰器，能化糟粕，转味而入出者也，皆可受盛，转运不息，故为仓廪之本，名曰器也。营起于中焦，中焦为脾胃之位，故云营之居也。然水谷滋味入于脾胃，脾胃糟粕转化其味，出于三焦、膀胱，故曰转味而入出者也。其华在唇四白，其充在肌，其味甘，其色黄，（【新校正云】详此六字当去，并注中引《阴阳应象大论》文四十字亦当去，已解在前条。）此至阴之类，通于土气。口为脾官，脾主肌肉，故曰华在唇四白，充在肌也。四白，谓唇四际之白色肉也。《阴阳应象大论》曰：中央生湿，湿生土，土生甘。脾合土，故其味甘也。又曰：在藏为脾，在色为黄。故其色黄也。脾藏土气，土合至阴，故曰此至阴之类，通于土气也。《金匮真言论》曰：阴中之至阴，脾也。凡十一藏，取决于胆也。上从心藏，下至于胆，为十一也。然胆者，中正刚断无私偏，故十一藏取决于胆也。故人迎一盛病在少阳，二盛病在太阳，三盛病在阳明，四盛已上为格阳。阳脉法也。少阳，胆脉也；太阳，膀胱脉也；阳明，胃脉也。《灵枢经》曰：一盛而躁在手少阳，二盛而躁在手太阳，三盛而躁在手阳明。手少阳，三焦脉；手太阳，小肠脉；手阳明，大肠脉。一盛者，谓人迎之脉大于寸口一倍也。余盛同法。四倍已上，阳盛之极，故格拒而食不得入也。《正理论》曰：格则吐逆。寸口一盛病在厥阴，二盛病在少阴，三盛病在太阴，四盛已上为关阴。阴脉法也；厥阴，肝脉也；少阴，肾脉也。太阴，脾脉也。《灵枢经》曰：一盛而躁在手厥阴，二盛而躁在手少阴，三盛而躁在手太阴。手厥阴，心包脉也；手少阴，心脉也；手太阴，肺脉也。盛法同阳。四倍已上，阴盛之极，故关闭而溲不得通也。《正理论》曰：闭则不得溺。人迎与寸口俱盛四倍已上为关格，关格之脉赢，不能极于天地之精气，则死矣。俱盛，谓俱大于平常之脉四倍也。物不可以久盛，极则衰败，故不能极于天地之精气则死矣。《灵枢经》曰：阴阳俱盛，不得相营，故曰关格。关格者，不得尽期而死矣。此之谓也。（【新校正云】详“赢”当作“盈”，脉盛四倍已上，非赢也，乃盛极也，古文“赢”与“盈”通用。）

·五藏生成篇第十·

【新校正云】详全元起本在第九卷。按此篇云《五藏生成篇》而不云论者，盖此篇直记五藏生成之事，而无问答论议之辞，故不云论。后不言论者，义皆仿此。

心之合脉也，火气动躁，脉类齐同，心藏应火，故合脉也。其荣色也，火炎上而色赤，故荣美于面而赤色。（【新校正云】详王以赤色为面荣美，未通，大抵发见于面之色，皆心之荣也，岂专为赤哉。）其主肾也。主，谓主与肾相畏也。火畏于水，水与为官，故畏于肾。肺之合皮也，金气坚定，皮象亦然，肺藏应金，故合皮也。其荣毛也，毛附皮革，故外荣。其主心也。金畏于火，火与为官，故主畏于心也。肝之合筋也，木性曲直，筋体亦然，肝藏应木，故合筋也。其荣爪也，爪者筋之余，故外荣也。其主肺也。木畏于金，金与为官，故主畏于肺也。脾之合肉也，土性柔厚，肉体亦然，脾藏应土，故合肉也。其荣唇也，口为脾之官，故荣于唇，唇谓四际白色之处，非赤色也。其主肝也。土畏于木，本与为官，故主畏于肝也。肾之合骨也，水性流湿，精气亦然，骨通精髓，故合骨也。其荣发也，脑为髓海，肾气主之，故外荣发也。其主脾也。水畏于土，土与为官，故主畏于脾也。是故多食咸，则脉凝泣而变色；心合脉，其荣色，咸益肾，胜于心，心不胜，故脉凝泣而颜色变易也。多食苦，则皮槁而毛拔；肺合皮，其荣毛，苦益心，胜于肺，肺不胜，故皮枯槁而毛拔去也。多食辛，则筋急而爪枯；肝合筋，其荣爪，辛益肺，胜于肝，肝不胜，故筋急而爪干枯也。多食酸，则肉胝䐢而唇揭；脾合肉，其荣唇，酸益肝，胜于脾，脾不胜，故肉胝䐢而唇皮揭举也。多食甘，则骨痛而发落，肾合骨，其荣发，甘益脾，胜于肾，肾不胜，故骨痛而发堕落。此五味之所伤也。五味入口，输于肠胃而内养五藏，各有所养，有所欲，欲则互有所伤，故下文曰。故心欲苦，合火故也。肺欲辛，合金故也。肝欲酸，合木故也。脾欲甘，合土故也。肾欲咸，合水故也。此五味之所合也。各随其欲而归凑之。五藏之气，（【新校正云】按全元起本云：此五味之合，五藏之气也。连上文。《太素》同。）故色见青如草兹者死，兹，滋也，言如草初生之青色也。黄如枳实者死，色青黄也。黑如炲者死，炲谓炲煤也。赤如衃血者死，衃血，谓败恶凝聚之血，色赤黑也。白如枯骨者死，白而枯槁，如干骨之白也。此五色之见死也。藏败故见死色也。《三部九候论》曰：五藏已败，其色必夭，夭必死矣。此之谓也。青如翠羽者生，赤如鸡冠者生，黄如蟹腹者生，白如豕膏者生，黑如乌羽者生，此五色之见生也。此谓光润也。色虽可爱，若见朦胧尤善矣，故下文曰。生于心，如以缟裹朱；生于肺，如以缟裹红；生于肝，如以缟裹绀；生于脾，如以缟裹栝楼实；生于肾，如以缟裹紫，是乃真见生色也。缟，白色。绀，薄青色。此五藏所生之外荣也。荣，美色也。

色味当五藏：白当肺，辛；赤当心，苦；青当肝，酸；黄当脾，甘；黑当肾，咸。各当其所应而为色味也。故白当皮，赤当脉，青当筋，黄当肉，黑当骨。各归其所养之藏气也。

诸脉者皆属于目，脉者血之府，《宣明五气篇》曰：久视伤血。由此明诸脉皆属于目也。（【新校正云】按皇甫士安云：《九卷》曰心藏脉，脉舍神。神明通体，故云属目。）诸髓者皆属于脑，脑为髓海，故诸髓属之。诸筋者皆属于节，筋气之坚结者，皆络于骨节之间也。《宣明五气篇》曰：久行伤筋。由此明诸筋皆属于节也。诸血者皆属于心，血居脉内，属于心也。《八正神明论》曰：血气者，人之神。然神者心之主，由此故诸血皆属于心也。诸气者皆属于肺，肺藏主气故也。此四支八溪之朝夕也。溪者，肉之小会名也。八溪，谓肘膝腕也。如是气血筋脉，互有盛衰，故为朝夕矣。

故人卧血归于肝，肝藏血，心行之，人动则血运于诸经，人静则血归于肝藏。何者？肝主血海故也。肝受血而能视，言其用也。目为肝之官，故肝受血而能视。足受血而能步，气行乃血流，故足受血而能行步也。掌受血而能握，以当把握之用。指受血而能摄。以当摄受之用也。血气者，人之神，故所以受血者，皆能运用。卧出而风吹之，血凝于肤者为痹，谓瘴痹也。凝于脉者为泣，泣，谓血行不利。凝于足者为厥，厥，谓足逆冷也。此三者，血行而不得反其空，故为痹厥也。空者，血流之道，大经隧也。人有大谷十二分，大经所会，谓之大谷也。十二分者，谓十二经脉之部分。小溪三百五十四名，少十二俞，小络所会，谓之小溪也。然以三百六十五小络言之者，除十二俞外，则当三百五十三名，经言三百五十四者，传写行书误以三为四也。（【新校正云】按别本及全元起本、《太素》“俞”作“关”。）此皆卫气之所留止，邪气之所客也，卫气满填以行，邪气不得居止，卫气亏缺留止，则为邪气所客，故言邪气所客。针石缘而去之。缘，谓夤缘行去之貌。言邪气所客，卫气留止，针其溪谷，则邪气夤缘随脉而行去也。

诊病之始，五决为纪，五决，谓以五藏之脉为决生死之纲纪也。欲知其始，先建其母。建，立也。母谓应时之王气也。先立应时王气，而后乃求邪正之气也。所谓五决者，五脉也。谓五藏脉也。是以头痛巅疾，下虚上实，过在足少阴、巨阳，甚则入肾。足少阴，肾脉；巨阳，膀胱脉。膀胱之脉者，起于目内眦，上额交巅上；其支别者，从巅至耳上角；其直行者，从巅入络脑，还出别下项，循肩髆内侠脊抵腰中，入循膂络肾属膀胱。然肾虚而不能引巨阳之气，故头痛而为上巅之疾也。经病甚已，则入于藏矣。徇蒙招尤，目冥耳聋，下实上虚，过在足少阳、厥阴，甚则入肝。徇，疾也。蒙，不明也。言目暴疾而不明。招，谓掉也，摇掉不定也。尤，甚也。目疾不明，首掉尤甚，谓暴病也。目冥耳聋，谓渐病也。足少阳，胆脉；厥阴，肝脉也。厥阴之脉，从少腹上侠胃，属肝络胆，贯鬲布胁肋，循喉咙之后入颃颡，上出额，与督脉会于巅，其支别者，从目系下颊里。足少阳之脉，起于目锐眦，上抵头角，下耳后，循颈入缺盆；其支别者，从耳后入耳中；又支别者，别目锐眦，下颧加颊车，下颈合缺盆，以下胸中，贯鬲络肝属胆。今气不足，故为是病。（【新校正云】按王注徇蒙言目暴疾而不明，义未甚显。徇蒙者，盖谓目睑瞤动疾数而蒙暗也。又少阳之脉下颧，《甲乙经》作"下颇"。）腹满䐜胀，支鬲胠胁，下厥上冒，过在足太阴、阳明。胠，谓胁上也。下厥上冒者，谓气从下逆上而冒于目也。足太阴，脾脉；阳明，胃脉也。足太阴脉，自股内前廉入腹，属脾络胃上鬲。足阳明脉，起于鼻，交于頞，下循鼻外，下络颐颔，从喉咙入缺盆，属胃络脾；其直行者，从缺盆下乳内廉，下侠齐入气街中；其支别者，起胃下口，循腹里，至气街中而合以下髀。故为是病。咳嗽上气，厥在胸中，过在手阳明、太阴。手阳明，大肠脉；太阴，肺脉也。手阳明脉，自肩髃前廉，上出于柱骨之会上，下入缺盆络肺，下鬲属大肠。手太阴脉，起于中焦，下络大肠，还循胃口上鬲，属肺，从肺系，横出掖下。故为咳嗽上气，厥在胸中也。（【新校正云】按《甲乙经》"厥"作"病"。）心烦头痛，病在鬲中，过在手巨阳、少阴。手巨阳，小肠脉；少阴，心脉也。巨阳之脉，从肩上入缺盆，络心，循咽下鬲，抵胃属小肠；其支别者，从缺盆循颈上颊，至目锐眦。手少阴之脉，起于心中，出属心系，下鬲络小肠。故心烦头痛，病在鬲中也。（【新校正云】按《甲乙经》云：胸中痛支满，腰背相引而痛，过在手少阴、太阳也。）

夫脉之小、大、滑、涩、浮、沉，可以指别；夫脉，小者细小，大者满大，滑者往来流利，涩者往来蹇难，浮者浮于手下，沉者按之乃得也。如是虽众状不同，然手巧心谛，而指可分别也。五藏之象，可以类推；象，谓气象也。言五藏虽隐而不见，然其气象性用，犹可以物类推之。何者？肝象木而曲直，心象火而炎上，脾象土而安静，肺象金而刚决，肾象水而润下。夫如是，皆大举宗兆，其中随事变化，象法傍通者，可以同类而推之尔。五藏相音，可以意识；音，谓五音也。夫肝音角，心音徵，脾音宫，肺音商，肾音羽，此其常应也。然其互相胜负，声见否臧，则耳聪心敏者，犹可以意识而知之。五色微诊，可以目察。色，谓颜色也。夫肝色青，心色赤，脾色黄，肺色白，肾色黑，此其常色也。然其气象交互，微见吉凶，则目明智远者，可以占视而知之。能合脉色，可以万全。色青者其脉弦，色赤者其脉钩，色黄者其脉代，色白者其脉毛，色黑者其脉坚，此其常色脉也。

然其参校异同，断言成败，则审而不惑，万举万全。色脉之病，例如下说。赤脉之至也，喘而坚，诊曰：有积气在中，时害于食，名曰心痹，喘，谓脉至如卒喘状也。藏居高，病则脉为喘状，故心肺二藏而独言之尔。喘为心气不足，坚则病气有余。心脉起于心胸之中，故积气在中，时害于食也。积，谓病气积聚。痹，谓藏气不宣行也。得之外疾，思虑而心虚，故邪从之。思虑心虚，故外邪因之而居止矣。白脉之至也，喘而浮，上虚下实，惊，有积气在胸中，喘而虚，名曰肺痹，寒热，喘为不足，浮者肺虚，肺不足是谓上虚，上虚则下当满实矣。以其不足，故善惊而气积胸中矣。然脉喘而浮，是肺自不足；喘而虚者，是心气上乘。肺受热而气不得营，故名肺痹，而外为寒热也。得之醉而使内也。酒味苦燥，内益于心，醉甚入房，故心气上胜于肺矣。青脉之至也，长而左右弹，有积气在心下支胠，名曰肝痹，脉长而弹，是为弦紧，紧为寒气，中湿乃弦，肝主胠胁近于心，故气积心下又支胠也。《正理论·脉名例》曰：紧脉者如切绳状。言左右弹人手也。得之寒湿，与疝同法，腰痛足清头痛。脉紧为寒，脉长为湿，疝之为病，亦寒湿所生，故言与疝同法也。寒湿在下，故腰痛也。肝脉者，起于足，上行至头，出额，与督脉会于巅，故病则足冷而头痛也。清，亦冷也。黄脉之至也，大而虚，有积气在腹中，有厥气，名曰厥疝，脉大为气，脉虚为虚，既气又虚，故脾气积于腹中也。若肾气逆上，则是厥疝；肾气不上，则但虚而脾气积也。女子同法，得之疾使四支汗出当风。女子同法，言同其候也，风气通于肝，故汗出当风，则脾气积满于腹中。黑脉之至也，上坚而大，有积气在小腹与阴，名曰肾痹，上，谓寸口也。肾主下焦，故气积聚于小腹与阴也。得之沐浴清水而卧。湿气伤下，自归于肾，况沐浴而卧，得无病乎！《灵枢经》曰：身半以下，湿之中也。凡相五色之奇脉，面黄目青，面黄目赤，面黄目白，面黄目黑者，皆不死也。奇脉，谓与色不相偶合也。凡色见黄，皆为有胃气，故不死也。（【新校正云】按《甲乙经》无“之奇脉”三字。）面青目赤，面赤目白，面青目黑，面黑目白，面赤目青，皆死也。无黄色而皆死者，以无胃气也。五藏以胃气为本，故无黄色，皆曰死焉。

·五藏别论篇第十一·

【新校正云】按全元起本在第五卷。

黄帝问曰：余闻方士，或以脑髓为藏，或以肠胃为藏，或以为府，敢问更相反，皆自谓是，不知其道，愿闻其说。方士，谓明悟方术之士也。言互为藏府之差异者，经中犹有之矣，《灵兰秘典论》以肠胃为十二藏相使之次，《六节藏象论》云十一藏取决于胆，《五藏生成篇》云五藏之象可以类推，五藏相音可以意识，此则互相矛楯尔。脑髓为藏，应在别经。岐伯对曰：脑髓、骨、脉、胆、女子胞，此六者地气之所生也，皆藏于阴而象于地，故藏而不泻，名曰奇恒之府。脑髓骨脉虽名为府，不正与神藏为表里。胆与肝合，而不同六府之传泻。胞虽出纳，纳则受纳精气，出则化出形容、形容之出谓化极而生。然出纳之用有殊于六府，故言藏而不泻，名曰奇恒之府也。夫胃、大肠、小肠、三焦、膀胱，此五者，天气之所生也，其气象天，故泻而不藏，此受五藏浊气，名曰传化之府，此不能久留输泻者也。言水谷入已，糟粕变化而泄出，不能久久留住于中，但当化已输泻令去而已，传泻诸化，故曰传化之府也。魄门亦为五藏使，水谷不得久藏。谓肛之门也。内通于肺，故曰魄门。受已化物，则为五藏行使。然水谷亦不得久藏于中。所谓五藏者，藏精气而不泻也，故满而不能实。精气为满，水谷为实，但藏精气，故满而不能实。（【新校正云】按全元起本及《甲乙经》《太素》“精气”作“精神”。）所以然者，水谷入口，则胃实而肠虚；六府者，传化物而不藏，故实而不能满也。以不藏精气，但受水谷故也。以未下也。食下，则肠实而胃虚。水谷下也。故曰实而不满，满而不实也。

帝曰：气口何以独为五藏主？气口，则寸口也，亦谓脉口。以寸口可候气之盛衰，故云气口。可以切脉之动静，故云脉口。皆同取于手鱼际之后同身寸之一寸，是则寸口也。岐伯曰：胃者，水谷之海，六府之大源也。人有四海，水谷之海则其一也。受水谷已，荣养四傍，以其当运化之源，故为六府之大源也。五味入口，藏于胃以养五藏气，气口亦太阴也。气口在手鱼际之后同身寸之一寸，气口之所候，脉动者是手太阴脉气所行，故言气口亦太阴也。是以五藏六府之气味，皆出于胃，变见于气口。荣气之道，内谷为实。（【新校正云】详此注出《灵枢》，“实”作“宝”。）谷入于胃，气传与肺，精专者循肺气行于气口，故云变见于气口也。（【新校正云】按全元起本“出”作“入”。）故五气入鼻，藏于心肺，心肺有病，而鼻为之不利也。凡治病必察其下，适其脉，观其志意，与其病也。下，谓目下所见可否也。调适其脉之盈虚，观量志意之邪正，及病深浅成败之宜，乃守法以治之也。（【新校正云】按《太素》作：必察其上下，适其脉候，观其志意，与其病能。）拘于鬼神者，不可与言至德；志意邪则好祈祷，言至德则事必违，故不可与言至德也。恶于针石者，不可与言至巧。恶于针石，则巧不得施，故不可与言至巧。病不许治者，病必不治，治之无功矣。心不许人治之，是其必死，强为治者，功亦不成，故曰治之无功矣。

卷第四

·异法方宜论篇第十二·

【新校正云】按全元起本在第九卷。

黄帝问曰：医之治病也，一病而治各不同，皆愈何也？不同，谓针石、灸焫、毒药、导引、按蹻也。岐伯对曰：地势使然也。谓法天地生长收藏及高下燥湿之势。故东方之域，天地之所始生也，法春气也。鱼盐之地，海滨傍水，鱼盐之地，海之利也。滨，水际也。随业近之。其民食鱼而嗜咸，皆安其处，美其食，丰其利，故居安。恣其味，故食美。鱼者使人热中，盐者胜血，鱼发疮，则热中之信。盐发渴，则胜血之征。故其民皆黑色疏理，其病皆为痈疡，血弱而热，故喜为痈疡。其治宜砭石，砭石，谓以石为针也。《山海经》曰：高氏之山，有石如玉，可以为针。则砭石也。（【新校正云】按“氏”一作“伐”。）故砭石者，亦从东方来。东人今用之。

西方者，金玉之域，沙石之处，天地之所收引也，法秋气也。引谓牵引，使收敛也。其民陵居而多风，水土刚强，居室如陵，故曰陵居。金气肃杀，故水土刚强也。（【新校正云】详大抵西方地高，民居高陵，故多风也，不必室如陵矣。）其民不衣而褐荐，其民华食而脂肥，不衣丝绵，故曰不衣。褐，谓毛布也。荐，谓细草也。华，谓鲜美，酥酪骨肉之类也。以食鲜美，故人体脂肥。故邪不能伤其形体，其病生于内，水土刚强，饮食脂肥，肤腠闭封，血气充实，故邪不能伤也。内，谓喜怒悲忧恐及饮食男女之过甚也。（【新校正云】详“悲”一作“思”，当作思，已具《阴阳应象大论》注中。）其治宜毒药，能攻其病，则谓之毒药。以其血气盛，肌肉坚，饮食华，水土强，故病宜毒药，方制御之。药，谓草木虫鱼鸟兽之类，皆能除病者也。故毒药者，亦从西方来。西人方术今奉之。

北方者，天地所闭藏之域也，其地高陵居，风寒冰冽，法冬气也。其民乐野处而乳食，藏寒生满病，水寒冰冽，故生病于藏寒也。（【新校正云】按《甲乙经》无“满”字。）其治宜灸焫。火艾烧灼，谓之灸焫。故灸焫者，亦从北方来。北人正行其法。

南方者，天地所长养，阳之所盛处也，其地下，水土弱，雾露之所聚也，法夏气也。地下则水流归之，水多故土弱而雾露聚。其民嗜酸而食胕。言其所食不芬香。（【新校正云】按全元起云：食鱼也。）故其民皆致理而赤色，其病挛痹，酸味收敛，故人皆肉理密致。阳盛之处，故色赤。湿气内满，热气内薄，故筋挛脉痹也。其治宜微针。微，细小也。细小之针，调脉衰盛也。故九针者，亦从南方来。南人盛崇之。

中央者，其地平以湿，天地所以生万物也众，法土德之用，故生物众。然东方海，南方下，西方、北方高，中央之地平以湿，则地形斯异，生病殊焉。其民食杂而不劳，四方辐辏而万物交归，故人食纷杂而不劳也。故其病多痿厥寒热，湿气在下，故多病痿弱、气逆及寒热也。《阴阳应象大论》曰：地之湿气，感则害皮肉筋脉。居近于湿故尔。其治宜导引按蹻，导引，谓摇筋骨，动支节。按，谓抑按皮肉。蹻，谓捷举手足。故导引、按蹻者，亦从中央出也。中人用为养神调气之正道也。

故圣人杂合以治，各得其所宜，随方而用，各得其宜，唯圣人法，乃能然矣。故治所以异而病皆愈者，得病之情，知治之大体也。达性怀故然。

·移精变气论篇第十三·

【新校正云】按全元起本在第二卷。

黄帝问曰：余闻古之治病，惟其移精变气，可祝由而已。今世治病，毒药治其内，针石治其外，或愈或不愈，何也？移谓移易，变谓变改，皆使邪不伤正，精神复强而内守也。《生气通天论》曰：圣人传精神，服天气。《上古天真论》曰：精神内守，病安从来。岐伯对曰：往古人居禽兽之间，动作以避寒，阴居以避暑，内无眷慕之累，外无伸官之形，（【新校正云】按全元起本“伸”作“臾”。）此恬憺之世，邪不能深入也。故毒药不能治其内，针石不能治其外，故可移精祝由而已。古者巢居穴处，夕隐朝游，禽兽之间，断可知矣。然动躁阳盛，故身热足以御寒；凉气生寒，故阴居可以避暑矣。夫志捐思想，则内无眷慕之累，心亡愿欲，故外无伸宦之形，静保天真，自无邪胜，是以移精变气，无假毒药，祝说病由，不劳针石而已。（【新校正云】按全元起云：祝由，南方神。）当今之世不然，情慕云为，远于道也。忧患缘其内，苦形伤其外，又失四时之从，逆寒暑之宜，贼风数至，虚邪朝夕，内至五藏骨髓，外伤空窍肌肤，所以小病必甚，大病必死，故祝由不能已也。

帝曰：善。余欲临病人，观死生，决嫌疑，欲知其要，如日月光，可得闻乎？岐伯曰：色脉者，上帝之所贵也，先师之所传也。上帝，谓上古之帝。先师，谓岐伯祖世之师僦贷季也。上古使僦贷季，理色脉而通神明，合之金木水火土四时八风六合，不离其常，先师以色白脉毛而合金应秋，以色青脉弦而合木应春，以色黑脉石而合水应冬，以色赤脉洪而合火应夏，以色黄脉代而合土应长夏及四季。然以是色脉，下合五行之休王，上副四时之往来，故六合之间，八风鼓坼，不离常候，尽可与期。何者？以见其变化而知之也。故下文曰。变化相移，以观其妙，以知其要，欲知其要，则色脉是矣。言所以知四时五行之气变化相移之要妙者何？以色脉故也。色以应日，脉以应月，常求其要，则其要也。言脉应月色应日者，占候之期准也。常求色脉之差忒，是则平人之诊要也。夫色之变化，以应四时之脉，此上帝之所贵，以合于神明也，所以远死而近生。观色脉之臧否，晓死生之征兆，故能常远于死而近于生也。生道以长，命曰圣王。上帝闻道，勤而行之，生道以长，惟圣王乃尔而常用也。中古之治病，至而治之，汤液十日，以去八风五痹之病，八风，谓八方之风。五痹，谓皮肉筋骨脉之痹也。《灵枢经》曰：风从东方来，名曰婴儿风，其伤人也，外在筋纽，内舍于肝。风从东南来者，名曰弱风，其伤人也，外在于肌，内舍于胃。风从南方来，名曰大弱风，其伤人也，外在于脉，内舍于心。风从西南来，名曰谋风，其伤人也，外在于肉，内舍于脾。风从西方来，名曰刚风，其伤人也，外在于皮，内舍于肺。风从西北来，名曰折风，其伤人也，外在于手太阳之脉，内舍于小肠。风从北方来，名曰大刚风，其伤人也，外在于骨，内舍于肾。风从东北来，名曰凶风，其伤人也，外在于掖胁，内舍于大肠。又《痹论》曰：以春甲乙伤于风者为筋痹，以夏丙丁伤于风者为脉痹，以秋庚辛伤于风者为皮痹，以冬壬癸伤于邪者为骨痹，以至阴遇此者为肉痹。是所谓八风五痹之病也。（【新校正云】按此注引《痹论》，今经中《痹论》不如此，当云《风论》曰：以春甲乙伤于风者为肝风，以夏丙丁伤于风者为心风，以季夏戊己伤于邪者为脾风，以秋庚辛中于邪者为肺风，以冬壬癸中于邪者为肾风。《痹论》曰：风寒湿三气杂至合而为痹，以冬遇此者为骨痹，以春遇此者为筋痹，以夏遇此者为脉痹，以至阴遇此者为肌痹，以秋遇此者为皮痹。）十日不已，治以草苏草荄之枝，本末为助，标本已得，邪气乃服。草苏，谓药煎也；草荄，谓草根也。枝，谓茎也。言以诸药根苗，合成其煎，俾相佐助，而以服之。凡药有用根者，有用茎者，有用枝者，有用华实者，有用根茎枝华实者，汤液不去则尽用之，故云本末为助也。标本已得邪气乃服者，言工人与病主疗相应，则邪气率服而随时顺也。《汤液醪醴论》曰：病为本，工为标。标本不得，邪气不服。此之谓主疗不相应也。或谓取《标本论》末云针也。(【新校正云】按全元起本又云：得其标本，邪气乃散矣。）暮世之治病也则不然，治不本四时，不知日月，不审逆从，四时之气各有所在，不本其处而即妄攻，是反古也。《四时刺逆从论》曰：春气在经脉，夏气在孙络，长夏气在肌肉，秋气在皮肤，冬气在骨髓。工当各随所在而辟伏其邪尔。不知日月者，谓日有寒温明暗，月有空满亏盈也。《八正神明论》曰：凡刺之法，必候日月星辰四时八正之气，气定乃刺之。是故天温日明，则人血淖液而卫气浮，故血易泻，气易行。天寒日阴，则人血凝泣而卫气沉。月始生，则血气始精，卫气始行。月郭满，则血气盛，肌肉坚。月郭空，则肌肉减，经络虚，卫气去，形独居。是以因天时而调血气也。是故天寒无刺，天温无凝，月生无泻，月满无补，月郭空无治，是谓得时而调之。因天之序，盛虚之时，移光定位，正立而待之。故曰：月生而泻，是谓藏虚。月满而补，血气盈溢，络有留血，命曰重实。月郭空而治，是谓乱经。阴阳相错，真邪不别，沉以留止，外虚内乱，淫邪乃起。此之谓也。不审逆从者，谓不审量其病可治与不可治。故下文曰。病形已成，乃欲微针治其外，汤液治其内，言心意粗略，不精审也。粗工凶凶，以为可攻，故病未已，新病复起。粗，谓粗略也。凶凶，谓不料事宜之可否也。何以言之？假令饥人，形气羸劣，食令极饱，能不霍乎！岂其与食而为恶邪？盖为失时复过节也。非病逆，针石汤液失时过节，则其害反增矣。(【新校正云】按别本“霍”一作“害”。)

帝曰：愿闻要道。岐伯曰：治之要极，无失色脉，用之不惑，治之大则。惑，谓惑乱。则，谓法则也。言色脉之应，昭然不欺，但顺用而不乱纪纲，则治病审当之大法也。逆从倒行，标本不得，亡神失国。逆从倒行，谓反顺为逆。标本不得，谓工病失宜。夫以反理倒行，所为非顺，岂唯治人而神气受害，若使之辅佐君主，亦令国祚不保康宁矣。去故就新，乃得真人。标本不得，工病失宜，则当去故逆理之人，就新明悟之士，乃得至真精晓之人以全己也。帝曰：余闻其要于夫子矣，夫子言不离色脉，此余之所知也。岐伯曰：治之极于一。帝曰：何谓一？岐伯曰：一者因得之。因问而得之也。帝曰：奈何？岐伯曰：闭户塞牖，系之病者，数问其情，以从其意，问其所欲而察是非也。得神者昌，失神者亡。帝曰：善。

·汤液醪醴论篇第十四·

【新校正云】按全元起本在第五卷。

黄帝问曰：为五谷汤液及醪醴奈何？液，谓清液。醪醴，谓酒之属也。岐伯对曰：必以稻米，炊之稻薪，稻米者完，稻薪者坚。坚，谓资其坚劲；完，谓取其完全。完全则酒清冷，坚劲则气迅疾而效速也。帝曰：何以然？言何以能完坚邪？岐伯曰：此得天地之和，高下之宜，故能至完，伐取得时，故能至坚也。夫稻者，生于阴水之精，首戴天阳之气，二者和合，然乃化成，故云得天地之和而能至完。秋气劲切，霜露凝结，稻以冬采，故云伐取得时而能至坚。

帝曰：上古圣人作汤液醪醴，为而不用，何也？岐伯曰：自古圣人之作汤液醪醴者，以为备耳，言圣人悯念生灵，先防萌渐，陈其法制，以备不虞耳。夫上古作汤液，故为而弗服也。圣人不治已病治未病，故但为备用而不服也。中古之世，道德稍衰，邪气时至，服之万全。虽道德稍衰，邪气时至，以心犹近道，故服用万全也。帝曰：今之世不必已，何也？言不必如中古之世何也？岐伯曰：当今之世，必齐毒药攻其中，镵石针艾治其外也。言法殊于往古也。

帝曰：形弊血尽而功不立者何？岐伯曰：神不使也。帝曰：何谓神不使？岐伯曰：针石，道也。言神不能使针石之妙用也，何者？志意违背于师示故也。精神不进，志意不治，故病不可愈。动离于道，耗散天真故尔。(【新校正云】按全元起本云：精神进，志意定，故病可愈。《太素》云：精神越，志意散，故病不可愈。)今精坏神去，荣卫不可复收。何者？嗜欲无穷，而忧患不止，精气弛坏，荣泣卫除，故神去之而病不愈也。精神者生之源，荣卫者气之主，气主不辅，生源复消，神不内居，病何能愈哉！

帝曰：夫病之始生也，极微极精，必先入结于皮肤。今良工皆称曰：病成名曰逆，则针石不能治，良药不能及也。今良工皆得其法，守其数，亲戚兄弟远近音声日闻于耳，五色日见于目，而病不愈者，亦何暇不早乎？(【新校正云】按别本“暇”一作“谓”。）岐伯曰：病为本，工为标，标本不得，邪气不服，此之谓也。言医与病不相得也。然工人或亲戚兄弟该明，情疑勿用，工先备识，不谓知方，针艾之妙靡容，药石之攻匪预，如是则道虽昭著，万举万全，病不许治，欲奚为疗！《五藏别论》曰：拘于鬼神者，不可与言至德。恶于针石者，不可与言至巧。病不许治者，病必不治，治之无功。此皆谓工病不相得，邪气不宾服也。岂惟针艾之有恶哉，药石亦有之矣。（【新校正云】按《移精变气论》曰：标本已得，邪气乃服。）

帝曰：其有不从毫毛而生，五藏阳以竭也，（【新校正云】按全元起本及《太素》“阳”作“伤”，义亦通。）津液充郭，其魄独居，精孤于内，气耗于外，形不可与衣相保，此四极急而动中，是气拒于内，而形施于外，治之奈何？不从毫毛，言生于内也。阴气内盛，阳气竭绝，不得入于腹中，故言五藏阳以竭也。津液者，水也。充，满也。郭，皮也。阴蓄于中，水气胀满，上攻于肺，肺气孤危，魄者肺神，肾为水害，子不救母，故云其魄独居也。夫阴精损削于内，阳气耗减于外，则三焦闭溢，水道不通，水满皮肤，身体否肿，故云形不可与衣相保也。凡此之类，皆四支脉数急而内鼓动于肺中也。肺动者，谓气急而咳也。言如是者，皆水气格拒于腹膜之内，浮肿施张于身形之外，欲穷标本，其可得乎？四极言四末，则四支也。《左传》曰：风淫末疾。《灵枢经》曰：阳受气于四末。（【新校正云】详“形施于外”，“施”字疑误。）岐伯曰：平治于权衡，去宛陈莝，（【新校正云】按《太素》“莝”作“茎”。）微动四极，温衣，缪刺其处，以复其形。开鬼门，洁净府，精以时服，五阳已布，疏涤五藏，故精自生，形自盛，骨肉相保，巨气乃平。平治权衡，谓察脉浮沉也。脉浮为在表，脉沉为在里，在里者泄之，在外者汗之，故下次云开鬼门洁净府也。去宛陈莝，谓去积久之水物，犹如草茎之不可久留于身中也。全本作草莝。微动四极，谓微动四支，令阳气渐以宣行，故又曰温衣也。经脉满则络脉溢，络脉溢则缪刺之以调其络脉，使形容如旧而不肿，故云缪刺其处以复其形也。开鬼门，是启玄府遣气也。五阳，是五藏之阳气也。洁净府，谓泻膀胱水去也。脉和，则五精之气以时宾服于肾藏也。然五藏之阳，渐而宣布，五藏之外，气秽复除也。如是故精髓自生，形肉自盛，藏府既和，则骨肉之气更相保抱，大经脉气然乃平复尔。帝曰：善。

·玉版论要篇第十五·

【新校正云】按全元起本在第二卷。

黄帝问曰：余闻揆度奇恒，所指不同，用之奈何？岐伯对曰：揆度者，度病之浅深也。奇恒者，言奇病也。请言道之至数，五色脉变，揆度奇恒，道在于一。一，谓色脉之应也。知色脉之应，则可以揆度奇恒矣。(【新校正云】按全元起本“请”作“谓”。)神转不回，回则不转，乃失其机，血气者，神气也。《八正神明论》曰：血气者，人之神，不可不谨养也。夫血气应顺四时，递迁囚王，循环五气，无相夺伦，是则神转不回也。回，谓却行也。然血气随王，不合却行，却行则反常，反常则回回而不转也。而不转，乃失生气之机矣。何以明之？夫木衰则火王，火衰则土王，土衰则金王，金衰则水王，水衰则木王，终而复始循环，此之谓神转不回也。若木衰水王，水衰金王，金衰土王，土衰火王，火衰木王，此之谓回而不转也。然反天常轨，生之何有耶！至数之要，迫近以微，言五色五脉变化之要道，迫近于天常而又微妙。著之玉版，命曰合《玉机》。《玉机》，篇名也。言以此回转之要旨，著之玉版，合同于《玉机论》文也。(【新校正云】详“道之至数”至此，与《玉机真藏论》文相重，注颇不同。)

容色见上下左右，各在其要。容色者，他气也。如肝木部内，见赤黄白黑色，皆谓他气也。余藏率如此例。所见皆在明堂上下左右要察候处，故云各在其要。(【新校正云】按全元起本“容”作“客”。视色之法，具《甲乙经》中。)其色见浅者，汤液主治，十日已。色浅则病轻，故十日乃已。其见深者，必齐主治，二十一日已。色深则病甚，故必终齐乃已。其见大深者，醪酒主治，百日已。病深甚，故日多。色夭面脱，不治，色见大深，兼之夭恶，面肉又脱，不可治也。百日尽已。色不夭，面不脱，治之百日尽，可已。(【新校正云】详色夭面脱，虽不治，然期当百日乃已尽也。)脉短气绝死，脉短已虚，加之渐绝，真气将竭，故必死。病温虚甚死。甚虚而病温，温气内涸其精血故死。

色见上下左右，各在其要。上为逆，下为从。色见于下者，病生之气也，故从。色见于上者，伤神之兆也，故逆。女子右为逆，左为从；男子左为逆，右为从。左为阳，故男子右为从而左为逆；右为阴，故女子右为逆而左为从。易，重阳死，重阴死。女子色见于左，男子色见于右，是变易也。男子色见于左，是曰重阳，女子色见于右，是曰重阴，气极则反，故皆死也。阴阳反他，(【新校正云】按《阴阳应象大论》云：阴阳反作。)治在权衡相夺，奇恒事也，揆度事也。权衡相夺，谓阴阳二气不得高下之宜，是奇于恒常之事，当揆度其气，随宜而处疗之。

搏脉痹躄，寒热之交。脉击搏于手而病瘴痹及挛躄者，皆寒热之气交合所为，非邪气虚实之所生也。脉孤为消气，虚泄为夺血。夫脉有表无里，有里无表，皆曰孤亡之气也。若有表有里而气不足者，皆曰虚衰之气也。孤为逆，虚为从。孤无所依，故曰逆，虚衰可复，故曰从。行奇恒之法，以太阴始。凡揆度奇恒之法，先以气口太阴之脉，定四时之正气，然后度量奇恒之气也。行所不胜曰逆，逆则死；木见金脉，金见火脉，火见水脉，水见土脉，土见木脉，如是皆行所不胜也，故曰逆。贼胜不已，故逆则死焉。行所胜曰从，从则活。木见水火土脉，火见金土木脉，土见金水火脉，金见土木水脉，水见金火木脉，如是者皆可胜之脉，故曰从。从则无所克杀伤败，故从则活也。八风四时之胜，终而复始，以不越于五行，故虽相胜，犹循环终而复始也。逆行一过，不复可数，论要毕矣。过，谓遍也。然逆行一过，遍于五气者，不复可数为平和矣。

·诊要经终论篇第十六·

【新校正云】按全元起本在第二卷。

黄帝问曰：诊要何如？岐伯对曰：正月、二月，天气始方，地气始发，人气在肝。方，正也，言天地气正，发生其万物也。木治东方，王七十二日，犹当三月节后一十二日，是木之用事。以月而取，则正月二月，人气在肝。三月、四月，天气正方，地气定发，人气在脾。天气正方，以阳气明盛，地气定发，为万物华而欲实也。然季终土寄而王，土又生于丙，故人气在脾。五月、六月，天气盛，地气高，人气在头。天阳赫盛，地焰高升，故言天气盛，地气高。火性炎上，故人气在头也。七月、八月，阴气始杀，人气在肺。七月三阴爻生，八月阴始肃杀，故云阴气始杀也。然阴气肃杀，类合于金，肺气象金，故人气在肺也。九月、十月，阴气始冰，地气始闭，人气在心。阴气始凝，地气始闭，随阳而入，故人气在心。十一月、十二月，冰复，地气合，人气在肾。阳气深复，故气在肾也。夫气之变也，故发生于木，长茂于土，盛高而上，肃杀于金，避寒于火，伏藏于水，斯皆随顺阴阳气之升沉也。《五藏生成篇》曰：五藏之象，可以类推。此之谓气类也。

故春刺散俞，及与分理，血出而止，散俞，谓间穴。分理，谓肌肉分理。（【新校正云】按《四时刺逆从论》云：春气在经脉。）此散俞即经脉之俞也。又《水热穴论》云：春取络脉分肉。甚者传气，间者环也。辨疾气之间甚也。传，谓相传。环，谓循环也。相传则传所不胜，循环则周回于五气也。（【新校正云】按《太素》“环也”作“环已”。）夏刺络俞，见血而止，尽气闭环，痛病必下。尽气，谓出血而尽针下取所病脉盛邪之气也。邪气尽已，穴俞闭密，则经脉循环，而痛病之气必下去矣。以阳气大盛，故为是法刺之。(【新校正云】按《四时刺逆从论》云：夏气在孙络。此络俞即孙络之俞也。又《水热穴论》云：夏取盛经分腠。)秋刺皮肤，循理，上下同法，神变而止。循理，谓循肌肉之分理也。上，谓手脉。下，谓足脉。神变，谓脉气变易，与未刺时异也。脉者神之用，故尔言之。(【新校正云】按《四时刺逆从论》云：秋气在皮肤。义与此合。又《水热穴论》云：取俞以泻阴邪，取合以虚阳邪。皇甫士安云：是始秋之治变。)冬刺俞窍于分理，甚者直下，间者散下。直下，谓直尔下之。散下，谓散布下之。(【新校正云】按《四时刺逆从论》云：冬气在骨髓。此俞窍即骨髓之俞窍也。又《水热穴论》云：冬取井荥。皇甫士安云：是末冬之治变也。)

春夏秋冬，各有所刺，法其所在。春刺夏分，脉乱气微，入淫骨髓，病不能愈，令人不嗜食，又且少气。心主脉，故脉乱气微。水受气于夏，肾主骨，故入淫于骨髓也。心火微则胃土不足，故不嗜食而少气也。(【新校正云】按《四时刺逆从论》云：春刺络脉，血气外溢，令人少气。)春刺秋分，筋挛，逆气环为咳嗽，病不愈，令人时惊，又且哭。木受气于秋，肝主筋，故刺秋分则筋挛也。若气逆环周，则为咳嗽。肝主惊故时惊，肺主气，故气逆又且哭也。(【新校正云】按《四时刺逆从论》云：春刺肌肉，血气环逆，令人上气也。)春刺冬分，邪气著藏，令人胀，病不愈，又且欲言语。冬主阳气伏藏，故邪气著藏。肾实则胀，故刺冬分，则令人胀也。火受气于冬，心主言，故欲言语也。(【新校正云】按《四时刺逆从论》云：春刺筋骨，血气内著，令人腹胀。)夏刺春分，病不愈，令人解堕。肝养筋，肝气不足，故筋力解堕。(【新校正云】按《四时刺逆从论》云：夏刺经脉，血气乃竭，令人解堕。)夏刺秋分，病不愈，令人心中欲无言，惕惕如人将捕之。肝木为语，伤秋分则肝木虚，故恐如人将捕之。肝不足，故欲无言而复恐也。(【新校正云】按《四时刺逆从论》云：夏刺肌肉，血气内却，令人善恐。《甲乙经》欲作“问”①。)夏刺冬分，病不愈，令人少气，时欲怒。夏伤于肾，肝肺勃之，志内不足，故令人少气时欲怒也。(【新校正云】按《四时刺逆从论》云：夏刺筋骨，血气上逆，令人善怒。)秋刺春分，病不已，令人惕然欲有所为，起而忘之。肝虚故也。刺不当也。(【新校正云】按《四时刺逆从论》云：秋刺经脉，血气上逆，令人善忘。)秋刺夏分，病不已，令人益嗜卧，又且善梦。心气少则脾气孤，故令嗜卧。心主梦，神为之，故令善梦。(【新校正云】按《四时刺逆从论》云：秋刺络脉，气不外行，令人卧，不欲动。)秋刺冬分，病不已，令人洒洒时寒。阴气上干，故时寒也。洒洒，寒貌。(【新校正云】按《四时刺逆从论》云：秋刺筋骨，血气内散②，令人寒栗。)冬刺春分，病不已，令人欲卧不能眠，眠而有见。肝气少，故令欲卧不能眠。肝主目，故

① 欲：原脱，据守山阁校刻本补。
② 散：原脱，据守山阁校刻本补。

眠而如见有物之形状也。(【新校正云】按《四时刺逆从论》云：冬刺经脉，血气皆脱，令人目不明。) 冬刺夏分，病不愈，气上，发为诸痹。泄脉气故也。(【新校正云】按《四时刺逆从论》云：冬刺络脉，血气外泄，留为大痹。) 冬刺秋分，病不已，令人善渴。肺气不足，故发渴。(【新校正云】按《四时刺逆从论》云：冬刺肌肉，阳气竭绝，令人善渴。)

凡刺胸腹者，必避五藏。心肺在鬲上，肾肝在鬲下，脾象土而居中，故刺胸腹必避之。五藏者，所以藏精神魂魄意志，损之则五神去，神去则死至，故不可不慎也。中心者环死，气行如环之一周则死也。正谓周十二辰也。(【新校正云】按《刺禁论》云：一日死，其动为噫。《四时刺逆从论》同。此经阙刺中肝死日，《刺禁论》云：中肝五日死，其动为语。《四时刺逆从论》同也。) 中脾者五日死，土数五也。(【新校正云】按《刺禁论》云：中脾十日死，其动为吞。《四时刺逆从论》同。) 中肾者七日死，水成数六，水数毕当至七日而死。一云十日死，字之误也。(【新校正云】按《刺禁论》云：中肾六日死，其动为嚏。《四时刺逆从论》云：中肾六日死，其动为嚏欠。) 中肺者五日死，金生数四，金数毕当至五日而死。一云三日死，亦字误也。(【新校正云】按《刺禁论》云：中肺三日死，其动为咳。《四时刺逆从论》同。王注《四时刺逆从论》云：此三论皆岐伯之言，而不同者，传之误也。) 中鬲者，皆为伤中，其病虽愈，不过一岁必死。五藏之气，同主一年，鬲伤则五藏之气互相克伐，故不过一岁必死。刺避五藏者，知逆从也。所谓从者，鬲与脾肾之处，不知者反之。肾著于脊，脾藏居中，鬲连于胁际，知者为顺，不知者反伤其藏。刺胸腹者，必以布憿著之[①]，乃从单布上刺。形定，则不误中于五藏也。(【新校正云】按别本"憿"一作"㡜"，又作"撽"。) 刺之不愈复刺。要以气至为效也。《针经》曰：刺之气不至，无问其数；刺之气至，去之勿复针。此之谓也。刺针必肃，肃，谓静肃，所以候气之存亡。刺肿摇针，以出大脓血故。经刺勿摇，经气不欲泄故。此刺之道也。

帝曰：愿闻十二经脉之终奈何？终，谓尽也。岐伯曰：太阳之脉，其终也，戴眼反折瘛疭，其色白，绝汗乃出，出则死矣。戴眼，谓睛不转而仰视也。然足太阳脉，起于目内眦，上额交巅上，从巅入络脑，还出别下项，循肩髆内侠脊抵腰中；其支别者，下循足至小指外侧。手太阳脉，起于手小指之端，循臂上肩入缺盆；其支别者，上颊至目内眦，抵足太阳。(【新校正云】按《甲乙经》作"斜络于颧"。) 又其支别者，从缺盆循颈上颊，至目外眦。(【新校正云】按《甲乙经》"外"作"兑"。) 故戴眼反折瘛疭色白绝汗乃出也。绝汗，谓汗暴出如珠而不流，旋复干也。太阳极则汗出，故出则死。少阳终者，

---

① 憿：原作"㡜"，据守山阁校刻本改。

耳聋百节皆纵，目睘绝系，绝系一日半死，其死也色先青白，乃死矣。足少阳脉，起于目锐眦，上抵头角，下耳后；其支别者，从耳后入耳中，出走耳前。手少阳脉，其支别者，从耳后亦入耳中，出走耳前。故终则耳聋目睘绝系也。少阳主骨，故气终则百节纵缓。色青白者，金木相薄也，故见死矣。睘，谓直视如惊貌。阳明终者，口目动作，善惊妄言，色黄，其上下经盛，不仁，则终矣。足阳明脉，起于鼻，交頞中，下循鼻外入上齿缝中，还出侠口，环唇，下交承浆，却循颐后下廉，出大迎，循颊车，上耳前，过客主人，循发际至额颅。其支别者，从大迎前下人迎，循喉咙入缺盆，下鬲。手阳明脉，起于手，循臂至肩，上出于柱骨之会上，下入缺盆络肺。其支别者，从缺盆上颈贯颊，入下齿中，还出挟口交人中，左之右，右之左，上侠鼻鼽，抵足阳明。（【新校正云】按《甲乙经》"鼽"作"孔"，无"抵足阳明"四字。）故终则口目动作也。口目动作，谓目睒睒而鼓颔也。胃病则恶人与火，闻木音则惕然而惊，又妄言骂詈而不避亲疏，故善惊妄言也。黄者，土色。上，谓手脉；下，谓足脉也。经盛，谓面目颈颔足跗腕胫皆躁盛而动也。不仁，谓不知善恶。如是者，皆气竭之征也，故终矣。少阴终者，面黑齿长而垢，腹胀闭，上下不通而终矣。手少阴气绝则血不流，足少阴气绝则骨不耎，骨硬则龂上宣，故齿长而积垢污。血坏则皮色死，故面色如漆而不赤也。足少阴脉，从肾上贯肝鬲入肺中。手少阴脉，起于心中，出属心系，下鬲络小腹。故其终则腹胀闭，上下不通也。（【新校正云】详王注云骨不耎骨硬，按《难经》及《甲乙经》云：骨不濡则肉弗能著。当作骨不濡。手少阴脉络小腹，《甲乙经》作络小肠。）太阴终者，腹胀闭不得息，善噫善呕，足太阴脉行从股内前廉入腹，属脾络胃，上鬲。手太阴脉，起于中焦，下络大肠，还循胃口，上鬲属肺。故终则如是也。《灵枢经》曰：足太阴之脉动，则病，食则呕，腹胀善噫也。呕则逆，逆则面赤，呕则气逆，故面赤。（【新校正云】按《灵枢经》作善噫，噫则呕，呕则逆。）不逆则上下不通，不通则面黑皮毛焦而终矣。呕则上通，故但面赤。不呕则下已闭，上复不通，心气外燔，故皮毛焦而终矣。何者？足太阴脉支别者，复从胃别上鬲注心中。由是则皮毛焦，乃心气外燔而生也。厥阴终者，中热嗌干，善溺心烦，甚则舌卷，卵上缩而终矣。足厥阴络，循胫上皋结于茎。其正经入毛中，下过阴器，上抵小腹，侠胃，上循喉咙之后，入颃颡。手厥阴脉，起于胸中，出属心包。故终则中热嗌干善溺心烦矣。《灵枢经》曰：肝者，筋之合也。筋者，聚于阴器而脉络于舌本。故甚则舌卷卵上缩也。又以厥阴之脉过阴器故尔。（【新校正云】按《甲乙经》"皋"作"睾"，"过"作"环"。）此十二经之所败也。手三阴三阳，足三阴三阳，则十二经也。败，谓气终尽而败坏也。（【新校正云】详十二经又出《灵枢经》，与《素问》重。）

卷第五

·脉要精微论篇第十七·

【新校正云】按全元起本在第六卷。

黄帝问曰：诊法何如？岐伯对曰：诊法常以平旦，阴气未动，阳气未散，饮食未进，经脉未盛，络脉调匀，气血未乱，故仍可诊有过之脉。动，谓动而降卑；散，谓散布而出也；过，谓异于常候也。（【新校正云】按《脉经》及《千金方》有过之脉作过，此非也。王注阴气未动谓动而降卑，按《金匮真言论》云：平旦至日中，天之阳，阳中之阳也。则平旦为一日之中纯阳之时，阴气未动耳，何有降卑之义。）切脉动静而视精明，察五色，观五藏有余不足，六府强弱，形之盛衰，以此参伍，决死生之分。切，谓以指切近于脉也。精明，穴名也，在明堂左右两目内眦也，以近于目，故曰精明。言以形气盛衰，脉之多少，视精明之间气色，观藏府不足有余，参其类伍，以决死生之分。夫脉者，血之府也，府，聚也，言血之多少皆聚见于经脉之中也。故《刺志论》曰：脉实血实，脉虚血虚，此其常也，反此者病。由是故也。长则气治，短则气病，数则烦心，大则病进，夫脉长为气和故治，短为不足故病，数急为热故烦心，大为邪盛故病进也。长脉者往来长，短脉者往来短，数脉者往来急速，大脉者往来满大也。上盛则气高，（【新校正云】按全元起本“高”作“鬲”。）下盛则气胀，代则气衰，细则气少，（【新校正云】按《太素》“细”作“滑”。）涩则心痛，上，谓寸口；下，谓尺中；盛，谓盛满。代脉者，动而中止，不能自还；细脉者，动如莠蓬；涩脉者，往来时不利而蹇涩也。浑浑革至如涌泉，病进而色弊，绵绵其去如弦绝，死。浑浑，言脉气浊乱也。革至者，谓脉来弦而大，实而长也。如涌泉者，言脉汩汩，但出而不返也。绵绵，言微微似有，而不甚应手也。如弦绝者，言脉卒断，如弦之绝去也。若病候日进而色弊恶，如此之脉，皆必死也。（【新校正云】按《甲乙经》及《脉经》作：浑浑革革，至如涌泉，病进而危，弊弊绰绰，其去如弦绝者死。）夫精明五色者，气之华也，五气之精华者，上见为五色，变化于精明之间也。《六节藏象论》曰：天食人以五气。五气入鼻，藏于心肺，上使五色修明。此则明察五色也。赤欲如白裹朱，不欲如赭；白欲如鹅羽，不欲如盐；（【新校正云】按《甲乙经》作：白欲如白璧之泽，不欲如垩。《太素》两出之。）青欲如苍璧之泽，不欲如蓝；黄欲如罗裹雄黄，不欲如黄土；黑欲如重漆色，不欲如地苍。（【新校正云】按《甲乙经》作"炭色"。）五色精微象见矣，其寿不久也。赭色、盐色、蓝色、黄土色、地苍色见者，皆精微之败象，故其寿不久。夫精明者，所以视万物，别白黑，审短长。以长为短，以白为黑，如是则精衰矣。诫其误也。夫如是者，皆精明衰乃误也。五藏者，中之守也，身形之中，五神安守之所也。此则明观五藏也。（【新校正云】按《甲乙经》及《太素》"守"作"府"。）中盛藏满，气胜伤恐者；声如从室中言，是中气之湿也。中，谓腹中；盛，谓气盛；藏，谓肺藏。气胜，谓胜于呼吸而喘息变易也。夫腹中气盛，肺藏充满，气胜息变，善伤于恐，言声不发，如在室中者，皆腹中有湿气乃尔也。言而微，终日乃复言者，此夺气也。若言音微细，声断不续，甚夺其气乃如是也。衣被不敛，言语善恶，不避亲疏者，此神明之乱也。仓廪不藏者，是门户不要也。仓廪，谓脾胃。门户，谓魄门。《灵兰秘典论》曰：脾胃者，仓廪之官也。《五藏别论》曰：魄门亦为五藏使，水谷不得久藏也。魄门，则肛门也。要，谓禁要。水泉不止者，是膀胱不藏也。水泉，谓前阴之流注也。得守者生，失守者死。夫如是仓廪不藏，气胜伤恐，衣被不敛，水泉不止者，皆神气得居而守则生，失其所守则死也。夫何以知神气之不守耶？衣被不敛，言语善恶，不避亲疏，则乱之证也，乱甚则不守于藏也。夫五藏者，身之强也，藏安则神守，神守则身强，故曰身之强也。头者精明之府，头倾视深，精神将夺矣。背者胸中之府，背曲肩随，府将坏矣。腰者肾之府，转摇不能，肾将惫矣。膝者筋之府，屈伸不能，行则偻附，（【新校正云】按别本"附"一作"俯"，《太素》作"跗"。）筋将惫矣。骨者髓之府，不能久立，行则振掉，骨将惫矣。皆以所居所由而为之府也。得强则生，失强则死。强谓中气强固以镇守也。岐伯曰：（【新校正云】详此岐伯曰前无问。）反四时者，有余为精，不足为消。应太过，不足为精；应不足，有余为消。阴阳不相应，病名曰关格。广陈其脉应也。夫反四时者，诸不足皆为血气消损，诸有余皆为邪气胜精也。阴阳之气不相应合，不得相营，故曰关格也。

帝曰：脉其四时动奈何？知病之所在奈何？知病之所变奈何？知病乍在内奈何？知病乍在外奈何？请问此五者，可得闻乎？言欲顺四时及阴阳相应之状候也。岐伯曰：（【新校正云】详此对与问不甚相应。脉四时动，病之所在，病之所变，按文颇对。病在内在外之说，后文殊不相当。）请言其与天运转大也。指可见阴阳之运转，以明阴阳之不可见也。万物之外，六合之内，天地之变，阴阳之应，彼春之暖，为夏之暑，彼秋之忿，为冬为怒，四变之动，脉与之上下，六合，谓四方上下也。春暖为夏暑，言阳生而至盛；秋忿而冬怒，言阴少而之壮也。忿一为急，言秋气劲急也。（【新校正云】按全元起注本"暖"作"缓"。）以春应中规，春脉耎弱，轻虚而滑，如规之象，中外皆然，故以春应中规。夏应中矩，夏脉洪大，兼之滑数，如矩之象，可正平之，故以夏应中矩。秋应中衡，秋脉浮毛，轻涩而散，如秤衡之象，高下必平，故以秋应中衡。冬应中权。冬脉如石，兼沉而滑，如秤权之象，下远于衡，故以冬应中权也。以秋中衡冬中权者，言脉之高下异处如此尔。此则随阴阳之气，故有斯四应不同也。是故冬至四十五日，阳气微上，阴气微下；夏至四十五日，阴气微上，阳气微下。阴阳有时，与脉为期，期而相失，知脉所分，分之有期，故知死时。察阴阳升降之准，则知经脉递迁之象；审气候递迁之失，则知气血分合之期。分期不差，故知人死之时节。微妙在脉，不可不察，察之有纪，从阴阳始，推阴阳升降，精微妙用。皆在经脉之气候，是以不可不察，故始以阴阳为察候之纲纪。始之有经，从五行生，生之有度，四时为宜，言始所以知有经脉之察候司应者，何哉？盖从五行衰王而为准度也。征求太过不及之形诊，皆以应四时者为生气所宜也。（【新校正云】按《太素》"宜"作"数"。）补泻勿失，与天地如一，有余者泻之，不足者补之，是则应天地之常道也。然天地之道，损有余而补不足，是法天地之道也。泻补之宜，工切审之，其治气亦然。得一之情，以知死生。晓天地之道，补泻不差，既得一情，亦可知生死之准的。是故声合五音，色合五行，脉合阴阳。声表宫商角徵羽，故合五音。色见青黄赤白黑，故合五行。脉彰寒暑之休王，故合阴阳之气也。是知阴盛则梦涉大水恐惧，阴为水，故梦涉水而恐惧也。《阴阳应象大论》曰：水为阴。阳盛则梦大火燔灼，阳为火，故梦大火而燔灼也。《阴阳应象大论》曰：火为阳。阴阳俱盛则梦相杀毁伤，亦类交争之气象也。上盛则梦飞，下盛则梦堕；气上则梦上，故飞；气下则梦下，故堕。甚饱则梦予，内有余故。甚饥则梦取；内不足故。肝气盛则梦怒，肝在志为怒。肺气盛则梦哭；肺声哀故为哭。（【新校正云】详"是知阴盛则梦涉大水恐惧"至此，乃《灵枢》之文，误置于斯，仍少心脾肾气盛所梦，今具《甲乙经》中。）短虫多则梦聚众，身中短虫多，则梦聚众。长虫多则梦相击毁伤。长虫动则内不安，内不安则神躁扰，故梦是矣。（【新校正云】详此二句亦不当出此，应他经脱简文也。）

是故持脉有道，虚静为保。前明脉应，此举持脉所由也。然持脉之道，必虚其心，静其志，乃保定盈虚而不失。（【新校正云】按《甲乙经》“保”作“宝”。）春日浮，如鱼之游在波；虽出，犹未全浮。夏日在肤，泛泛乎万物有余；泛泛，平貌。阳气大盛，脉气亦象万物之有余，易取而洪大也。秋日下肤，蛰虫将去；随阳气之渐降，故曰下肤。何以明阳气之渐降？蛰虫将欲藏去也。冬日在骨，蛰虫周密，君子居室。在骨，言脉深沉也。蛰虫周密，言阳气伏藏。君子居室，此人事也。故曰：知内者按而纪之，知内者，谓知脉气也，故按而为之纲纪。知外者终而始之。知外者，谓知色象，故以五色终而复始。此六者，持脉之大法。见是六者，然后可以知脉之迁变也。（【新校正云】详此前，对帝问脉其四时动奈何之事。）

心脉搏坚而长，当病舌卷不能言；搏，谓搏击于手也。诸脉搏坚而长者，皆为劳心而藏脉气虚极也。心手少阴脉，从心系上侠咽喉。故令舌卷短而不能言也。其耎而散者，当消环自已。诸脉耎散，皆为气实血虚也。消，谓消散；环，谓环周。言其经气，如环之周，当其火王，自消散也。（【新校正云】按《甲乙经》“环”作“渴”。）肺脉搏坚而长，当病唾血；肺虚极则络逆，络逆则血泄，故唾出也。其耎而散者，当病灌汗，至令不复散发也。汗泄玄府，津液奔凑，寒水灌洗，皮密汗藏，因灌汗藏，故言灌汗至令不复散发也。灌，谓灌洗，盛暑多为此也。（【新校正云】详下文诸藏各言色，而心肺二藏不言色者，疑阙文也。）肝脉搏坚而长，色不青，当病坠若搏，因血在胁下，令人喘逆；诸脉见本经之气而色不应者，皆非病从内生，是外病来胜也。夫肝藏之脉，端直以长，故言曰色不青，当病坠若搏也。肝主两胁，故曰因血在胁下也。肝厥阴脉。布胁肋，循喉咙之后；其支别者，复从肝别贯鬲，上注肺。今血在胁下，则血气上熏于肺，故令人喘逆也。其耎而散色泽者，当病溢饮，溢饮者渴暴多饮，而易入肌皮肠胃之外也。面色浮泽，是为中湿，血虚中湿，水液不消，故言当病溢饮也。以水饮满溢，故渗溢而易入肌皮肠胃之外也。（【新校正云】按《甲乙经》“易”作“溢”。）胃脉搏坚而长，其色赤，当病折髀；胃虚色赤，火气牧之，心象于火，故色赤也。胃阳明脉，从气冲下髀，抵伏兔。故病则髀如折也。其耎而散者，当病食痹。痹，痛也。胃阳明脉，其支别者，从大迎前下人迎，循喉咙入缺盆，下鬲属胃络脾。故食则痛闷而气不散也。（【新校正云】详谓痹为痛，义则未通。）脾脉搏坚而长，其色黄，当病少气；脾虚则肺无所养，肺主气，故少气也。其耎而散色不泽者，当病足骭肿，若水状也。色气浮泽，为水之候，色不润泽，故言若水状也。脾太阴脉，自上内踝前廉，上踹内，循胻骨后交，出厥阴之前，上循膝股内前廉入腹。故病足胻肿也。肾脉搏坚而长，其色黄而赤者，当病折腰；色气黄赤，是心脾干肾，肾受客伤，故腰如折也。腰为肾府，故病发于中。其耎而散者，当病少血，至令不复也。肾主水，以生化津液，今肾气不化，故当病少血，至令不复也。

帝曰：（【新校正云】详"帝曰"至"以其胜治之愈"，全元起本在《汤液篇》。）诊得心脉而急，此为何病？病形何如？岐伯曰：病名心疝，少腹当有形也。心为牡藏。其气应阳，今脉反寒，故为疝也。诸脉劲急者，皆为寒。形，谓病形也。帝曰：何以言之？岐伯曰：心为牡藏，小肠为之使，故曰少腹当有形也。少腹，小肠也。《灵兰秘典论》曰：小肠者，受盛之官。以其受盛，故形居于内也。帝曰：诊得胃脉，病形何如？岐伯曰：胃脉实则胀，虚则泄。脉实者气有余，故胀满；脉虚者气不足，故泄利。（【新校正云】详此前，对帝问知病之所在。）帝曰：病成而变何谓？岐伯曰：风成为寒热，《生气通天论》曰：因于露风，乃生寒热。故风成为寒热也。瘅成为消中，瘅，谓湿热也。热积于内，故变为消中也。消中之证，善食而瘦。（【新校正云】详王注以善食而瘦为消中，按本经多食数溲，为之消中。善食而瘦，乃是食㑊之证。当云善食而溲数。）厥成为巅疾，厥，谓气逆也。气逆上而不已，则变为上巅之疾也。久风为飧泄，久风不变，但在胃中，则食不化而泄利也。以肝气内合而乘胃，故为是病焉。《阴阳应象大论》曰：风气通于肝。故内应于肝也。脉风成为疠，经《风论》曰：风寒客于脉而不去，名曰疠风。又曰：疠者，有荣气热胕，其气不清，故使其鼻柱坏而色败，皮肤疡溃。然此则癞也。夫如是者，皆脉风成结变而为也。病之变化，不可胜数。（【新校正云】详此前，对帝问知病之所变奈何。）

帝曰：诸痈肿筋挛骨痛，此皆安生？安，何也，言何以生之。岐伯曰：此寒气之肿，八风之变也。八风，八方之风也。然痈肿者，伤东南、西南风之变也。筋挛骨痛者，伤东风、北风之变也。《灵枢经》曰：风从东方来，名曰婴儿风，其伤人也，外在筋纽。风从东南来，名曰弱风，其伤人也，外在于肌。风从西南来，名曰谋风，其伤人也，外在于肉。风从北方来，名曰大刚风，其伤人也，外在于骨。由此四风之变而三病乃生，故下问对是也。帝曰：治之奈何？岐伯曰：此四时之病，以其胜治之愈也。胜，谓胜克也。如金胜木，木胜土，土胜水，水胜火，火胜金，此则相胜也。

帝曰：有故病五藏发动，因伤脉色，各何以知其久暴至之病乎？重以色气，明前五藏坚长之脉，有自病故病及因伤候也。岐伯曰：悉乎哉，问也！征其脉小色不夺者，新病也；气乏而神犹强也。征其脉不夺其色夺者，此久病也；神持而邪凌其气也。征其脉与五色俱夺者，此久病也；神与气俱衰也。征其脉与五色俱不夺者，新病也。神与气俱强也。肝与肾脉并至，其色苍赤，当病毁伤不见血，已见血，湿若中水也。肝色苍，心色赤，赤色见当脉洪，肾脉见当色黑，今肾脉来，反见心色，故当因伤而血不见也。若已见血，则是湿气及水在腹中也。何者？以心肾脉色，中外之候不相应也。尺内两傍，则季胁也，尺内，谓尺泽之内也。两傍，各谓尺之外侧也。季胁近肾，尺主之，故尺内两傍则季胁也。尺外以候肾，尺里以候腹中。尺外，谓尺之外侧；尺里，谓尺之内侧也。次尺外下两傍则季胁之分，季胁之上肾之分，季胁之内则腹之分也。附上，左外以候肝，内以候鬲；肝主贲。贲，鬲也。右外以候胃，内以候脾。脾居中，故以内候之。胃为市，故以外候之。上附上，右外以候肺，内以候胸中，肺叶垂外，故以外候之。胸中主气管，故以内候之。左外以候心，内以候膻中。心，主鬲中也。膻中，则气海也，嗌也。（【新校正云】详王氏以膻中为嗌也，疑误。）前以候前，后以候后。上前，谓左寸口。下前，谓胸之前膺及气海也。上后，谓右寸口。下后，谓胸之后背及气管也。上竟上者，胸喉中事也；下竟下者，少腹腰股膝胫足中事也。上竟上，至鱼际也；下竟下，谓尽尺之脉动处也。少腹，胞。气海在膀胱腰股膝胫足中之气动静，皆分其近远及连接处所名目以候之，知其善恶也。粗大者，阴不足阳有余，为热中也。粗大，谓脉洪大也。脉洪为热，故曰热中。来疾去徐，上实下虚，为厥巅疾；来徐去疾，上虚下实，为恶风也。亦脉状也。故中恶风者，阳气受也。以上虚，故阳气受也。有脉俱沉细数者，少阴厥也；尺中之有脉沉细数者，是肾少阴气逆也。何者？尺脉不当见数，有数故言厥也。俱沉细数者，言左右尺中也。沉细数散者，寒热也；阳干于阴，阴气不足，故寒热也。《正理论》曰：数为阳。浮而散者为眴仆。脉浮为虚，散为不足，气虚而血不足，故为头眩而仆倒也。诸浮不躁者皆在阳，则为热；其有躁者在手。言大法也。但浮不躁，则病在足阳脉之中；躁者，病在手阳脉之中也。故又曰其有躁者在手也。阳为火气，故为热。诸细而沉者皆在阴，则为骨痛；其有静者在足。细沉而躁，则病生于手阴脉之中；静者，病生于足阴脉之中也。故又曰其有静者在足也。阴主骨，故骨痛。数动一代者，病在阳之脉也，泄及便脓血。代，止也。数动一代，是阳气之生病，故言病在阳之脉。所以然者，以泄利及脓血，脉乃尔。诸过者切之，涩者阳气有余也，滑者阴气有余也。阳有余则血少，故脉涩；阴有余则气多，故脉滑也。（【新校正云】详气多疑误，当是血多也。）阳气有余为身热无汗，阴气有余为多汗身寒，血少气多，斯可知也。阴阳有余则无汗而寒。阳余无汗，阴余身寒，若阴阳有余，则当无汗而寒也。推而外之，内而不外，有心腹积也。脉附臂筋，取之不审，推筋令远，使脉外行内而不出外者，心腹中有积乃尔。推而内之，外而不内，身有热也。脉远臂筋，推之令近，远而不近，是阳气有余，故身有热也。推而上之，上而不下，腰足清也。推筋按之，寻之而上，脉上涌盛，是阳气有余，故腰足冷也。（【新校正云】按《甲乙经》“上而不下”作“下而不上”。）推而下之，下而不上，头项痛也。推筋按之，寻之而下，脉沉下掣，是阳气有余①，故头项痛也。（【新校正云】按《甲乙经》

① 阳：守山阁校刻本作“阴”。

"下而不上"作"上而不下"。）按之至骨，脉气少者，腰脊痛而身有痹也。阴气大过故尔。

·平人气象论篇第十八·

【新校正云】按全元起本在第一卷。

黄帝问曰：平人何如？平人，谓气候平调之人也。岐伯对曰：人一呼脉再动，一吸脉亦再动，呼吸定息脉五动，闰以太息，命曰平人。平人者，不病也。经脉一周于身，凡长十六丈二尺。呼吸脉各再动，定息脉又一动，则五动也，计二百七十定息，气可环周。然尽五十营，以一万三千五百定息，则气都行八百一十丈。如是则应天常度，脉气无不及太过，气象平调，故曰平人也。常以不病调病人，医不病，故为病人平息以调之为法。人一呼脉一动，一吸脉一动，曰少气。呼吸脉各一动，准候减平人之半，计二百七十定息，气凡行八丈一尺，以一万三千五百定息，气都行四百五丈，少气之理，从此可知。人一呼脉三动，一吸脉三动而躁，尺热曰病温，尺不热脉滑曰病风，脉涩曰痹。呼吸脉各三动，准过平人之半，计二百七十息，气凡行二十四丈三尺，病生之兆，由斯著矣。夫尺者，阴分位也；寸者，阳分位也。然阴阳俱热，是则为温，阳独躁盛，则风中阳也。《脉要精微论》曰：中恶风者，阳气受也。滑为阳盛，故病为风；涩为无血，故为瘰痹也。躁，谓烦躁。（【新校正云】按《甲乙经》无"脉涩曰痹"一句，下文亦重。）人一呼脉四动以上曰死，脉绝不至曰死，乍疏乍数曰死。呼吸脉各四动，准候过平人之倍，计二百七十息，气凡行三十二丈四尺，况其以上耶！《脉法》曰："脉四至曰脱精，五至曰死。"然四至以上，亦近五至也，故死矣。然脉绝不至，天真之气已无，乍数乍疏，胃谷之精亦澌，故皆死之候。是以下文曰。（【新校正云】按别本"澌"一作"败"。）

平人之常气禀于胃，胃者平人之常气也，常平之气，胃海致之。《灵枢经》曰：胃为水谷之海也。《正理论》曰：谷入于胃，脉道乃行。人无胃气曰逆，逆者死。逆，谓反平人之候也。（【新校正云】按《甲乙经》云：人常禀气于胃，脉以胃气为本，无胃气曰逆，逆者死。）

春胃微弦曰平，言微似弦，不谓微而弦也。钩及耎弱、毛、石义并同。弦多胃少曰肝病，但弦无胃曰死，谓急而益劲，如新张弓弦也。胃而有毛曰秋病，毛，秋脉，金气也。毛甚曰今病。木受金邪，故今病。藏真散于肝，肝藏筋膜之气也。象阳气之散发，故藏真散也。《藏气法时论》曰：肝欲散，急食辛以散之。取其顺气。夏胃微钩曰平，钩多胃少曰心病，但钩无胃曰死，谓前曲后居，如操带钩也。胃而有石曰冬病，石，冬脉，水气也。石甚曰今病。火被水侵，故今病。藏真通于心，心藏血脉之气也。象阳气之炎盛也。《藏气法时论》曰：心欲耎，急食咸以耎之。取其顺气。长夏胃微耎弱曰平，弱多胃少曰脾病，但代无胃曰死，谓动而中止，不能自还也。耎弱有石曰冬病，石，冬脉，水气也。次其胜克，石当为弦，长夏土绝，故云石也。弱甚曰今病。弱甚为土气不足，故今病。（【新校正云】按《甲乙经》"弱"作"石"。）藏真濡于脾，脾藏肌肉之气也。以含藏水谷，故藏真濡也。秋胃微毛曰平，毛多胃少曰肺病，但毛无胃曰死，谓如物之浮，如风吹毛也。毛而有弦曰春病，弦，春脉，木气也。次其乘克，弦当为钩，金气逼肝则脉弦来见，故不钩而反弦也。弦甚曰今病。木气逆来乘金，则今病。藏真高于肺，以行荣卫阴阳也。肺处上焦，故藏真高也。《灵枢经》曰：荣气之道，内谷为实。谷入于胃，气传与肺，流溢于中，而散于外，精专者行于经隧。以其自肺宣布，故云以行荣卫阴阳也。（【新校正云】按别本"实"一作"宝"。）冬胃微石曰平，石多胃少曰肾病，但石无胃曰死。谓如夺索，辟辟如弹石也。石而有钩曰夏病，钩，夏脉，火兼土气也。次其乘克，钩当云弱，土王长夏，不见正形，故石而有钩，兼其土也。钩甚曰今病。水受火土之邪，故今病。藏真下于肾，肾藏骨髓之气也。肾居下焦，故云藏真下也。肾化骨髓，故藏骨髓之气也。

胃之大络，名曰虚里，贯鬲络肺，出于左乳下，其动应衣，脉宗气也。宗，尊也，主也，谓十二经脉之尊主也。贯鬲络肺出于左乳下者，自鬲而出于乳下，乃络肺也。盛喘数绝者，则病在中；绝，谓暂断绝也。中，谓腹中也。结而横，有积矣；绝不至曰死。皆左乳下脉动状也。乳之下其动应衣，宗气泄也。泄谓发泄。（【新校正云】按全元起本无此十一字，《甲乙经》亦无，详上下文义，多此十一字，当去。）

欲知寸口太过与不及，寸口之脉中手短者，曰头痛。寸口脉中手长者，曰足胫痛。短为阳气不及，故病于头；长为阴气太过，故病于足。寸口脉中手促上击者，曰肩背痛。阳盛于上，故肩背痛。寸口脉沉而坚者，曰病在中；寸口脉浮而盛者，曰病在外。沉坚为阴，故病在中。浮盛为阳，故病在外也。寸口脉沉而弱，曰寒热及疝瘕少腹痛。沉为寒，弱为热，故曰寒热也。又沉为阴盛，弱为阳余，余盛相薄，正当寒热，不当为疝瘕而少腹痛，应古之错简尔。（【新校正云】按《甲乙经》无此十五字，况下文已有寸口脉沉而喘曰寒热，脉急者曰疝瘕少腹痛，此文衍，当去。）寸口脉沉而横，曰胁下有积，腹中有横积痛。亦阴气内结也。寸口脉沉而喘，曰寒热。喘为阳吸，沉为阴争，争吸相薄，故寒热也。脉盛滑坚者，曰病在外。脉小实而坚者，病在内。盛滑为阳，小实为阴，阴病病在内，阳病病在外也。脉小弱以涩，谓之久病。小为气虚，涩为无血，血气虚弱，故云久远之病也。脉滑浮而疾者，谓之新病。滑浮为阳足，脉疾为气全，阳足气全，故云新浅之病也。脉急者，曰疝瘕少腹痛。此复前疝瘕少腹痛之脉也。言沉弱不必为疝瘕，沉急乃与诊相应。脉滑曰风，脉涩曰痹。滑为阳，阳受病则为风。涩为阴，阴受病则为痹。缓而滑曰热中，盛而紧曰胀。缓，谓纵缓之状，非动之迟缓也。阳盛于中，故脉滑缓；寒气否满，故脉盛紧也。盛紧，盛满也。

脉从阴阳，病易已；脉逆阴阳，病难已。脉病相应谓之从，脉病相反谓之逆。脉得四时之顺，曰病无他；脉反四时及不间藏，曰难已。春得秋脉，夏得冬脉，秋得夏脉，冬得四季脉，皆谓反四时，气不相应，故难已也。

臂多青脉，曰脱血。血少脉空，客寒因入，寒凝血汁，故脉色青也。尺脉缓涩，谓之解㑊。尺为阴部，腹肾主之。缓为热中，涩为无血，热而无血，故解㑊，并不可名之。然寒不寒，热不热，弱不弱，壮不壮，㑊不可名，谓之解㑊也。《脉要精微论》曰：尺外以候肾，尺里以候腹中。则腹肾主尺之义也。安卧脉盛，谓之脱血。卧久伤气，气伤则脉诊应微，今脉盛而不微，则血去而气无所主乃尔。盛，谓数急而大鼓也。尺涩脉滑，谓之多汗。谓尺肤涩而尺脉滑也，肤涩者荣血内涸，脉滑为阳气内余，血涸而阳气尚余，多汗而脉乃如是也。尺寒脉细，谓之后泄。尺主下焦。诊应肠腹，故肤寒脉细，泄利乃然。《脉法》曰：阴微即下。言尺气虚少。脉尺粗常热者，谓之热中。谓下焦中也。肝见庚辛死，庚辛为金，伐肝木也。心见壬癸死，壬癸为水，灭心火也。脾见甲乙死，甲乙为木，克脾土也。肺见丙丁死，丙丁为火，铄肺金也。肾见戊己死，戊己为土，刑肾水也。是谓真藏见皆死。此亦通明《三部九候论》中真藏脉见者胜死也。尺粗而藏见亦然。

颈脉动喘疾咳，曰水。水气上溢，则肺被热熏，阳气上逆，故颈脉盛鼓而咳喘也。颈脉，谓耳下及结喉傍人迎脉也。目里微肿如卧蚕起之状，曰水。《评热病论》曰：水者阴也，目下亦阴也，腹者至阴之所居也，故水在腹中者，必使目下肿也。溺黄赤安卧者，黄疸。疸，劳也。肾劳胞热，故溺黄赤也。《正理论》曰：谓之劳瘅，以女劳得之也。（【新校正云】详王注以疸为劳义非，若谓女劳得疸则可，若以疸为劳非矣。）已食如饥者，胃疸。是则胃热也。热则消谷，故食已如饥也。面肿曰风，加之面肿，则胃风之诊也。何者？胃阳明脉，起于鼻，交颈中，下循鼻外，故尔。足胫肿曰水，是谓下焦有水也。肾少阴脉，出于足心，上循胫过阴股，从肾上贯肝鬲。故下焦有水，足胫肿也。目黄者曰黄疸。阳怫于上，热积胸中，阳气上燔，故目黄也。《灵枢经》曰：目黄者病在胸。妇人手少阴（【新校正云】按全元起本作“足少阴”。）脉动甚者，妊子也。手少阴脉，谓掌后陷者中，当小指动而应手者也。《灵枢经》曰：少阴无输，心不病乎？岐伯云：其外经病而藏不病，故独取其经于掌后锐骨之端。此之谓也。动，谓动脉也。动脉者，大如豆，厥厥动摇也。《正理论》曰：脉阴阳相搏名曰动也。又《经脉别论》曰：阴搏阳别，谓之有子。（【新校正云】按《经脉别论》中无此文。）

脉有逆从四时，未有藏形，春夏而脉瘦，（【新校正云】按《玉机真藏论》“瘦”作“沉涩”。）秋冬而脉浮大，命曰逆四时也。春夏脉瘦，谓沉细也；秋冬浮大，不应时也。大法，春夏当浮大而反沉细，秋冬当沉细而反浮大，故曰不应时也。风（【新校正云】按《玉机真藏论》“风”作“病”。）热而脉静，泄而脱血脉实，（【新校正云】按《玉机真藏论》作：泄而脉大，脱血而脉实。）病在中脉虚，病在外（【新校正云】按《玉机真藏论》作：脉实坚病在外。）脉涩坚者，（【新校正云】按《玉机真藏论》作：脉不实坚者。）皆难治，风热当脉躁而反静，泄而脱血当脉虚而反实，邪气在内当脉实而反虚，病气在外当脉虚滑而反坚涩，故皆难治也。命曰反四时也。皆反四时之气，乃如是矣。（【新校正云】详“命曰反四时也”此六字，应古错简，当去。自前未有藏形春夏至此五十三字，与后《玉机真藏论》文相重。）

人以水谷为本，故人绝水谷则死，脉无胃气亦死。所谓无胃气者，但得真藏脉，不得胃气也；所谓脉不得胃气者，肝不弦，肾不石也。不弦不石，皆谓不微似也。

太阳脉至，洪大以长；气盛故能尔。（【新校正云】按《扁鹊阴阳脉法》云：太阳之脉，洪大以长，其来浮于筋上，动摇九分，三月四月甲子王。吕广云：太阳王五月六月，其气大盛，故其脉洪大而长也。）少阳脉至，乍数乍疏，乍短乍长；以气有畅未畅者也。（【新校正云】按《扁鹊阴阳脉法》云①：少阳之脉，乍小乍大，乍长乍短，动摇六分，王十一月甲子夜半，正月二月甲子王。吕广云：少阳王正月二月，其气尚微，故其脉来进退无常。）阳明脉至，浮大而短。谷气满盛故也。（【新校正云】详无三阴脉，应古文阙也。按《难经》云：太阴之至，紧大而长；少阴之至，紧细而微；厥阴之至，沉短以敦。吕广云：阳明王三月四月，其气始萌未盛，故其脉来浮大而短。《扁鹊阴阳脉法》云：少阴之脉紧细，

① 脉：原无，据上下注文所引补。

动摇六分，王五月甲子日中，七月八月甲子王。太阴之脉，紧细以长，乘于筋上，动摇九分，九月十月甲子王。厥阴之脉，沉短以紧，动摇三分，十一月十二月甲子王。）

夫平心脉来，累累如连珠，如循琅玕，曰心平，言脉满而盛，微似珠形之中手。琅玕，珠之类也。夏以胃气为本。脉有胃气，则累累而微似连珠也。病心脉来，喘喘连属，其中微曲，曰心病。曲，谓中手而偃曲也。（【新校正云】详越人云：啄啄连属，其中微曲，曰肾病。与《素问》异。）死心脉来，前曲后居，如操带钩，曰心死。居，不动也；操，执持也；钩，谓革带之钩。平肺脉来，厌厌聂聂，如落榆荚，曰肺平，浮薄而虚者也。（【新校正云】详越人云：厌厌聂聂，如循榆叶，曰春平脉。蔼蔼如车盖，按之益大，曰秋平脉。与《素问》之说不同。张仲景云：秋脉蔼蔼如车盖者，名曰阳结。春脉聂聂如吹榆荚者，名曰数。恐越人之说误也。）秋以胃气为本。脉有胃气，则微似榆荚之轻虚也。病肺脉来，不上不下，如循鸡羽，曰肺病。谓中央坚而两傍虚。死肺脉来，如物之浮，如风吹毛，曰肺死。如物之浮瞥瞥然，如风吹毛纷纷然也。（【新校正云】详越人云：按之消索，如风吹毛，曰死。）平肝脉来，耎弱招招，如揭长竿末梢，曰肝平，如竿末梢，言长耎也。春以胃气为本。脉有胃气，乃长耎如竿之末梢矣。病肝脉来，盈实而滑，如循长竿，曰肝病。长而不耎，故若循竿。死肝脉来，急益劲，如新张弓弦，曰肝死。劲谓劲强，急之甚也。平脾脉来，和柔相离，如鸡践地，曰脾平。言脉来动数相离，缓急和而调。长夏以胃气为本。胃少则脉实数。病脾脉来，实而盈数，如鸡举足，曰脾病。胃少故脉实急矣。举足，谓如鸡走之举足也。（【新校正云】详越人以为心病。）死脾脉来，锐坚如乌之喙，（【新校正云】按《千金方》作“如鸡之喙”。）如鸟之距，如屋之漏，如水之流，曰脾死。乌喙鸟距，言锐坚也。水流屋漏，言其至也。水流，谓平至不鼓。屋漏，谓时动复住。平肾脉来，喘喘累累如钩，按之而坚，曰肾平，谓如心脉而钩，按之小坚尔。（【新校正云】按越人云：其来上大下兑，濡滑如雀之喙，曰平。吕广云：上大者足太阳，下兑者足少阴，阴阳得所，为胃气强，故谓之平。雀喙者，本大而末兑也。）冬以胃气为本。胃少，则不按亦坚也。病肾脉来，如引葛，按之益坚，曰肾病。形如引葛，言不按且坚，明按之则尤甚也。死肾脉来，发如夺索，辟辟如弹石，曰肾死。发如夺索，犹蛇之走。辟辟如弹石，言促又坚也。

卷第六

·玉机真藏论篇第十九·

【新校正云】按全元起本在第六卷。

黄帝问曰：春脉如弦，何如而弦？岐伯对曰：春脉者肝也。东方木也，万物之所以始生也，故其气来，耎弱轻虚而滑，端直以长，故曰弦，言端直而长，状如弦也。(【新校正云】按越人云：春脉弦者，东方木也，万物始生，未有枝叶，故其脉来濡弱而长。《四时经》“轻”作“宽”。)反此者病。反为反常平之候。帝曰：何如而反？岐伯曰：其气来实而强，此谓太过，病在外；其气来不实而微，此谓不及，病在中。气余则病形于外，气少则病在于中也。(【新校正云】按吕广云：实强者，阳气盛也。少阳当微弱，今更实强，谓之太过，阳处表，故令病在外。厥阴之气养于筋，其脉弦，今更虚微，故曰不及，阴处中，故令病在内。)帝曰：春脉太过与不及，其病皆何如？岐伯曰：太过则令人善忘，忽忽眩冒而巅疾；其不及则令人胸痛引背，下则两胁胠满。忽忽，不爽也。眩，谓目眩，视如转也。冒，谓冒闷也。胠，谓腋下，胁也。“忘”当为“怒”，字之误也。《灵枢经》曰：肝气实则怒。肝厥阴脉，自足而上入毛中，又上贯鬲布胁肋，循喉咙之后上入颃颡，上出额，与督脉会于巅。故病如是。(【新校正云】按《气交变大论》云：木太过，甚则忽忽善怒，眩冒巅疾。则“忘”当作“怒”。)

帝曰：善。夏脉如钩，何如而钩？岐伯曰：夏脉者心也，南方火也，万物之所以盛长也，故其气来盛去衰，故曰钩，言其脉来盛去衰，如钩之曲也。(【新校正云】按越人云：夏脉钩者，南方火也，万物之所盛，垂枝布叶，皆下曲如钩，故其脉来疾去迟。吕广云：阳盛故来疾，阴虚故去迟，脉从下上至寸口疾，还尺中迟也。)反此者病。帝曰：何如而反？岐伯曰：其气来盛去亦盛，此谓太过，病在外；其脉来盛去盛，是阳之盛也。心气有余，是为太过。其气来不盛去反盛，此谓不及，病在中。（【新校正云】详越人肝心肺肾四藏脉，俱以强实为太过，虚微为不及，与《素问》不同。）帝曰：夏脉太过与不及，其病皆何如？岐伯曰：太过则令人身热而肤痛，为浸淫；其不及则令人烦心，上见咳唾，下为气泄。心少阴脉，起于心中，出属心系，下鬲络小肠，又从心系却上肺。故心太过则身热肤痛而浸淫流布于形分，不及则心烦，上见咳唾，下为气泄。

帝曰：善。秋脉如浮，何如而浮？岐伯曰：秋脉者肺也，西方金也，万物之所以收成也，故其气来，轻虚以浮，来急去散，故曰浮，脉来轻虚，故名浮也。来急，以阳未沉下；去散，以阴气上升也。（【新校正云】按越人云：秋脉毛者，西方金也，万物之所终，草木华叶，皆秋而落，其枝独在，若毫毛也，故其脉来，轻虚以浮，故曰毛。）反此者病。帝曰：何如而反？岐伯曰：其气来，毛而中央坚，两傍虚，此谓太过，病在外；其气来，毛而微，此谓不及，病在中。帝曰：秋脉太过与不及，其病皆何如？岐伯曰：太过则令人逆气而背痛，愠愠然；其不及则令人喘，呼吸少气而咳，上气见血，下闻病音。肺太阴脉，起于中焦，下络大肠，还循胃口，上鬲属肺，从肺系横出腋下。复藏气为咳，主喘息，故气盛则肩背痛气逆，不及则喘息变易，呼吸少气而咳，上气见血也。下闻病音，谓喘息则肺中有声也。

帝曰：善。冬脉如营，何如而营？脉沉而深，如营动也。（【新校正云】详“深”一作“濡”，又作“搏”。按本经下文云其气来沉以搏，则“深”字当为“搏”。又按《甲乙经》“搏”字为“濡”，当从《甲乙经》为“濡”。何以言之？脉沉而濡，濡古软字，乃冬脉之平调脉；若沉而搏击于手，则冬脉之太过脉也。故言当从《甲乙经》“濡”字。）岐伯曰：冬脉者肾也，北方水也，万物之所以合藏也，故其气来沉以搏，故曰营，言沉而搏击于手也。（【新校正云】按《甲乙经》搏当作濡，义如前说。又越人云：冬脉石者，北方水也，万物之所藏，盛冬之时，水凝如石，故其脉来，沉濡而滑，故曰石也。）反此者病。帝曰：何如而反？岐伯曰：其气来如弹石者，此谓太过，病在外；其去如数者，此谓不及，病在中。帝曰：冬脉太过与不及，其病皆何如？岐伯曰：太过则令人解㑊，（【新校正云】按解㑊之义，具第五卷注。）脊脉痛而少气不欲言；其不及则令人心悬如病饥，䏚中清，脊中痛，少腹满，小便变。肾少阴脉，自股内后廉贯脊，属肾，络膀胱；其直行者，从肾上贯肝鬲，入肺中，循喉咙侠舌本；其支别者，从肺出络心，注胸中。故病如是也。䏚者，季胁之下，侠脊两傍空软处也。肾外当䏚，故䏚中清冷也。帝曰：善。

帝曰：四时之序，逆从之变异也，脉春弦夏钩秋浮冬营，为逆顺之变见异状也。然脾脉独何主？主，谓主时月。岐伯曰：脾脉者土也，孤藏以灌四傍者也。纳水谷，化津液，溉灌于肝心肺肾也。以不正主四时，故谓之孤藏。帝曰：然则脾善恶，可得见之乎？岐伯曰：善者不可得见，恶者可见。不正主时，寄王于四季，故善不可见，恶可见也。帝曰：恶者何如可见？岐伯曰：其来如水之流者，此谓太过，病在外；如鸟之喙者，此谓不及，病在中。（【新校正云】按《平人气象论》云：如鸟之喙。又别本“喙”作“啄”。）帝曰：夫子言脾为孤藏，中央土以灌四傍，其太过与不及，其病皆何如？岐伯曰：太过则令人四支不举；以主四支故病不举。其不及，则令人九窍不通，名曰重强。脾之孤藏，以灌四傍，今病则五藏不和，故九窍不通也。《八十一难经》曰：五藏不和则九窍不通。重，谓藏气重叠；强，谓气不和顺。

帝瞿然而起，再拜而稽首曰：善。吾得脉之大要，天下至数，五色脉变，揆度奇恒，道在于一，瞿然，忙貌也。言以太过不及而一贯之，揆度奇恒皆通也。神转不回，回则不转，乃失其机，五气循环，不愆时叙，是为神气流转不回。若却行衰王，反天之常气，是则却回而不转，由是却回不转，乃失生气之机矣。至数之要，迫近以微，得至数之要道，则应用切近以微妙也。迫，切也。著之玉版，藏之藏府，每旦读之，名曰《玉机》。著之玉版，故以为名，言是玉版，生气之机。（【新校正云】详“至数”至“名曰《玉机》”，与前《玉版论要》文相重，彼注颇详。）

五藏受气于其所生，传之于其所胜，气舍于其所生，死于其所不胜。病之且死，必先传行至其所不胜，病乃死。受气所生者，谓受病气于己之所生者也。传所胜者，谓传于己之所克者也。气舍所生者，谓舍于生己者也。死所不胜者，谓死于克己者之分位也。所传不顺，故必死焉。此言气之逆行也，故死。所为逆者，次如下说。肝受气于心，传之于脾，气舍于肾，至肺而死。心受气于脾，传之于肺，气舍于肝，至肾而死。脾受气于肺，传之于肾，气舍于心，至肝而死。肺受气于肾，传之于肝，气舍于脾，至心而死。肾受气于肝，传之于心，气舍于肺，至脾而死。此皆逆死也。一日一夜五分之，此所以占死生之早暮也。肝死于肺，位秋庚辛，余四仿此。然朝主甲乙，昼主丙丁，四季上主戊己，晡主庚辛，夜主壬癸，由此则死生之早暮可知也。（【新校正云】按《甲乙经》“生”作“者”字，云占死者之早暮，详此经文专为言气之逆行也故死，即不言生之早暮，王氏改“者”作“生”，义不若《甲乙经》中《素问》本文。）

黄帝曰：五藏相通，移皆有次，五藏有病，则各传其所胜。以上文逆传而死，故言是逆传所胜之次也。（【新校正云】详逆传所胜之次，逆当作顺，上文既言逆传，下文所言乃顺传之次也。）不治，法三月若六月，若三日若六日，传五藏而当死，是顺传所胜之次。三月者，谓一藏气之迁移；六月者，谓至其所胜之位；三日者，三阳之数以合日也；六日者，谓兼三阴以数之尔。《热论》曰：伤寒一日巨阳受，二日阳明受，三日少阳受，四日太阴受，五日少阴受，六日厥阴受，则其义也。（【新校正云】详上文“是顺传所胜之次”七字，乃是次前注，误在此经文之下，不惟无义，兼校之全元起本《素问》及《甲乙经》并无此七字，直去之，虑未达者致疑，今存于注。）故曰：别于阳者，知病从来；别于阴者，知死生之期。主辨三阴三阳之候，则知中风邪气之所不胜矣。故下曰。（【新校正云】详旧此段注写作经，合改为注。又按《阴阳别论》云：别于阳者，知病处也；别于阴者，知死生之期。又云：别于阳者，知病忌时；别于阴者，知死生之期。义同此。）言知至其所困而死。困，谓至所不胜也。上文曰死于其所不胜。

是故风者百病之长也，言先百病而有之。（【新校正云】按《生气通天论》云：风者百病之始。）今风寒客于人，使人毫毛毕直，皮肤闭而为热，客，谓客止于人形也。风击皮肤，寒胜腠理，故毫毛毕直，玄府闭密而热生也。当是之时，可汗而发也；邪在皮毛，故可汗泄也。《阴阳应象大论》曰：善治者治皮毛。此之谓也。或痹不仁肿痛，病生而变，故如是也。热中血气，则瘰痹不仁，寒气伤形，故为肿痛。《阴阳应象大论》云：寒伤形，热伤气，气伤痛，形伤肿。当是之时，可汤熨及火灸刺而去之。皆谓释散寒邪，宣扬正气。弗治，病入舍于肺，名曰肺痹，发咳上气。邪入诸阴，则病而为痹，故入于肺，名曰痹焉。《宣明五气篇》曰：邪入于阳则狂，邪入于阴则痹。肺在变动为咳，故咳，咳则气上，故上气也。弗治，肺即传而行之肝，病名曰肝痹，一名曰厥，胁痛出食，肺金伐木，气下入肝，故曰弗治，行之肝也。肝气通胆，胆善为怒，怒者气逆，故一名厥也。肝厥阴脉，从少腹属肝络胆，上贯鬲布胁肋，循喉咙之后上入颃颡。故胁痛。而食入腹则出，故曰出食。当是之时，可按若刺耳。弗治，肝传之脾，病名曰脾风，发瘅，腹中热，烦心出黄，肝气应风，木胜脾土，土受风气，故曰脾风，盖为风气通肝而为名也。脾之为病，善发黄瘅，故发瘅也。脾太阴脉，入腹属脾络胃，上鬲侠咽连舌本散舌下；其支别者，复从胃别上鬲注心中，故腹中热而烦心，出黄色于便泻之所也。当此之时，可按可药可浴。弗治，脾传之肾，病名曰疝瘕，少腹冤热而痛，出白，一名曰蛊，肾少阴脉，自股内后廉贯脊属肾络膀胱。故少腹冤热而痛，溲出白液也。冤热内结，消铄脂肉，如虫之食，日内损削，故一名曰蛊。当此之时，可按可药。弗治，肾传之心，病筋脉相引而急，病名曰瘛，肾不足则水不生，水不生则筋燥急，故相引也。阴气内弱，阳气外燔，筋脉受热而自跳掣，故名曰瘛。当此之时，可灸可药。弗治，满十日，法当死。至心而气极，则如是矣。若复传行，当如下说。肾因传之心，心即复反传而行之肺，发寒热，法当三岁死，因肾传心，心不受病，即而复反传与肺金，肺已再伤，故寒热也。三岁者，肺至肾一岁，肾至肝一岁，肝至心一岁，火又乘肺，故云三岁死。此病之次也。谓传胜之次第。然其卒发者，不必治于传，不必依传之次，故不必以传治之。或其传化有不以次，不以次入者，忧恐悲喜怒，令不得以其次，故令人有大病矣。忧恐悲喜怒，发无常分，触遇则发，故令病气亦不次而生。因而喜大虚则肾气乘矣，喜则心气移于肺，心气不守，故肾气乘矣。《宣明五气篇》曰：精气并于心则喜。怒则肝气乘矣，怒则气逆，故肝气乘脾。悲则肺气乘矣，悲则肺气移于肝，肝气受邪，故肺气乘矣。《宣明五气篇》曰：精气并于肺则悲。恐则脾气乘矣，恐则肾气移于心，肾气不守，故脾气乘矣。《宣明五气篇》曰：精气并于肾则恐。忧则心气乘矣，忧则肝气移于脾，肝气不守，故心气乘矣。《宣明五气篇》曰：精气并于肝则忧。此其道也。此其不次之常道。故病有五，五五二十五变，及其传化。五藏相并而各五之，五而乘之，则二十五变也。然其变化，以胜相传，传而不次，变化多端。（【新校正云】按《阴阳别论》云：凡阳有五，五五二十五阳。义与此通。）传，乘之名也。言传者何？相乘之异名尔。

大骨枯槁，大肉陷下，胸中气满，喘息不便，其气动形，期六月死，真藏脉见，乃予之期日。皮肤干著，骨间肉陷，谓大骨枯槁，大肉陷下也。诸附骨际及空窳处，亦同其类也。胸中气满，喘息不便，是肺无主也。肺司治节，气息由之，其气动形，为无气相接，故耸举肩背，以远求报气矣。夫如是，皆形藏已败，神藏亦伤，见是证者，期后一百八十日内死矣。候见真藏之脉，乃与死日之期尔。真藏脉诊，下经备矣。此肺之藏也。大骨枯槁，大肉陷下，胸中气满，喘息不便，内痛引肩项，期一月死，真藏见，乃予之期日。火精外出，阳气上燔，金受火灾，故内痛肩项。如是者，期后三十日内死。此心之藏也。大骨枯槁，大肉陷下，胸中气满，喘息不便，内痛引肩项，身热脱肉破䐃，真藏见，十月之内死。阴气微弱，阳气内燔，故身热也。䐃者肉之标，脾主肉，故肉如脱尽，䐃如破败也。见斯证者，期后三百日内死。䐃，谓肘膝后肉如块者。此脾之藏也。大骨枯槁，大肉陷下，肩髓内消，动作益衰，真藏来见，期一岁死，见其真藏，乃予之期日。肩髓内消，谓缺盆深也。衰于动作，谓交接渐微，以余藏尚全，故期后三百六十五日内死。此肾之藏也。（【新校正云】按全元起本及《甲乙经》真藏“来见”作“未见”，“来”当作“未”，字之误也。）大骨枯槁，大肉陷下，胸中气满，腹内痛，心中不便，肩项身热，破䐃脱肉，目匡陷；真藏见，目不见人，立死，其见人者，至其所不胜之时则死。木生其火，肝气通心，脉抵少腹，上布胁肋，循喉咙之后，上入颃颡，故腹痛心中不便，肩项身热，破䐃脱肉也。肝主目，故目匡陷及不见人，立死也。不胜之时，谓于庚辛之月。此肝之藏也。

急虚身中卒至，五藏绝闭，脉道不通，气不往来，譬于堕溺，不可为期。言五藏相移，传其不胜，则可待真藏脉见，乃与死日之期。卒急虚邪，中于身内，则五藏绝闭，脉道不通，气不往来，譬于堕坠没溺，不可与为死日之期也。其脉绝不来，若人一息五六至，其形肉不脱，真藏虽不见，犹死也。是则急虚卒至之脉。（【新校正云】按人一息脉五六至，何得为死？必“息”字误，“息”当作“呼”乃是。）

真肝脉至，中外急，如循刀刃，责责然，如按琴瑟弦，色青白不泽，毛折，乃死。真心脉至，坚而搏，如循薏苡子累累然，色赤黑不泽，毛折，乃死。真肺脉至，大而虚，如以毛羽中人肤，色白赤不泽，毛折，乃死。真肾脉至，搏而绝，如指弹石辟辟然，色黑黄不泽，毛折，乃死。真脾脉至，弱而乍数乍疏，色黄青不泽，毛折，乃死。诸真藏脉见者，皆死不治也。（【新校正云】按杨上善云：无余物和杂，故名真也。五藏之气，皆胃气和之，不得独用。如至刚不得独用，独用则折，和柔用之即固也。五藏之气，和于胃气，即得长生，若真独见必死。欲知五藏真见为死和胃为生者，于寸口诊即可知见者，如弦是肝脉也，微弦为平和。微弦，谓二分胃气一分弦气俱动为微弦。三分并是弦而无胃气为见真藏。余四藏准此。）

黄帝曰：见真藏曰死，何也？岐伯曰：五藏者皆禀气于胃，胃者五藏之本也，胃为水谷之海，故五藏禀焉。藏气者，不能自致于手太阴，必因于胃气，乃至于手太阴也，平人之常，禀气于胃，胃气者平人之常气，故藏气因胃乃能至于手太阴也。（【新校正云】详“平人之常”至下“平人之常气”，本《平人气象论》文，王氏引注此经。按《甲乙经》云：人常禀气于胃，脉以胃气为本。与此小异，然《甲乙》之义为得。）故五藏各以其时，自为而至于手太阴也。自为其状，至于手太阴也。故邪气胜者，精气衰也，故病甚者，胃气不能与之俱至于手太阴，故真藏之气独见，独见者病胜藏也，故曰死。是所谓脉无胃气也。《平人气象论》曰：人无胃气曰逆，逆者死。帝曰：善。（【新校正云】详自“黄帝问”至此一段，全元起本在第四卷《太阴阳明表里篇》中，王冰移于此处。必言此者，欲明王氏之功于《素问》多矣。）

黄帝曰：凡治病，察其形气色泽，脉之盛衰，病之新故，乃治之无后其时。欲必先时而取之。形气相得，谓之可治；气盛形盛，气虚形虚，是相得也。色泽以浮，谓之易已；气色浮润，血气相营，故易已。脉从四时，谓之可治；脉春弦、夏钩、秋浮、冬营，谓顺四时。从，顺也。脉弱以滑，是有胃气，命曰易治，取之以时。候可取之时而取之，则万举万全，当以四时血气所在而为疗尔。（【新校正云】详取之以时，《甲乙经》作治之趋之，无后其时。与王氏之义两通。）形气相失，谓之难治；形盛气虚，气盛形虚，皆相失也。色夭不泽，谓之难已；夭，谓不明而恶；不泽，谓枯燥也。脉实以坚，谓之益甚；脉实以坚，是邪气盛，故益甚也。脉逆四时，为不可治。以气逆故疾。上四句是谓四难，所以下文曰。必察四难，而明告之。此四，粗之所易语，工之所难为。所谓逆四时者，春得肺脉，夏得肾脉，秋得心脉，冬得脾脉，其至皆悬绝沉涩者，命曰逆四时。春得肺脉，秋来见也。夏得肾脉，冬来见也。秋得心脉，夏来见也。冬得脾脉，春来见也。悬绝，谓如悬物之绝去也。未有藏形，于春夏而脉沉涩，（【新校正云】按《平人气象论》云：而脉瘦。义与此同。）秋冬而脉浮大，名曰逆四时也。未有，谓未有藏脉之形状也。病热脉静，泄而脉大，脱血而脉实，病在中脉实坚，病在外脉不实坚者，皆难治。皆难治者，以其与证不相应也。（【新校正云】按《平人气象论》云：病在中脉虚，病在外脉涩坚。与此相反，此经误，彼论为得。自“未有藏形春夏”至此，与《平人气象论》相重，注义备于彼。）

黄帝曰：余闻虚实以决死生，愿闻其情。岐伯曰：五实死，五虚死。五实，谓五藏之实；五虚，谓五藏之虚。帝曰：愿闻五实五虚。岐伯曰：脉盛，皮热，腹胀，前后不通，闷瞀，此谓五实。实，谓邪气盛实。然脉盛，心也；皮热，肺也；腹胀，脾也；前后不通，肾也；闷瞀，肝也。脉细，皮寒，气少，泄利前后，饮食不入，此谓五虚。虚，谓真气不足也。然脉细，心也；皮寒，肺也；气少，肝也；泄利前后，肾也；饮食不入，脾也。帝曰：其时有生者何也？岐伯曰：浆粥入胃，泄注止，则虚者活，身汗得后利，则实者活。此其候也。全注：饮粥得入于胃，胃气和调，其利渐止，胃气得实，虚者得活。言实者得汗外通，后得便利，自然调平。

·三部九候论篇第二十·

【新校正云】按全元起本在第一卷，篇名《决死生》。

黄帝问曰：余闻《九针》于夫子，众多博大，不可胜数。余愿闻要道，以属子孙，传之后世，著之骨髓，藏之肝肺，歃血而受，不敢妄泄，歃血，饮血也。令合天道，（【新校正云】按全元起本云：令合天地。）必有终始，上应天光星辰历纪，下副四时五行，贵贱更立，冬阴夏阳，以人应之奈何？愿闻其方。天光，谓日月星也。历纪，谓日月行历于天二十八宿三百六十五度之分纪也。言以人形血气荣卫周流，合时候之迁移，应日月之行道。然斗极旋运，黄赤道差。冬时日依黄道近南，故阴多；夏时日依黄道近北，故阳盛也。夫四时五行之气，以王者为贵，相者为贱也。岐伯对曰：妙乎哉问也！此天地之至数。道贯精微，故云妙问。至数，谓至极之数也。

帝曰：愿闻天地之至数，合于人形血气，通决死生，为之奈何？岐伯曰：天地之至数，始于一，终于九焉。九，奇数也，故天地之数，斯为极矣。一者天，二者地，三者人，因而三之，三三者九，以应九野。《尔雅》曰：邑外为郊，郊外为甸，甸外为牧，牧外为林，林外为坰，坰外为野。言其远也。（【新校正云】详王引《尔雅》为证，与今《尔雅》或不同，已具前《六节藏象论》注中。）故人有三部，部有三候，以决死生，以处百病，以调虚实，而除邪疾。所谓三部者，言身之上中下部，非谓寸关尺也。三部之内，经隧由之，故察候存亡，悉因于是，针之补泻，邪疾可除也。

帝曰：何谓三部？岐伯曰：有下部，有中部，有上部，部各有三候，三候者，有天、有地、有人也，必指而导之，乃以为质。言必当谘受于师也。《征四失论》曰：受师不卒，妄作杂术，谬言为道，更名自功，妄用砭石，后遗身咎。此其诫也。《礼》曰：疑事无质。质，成也。上部天，两额之动脉；在额两傍，动应于手，足少阳脉气所行也。上部地，两颊之动脉；在鼻孔下两傍，近于巨髎之分，动应于手，足阳明脉气之所行。上部人，耳前之动脉。在耳前陷者中，动应于手，手少阳脉气之所行也。中部天，手太阴也；谓肺脉也。在掌后寸口中，是谓经渠，动应于手。中部地，手阳明也；谓大肠脉也，在手大指次指歧骨间，合谷之分，动应于手也。中部人，手少阴也。谓心脉也，在掌后锐骨之端，神门之分，动应于手也。《灵枢经·持针纵舍论》问曰：少阴无输，心不病乎？对曰：其外经病而藏不病，故独取其经于掌后锐骨之端。正谓此也。下部天，足厥阴也；谓肝脉也。在毛际外，羊矢下一寸半陷中，五里之分，卧而取之，动应于手也。女子取太冲，在足大指本节后二寸陷中是。下部地，足少阴也；谓肾脉也。在足内踝后跟骨上陷中，太溪之分，动应手。下部人，足太阴也。谓脾脉也，在鱼腹上趋筋间，直五里下，箕门之分，宽巩足单衣，沉取乃得之，而动应于手也。候胃气者，当取足跗之上，冲阳之分，穴中脉动乃应手也。（【新校正云】详自"上部天"至此一段，旧在当篇之末，义不相接，此正论三部九候，宜处于斯，今依皇甫谧《甲乙经》编次例，自篇末移置此也。）故下部之天以候肝，足厥阴脉行其中也。地以候肾，足少阴脉行其中也。人以候脾胃之气。足太阴脉行其中也。脾藏与胃，以膜相连，故以候脾兼候胃也。

帝曰：中部之候奈何？岐伯曰：亦有天，亦有地，亦有人。天以候肺，手太阴脉当其处也。地以候胸中之气，手阳明脉当其处也。经云：肠胃同候。故以候胸中也。人以候心。手少阴脉当其处也。帝曰：上部以何候之？岐伯曰：亦有天，亦有地，亦有人。天以候头角之气，位在头角之分，故以候头角之气也。地以候口齿之气，位近口齿，故以候之。人以候耳目之气。以位当耳前，脉抵于目外眦，故以候之。三部者，各有天，各有地，各有人。三而成天，（【新校正云】详“三而成天”至“合为九藏”，与《六节藏象论》文重，注义具彼篇。）三而成地，三而成人。三而三之，合则为九，九分为九野，九野为九藏。以是故应天地之至数。故神藏五，形藏四，合为九藏。所谓神藏者，肝藏魂，心藏神，脾藏意，肺藏魄，肾藏志也。以其皆神气居之，故云神藏五也。所谓形藏者，皆如器外张，虚而不屈，含藏于物，故云形藏也。所谓形藏四者，一头角，二耳目，三口齿，四胸中也。（【新校正云】详注说神藏，《宣明五气篇》文。又与《生气通天论》注、《六节藏象论》注重。）五藏已败，其色必夭，夭必死矣。夭，谓死色，异常之候也。色者神之旗，藏者神之舍，故神去则藏败，藏败则色见异常之候，死也。

帝曰：以候奈何？岐伯曰：必先度其形之肥瘦，以调其气之虚实，实则泻之，虚则补之。度，谓量也。实泻虚补，此所谓顺天之道也。《老子》曰：天之道，损有余，补不足也。必先去其血脉而后调之，无问其病，以平为期。血脉满坚，谓邪留止，故先刺去血，而后乃调之，不当询问病者盈虚，要以脉气平调为之期准尔。帝曰：决死生奈何？度形肥瘦，调气盈虚，不问病人，以平为准，死生之证以决之也。岐伯曰：形盛脉细，少气不足以息者危；形气相反，故生气至危。《玉机真藏论》曰：形气相得，谓之可治。今脉气不足，形盛有余，证不相扶，故当危也。危者，言其近死，犹有生者也。《刺志论》曰：气实形实，气虚形虚。此其常也，反此者病。今脉细少气，是为气弱，体壮盛，是为形盛，形盛气弱，故生气倾危。（【新校正云】按全元起注本及《甲乙经》《脉经》“危”作“死”。）形瘦脉大，胸中多气者死；是则形气不足，脉气有余也，故死。形瘦脉大，胸中气多，形藏已伤，故云死也。凡如是类，皆形气不相得也。形气相得者生，参伍不调者病；参，谓参校；伍，谓类伍。参校类伍，而有不调，谓不率其常，则病也。三部九候皆相失者死；失，谓气候不相类也。相失之候，诊凡有七，七诊之状，如下文云。上下左右之脉相应如参舂者病甚；上下左右相失不可数者死；三部九候，上下左右，凡十八诊也。如参舂者，谓大数而鼓，如参舂杵之上下也。《脉要精微论》曰：大则病进。故病甚也。不可数者，谓一息十至已上也。《脉法》曰：人一呼而脉再至，一吸脉亦再至，曰平。三至曰离经，四至曰脱精，五至曰死，六至曰命尽。今相失而不可数者，是过十至之外也。至五尚死，况至十者乎！中部之候虽独调，与众藏相失者死；中部之候相减者死；中部左右，凡六诊也。上部下部已不相应，中部独调，固非其久，减于上下，是亦气衰，故皆死也。减，谓偏少也。臣亿等详旧无“中部之候相减者死”八字，按全元起注本及《甲乙经》添之，且注有解减之说而经阙其文，此脱在王注之后也。目内陷者死。言太阳也。太阳之脉，起于目内眦。目内陷者，太阳绝也，故死。所以言太阳者，太阳主诸阳之气，故独言之。

帝曰：何以知病之所在？岐伯曰：察九候独小者病，独大者病，独疾者病，独迟者病，独热者病，独寒者病，独陷下者病。相失之候，诊凡有七者，此之谓也。然脉见七诊，谓参伍不调，随其独异，以言其病尔。以左手足上，上去踝五寸按之，庶右手足当踝而弹之，手足皆取之，然手踝之上，手太阴脉；足踝之上，足太阴脉。足太阴脉主肉，应于下部；手太阴脉主气，应于中部。是以下文云脱肉身不去者死，中部乍疏乍数者死。臣亿等按：《甲乙经》及全元起注本并云：以左手足上去踝五寸而按之，右手当踝而弹之。全元起注云：内踝之上，阴交之出，通于膀胱，系于肾，肾为命门，是以取之，以明吉凶。今文少一“而”字，多一“庶”字及“足”字。王注以手足皆取为解，殊为穿凿。当从全元起注旧本及《甲乙经》为正。其应过五寸以上，蠕蠕然者不病；气和故也。其应疾，中手浑浑然者病；中手徐徐然者病；浑浑，乱也。徐徐，缓也。其应上不能至五寸，弹之不应者死。气绝，故不应也。是以脱肉身不去者死。谷气外衰，则肉如脱尽。天真内竭，故身不能行。真谷并衰，故死之至矣。去，犹行去也。中部乍疏乍数者死。疏乍数，气之丧乱也，故死。其脉代而钩者，病在络脉。钩为夏脉，又夏气在络，故病在络脉也。络脉受邪，则经脉滞否，故代止也。九候之相应也，上下若一，不得相失。上下若一，言迟速小大等也。一候后则病，二候后则病甚，三候后则病危。所谓后者，应不俱也。俱，犹同也，一也。察其府藏，以知死生之期，夫病入府则愈，入藏则死，故死生期准，察以知之矣。必先知经脉，然后知病脉，经脉，四时五藏之脉。真藏脉见者胜死。所谓真藏脉者，真肝脉至，中外急，如循刀刃责责然，如按琴瑟弦；真心脉至，坚而搏，如循意苡子累累然；真脾脉至，弱而乍数乍疏；真肺脉至，大而虚，如毛羽中人肤；真肾脉至，搏而绝，如指弹石辟辟然。凡此五者，皆谓得真藏脉而无胃气也。《平人气象论》曰：胃者平人之常气也，人无胃气曰逆，逆者死。此之谓也。胜死者，谓胜克于己之时则死也。《平人气象论》曰：肝见庚辛死，心见壬癸死，脾见甲乙死，肺见丙丁死，肾见戊己死。是谓胜死也。足太阳气绝者，其足不可屈伸，死必戴眼。足太阳脉，起于目内眦，上额交巅上，从巅入络脑，还出别下项，循肩髆内，侠脊抵腰中；其支者，复从肩髆别下贯臀，过髀枢，下合腘中，贯腨循踵至足外侧。太阳气绝，死如是矣。（【新校正云】按《诊要经终论》载三阳三阴脉终之证，此独纪足太阳气绝一证①，余应阙文也。又注“贯臀”，《甲乙经》作“贯胂”，王氏注《厥论》《刺疟论》各作“贯神”，又注《刺腰痛》作“贯臀”，详《甲乙经》注“臀”当作“胂”。）

帝曰：冬阴夏阳奈何？言死时也。岐伯曰：九候之脉，皆沉细悬绝者为阴，主冬，故以夜半死；盛躁喘数者为阳，主夏，故以日中死。位无常居，物极则反也。乾坤之义，阴极则龙战于野，阳极则亢龙有悔，是以阴阳极脉，死于夜半日中也。是故寒热病者，以平旦死；亦物极则变也。平晓木王，木气为风，故木王之时，寒热病死。《生气通天论》曰：因于露风，乃生寒热。由此则寒热之病，风薄所为也。热中及热病者，以日中死；阳之极也。病风者，以日夕死；卯酉冲也。病水者，以夜半死；水王故也。其脉乍疏、乍数、乍迟、乍疾者，日乘四季死。辰戌丑未，土寄王之，脾气内绝，故日乘四季而死也。形肉已脱，九候虽调，犹死。亦谓形气不相得也。证前脱肉身不去者，九候虽平调，亦死也。七诊虽见，九候皆从者不死。但九候顺四时之令，虽七诊互见亦生矣。从，谓顺从也。所言不死者，风气之病及经月之病，似七诊之病而非也，故言不死。风病之脉，诊大而数。月经之病，脉小以微。虽候与七诊之状略同，而死生之证乃异，故不死也。若有七诊之病，其脉候亦败者死矣，言虽七诊见九候从者不死，若病同七诊之状而脉应败乱，纵九候皆顺犹不得生也。必发哕噫。胃精内竭，神不守心，故死之时，发斯哕噫。《宣明五气篇》曰：心为噫，胃为哕也。必审问其所始病，与今之所方病，方，正也。言必当原其始而要终也。而后各切循其脉，视其经络浮沉，以上下逆从循之，其脉疾者不病，气强盛故。其脉迟者病，气不足故。脉不往来者死，精神去也。皮肤著者死。骨干枯也。

帝曰：其可治者奈何？岐伯曰：经病者治其经，求有过者。孙络病者治其孙络血，有血留止，刺而去之。（【新校正云】按《甲乙经》云：络病者，治其络血。无二“孙”字。）血病身有痛者治其经络。《灵枢经》曰：经脉为里，支而横者为络，络之别者为孙络。由是孙络，则经之别支而横也。（【新校正云】按《甲乙经》无“血病”二字。）其病者在奇邪，奇邪之脉则缪刺之。奇，谓奇缪不偶之气，而与经脉缪处也，由是故缪刺之。缪刺者，刺络脉左取右右取左也。留瘦不移，节而刺之。病气淹留，形容减瘦，证不移易，则消息节级，养而刺之。此又重明前经无问其病以平为期者也。上实下虚，切而从之，索其结络脉，刺出其血，以见通之。结，谓血结于络中也。血去则经隧通矣。前经云先去血脉而后调之，明其结络乃先去也。（【新校正云】详经文“以见通

① 纪：原作“犯”，据守山阁校刻本改。

之"，《甲乙经》作"以通其气"。）瞳子高者太阳不足，戴眼者太阳已绝，此决死生之要，不可不察也。此复明前太阳气欲绝及已绝之候也。手指及手外踝上五指留针。错简文也。

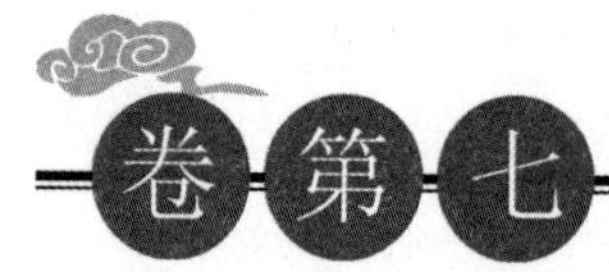

卷第七

·经脉别论篇第二十一·

【新校正云】按全元起本在第四卷中。

黄帝问曰：人之居处动静勇怯，脉亦为之变乎？岐伯对曰：凡人之惊恐恚劳动静，皆为变也。变，谓变易常候。是以夜行则喘出于肾，肾王于夜，气合幽冥，故夜行则喘息内从肾出也。淫气病肺。夜行肾劳，因而喘息，气淫不次，则病肺也。有所堕恐，喘出于肝，恐生于肝，堕损筋血，因而奔喘，故出于肝也。淫气害脾。肝木妄淫，害脾土也。有所惊恐，喘出于肺，惊则心无所倚，神无所归，气乱胸中，故喘出于肺也。淫气伤心。惊则神越，故气淫反伤心矣。度水跌仆，喘出于肾与骨，湿气通肾，骨，肾主之，故度水跌仆，喘出肾骨矣。跌，谓足跌；仆，谓身倒也。当是之时，勇者气行则已，怯者则着而为病也。气有强弱，神有壮懦，故殊状也。故曰：诊病之道，观人勇怯，骨肉皮肤，能知其情，以为诊法也。通达性怀，得其情状，乃为深识，诊契物宜也。故饮食饱甚，汗出于胃。饱甚胃满，故汗出于胃也。惊而夺精，汗出于心。惊夺心精，神气浮越，阳内薄之，故汗出于心也。持重远行，汗出于肾。骨劳气越，肾复过疲，故持重远行，汗出于肾也。疾走恐惧，汗出于肝。暴役于筋，肝气罢极，故疾走恐惧，汗出于肝也。摇体劳苦，汗出于脾。摇体劳苦，谓动作施力，非疾走远行也。然动作用力，则谷精四布，脾化水谷，故汗出于脾也。故春秋冬夏，四时阴阳，生病起于过用，此为常也。不适其性，而强云为，过即病生，此其常理。五脏受气，盖有常分，用而过耗，是以病生。故下文曰。

食气入胃，散精于肝，淫气于筋。肝养筋，故胃散谷精之气入于肝，则浸淫滋养于筋络矣。食气入胃，浊气归心，淫精于脉。浊气，谷气也。心居胃上，故谷气归心，淫溢精微入于脉也。何者？心主脉故。脉气流经，经气归于肺，肺朝百脉，输精于皮毛。言脉气流运，乃为大经，经气归宗，上朝于肺，肺为华盖，位复居高，治节由之，故受百脉之朝会也。《平人气象论》曰：藏真高于肺，以行荣卫阴阳。由此故肺朝百脉，然乃布化精气，输于皮毛矣。毛脉合精，行气于府。府，谓气之所聚处也，是谓气海，在两乳间，名曰膻中也。府精神明，留于四藏，气归于权衡。膻中之布气者分为三隧：其下者走于气街，上者走于息道，宗气留于海，积于胸中，命曰气海也。如是分化，乃四藏安定，三焦平均，中外上下各得其所也。权衡以平，气口成寸，以决死生。三世脉法，皆以三寸为寸关尺之分，故中外高下，气绪均平，则气口之脉而成寸也。夫气口者，脉之大要会也，百脉尽朝，故以其分决死生也。饮入于胃，游溢精气，上输于脾。水饮流下，至于中焦，水化精微，上为云雾，云雾散变，乃注于脾。《灵枢经》曰：上焦如雾，中焦如沤。此之谓也。脾气散精，上归于肺，通调水道，下输膀胱。水土合化，上滋肺金，金气通肾，故调水道，转注下焦，膀胱禀化，乃为溲矣。《灵枢经》曰：下焦如渎。此之谓也。水精四布，五经并行，合于四时五藏阴阳，揆度以为常也。从是水精布，经气行，筋骨成，血气顺，配合四时寒暑，证符五藏阴阳，揆度盈虚，用为常道。度，量也。以，用也。（【新校正云】按一本云：阴阳动静。）

太阳藏独至，厥喘虚气逆，是阴不足阳有余也，阴，谓肾。阳，谓膀胱也。故下文曰。表里当俱泻，取之下俞。阳独至，谓阳气盛至也。阳独至为阳有余，阴不足则阳邪入，故表里俱泻，取足六俞也。下俞，足俞也。（【新校正云】详“六”当为“穴”字之误也。按府有六俞，藏止五俞，今藏府俱泻，不当言六俞，六俞则不能兼藏，言穴俞则藏府兼举。）阳明藏独至，是阳气重并也，当泻阳补阴，取之下俞。阳气重并，故泻阳补阴。少阳藏独至，是厥气也，蹻前卒大，取之下俞，蹻谓阳蹻脉，在足外踝下。足少阳脉，行抵绝骨之端，下出外踝之前，循足跗。然蹻前卒大，则少阳之气盛也，故取足俞少阳也。少阳独至者，一阳之过也。一阳，少阳也。过，谓太过也。以其太过，故蹻前卒大焉。太阴藏搏者，用心省真，见太阴之脉伏鼓，则当用心省察之，若是真藏之脉，不当治也。五脉气少，胃气不平，三阴也，三阴，太阴脾之脉也。五藏脉少，胃气不调，是亦太阴之过也。宜治其下俞，补阳泻阴。以阴气太过故。一阳独啸，少阳厥也，啸谓耳中鸣，如啸声也。胆及三焦脉皆入耳，故气逆上则耳中鸣。（【新校正云】详此上明三阳，此言三阴，今此再言少阳而不及少阴者，疑此一阳乃二阴之误也。又按全元起本此为少阴厥，显知此即二阴也。）阳并于上，四脉争张，气归于肾，心脾肝肺，四脉争张，阳并于上者，是肾气不足，故气归于肾也。宜治其经络，泻阳补阴。阴气足，则阳气不复并于上矣。一阴至，厥阴之治也，真虚痟心，厥气留薄，发为白汗，调食和药，治在下俞。一或作二，误也。厥阴，一阴也。上言二阴至则当少阴治，下言厥阴治则当一阴至也。然三坟之经，俗久沦坠，人少披习，字多传写误。帝曰：太阳藏何象？岐伯曰：象三阳而浮也。帝曰：少阳藏何象？岐伯曰：象一阳也，一阳藏者，滑而不实也。帝曰：阳明藏何象？岐伯曰：象大浮也。（【新校正云】按《太素》及全元起本云：象心之大浮也。）太阴藏抟，言伏鼓也。二阴抟至，肾沉不浮也。明前独至之脉状也。（【新校正云】详前脱二阴，此无一阴，阙文可知。）

·藏气法时论篇第二十二·

【新校正云】按全元起本在第一卷，又于第六卷《脉要篇》末重出。

黄帝问曰：合人形以法四时五行而治，何如而从？何如而逆？得失之意，愿闻其事。岐伯对曰：五行者，金、木、水、火、土也，更贵更贱，以知死生，以决成败，而定五藏之气，间甚之时，死生之期也。帝曰：愿卒闻之。

岐伯曰：肝主春，以应木也。足厥阴少阳主治，厥阴，肝脉。少阳，胆脉。肝与胆合，故治同。其日甲乙，甲乙为木，东方干也。肝苦急，急食甘以缓之。甘性和缓。（【新校正云】按全元起云：肝苦急，是其气有余。）心主夏，以应火也。手少阴太阳主治，少阴，心脉。太阳，小肠脉。心与小肠合，故治同。其日丙丁，丙丁为火，南方干也。心苦缓，急食酸以收之。酸性收敛。（【新校正云】按全元起云：心苦缓，是心气虚。）脾主长夏，长夏，谓六月也。夏为土母，土长干中，以长而治，故云长夏。（【新校正云】按全元起云：脾王四季，六月是火王之处。盖以脾主中央，六月是十二月之中，一年之半，故脾主六月也。）足太阴阳明主治，太阴，脾脉。阳明，胃脉。脾与胃合，故治同。其日戊己，戊己为土，中央干也。脾苦湿，急食苦以燥之。苦性干燥。肺主秋，以应金也。手太阴阳明主治，太阴，肺脉。阳明，大肠脉。肺与大肠合，故治同。其日庚辛，庚辛为金，西方干也。肺苦气上逆，急食苦以泄之。苦性宣泄，故肺用之。（【新校正云】按全元起云：肺气上逆，是其气有余。）肾主冬，以应水也。足少阴太阳主治，少阴，肾脉。太阳，膀胱脉。肾与膀胱合，故治同。其日壬癸，壬癸为水，北方干也。肾苦燥，急食辛以润之，开腠理，致津液，通气也。辛性津润也。然腠理开，津液达，则肺气下流，肾与肺通，故云通气也。

病在肝，愈于夏，子制其鬼也。余愈同。夏不愈，甚于秋，子休，鬼复王也。余甚同。秋不死，持于冬，鬼休而母养，故气执持于父母之乡也。余持同。起于春，自得其位，故复起。余起同。禁当风。以风气通于肝，故禁而勿犯。肝病者，愈在丙丁，丙丁应夏。丙丁不愈，加于庚辛，庚辛应秋。庚辛不死，持于壬癸，壬癸应冬。起于甲乙。应春木也。肝病者，平旦慧，下晡甚，夜半静。木王之时，故爽慧也。金王之时，故加甚也。水王之时，故静退也。余慧甚同，其静小异。肝欲散，急食辛以散之，以藏气常散，故以辛发散也。《阴阳应象大论》曰：辛甘发散为阳也。《平人气象论》曰：藏真散于肝。言其常发散也。用辛补之，酸泻之。辛味散故补，酸味收故泻。（【新校正云】按全元起本云：用酸补之，辛泻之。自为一义。）

病在心，愈在长夏，长夏不愈，甚于冬；冬不死，持于春，起于夏，如肝例也。禁温食热衣。热则心躁，故禁止之。心病者，愈在戊己，戊己应长夏也。戊己不愈，加于壬癸，壬癸应冬。壬癸不死，持于甲乙，甲乙应春。起于丙丁。应夏火也。心病者，日中慧，夜半甚，平旦静。亦休王之义也。心欲耎，急食咸以耎之，以藏气好软，故以咸柔耎也。《平人气象论》曰：藏真通于心。言其常欲柔软也。用咸补之，甘泻之。咸补，取其柔耎。甘泻，取其舒缓。

病在脾，愈在秋，秋不愈，甚于春，春不死，持于夏，起于长夏，禁温食饱食湿地濡衣。温湿及饱，并伤脾气，故禁止之。脾病者，愈在庚辛，应秋气也。庚辛不愈，加于甲乙，应春气也。甲乙不死，持于丙丁，应夏气也。起于戊己。应长夏也。脾病者，日昳慧，日出甚，（【新校正云】按《甲乙经》“日出”作“平旦”，虽日出与平旦时等，按前文言木王之时皆云平旦而不云日出，盖日出于冬夏之期有早晚，不若平旦之为得也。）下晡静。土王则爽慧，木克则增甚，金扶则静退，亦休王之义也。一本或云“日中持”者，谬也。爰五藏之病，皆以胜相加，至其所生而愈，至其所不胜而甚，至于所生而持，自得其位而起，由是故皆有间甚之时，死生之期也。脾欲缓，急食甘以缓之，甘性和缓，顺其缓也。用苦泻也，甘补之。苦泻，取其坚燥。甘补，取其安缓。

病在肺，愈在冬，冬不愈，甚于夏，夏不死，持于长夏，起于秋，例如肝也。禁寒饮食寒衣。肺恶寒气，故衣食禁之。《灵枢经》曰：形寒寒饮则伤肺。饮尚伤肺，其食甚焉。肺不独恶寒，亦畏热也。肺病者，愈在壬癸，应冬水也。壬癸不愈，加于丙丁，应夏火也。丙丁不死，持于戊己，长夏土也。起于庚辛。应秋金也。肺病者，下晡慧，日中甚，夜半静。金王则慧，水王则静，火王则甚。肺欲收，急食酸以收之，以酸性收敛故也。用酸补之，辛泻之。酸收敛，故补。辛发散，故泻。

病在肾，愈在春，春不愈，甚于长夏，长夏不死，持于秋，起于冬，例如肝也。禁犯焠㶷热食温炙衣。肾性恶燥，故此禁之。（【新校正云】按别本“焠”作“焠”。）肾病者，愈在甲乙，应春木也。甲乙不愈，甚于戊己，长夏土也。戊己不死，持于庚辛，应秋金也。起于壬癸。应冬水也。肾病者，夜半慧，四季甚，下晡静。水王则慧，土王则甚，金王则静。肾欲坚，急食苦以坚之，以苦性坚燥也。用苦补之，咸泻之。苦补，取其坚也。咸泻，取其耎也。耎，湿土制也，故用泻之。

夫邪气之客于身也，以胜相加，邪者，不正之目，风寒暑湿饥饱劳逸皆是邪也，非唯鬼毒疫疠也。至其所生而愈，谓至己所生也。至其所不胜而甚，谓至克己之气也。至于所生而持，谓至生己之气也。自得其位而起。居所王处，谓自得其位也。必先定五藏之脉，乃可言间甚之时，死生之期也。五藏之脉者，谓肝弦、心钩、肺浮、肾营、脾代，知是则可言死生间甚矣。《三部九候论》曰：必先知经脉，然后知病脉。此之谓也。

肝病者，两胁下痛引少腹，令人善怒，肝厥阴脉，自足而上，环阴器，抵少腹，又上贯肝鬲，布胁肋，故两胁下痛引少腹也。其气实则善怒。《灵枢经》曰：肝气实则怒。虚则目䀮䀮无所见，耳无所闻，善恐如人将捕之，肝厥阴脉，自胁肋循喉咙入颃颡连目系。胆少阳脉，其支者，从耳后入耳中，出走耳前，至目锐眦后。故病如是也。恐，谓恐惧，魂不安也。取其经，厥阴与少阳，经，谓经脉也。非其络病，故取其经也。取厥阴以治肝气，取少阳以调气逆也。故下文曰。气逆，则头痛耳聋不聪颊肿。肝厥阴脉，自目系上出额，与督脉会于巅，故头痛。胆少阳脉，支别者，从耳中出走耳前；又支别者，加颊车。又厥阴之脉，支别者，从目系下颊里。故耳聋不聪。颊肿也。是以上文兼取少阳也。取血者。脉中血满，独异于常，乃气逆之诊，随其左右，有则刺之。

心病者，胸中痛，胁支满，胁下痛，膺背肩甲间痛，两臂内痛，心少阴脉，支别者，循胸出胁。又手心主厥阴之脉，起于胸中；其支别者，亦循胸出胁，下掖三寸，上抵掖下，下循臑内，行太阴少阴之间，入肘中，下循臂，行两筋之间。又心少阴之脉，直行者，复从心系却上肺，上出掖下，下循臑内后廉，行太阴心主之后，下肘内，循臂内后廉，抵掌后锐骨之端。又小肠太阳之脉。自臂臑上绕肩甲，交肩上。故病如是。虚则胸腹大，胁下与腰相引而痛，手心主厥阴之脉，从胸中出属心包，下鬲历络三焦；其支别者，循胸出胁。心少阴之脉，自心系下鬲络小肠。故病如是也。取其经，少阴太阳，舌下血者。少阴之脉，从心系上侠咽喉，故取舌本下及经脉血也。其变病，刺郄中血者。其或呕变，则刺少阴之郄血满者也。手少阴之郄，在掌后脉中，去腕半寸，当小指之后。

脾病者，身重善肌肉痿，足不收行，善瘈脚下痛，脾象土而主肉，故身重肉痿也，痿，谓萎无力也。脾太阴之脉，起于足大指之端，循指内侧上内踝前廉，上腨内。肾少阴之脉，起于足小指之下，斜趣足心，上腨内，出腘内廉。故病则足不收行，善瘈脚下痛也。故下取少阴。（【新校正云】按《甲乙经》作：善饥，肌肉痿。《千金方》云：善饥，足痿不收。《气交变大论》云：肌肉萎，足痿不收，行善瘈。）虚则腹满肠鸣，飧泄食不化，脾太阴脉，从股内前廉入腹属脾络胃，故病如是。《灵枢经》曰：中气不足，则腹为之善满，肠为之善鸣。取其经，太阴阳明少阴血者。少阴，肾脉也，以前病行善瘈脚下痛，故取之而出血。血满者，出之。

肺病者，喘咳逆气，肩背痛，（【新校正云】按《千金方》作：肩息背痛。）汗出尻阴股膝（【新校正云】按《甲乙经》《脉经》作“膝挛”。）髀腨胻足皆痛，（肺藏气而主喘息，在变动为咳，故病则喘咳逆气也。背为胸中之府，肩接近之，故肩背痛也。肺养皮毛，邪盛则心液外泄，故汗出也。肾少阴之脉，从足下上循腨内出腘内廉，上股内后廉，贯脊属肾络膀胱。今肺病则肾脉受邪，故尻阴股膝髀腨胻足皆痛，故下取少阴也。）虚则少气不能报息，耳聋嗌干，气虚少，故不足以报入息也。肺太阴之络会于耳中，故聋也。肾少阴之脉，从肾上贯肝鬲入肺中，循喉咙侠舌本，今肺虚则肾气不足以上润于嗌，故嗌干也。是以下文兼取少阴也。取其经，太阴足太阳外厥阴内血者。足太阳之外厥阴内者，正谓腨内侧内踝后之直上，则少阴脉也。视左右足脉少阴部分有血满异于常者，即而取之。

肾病者，腹大胫肿，（【新校正云】按《甲乙经》云：胫肿痛。）喘咳身重，寝汗出，憎风。肾少阴脉，起于足上循腨，复从横骨中侠齐，循腹里上行而入肺，故腹大胫肿而喘咳也。肾病则骨不能用，故身重也。肾邪攻肺，心气内微，心液为汗，故寝汗出也。胫既肿矣，汗复津泄，阴凝玄府，阳烁上焦，内热外寒，故憎风也。憎风，谓深恶之也。虚则胸中痛，大腹、小腹痛，清厥意不乐，肾少阴脉，从肺出络心，注胸中。然肾气既虚，心无所制，心气熏肺，故痛聚胸中也。足太阳脉，从项下行而至足，肾虚则太阳之气不能盛行于足，故足冷而气逆也。清，谓气清冷；厥，谓气逆也。以清冷气逆，故大腹小腹痛；志不足则神躁扰，故不乐也。（【新校正云】按《甲乙经》“大腹小腹”作“大肠小肠”。）取其经，少阴太阳血者。凡刺之道，虚则补之，实则泻之。不盛不虚，以经取之，是谓得道。经络有血，刺而去之，是谓守法。犹当揣形定气，先去血脉，而后乃平有余不足焉。《三部九候论》曰：必先度其形之肥瘦，以调其气之虚实，实则泻之，虚则补之，必先去其血脉而后调之。此之谓也。

肝色青，宜食甘，粳米、牛肉、枣、葵皆甘。肝性喜急，故食甘物而取其宽缓也。（【新校正云】详“肝色青”至篇末，全元起本在第六卷，王氏移于此。）心色赤，宜食酸，小豆、（【新校正云】按《甲乙经》《太素》“小豆”作“麻”。）犬肉、李、韭皆酸，心性喜缓，故食酸物而取其收敛也。肺色白，宜食苦，麦、羊肉、杏、薤、皆苦。肺喜气逆，故食苦物而取其宣泄也。脾色黄，宜食咸，大豆、豕肉、栗、藿皆咸。究斯宜食，乃调利关机之义也。肾为胃关，脾与胃合，故假咸柔耎以利其关，关利而胃气乃行，胃行而脾气方化，故应脾宜味与众不同也。（【新校正云】按上文曰：肝苦急，急食甘以缓之；心苦缓，急食酸以收之；脾苦湿，急食苦以燥之；肺苦气上逆，急食苦以泄之；肾苦燥，急食辛以润之。此肝心肺肾食宜皆与前文合，独脾食咸，宜不用苦，故王氏特注其义。）肾色黑，宜食辛，黄黍、鸡肉、桃、葱皆辛。肾性喜燥，故食辛物而取其津润也。辛散，酸收，甘缓，苦坚，咸耎。皆自然之气也。然辛味苦味，匪唯坚散而已，辛亦能润能散，苦亦能燥能泄，故上文曰脾苦湿急食苦以燥之，肺苦气上逆急食苦以泄之，则其谓苦之燥泄也；又曰肾苦燥急食辛以润之，则其谓辛之濡润也。毒药攻邪，药，谓金、玉、土、石、草、木、菜、果、虫、鱼、鸟、兽之类，皆可以祛邪养正者也。然辟邪安正，惟毒乃能，以其能然，故通谓之毒药也。（【新校正云】按《本草》云：下药为佐使，主治病，以应地，多毒，不可久服，欲除寒热邪气破积聚愈疾者，本下经。故云毒药攻邪。）五谷为养，谓粳米、小豆、麦、大豆、黄黍也。五果为助，谓桃、李、杏、栗、枣也。五畜为益，谓牛、羊、豕、犬、鸡也。五菜为充，谓葵、藿、薤、葱、韭也。（【新校正云】按《五常政大论》曰：大毒治病十去其六，常毒治病十去其七，小毒治病十去其八，无毒治病十去其九，谷肉果菜食养尽之，无使过之伤其正也。）气味合而服之，以补精益气。气为阳化，味曰阴施，气味合和，则补益精气矣。《阴阳应象大论》曰：阳为气，阴为味，味归形，形归气，气归精，精归化，精食气，形食味。又曰：形不足者温之以气，精不足者补之以味。由是则补精益气，其义可知。（【新校正云】按孙思邈云：精以食气，气养精以荣色，形以食味，味养形以生力。精顺五气以为灵也，若食气相恶则伤精也；形受味以成也，若食味不调则损形也。是以圣人先用食禁以存性，后制药以防命，气味温补以存精形。此之谓气味合而服之，以补精益气也。）此五者，有辛、酸、甘、苦、咸，各有所利，或散或收，或缓或急，或坚或耎，四时五藏，病随五味所宜也。用五味而调五藏，配肝以甘，心以酸，脾以咸，肺以苦，肾以辛者，各随其宜，欲缓、欲收、欲耎、欲泄、欲散、欲坚而为用，非以相生相养而为义也。

·宣明五气篇第二十三·

【新校正云】按全元起本在第一卷。

五味所入：酸入肝，肝合木而味酸也。辛入肺，肺合金而味辛也。苦入心，心合火而味苦也。咸入肾，肾合水而味咸也。甘入脾，脾合土而味甘也。（【新校正云】按《太素》又云：淡入胃。）是谓五入。（【新校正云】按《至真要大论》云：夫五味入胃，各归所喜，故酸先入肝，苦先入心，甘先入脾，辛先入肺，咸先入肾。）

五气所病：心为噫，象火炎上，烟随焰出，心不受秽，故噫出之。肺为咳，象金坚劲，扣之有声，邪击于肺，故为咳也。肝为语，象木枝条，而形支别，语宜委曲，故出于肝。脾为吞，象土包容，物归于内，翕如皆受，故为吞也。肾为欠为嚏，象水下流，上生云雾，气郁于胃，故欠生焉。太阳之气和利而满于心，出于鼻则生嚏也。胃为气逆为哕为恐，以为水谷之海，肾与为关，关闭不利，则气逆而上行也。以包容水谷，性喜受寒，寒谷相薄，故为哕也。寒盛则哕起，热盛则恐生。何者？胃热则肾气微弱，故为恐也。下文曰：精气并于肾则恐也。大肠小肠为泄，下焦溢为水，大肠为传道之府，小肠为受盛之府，受盛之气既虚，传道之司不禁，故为泄利也。下焦为分注之所，气窒不泻，则溢而为水。膀胱不利为癃，不约为遗溺，膀胱为津液之府，水注由之。然足三焦脉实，约下焦而不通，则不得小便；足三焦脉虚，不约下焦，则遗溺也。《灵枢经》曰：足三焦者，太阳之别也，并太阳之正，入络膀胱，约下焦，实则闭癃，虚则遗溺。胆为怒，中正决断，无私无偏，其性刚决，故为怒也。《六节藏象论》曰：凡十一藏，取决于胆也。是谓五病。

五精所并：精气并于心则喜，精气，谓火之精气也。肺虚而心精并之，则为喜。《灵枢经》曰：喜乐无极则伤魄。魄为肺神，明心火并于肺金也。并于肺则悲，肝虚而肺气并之，则为悲。《灵枢经》曰：悲哀动中则伤魂。魂为肝神，明肺金并于肝木也。并于肝则忧，脾虚而肝气并之，则为忧。《灵枢经》曰：愁忧不解则伤意。意为脾神，明肝木并于脾土也。并于脾则畏，一经云"饥也"。肾虚而脾气并之，则为畏。畏，谓畏惧也。《灵枢经》曰：恐惧而不解则伤精。精为肾神，明脾土并于肾水也。并于肾则恐，心虚而肾气并之，则为恐。《灵枢经》曰：怵惕思虑则伤神。神为心主，明肾水并于心火也。怵惕惊惧也。此皆正气不足而胜气并之，乃为是矣。故下文曰。是谓五并，虚而相并者也。

五藏所恶：心恶热，热则脉溃浊。肺恶寒，寒则气留滞。肝恶风，风则筋燥急。脾恶湿，湿则肉痿肿。肾恶燥，燥则精竭涸。（【新校正云】按杨上善云：若尔则云肺恶燥①，今此肺恶寒、肾恶燥者，燥在于秋，寒之始也；寒在于冬，燥之终也。肺在于秋，以肺恶寒之甚，故言其终；肾在于冬，以肾恶燥不甚，故言其始也。）是谓五恶。

五藏化液：心为汗，泄于皮腠也。肺为涕，润于鼻窍也。肝为泪，注于眼目也。脾为涎，溢于唇口也。肾为唾，生于牙齿也。是谓五液。

五味所禁：辛走气，气病无多食辛；病，谓力少不自胜也。咸走血，血病无多食咸；苦走骨，骨病无多食苦；（【新校正云】按皇甫士安云咸先走肾，此云走血者，肾合三焦，血脉虽属肝心，而为中焦之道，故咸入而走血也。苦走心，此云走骨者，水火相济，骨气通于心也。）甘走肉，肉病无多食甘；酸走筋，筋病无多食酸。是皆为行其气速，故不欲多食，多食则病甚，故病者无多食也。是谓五禁，无令多食。（【新校正云】按《太素》五禁云：肝病禁辛，心病禁咸，脾病禁酸，肺病禁苦，肾病禁甘，名此为五裁。杨上善云：口嗜而欲食之，不可多也，必自裁之，命曰五裁。）

五病所发：阴病发于骨，阳病发于血，阴病发于肉，骨肉阴静，故阳气从之。血脉阳动，故阴气乘之。阳病发于冬，阴病发于夏，夏阳气盛，故阴病发于夏，冬阴气盛，故阳病发于冬，各随其少也，是谓五发。

五邪所乱：邪入于阳则狂，邪入于阴则痹，邪居于阳脉之中，则四支热盛，故为狂。邪入于阴脉之内，则六经凝泣而不通，故为痹。搏阳则为巅疾，邪内搏于阳，则脉流薄疾，故为上巅之疾。搏阴则为喑，邪内搏于阴，则脉不流，故令喑不能言。（【新校正云】按《难经》云：重阳者狂，重阴者癫。巢元方云：邪入于阴则为癫。《脉经》云：阴附阳则狂，阳附阴则癫。孙思邈云：邪入于阳则为狂，邪入于阴则为血痹。邪入于阳，传则为癫痉；邪入于阴，传则为痛喑。全元起云：邪已入阴，复传于阳，邪气盛，腑藏受邪，使其气不朝，荣气不复周身，邪与正气相击，发动为癫疾。邪已入阳，阳今复传于阴，藏府受邪，故不

---

① 尔：原作“余”，盖形近而误，径改。

能言，是胜正也。诸家之论不同，今具载之。）阳入之阴则静，阴出之阳则怒，随所之而为疾也。之，往也。（【新校正云】按全元起云：阳入阴则为静，出则为恐。《千金方》云：阳入于阴病静，阴出于阳病怒。）是谓五乱。

五邪所见：春得秋脉，夏得冬脉，长夏得春脉，秋得夏脉，冬得长夏脉，名曰阴出之阳，病善怒不治，是谓五邪，皆同命，死不治。（【新校正云】按阴出之阳病善怒，已见前条，此再言之，文义不伦，必古文错简也。）

五藏所藏：心藏神，精气之化成也。《灵枢经》曰：两精相薄谓之神。肺藏魄，精气之匡佐也。《灵枢经》曰：并精而出入者，谓之魄。肝藏魂，神气之辅弼也。《灵枢经》曰：随神而往来者，谓之魂。脾藏意，记而不忘者也。《灵枢经》曰：心有所忆谓之意。肾藏志，专意而不移者也。《灵枢经》曰：意之所存谓之志。肾受五脏六腑之精，元气之本，生成之根，为胃之关，是以志能则命通。（【新校正云】按杨上善云：肾有二枚：左为肾，藏志；右为命门，藏精也。）是谓五藏所藏。

五藏所主：心主脉，壅遏荣气，应息而动也。肺主皮，包裹筋肉间①，拒诸邪也。肝主筋，束络机关，随神而运也。脾主肉，复藏筋骨，通行卫气也。肾主骨，张筋化髓，干以立身也。是谓五主。

五劳所伤：久视伤血，劳于心也。久卧伤气，劳于肺也。久坐伤肉，劳于脾也。久立伤骨，劳于肾也。久行伤筋，劳于肝也。是谓五劳所伤。

五脉应象：肝脉弦，耎虚而滑，端直以长也。心脉钩，如钩之偃，来盛去衰也。脾脉代，耎而弱也。肺脉毛，轻浮而虚，如毛羽也。肾脉石，沉坚而搏，如石之投也。是谓五藏之脉。

---

① 间：守山阁校刻本作“闭”，属下句，文意似胜。

·血气形志篇第二十四·

【新校正云】按全元起本，此篇并在前篇，王氏分出为别篇。

夫人之常数，太阳常多血少气，少阳常少血多气，阳明常多气多血，少阴常少血多气，厥阴常多血少气，太阴常多气少血，此天之常数。血气多少，此天之常数，故用针之道，常泻其多也。（【新校正云】按《甲乙经·十二经水篇》云：阳明多血多气，刺深六分，留十呼。太阳多血多气，刺深五分，留七呼。少阳少血多气，刺深四分，留五呼。太阴多血少气，刺深三分，留四呼。少阴少血多气，刺深二分，留三呼。厥阴多血少气，刺深一分，留二呼。太阳太阴血气多少，与《素问》不同。又《阴阳二十五人形性血气不同篇》与《素问》同，盖皇甫疑而两存之也。）

足太阳与少阴为表里，少阳与厥阴为表里，阳明与太阴为表里，是为足阴阳也。手太阳与少阴为表里，少阳与心主为表里，阳明与太阴为表里，是为手之阴阳也。今知手足阴阳所苦，凡治病必先去其血，乃去其所苦，伺之所欲，然后泻有余，补不足。先去其血，谓见血脉盛满独异于常者乃去之，不谓常刺则先去其血也。欲知背俞，先度其两乳间，中折之，更以他草度去半已，即以两隅相拄也，乃举以度其背，令其一隅居上，齐脊大椎，两隅在下，当其下隅者，肺之俞也。度，谓度量也，言以草量其乳间，四分去一，使斜与横等，折为三隅，以上隅齐脊大椎，则两隅下当肺俞也。复下一度，心之俞也。谓以上隅齐脊三椎也。复下一度，左角肝之俞也，右角脾之俞也。复下一度，肾之俞也。是谓五藏之俞，灸刺之度也。《灵枢经》及《中诰》咸云：肺俞在三椎之傍，心俞在五椎之傍，肝俞在九椎之傍，脾俞在十一椎之傍，肾俞在十四椎之傍。寻此经草量之法，则合度之人，其初度两隅之下约当肺俞，再度两隅之下约当心俞，三度两隅之下约当七椎，七椎之傍乃鬲俞之位，此经云左角肝之俞、右角脾之俞，殊与《中诰》等经不同。又四度则两隅之下约当九椎，九椎之傍乃肝俞也，经云肾俞，未究其源。

形乐志苦，病生于脉，治之以灸刺。形，谓身形；志，谓心志。细而言之，则七神殊守；通而论之，则约形志以为中外尔。然形乐，谓不甚劳役；志苦，谓结虑深思。不甚劳役，则筋骨平调；结虑深思，则荣卫乖否，气血不顺，故病生于脉焉。夫盛泻虚补，是灸刺之道，犹当去其血络而后调之，故上文曰：凡治病必先去其血，乃去其所苦，伺之所欲，然后泻有余，补不足。则其义也。形乐志乐，病生于肉，治之以针石。志乐，谓悦怿忘忧也。然筋骨不劳，心神悦怿，则肉理相比，气道满填，卫气怫结，故病生于肉也。夫卫气留满，以针泻之；结聚脓血，石而破之。石，谓石针，则砭石也，今亦以铍针代之。形苦志乐，病生于筋，治之以熨引。形苦，谓修业就役也。然修业以为，就役而作，一过其用，则致劳伤，劳用以伤，故病生于筋。熨，谓药熨；引，谓导引。形苦志苦，病生于咽嗌，治之以百药。修业就役，结虑深思，忧则肝气并于脾，肝与胆合，嗌为之使，故病生于嗌也。《宣明五气篇》曰：精气并于肝则忧。《奇病论》曰：肝者，中之将也，取决于胆，咽为之使也。（【新校正云】按《甲乙经》“咽嗌”作“困竭”，“百药”作“甘药”。）形数惊恐，经络不通，病生于不仁，治之按摩醪药。惊则脉气并，恐则神不收，脉并神游，故经络不通而为不仁之病矣。夫按摩者，所以开通闭塞，导引阴阳。醪药者，所以养正祛邪，调中理气。故方之为用，宜以此焉。醪药，谓酒药也；不仁，谓不应其用，则瘰痹矣。是谓五形志也。

刺阳明出血气，刺太阳出血恶气，刺少阳出气恶血，刺太阴出气恶血，刺少阴出气恶血，刺厥阴出血恶气也。明前三阳三阴血气多少之刺约也。（【新校正云】按《太素》云：刺阳明出血气，刺太阴出血气。杨上善注云：阳明太阴虽为表里，其血气俱盛，故并泻血气。如是则太阴与阳明等，俱为多血多气，前文太阴一云多血少气，一云多气少血，莫可的知。详《太素》血气并泻之旨，则二说俱未为得，自与阳明同尔。又此刺阳明一节，宜续前泻有余补不足下，不当隔在草度法五形志后。）

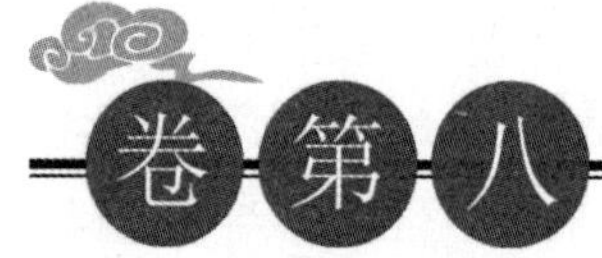

卷第八

·宝命全形论篇第二十五·

【新校正云】按全元起本在第六卷，名《刺禁》。

黄帝问曰：天覆地载，万物悉备，莫贵于人，人以天地之气生，四时之法成，天以德流，地以气化，德气相合而乃生焉。《易》曰：天地絪缊，万物化醇。此之谓也。则假以温凉寒暑，生长收藏，四时运行而方成立。君王众庶，尽欲全形，贵贱虽殊，然其宝命一矣，故好生恶死者，贵贱之常情也。形之疾病，莫知其情，留淫日深，著于骨髓，心私虑之。（【新校正云】按《太素》“虑”作“患”。）余欲针除其疾病，为之奈何？虚邪之中人微，先见于色，不知于身，有形无形，故莫知其情状也。留而不去，淫衍日深，邪气袭虚，故著于骨髓。帝矜不度，故请行其针。（【新校正云】按别本“不度”作“不庶”。）岐伯对曰：夫盐之味咸者，其气令器津泄；咸，谓盐之味苦，浸淫而润物者也。夫咸为苦，而生咸从水而有，水也润下而苦泄，故能令器中水津液润渗泄焉。凡虚中而受物者皆谓之器，其于体外则谓阴囊，其于身中所同则谓膀胱矣。然以病配于五藏，则心气伏于肾中而不去，乃为是矣。何者？肾象水而味咸，心合火而味苦，苦流汗液，咸走胞囊，火为水持，故阴囊之外津润如汗而渗泄不止也。凡咸之为气，天阴则润，在土则浮，在人则囊湿而皮肤剥起。弦绝者，其音嘶败；阴囊津泄而脉弦绝者，诊当言音嘶嗄，败易旧声尔。何者？肝气伤也，肝气伤则金本缺，金本缺则肺气不全，肺主音声，故言音嘶嗄。木敷者，其叶发，敷，布也。言木气散布外荣于所部者，其病当发于肺叶之中也。何者？以木气发散故也。《平人气象论》曰：藏真散于肝。肝又合木也。病深者，其声哕。哕，谓声浊恶也。肺藏恶血，故如是。人有此三者，是谓坏府，府，谓胸也，以肺处胸中故也。坏，谓损坏其府而取病也。《抱朴子》云：仲景开胸以纳赤饼。由此则胸可启之而取病矣。三者，谓脉弦绝，肺叶发，声浊哕。毒药无治，短针无取，此皆绝皮伤肉，血气争黑。病内溃于肺中，故毒药无治。外不在于经络，故短针无取。是以绝皮伤肉，乃可攻之。以恶血久与肺气交争，故当血见而色黑也。（【新校正云】详岐伯之对，与黄帝所问不相当。别按《太素》云：夫盐之味咸者，其气令器津泄；弦绝者，其音嘶败；木陈者，其叶落；病深者，其声哕。人有此三者，是谓坏府，毒药无治，短针无取，此皆绝皮伤肉，血气争黑。三字与此经不同，而注意大异。杨上善注云：言欲知病征者，须知其候。盐之在于器中，津液泄于外，见津而知盐之有咸也。声嘶，知琴瑟之弦将绝。叶落者，知陈木之已尽。举此三物衰坏之征，以比声哕识病深之候。人有声哕同三譬者，是为府坏之候。中府坏者，病之深也。其病既深，故针药不能取，以其皮肉血气各不相得故也。再详上善作此等注义，方与黄帝上下问答义相贯穿。王氏解盐咸器津，义虽渊微，至于注弦绝音嘶，木敷叶发，殊不与帝问相协，考之不若杨义之得多也。）

帝曰：余念其痛，心为之乱惑反甚，其病不可更代，百姓闻之，以为残贼，为之奈何？残，谓残害。贼，谓损劫。言恐涉于不仁，致慊于黎庶也。岐伯曰：夫人生于地，悬命于天，天地合气，命之曰人。形假物成，故生于地；命惟天赋，故悬于天。德气同归，故谓之人也。《灵枢经》曰：天之在我者德，地之在我者气，德流气薄而生者也。然德者道之用，气者生之母也。人能应四时者，天地为之父母；人能应四时和气而养生者，天地恒畜养之，故为父母。《四气调神大论》曰：夫四时阴阳者，万物之根本也。所以圣人春夏养阳、秋冬养阴，以从其根，故与万物沉浮于生长之门也。知万物者，谓之天子。知万物之根本者，天地常育养之，故谓曰天之子。天有阴阳，人有十二节；节，谓节气。外所以应十二月，内所以主十二经脉也。天有寒暑，人有虚实。寒暑有盛衰之纪，虚实表多少之殊，故人以虚实应天寒暑也。能经天地阴阳之化者，不失四时；知十二节之理者，圣智不能欺也；经，常也。言能常应顺天地阴阳之道而修养者，则合四时生长之宜。能知十二节气之所迁至者，虽圣智亦不欺侮而奉行之也。能存八动之变，五胜更立；能达虚实之数者，独出独入，呿吟至微，秋毫在目。存，谓心存；达，谓明达；呿，谓欠呿。吟，谓吟叹。秋毫在目，言细必察也。八动，谓八节之风变动；五胜，谓五行之气相胜。立，谓当其王时；变，谓气至而变易。知是三者，则应效明著，速犹影响，皆神之独出独入，亦非鬼灵能召遣也。（【新校正云】按杨上善云：呿谓露齿出气。）

帝曰：人生有形，不离阴阳，天地合气，别为九野，分为四时，月有小大，日有短长，万物并至，不可胜量，虚实呿吟，敢问其方？请说用针之意。岐伯曰：木得金而伐，火得水而灭，土得木而达，金得火而缺，水得土而绝，万物尽然，不可胜竭。达，通也。言物类虽不可竭尽而数，要之，皆如五行之气，而有胜负之性分尔。故针有悬布天下者五，黔首共余食，莫知之也。言针之道，有若高悬示人，彰布于天下者五矣。而百姓共知余食，咸弃蔑之，不务于本而崇乎末，莫知真要深在其中。所谓五者，次如下句。（【新校正云】按全元起本“余食”作“饱食”。注云：人愚不解阴阳，不知针之妙，饱食终日，莫能知其妙益。又《太素》作“饮食”，杨上善注云：黔首共服用此道，然不能得其意。）一曰治神，专精其心，不妄动乱也。所以云手如握虎，神无营于众物。盖欲调治精神，专其心也。（【新校正云】按杨上善云：存生之道，知此五者以为摄养，可得长生也。魂神意魄志，以为神主，故皆名神。欲为针者，先须治神。故人无悲哀动中，则魂不伤，肝得无病，春无难也。无怵惕思虑，则神不伤，心得无病，夏无难也。无愁忧不解，则意不伤，脾得无病，季夏无难也。无喜乐不极，则魄不伤，肺得无病，秋无难也。无盛怒者，则志不伤，肾得无病，冬无难也。是以五过不起于心，则神清性明；五神各安其藏，则寿延遐算也。）二曰知养身，知养己身之法，亦如养人之道矣。《阴阳应象大论》曰：用针者，以我知彼，用之不殆。此之谓也。（【新校正云】按《太素》“身”作“形”，杨上善云：饮食男女，节之以限，风寒暑湿，摄之以时，有异单豹外凋之害，即内养形也。实慈恕以爱人，和尘劳而不迹，有殊张毅高门之伤，即外养形也。内外之养周备，则不求生而久生，无期寿而长寿，此则针布养形之极也。玄元皇帝曰：太上养神，其次养形。详王氏之注，专治神养身于用针之际，其说甚狭，不若上善之说为优。若必以此五者解为用针之际，则下文知毒药为真，王氏亦不专用针为解也。）三曰知毒药为真，毒药攻邪，顺宜而用，正真之道，其在兹乎。四曰制砭石小大，古者以砭石为针，故不举九针，但言砭石尔。当制其大小者，随病所宜而用之。（【新校正云】按全元起云：砭石者，是古外治之法，有三名，一针石，二砭石，三镵石，其实一也。古来未能铸铁，故用石为针，故名之针石。言工必砥砺锋利，制其小大之形，与病相当。黄帝造九针以代镵石。上古之治者，各随方所宜，东方之人多痈肿聚结，故砭石生于东方。）五曰知府藏血气之诊。诸阳为府，诸阴为藏，故《血气形志篇》曰：太阳多血少气，少阳少血多气，阳明多气多血，少阴少血多气，厥阴多血少气，太阴多气少血。是以刺阳明出血气，刺太阳出血恶气，刺少阳出气恶血，刺太阴出气恶血，刺少阴出气恶血，刺厥阴出血恶气也。精知多少，则补泻万全。五法俱立，各有所先。事宜则应者先用。今末世之刺也，虚者实之，满者泄之，此皆众工所共知也。若夫法天则地，随应而动，和之者若响，随之者若影，道无鬼神，独来独往。随应而动，言其效也。若影若响，言其近也。夫如影之随形，响之应声，岂复有鬼神之召遣耶？盖由随应而动之自得尔。

帝曰：愿闻其道。岐伯曰：凡刺之真，必先治神，专其精神，寂无动乱，刺之真要，其在斯焉。五藏已定，九候已备，后乃存针，先定五藏之脉，备循九候之诊，而有太过不及者，然后乃存意于用针之法。众脉不见，众凶弗闻，外内相得，无以形先，众脉，谓七诊之脉；众凶，谓五藏相乘。外内相得，言形气相得也。无以形先，言不以己形之衰盛寒温，料病人之形气使同于己也。故下文曰。可玩往来，乃施于人。玩，谓玩弄，言精熟也。《标本病传论》曰：谨熟阴阳，无与众谋。此其类也。（【新校正云】按此文出《阴阳别论》，此云《标本病传论》者，误也。）人有虚实，五虚勿近，五实勿远，至其当发，间不容瞚。人之虚实，非其远近而有之，盖由血气一时之盈缩尔。然其未发，则如云垂而视之可久；至其发也，则如电灭而指所不及。迟速之殊，有如此矣。（【新校正云】按《甲乙经》“瞚”作“暄”，全元起本及《太素》作“眴”。）手动若务，针耀而匀，手动用针，心如专务于一事也。《针经》曰：一其形，听其动静而知邪正。此之谓也。针耀而匀，谓针形光净而上下匀平。静意视义，观适之变，是谓冥冥，莫知其形，冥冥，言血气变化之不可见也。故静意视息，以义斟酌，观所调适经脉之变易尔。虽且针下，用意精微而测量之，犹不知变易形容谁为其象也。（【新校正云】按《八正神明论》云：观其冥冥者，言形气荣卫之不形于外，而工独知之，以日之寒温，月之虚盛，四时气之浮沉，参伍相合而调之，工常先见之、然而不形于外，故曰观于冥冥焉。）见其乌乌，见其稷稷，从见其飞，不知其谁，乌乌，叹其气至；稷稷，嗟其已应。言所针得失，如从空中见飞鸟之往来，岂复知其所使之元主耶！是但见经脉盈虚而为信，亦不知其谁之所召遣尔。伏如横弩，起如发机。血气之未应针，则伏如横弩之安静；其应针也，则起如机发之迅疾。

帝曰：何如而虚？何如而实？言血气既伏如横弩，起如发机，然其虚实，岂留呼而可为准定耶？虚实之形，何如而约之？岐伯曰：刺实者须其虚，刺虚者须其实，言要以气至有效而为约，不必守息数而为定法也。经气已至，慎守勿失，无变法而失经气也。深浅在志，远近若一，如临深渊，手如握虎，神无营于众物。言精心专一也。所针经脉，虽深浅不同，然其补泻，皆如一俞之专意，故手如握虎，神不外营焉。（【新校正云】按《针解论》云：刺实须其虚者，留针阴气隆至，乃去针也。刺虚须其实者，阳气隆至，针下热，乃去针也。经气已至慎守勿失者，勿变更也。深浅在志者，知病之内外也。远近如一者，深浅其候等也。如临深渊者，不敢堕也。手如握虎者，欲其壮也。神无营于众物者，静志观病人，无左右视也。）

·八正神明论篇第二十六·

【新校正云】按全元起本在第二卷。又与《太素·知官能篇》大意同，文势小异。

黄帝问曰：用针之服，必有法则焉，今何法何则？服，事也；法，象也；

则，准也，约也。岐伯对曰：法天则地，合以天光。谓合日月星辰之行度。帝曰：愿卒闻之。岐伯曰：凡刺之法，必候日月星辰，四时八正之气，气定乃刺之。候日月者，谓候日之寒温，月之空满也。星辰者，谓先知二十八宿之分，应水漏刻者也。略而言之：常以日加之于宿上，则知人气在太阳否，日行一舍，人气在三阳与阴分矣。细而言之：从房至毕十四宿，水下五十刻，半日之度也。从昴至心亦十四宿，水下五十刻，终日之度也。是故从房至毕者为阳，从昴至心者为阴；阳主昼，阴主夜也。凡日行一舍，故水下三刻与七分刻之四也。《灵枢经》曰：水下一刻，人气在太阳；水下二刻，人气在少阳；水下三刻，人气在阳明，水下四刻，人气在阴分。水下不止，气行亦尔。又曰：日行一舍，人气行于身一周与十分身之八；日行二舍，人气行于身三周与十分身之六；日行三舍，人气行于身五周与十分身之四；日行四舍，人气行于身七周与十分身之二；日行五舍，人气行于身九周。然日行二十八舍，人气亦行于身五十周与十分身之四。由是故必候日月星辰也。四时八正之气者，谓四时正气八节之风来朝于太一者也。谨候其气之所在而刺之，气定乃刺之者，谓八节之风气静定，乃可以刺经脉，调虚实也。故《历忌》云：八节前后各五日，不可刺灸，凶。是则谓气未定故不灸刺也。（【新校正云】按八节风朝太一，具《天元玉册》中。）是故天温日明，则人血淖液而卫气浮，故血易泻，气易行；天寒日阴，则人血凝泣而卫气沉。泣，谓如水中居雪也。月始生，则血气始精，卫气始行；月郭满，则血气实，肌肉坚；月郭空，则肌肉减，经络虚，卫气去，形独居。是以因天时而调血气也。是以天寒无刺，血凝泣而卫气沉也。天温无疑。血淖液而气易行也。月生无泻，月满无补，月郭空无治，是谓得时而调之。谓得天时也。因天之序，盛虚之时，移光定位，正立而待之。候日迁移，定气所在，南面正立，待气至而调之也。故曰月生而泻，是谓藏虚；血气弱也。（【新校正云】按全元起本“藏”作“减”，“藏”当作“减”。）月满而补，血气扬溢，络有留血，命曰重实；“络”，一为“经”，误。血气盛也。“留”一为“流”，非也。月郭空而治，是谓乱经。阴阳相错，真邪不别，沉以留止，外虚内乱，淫邪乃起。气失纪，故淫邪起。

帝曰：星辰八正何候？岐伯曰：星辰者，所以制日月之行也。制，谓制度，定星辰则可知日月行之制度矣。略而言之，周天二十八宿，宿三十六分，人气行一周天，凡一千八分。周身十六丈二尺，以应二十八宿，合漏水百刻，都行八百一十丈，以分昼夜也。故人十息，气行六尺，日行二分；二百七十息，气行十六丈二尺，一周于身，水下二刻，日行二十分，五百四十息，气行再周于身，水下四刻，日行四十分；二千七百息，气行十周于身，水下二十刻，日行五宿二十分；一万三千五百息，气行五十周于身，水下百刻，日行二十八宿也。细而言之，则常以一十周加之一分又十分分之六，乃奇分尽矣。是故星辰所以制日月之行度也。（【新校正云】详周天二十八宿至日行二十八宿也，本《灵枢》文，今具《甲乙经》中。）八正者，所以候八风之虚邪以时至者也。八正，谓八节之正气也。八风者，东方婴儿风，南方大弱风，西方刚风，北方大刚风，东北方凶风，东南方弱风，西南方谋风，西北方折风也。虚邪，谓乘人之虚而为病者也。以时至，谓天应太一移居，以八节之前后，风朝中官而至者也。（【新校正云】详太一移居民朝中宫义，具《天元玉册》。）四时者，所以分春、秋、冬、夏之气所在，以时调之也，八正之虚邪，而避之勿犯也。四时之气所在者，谓春气在经脉，夏气在孙络，秋气在皮肤，冬气在骨髓也。然触冒虚邪，动伤真气，避而勿犯，乃不病焉。《灵枢经》曰：圣人避邪，如避矢石。盖以其能伤真气也。以身之虚，而逢天之虚，两虚相感，其气至骨，入则伤五藏，以虚感虚，同气而不相应也。工候救之，弗能伤也，候知而止，故弗能伤之。救，止也。故曰：天忌不可不知也。人忌于天，故云天忌，犯之则病，故不可不知也。

帝曰：善。其法星辰者，余闻之矣，愿闻法往古者。岐伯曰：法往古者，先知《针经》也。验于来今者，先知日之寒温，月之虚盛，以候气之浮沉，而调之于身，观其立有验也。候气不差，故立有验。观于冥冥者，言形气荣卫之不形于外，而工独知之，明前篇静意视义，观适之变，是谓冥冥知其形也。虽形气荣卫，不形见于外，而工以心神明悟，独得知其衰盛焉，善恶悉可明之。（【新校正云】按前篇乃《宝命全形论》。）以日之寒温，月之虚盛，四时气之浮沉，参伍相合而调之，工常先见之，然而不形于外，故曰观于冥冥焉。工所以常先见者，何哉？以守法而神通明也。通于无穷者，可以传于后世也，是故工之所以异也，法著故可传后世，后世不绝则应用通于无穷矣。以独见知，故工所以异于人也。然而不形见于外，故俱不能见也。工异于粗者，以粗俱不能见也。视之无形，尝之无味，故谓冥冥，若神仿佛。言形气荣卫不形于外，以不可见，故视无形，尝无味。伏如横弩，起如发机，窈窈冥冥，莫知无主，谓如神运仿佛焉。若，如也。虚邪者，八正之虚邪气也。八正之虚邪，谓八节之虚邪也。以从虚之乡来，袭虚而入为病，故谓之八正虚邪。正邪者，身形若用力汗出，腠理开，逢虚风，其中人也微，故莫知其情，莫见其形。正邪者，不从虚之乡来也。以中人微，故莫知其情意，莫见其形状。上工救其萌牙，必先见三部九候之气，尽调不败而救之，故曰上工。下工救其已成，救其已败。救其已成者，言不知三部九候之相失，因病而败之也。义备《离合真邪论》中。知其所在者，知诊三部九候之病脉处而治之，故曰守其门户焉，莫知其情而见邪形也。三部九候，为候邪之门户也。守门户，故见邪形。以中人微，故莫知其情状也。

帝曰：余闻补泻，未得其意。岐伯曰：泻必用方，方者，以气方盛也，以月方满也，以日方温也，以身方定也，以息方吸而内针，乃复候其方吸而转针，乃复候其方呼而徐引针，故曰泻必用方，其气乃行焉。方，犹正也。泻邪气出，则真气流行矣。补必用员，员者行也，行者移也，行，谓宣不行之气，令必宣行。移，谓移未复之脉，俾其平复。刺必中其荣，复以吸排针也。针入至血，谓之中荣。故员与方，非针也。所言方员者，非谓针形，正谓行移之义也。故养神者，必知形之肥瘦，荣卫血气之盛衰。血气者，人之神，不可不谨养。神安则寿延，神去则形弊，故不可不谨养也。

帝曰：妙乎哉论也！合人形于阴阳四时，虚实之应，冥冥之期，其非夫子孰能通之。然夫子数言形与神，何谓形？何谓神？愿卒闻之。神，谓神智通悟。形，谓形诊可观。岐伯对曰：请言形。形乎形，目冥冥，问其所病，（【新校正云】按《甲乙经》作"扪其所痛"，义亦通。）索之于经，慧然在前，按之不得，不知其情，故曰形。外隐其无形，故目冥冥而不见；内藏其有象，故以诊而可索于经也。慧然在前，按之不得，言三部九候之中，卒然逢之，不可为之期准也。《离合真邪论》曰：在阴与阳，不可为度，从而察之，三部九候，卒然逢之，早遏其路。此其义也。帝曰：何谓神？岐伯曰：请言神。神乎神，耳不闻，目明心开而志先，慧然独悟，口弗能言，俱视独见，适若昏，昭然独明，若风吹云，故曰神。耳不闻，言神用之微密也。目明心开而志先者，言心之通如昏昧开卷，目之见如氛翳辟明，神虽内融，志已先往矣。慧然，谓清爽也。悟，犹了达也。慧然独悟，口弗能言者，谓心中清爽而了达，口不能宣吐以写心也。俱视独见，适若昏者，叹见之异速也，言与众俱视，我忽独见，适犹若昏昧尔。既独见了，心眼昭然，独能明察，若云随风卷，日丽天明，至哉神乎！妙用如是，不可得而言也。三部九候为之原，九针之论不必存也。以三部九候经脉为之本原，则可通神悟之妙用，若以九针之论佥议，则其旨惟博，其知弥远矣，故曰三部九候为之原，九针之论不必存也。

·离合真邪论篇第二十七·

【新校正云】按全元起本在第一卷，名《经合》，第二卷重出，名《真邪论》。

黄帝问曰：余闻《九针》九篇，夫子乃因而九之，九九八十一篇，余尽通其意矣。经言气之盛衰，左右倾移，以上调下，以左调右，有余不足，补泻于荥输，余知之矣。此皆荣卫之倾移，虚实之所生，非邪气从外入于经也。余愿闻邪气之在经也，其病人何如？取之奈何？岐伯曰：夫圣人之起度数，必应于天地，故天有宿度，地有经水，人有经脉。宿，谓二十八宿；度，谓天之三百六十五度也。经水者，谓海水、渎水、渭水、湖水、沔水、汝水、江水、淮水、漯水、河水、漳水、济水也。以其内合经脉，故名之经水焉。经脉者，谓手足三阴三阳之脉。所以言者，以内外参合，人气应通，故言之也。（【新校正云】按《甲乙经》云：足阳明外合于海水，内属于胃；足太阳外合于渎水，内属膀胱；足少阳外合于渭水，内属于胆；足太阴外合湖水，内属于脾；足厥阴外合于沔水，内属于肝；足少阴外合于汝水，内属于肾；手阳明外合于江水，内属于大肠；手太阳外合于淮水，内属于小肠；手少阳外合于漯水，内属于三焦；手太阴外合于河水，内属于肺；手心主外合于漳水，内属于心包；手少阴外合于济水，内属于心。）天地温和，则经水安静；天寒地冻，则经水凝泣；天暑地热，则经水沸溢；卒风暴起，则经水波涌而陇起。人经脉亦应之。夫邪之入于脉也，寒则血凝泣，暑则气淖泽，虚邪因而入客，亦如经水之得风也，经之动脉，其至也亦时陇起，其行于脉中循循然，循循然，顺动貌。言随顺经脉之动息，因循呼吸之往来，但形状或异耳。"循循"一为"辐辐"。其至寸口中手也，时大时小，大则邪至，小则平，其行无常处，大，谓大常平之形诊；小者，非细小之谓也，以其比大，则谓之小，若无大以比，则自是平常之经气尔。然邪气者，因其阴气则入阴经，因其阳气则入阳脉，故其行无常处也。在阴与阳，不可为度，以随经脉之流运也。从而察之，三部九候，卒然逢之，早遏其路。逢，谓逢遇；遏，谓遏绝。三部之中，九候之位，卒然逢遇，当按而止之，即而泻之，径路既绝，则大邪之气无能为也。所谓泻者，如下文云。吸则内针，无令气忤，静以久留，无令邪布，吸则转针，以得气为故，候呼引针，呼尽乃去，大气皆出，故命曰泻。按经之旨，先补真气，乃泻其邪也。何以言之？下文补法，呼尽内针，静以久留。此段泻法，吸则内针，又静以久留。然呼尽则次其吸，吸至则不兼呼，内针之候既同，久留之理复一，则先补之义，昭然可知。《针经》云：泻曰迎之。迎之意，必持而内之，放而出之，排阳出针，疾气得泄。补曰随之，随之意，若忘之，若行若悔、如蚊虻止，如留如还。则补之必久留也。所以先补者，真气不足，针乃泻之，则经脉不满，邪气无所排遣，故先补真气令足，后乃泻出其邪矣。引，谓引出；去，谓离穴。候呼而引至其门，呼尽而乃离穴户，则经气审以平定，邪气无所勾留，故大邪之气，随针而出也。呼，谓气出；吸，谓气入；转，谓转动也；大气，谓大邪之气，错乱阴阳者也。

帝曰：不足者补之奈何？岐伯曰：必先扪而循之，切而散之，推而按之，弹而怒之，抓而下之，通而取之，外引其门，以闭其神，扪循，谓手摸；切，谓指按也。扪而循之，欲气舒缓；切而散之，使经脉宣散；推而按之，排蹙其皮也；弹而怒之，使脉气䐜满也；抓而下之，置针准也；通而取之，以常法也；外引其门，以闭其神，则推而按之者也。谓蹙按穴外之皮，令当应针之处，针已放去，则不破之皮，盖其所刺之门，门不开则神气内守，故云以闭其神也。《调经论》曰：外引其皮，令当其门户。又曰：推合其门，令神气存。此之谓也。（【新校正云】按王引《调经论》文，今详非本论之文，傍见《甲乙经·针道篇》。又曰已下，乃当篇之文也。）呼尽内针，静以久留，以气至为故，呼尽内针，亦同吸也。言必以气至而为去针之故，不以息之多数而便去针也。《针经》曰：刺之而气不至，无问其数；刺之气至，去之勿复针。此之谓也。无问息数以为迟速之约，要以当气至而针去，不当以针下气未至而针出乃更为也。如待所贵，不知日暮，论人事于候气也。暮，晚也。其气以至，适而自护，适，调适也；护，慎守也。言气已平调，则当慎守，勿令改变，使疾更生也。《针经》曰：经气已至，慎守勿失。此其义也。所为慎守，当如下说。（【新校正云】详王引《针经》之言，乃《素问·宝命全形论》文，兼见于《针解论》耳。）候吸引针，气不得出，各在其处，推阖其门，令神气存，大气留止，故命曰补。正言也。外门已闭，神气复存，候吸引针，大气不泄，补之为义，断可知焉。然此大气，谓大经之气流行荣卫者。

帝曰：候气奈何？谓候可取之气也。岐伯曰：夫邪去络入于经也，舍于血脉之中，《缪刺论》曰：邪之客于形也，必先舍于皮毛。留而不去，入舍于孙脉；留而不去，入舍于络脉；留而不去，入舍于经脉。故云去络入于经也。其寒温未相得，如涌波之起也，时来时去，故不常在。以周游于十六丈二尺经脉之分，故不常在所候之处。故曰方其来也，必按而止之，止而取之，无逢其冲而泻之。冲，谓应水刻数之平气也。《灵枢经》曰：水下一刻，人气在太阳；水下二刻，人气在少阳；水下三刻，人气在阳明；水下四刻，人气在阴分。然气在太阳，则太阳独盛；气在少阳，则少阳独盛。夫见独盛者，便谓邪来，以针泻之，则反伤真气。故下文曰。真气者，经气也，经气太虚，故曰其来不可逢，此之谓也。经气应刻，乃谓为邪，工若泻之，则深误也，故曰其来不可逢。故曰候邪不审，大气已过，泻之则真气脱，脱则不复，邪气复至，而病益蓄，不悟其邪，反诛无罪，则真气泄脱，邪气复侵，经气大虚，故病弥蓄积。故曰其往不可追，此之谓也。已随经脉之流去，不可复追召使还。不可挂以发者，待邪之至时而发针泻矣，言轻微而有，尚且知之，况若涌波，不知其至也。若先若后者，血气已尽，其病不可下，言不可取而取，失时也。（【新校正云】按全元起本作“血气已虚”，“尽”字当作“虚”字，此字之误也。）故曰知其可取如发机，不知其取如扣椎，故曰知机道者不可挂以发，不知机者扣之不发，此之谓也。机者动之微，言贵知其微也。

帝曰：补泻奈何？岐伯曰：此攻邪也。疾出以去盛血，而复其真气，视有血者乃取之。此邪新客，溶溶未有定处也，推之则前，引之则止，逆而刺之，温血也。言邪之新客，未有定居，推针补之，则随补而前进；若引针致之，则随引而留止也；若不出盛血而反温之，则邪气内胜，反增其害，故下文曰。刺出其血，其病立已。帝曰：善。然真邪以合，波陇不起，候之奈何？岐伯曰：审扪循三部九候之盛虚而调之，盛者泻之，虚者补之，不盛不虚，以经取之，则其法也。察其左右上下相失及相减者，审其病藏以期之。气之在阴，则候其气之在于阴分而刺之；气之在阳，则候其气之在于阳分而刺之，是谓逢时。《灵枢经》曰：水下一刻，人气在太阳；水下四刻，人气在阴分也。积刻不已，气亦随在，周而复始，故审其病藏，以期其气而刺之。不知三部者，阴阳不别，天地不分。地以候地，天以候天，人以候人，调之中府，以定三部，故曰刺不知三部九候病脉之处，虽有大过且至，工不能禁也。禁，谓禁止也。然候邪之处尚未能知，岂复能禁止其邪气耶！诛罚无过，命曰大惑，反乱大经，真不可复，用实为虚，以邪为真，用针无义，反为气贼，夺人正气，以从为逆，荣卫散乱，真气已失，邪独内著，绝人长命，予人夭殃，不知三部九候，故不能久长。识非精辨，学未该明，且乱大经，又为气贼，动为残害，安可久乎！因不知合之四时五行，因加相胜，释邪攻正，绝人长命。非惟昧三部九候之为弊，若不知四时五行之气序，亦足以殒绝其生灵也。邪之新客来也，未有定处，推之则前，引之则止，逢而泻之，其病立已。再言之者，其法必然。

·通评虚实论篇第二十八·

【新校正云】按全元起本在第四卷。

黄帝问曰：何谓虚实？岐伯对曰：邪气盛则实，精气夺则虚。夺，谓精气减少，如夺去也。帝曰：虚实何如？言五藏虚实之大体也。岐伯曰：气虚者肺虚也，气逆者足寒也，非其时则生，当其时则死。非时，谓年直之前后也；当时，谓正直之年也。余藏皆如此。五藏同。

帝曰：何谓重实？岐伯曰：所谓重实者，言大热病，气热脉满，是谓重实。帝曰：经络俱实何如？何以治之？岐伯曰：经络皆实，是寸脉急而尺缓也，皆当治之，故曰滑则从，涩则逆也。脉急，谓脉口也。夫虚实者，皆从其物类始，故五藏骨肉滑利，可以长久也。物之生则滑利，物之死则枯涩，故涩为逆，滑为从。从，谓顺也。

帝曰：络气不足，经气有余，何如？岐伯曰：络气不足，经气有余者，脉口热而尺寒也，秋冬为逆，春夏为从，治主病者。春夏阳气高，故脉口热、尺中寒为顺也。十二经十五络，各随左右，而有太过不足，工当寻其至应以施针艾，故云治主其病者也。帝曰：经虚络满何如？岐伯曰：经虚络满者，尺热满脉口寒涩也，此春夏死秋冬生也。秋冬阳气下，故尺中热脉口寒为顺也。帝曰：治此者奈何？岐伯曰：络满经虚，灸阴刺阳；经满络虚，刺阴灸阳。以阴分主络，阳分主经故尔。帝曰：何谓重虚？此反问前重实也。岐伯曰：脉气上虚尺虚，是谓重虚。言尺寸脉俱虚。（【新校正云】按《甲乙经》作：脉虚气虚尺虚，是谓重虚。此少一“虚”字，多一“上”字。王注言尺寸脉俱虚，则不兼气虚也。详前热病气热脉满为重实，此脉虚气虚尺虚为重虚，是脉与气俱实为重实，俱虚为重虚，不但尺寸俱虚为重虚也。）帝曰：何以治之？岐伯曰：所谓气虚者，言无常也。尺虚者，行步恇然。寸虚则脉动无常，尺虚则行步恇然不足。（【新校正云】按杨上善云：气虚者，膻中气不足也。王谓寸虚则脉动无常，非也。）脉虚者，不象阴也。不象太阴之候也。何以言之？气口者，脉之要会，手太阴之动也。如此者，滑则生，涩则死也。

帝曰：寒气暴上，脉满而实何如？言气热脉满，已谓重实，滑则从，涩则逆。今气寒脉满，亦可谓重实乎？其于滑涩生死逆从何如？岐伯曰：实而滑则生，实而逆则死。逆，谓涩也。（【新校正云】详王氏以逆为涩，大非。古文简略，辞多互文，上言滑而下言逆，举滑则从可知，言逆则涩可见，非谓逆为涩也。）帝曰：脉实满，手足寒，头热，何如？岐伯曰：春秋则生，冬夏则死；大略言之，夏手足寒，非病也，是夏行冬令，夏得则冬死。冬脉实满头热，亦非病也，是冬行夏令，冬得则夏亡。反冬夏以言之，则皆不死；春秋得之，是病故生。死皆在时之孟月也。脉浮而涩，涩而身有热者死。（【新校正云】按《甲乙经》移续于此，旧在后“帝曰形度骨度脉度筋度何以知其度也”下，对问义不相类，王氏颇知其错简，而不知皇甫士安尝移附此也，今去后条，移从于此。）帝曰：其形尽满何如？岐伯曰：其形尽满者，脉急大坚，尺涩而不应也，形尽满，谓四形藏尽满也。（【新校正云】按《甲乙经》《太素》“涩”作“满”。）如是者，故从则生，逆则死。帝曰：何谓从则生，逆则死？岐伯曰：所谓从者，手足温也。所谓逆者，手足寒也。帝曰：乳子而病热，脉悬小者何如？悬，谓如悬物之动也。岐伯曰：手足温则生，寒则死。（【新校正云】按《太素》无“手”字，杨上善云：足温气下，故生；足寒气不下者，逆而致死。）帝曰：乳子中风热，喘鸣肩息者，脉何如？岐伯曰：喘鸣肩息者，脉实大也，缓则生，急则死。缓，谓如纵缓；急，谓如弦张之急。非往来之缓急也。《正理伤寒论》曰：缓则中风。故乳子中风，脉缓则生，急则死。

帝曰：肠澼便血何如？岐伯曰：身热则死，寒则生。热为血败，故死；寒为荣气在，故生也。帝曰：肠澼下白沫何如？岐伯曰：脉沉则生，脉浮则死。阴病而见阳脉，与证相反，故死。帝曰：肠澼下脓血何如？岐伯曰：脉悬绝则死，滑大则生。帝曰：肠澼之属，身不热，脉不悬绝何如？岐伯曰：滑大者曰生，悬涩者曰死，以藏期之。肝见庚辛死，心见壬癸死，肺见丙丁死，肾见戊己死，脾见甲乙死，是谓以藏期之。帝曰：癫疾何如？岐伯曰：脉搏大滑，久自已；脉小坚急，死不治。脉小坚急为阴，阳病而见阴脉，故死不治。（【新校正云】按巢元方云：脉沉小急实死不治，小牢急亦不可治。）帝曰：癫疾之脉，虚实何如？岐伯曰：虚则可治，实则死。以反证故。帝曰：消瘅虚实何如？岐伯曰：脉实大，病久可治；脉悬小坚，病久不可治。久病血气衰，脉不当实大，故不可治。（【新校正云】详经言实大病久可治，注意以为不可治，按《甲乙经》、《太素》、全元起本并云可治。又按巢元方云：脉数大者生，细小浮者死。又云：沉小者生，实牢大者死。）

帝曰：形度、骨度、脉度、筋度，何以知其度也？形度，具《三备经》。筋度、脉度、骨度，并具在《灵枢经》中。此问亦合在彼经篇首，错简也。一经以此问为《逆从论》首，非也。

帝曰：春亟治经络，夏亟治经俞，秋亟治六府，冬则闭塞。闭塞者，用药而少针石也。亟，犹急也。闭塞，谓气之门户闭塞也。所谓少针石者，非痈疽之谓也，冬月虽气门闭塞，然痈疽气烈，内作大脓，不急泻之，则烂筋腐骨，故虽冬月，亦宜针石以开除之。痈疽不得顷时回。所以痈疽之病，冬月犹得用针石者何？此病顷时回转之间，过而不泻，则内烂筋骨，穿通藏府。痈不知所，按之不应手，乍来乍已，刺手太阴傍三痏与缨脉各二。但觉似有痈疽之候，不的知发在何处，故按之不应手也。乍来乍已，言不定痛于一处也。手太阴傍，足阳明脉，谓胃部气户等六穴之分也。缨脉，亦足阳明脉也，近缨之脉，故曰缨脉，缨谓冠带也。以有左右，故云各二。掖痈大热，刺足少阳五，刺而热不止，刺手心主三，刺手太阴经络者大骨之会各三。大骨会，肩也。谓肩贞穴，在肩髃后骨解间陷者中。暴痈筋緛，随分而痛，魄汗不尽，胞气不足，治在经俞。痈若暴发，随脉所过，筋怒緛急，肉分中痛，汗液渗泄如不尽，兼胞气不足者，悉可以本经脉穴俞补泻之。（【新校正云】按此二条，旧散在篇中，今移使相从。）腹暴满，按之不下，取手太阳经络者，胃之募也。太阳，为手太阳也。手太阳，太阳经络之所生，故取中脘穴，即胃之募也。《中诰》曰：中脘，胃募也，居蔽骨与齐中，手太阳少阳足阳明脉所生。故云经络者，胃募也。（【新校正云】按《甲乙经》云：取太阳经络血者则已。无“胃之募也”等字。又杨上善注云：足太阳。其说各不同，未知孰是。）少阴俞去脊椎三寸傍五，用员利针。谓取足少阴俞，外去脊椎三寸，两傍穴各五痏也，少阴俞，谓第十四椎下两傍，肾之俞也。（【新校正云】按《甲乙经》云：用员利针，刺已如食顷久立已，必视其经之过于阳者数刺之。）霍乱，刺俞傍五，霍乱者，取少阴俞傍志室穴。（【新校正云】按杨上善云：刺主霍乱输傍五取之。）足阳明及上傍三。足阳明，言胃俞也。取胃俞，兼取少阴俞外两傍向上第三穴，则胃仓穴也。刺痫惊脉五，谓阳陵泉，在膝上外陷者中也。针手太阴各五，刺经太阳五，刺手少阴经络傍者一，足阳明一，上踝五寸刺三针。经太阳，谓足太阳也。手太阴五，谓鱼际穴，在手大指本节后内侧散脉。经太阳五，谓承山穴，在足腨肠下分肉间陷者中也。手少阴经络傍者，谓文正穴，在腕后同身寸之五寸，骨上廉肉分间，手太阳络别走少阴者。足阳明一者，谓解溪穴，在足腕上陷者中也。上踝五寸，谓足少阳络光明穴。按《内经明堂》《中诰图经》悉主霍乱，各具明文。（【新校正云】按别本注云：悉不主霍乱。未详所谓。又按《甲乙经》《太素》刺痫惊脉五至此为刺惊痫，王注为刺霍乱者，王注非也。）凡治消瘅仆击，偏枯痿厥，气满发逆，甘肥贵人①，则高梁之疾也。隔塞闭绝，上下不通，则暴忧之病也。暴厥而聋，偏塞闭不通，内气暴薄也。不从内外中风之病，故瘦留著也。跖跛，寒风湿之病也。消，谓内消；瘅，谓伏热；厥，谓气逆；高，膏也；梁，粱字也；跖，谓足也。夫肥者令人热中，甘者令人中满，故热气内薄，发为消渴偏枯气满逆也。逆者，谓违背常候，与平人异也。然愁忧者，气闭塞而不行，故隔塞否闭，气脉断绝，而上下不通也。气固于内，则大小便道偏不得通泄也。何者？藏府气不化，禁固而不宣散，故尔也。外风中人，伏藏不去，则阳气内受，为热外燔，肌肉消烁，故留薄肉分消瘦，而皮肤著于筋骨也。湿胜于足则筋不利，寒胜于足则挛急，风湿寒胜则卫气结聚，卫气结聚则肉痛，故足跛而不可履也。黄帝曰：黄疸暴痛，癫疾厥狂，久逆之所生也。五藏不平，六府闭塞之所生也。头痛耳鸣，九窍不利，肠胃之所生也。足之三阳，从头走足，然久厥逆而不下行，则气怫积于上焦，故为黄疸暴痛，癫狂气逆矣。食饮失宜，吐利过节，故六府闭塞，而令五藏之气不和平也。肠胃否塞则气不顺序，气不顺序则上下中外，互相胜负，故头痛耳鸣，九窍不利也。

① 甘：原无，据守山阁校刻本补。

·太阴阳明论篇第二十九·

【新校正云】按全元起本在第四卷。

黄帝问曰：太阴阳明为表里，脾胃脉也，生病而异者何也？脾胃藏府，皆合于土，病生而异，故问不同。岐伯对曰：阴阳异位，更虚更实，更逆更从，或从内，或从外，所从不同，故病异名也。脾藏为阴，胃府为阳，阳脉下行，阴脉上行，阳脉从外，阴脉从内，故言所从不同，病异名也。（【新校正云】按杨上善云：春夏阳明为实，太阴为虚，秋冬太阴为实，阳明为虚，即更实更虚也。春夏太阴为逆，阳明为从，秋冬阳明为逆，太阴为从，即更逆更从也。）故阳道实，阴道虚。帝曰：愿闻其异状也。岐伯曰：阳者，天气也，主外；阴者，地气也，主内。是所谓阴阳异位也。是所谓更实更虚也。故犯贼风虚邪者，阳受之；食饮不节、起居不时者，阴受之。是所谓或从内，或从外也。阳受之则入六府，阴受之则入五藏。入六府则身热不时卧，上为喘呼；入五藏则䐜满闭塞，下为飧泄，久为肠澼。是所谓所从不同，病异名也。故喉主天气，咽主地气。故阳受风气，阴受湿气。同气相求尔。故阴气从足上行至头，而下行循臂至指端；阳气从手上行至头，而下行至足。是所谓更逆更从也。《灵枢经》曰：手之三阴，从藏走手；手之三阳，从手走头。足之三阳，从头走足；足之三阴，从足走腹。所行而异，故更逆更从也。故曰阳病者上行极而下，阴病者下行极而上。此言其大凡尔。然足少阴脉下行，则不同诸阴之气也。故伤于风者，上先受之；伤于湿者，下先受之。阳气炎上故受风，阴气润下故受湿，盖同气相合尔。

帝曰：脾病而四支不用何也？岐伯曰：四支皆禀气于胃，而不得至经，（【新校正云】按《太素》"至经"作"径至"，杨上善云：胃以水谷资四支，不能径至四支，要因于脾，得水谷津液，营卫于四支。）必因于脾，乃得禀也。脾气布化水谷精液，四支仍得以禀受也。今脾病不能为胃行其津液，四支不得禀水谷气，气日以衰，脉道不利，筋骨肌肉，皆无气以生，故不用焉。帝曰：脾不主时何也？肝主春，心主夏，肺主秋，肾主冬。四藏皆有正应，而脾无正主也。岐伯曰：脾者土也。治中央，常以四时长四藏，各十八日寄治，不得独主于时也。脾藏者常著胃土之精也。土者生万物而法天地，故上下至头足，不得主时也。治，主也；著，谓常约著于胃也。土气于四时之中，各于季终寄王十八日，则五行之气各王七十二日，以终一岁之日矣。外主四季，则在人内应于手足也。

帝曰：脾与胃以膜相连耳，（【新校正云】按《太素》作：以募相逆。杨上善云：脾阴胃阳，脾内胃外，其位各异，故相逆也。）而能为之行其津液，何也？岐伯曰：足太阴者三阴也，其脉贯胃属脾络嗌，故太阴为之行气于三阴。阳明者表也，胃是脾之表也。五藏六府之海也，亦为之行气于三阳。藏府各因其经而受气于阳明，故为胃行其津液。四支不得禀水谷气，日以益衰，阴道不利，筋骨肌肉无气以生，故不用焉。又复明脾主四支之义也。

·阳明脉解篇第三十·

【新校正云】按全元起本在第三卷。

黄帝问曰：足阳明之脉病，恶人与火，闻木音则惕然而惊，钟鼓不为动，闻木音而惊何也？愿闻其故。前篇言入六府则身热不时卧，上为喘呼。然阳明者胃脉也。今病不如前篇之旨，而反闻木音而惊，故问其异也。岐伯对曰：阳明者胃脉也。胃者土也，故闻木音而惊者，土恶木也。《阴阳书》曰：木克土。故土恶木也。帝曰：善。其恶火何也？岐伯曰：阳明主肉，其脉（【新校正云】按《甲乙经》“脉”作“肌”。）血气盛，邪客之则热，热甚则恶火。帝曰：其恶人何也？岐伯曰：阳明厥则喘而惋，惋则恶人。惋热内郁，故恶人耳。（【新校正云】按《脉解》云：欲独闭户牖而处何也？阴阳相搏，阳尽阴盛，故独闭户牖而处。）

帝曰：或喘而死者，或喘而生者，何也？岐伯曰：厥逆连藏则死，连经则生。经，谓经脉；藏，谓五神藏。所以连藏则死者，神去故也。帝曰：善。病甚则弃衣而走，登高而歌，或至不食数日，逾垣上屋，所上之处，皆非其素所能也，病反能者何也？素，本也。逾垣，谓蓦墙也。怪其稍异于常。岐伯曰：四支者诸阳之本也，阳盛则四支实，实则能登高也。阳受气于四支，故四支为诸阳之本也。（【新校正云】按《脉解》云：阴阳争而外并于阳。）帝曰：其弃衣而走者何也？弃，不用也。岐伯曰：热盛于身，故弃衣欲走也。帝曰：其妄言骂詈、不避亲疏而歌者何也？岐伯曰：阳盛则使人妄言骂詈，不避亲疏而不欲食，不欲食故妄走也。足阳明胃脉，下肺属胃络脾。足太阴脾脉，入腹属脾络胃，上膈侠咽，连舌本，散舌下，故病如是。

卷第九

·热论篇第三十一·

【新校正云】按全元起本在第五卷。

黄帝问曰：今夫热病者，皆伤寒之类也，或愈或死，其死皆以六七日之间，其愈皆以十日以上者，何也？不知其解，愿闻其故。寒者冬气也，冬时严寒，万类深藏，君子固密，不伤于寒，触冒之者乃名伤寒。其伤于四时之气皆能为病，以伤寒为毒者，最乘杀厉之气，中而即病，名曰伤寒。不即病者，寒毒藏于肌肤，至夏至前变为温病，夏至后变为热病。然其发起，皆为伤寒致之，故曰热病者皆伤寒之类也。（【新校正云】按《伤寒论》云：至春变为温病，至夏变为暑病，与王注异。王注本《素问》为说，《伤寒论》本《阴阳大论》为说，故此不同。）岐伯对曰：巨阳者，诸阳之属也，巨，大也。太阳之气，经络气血，荣卫于身，故诸阳气皆所宗属。其脉连于风府，风府，穴名也，在项上入发际同身寸之一寸宛宛中是。故为诸阳主气也。足太阳脉浮气之在头中者凡五行，故统主诸阳之气。人之伤于寒也，则为病热，热虽甚不死；寒毒薄于肌肤，阳气不得散发而内怫结，故伤寒者反为病热。其两感于寒而病者，必不免于死。藏府相应而俱受寒，谓之两感。

帝曰：愿闻其状。谓非两感者之形证。岐伯曰：伤寒，一日巨阳受之，三阳之气，太阳脉浮，脉浮者外在于皮毛，故伤寒一日太阳先受之。故头项痛、腰脊强。上文云其脉连于风府，略言也。细而言之者，足太阳脉，从巅入络脑，还出别下项，循肩髆内侠脊抵腰中。故头项痛、腰脊强。（【新校正云】按《甲乙经》及《太素》作“头项与腰脊皆痛”。）二日阳明受之，以阳感热，同气相求，故自太阳入阳明也。阳明主肉，其脉侠鼻络于目，故身热目疼而鼻干，不得卧也。身热者，以肉受邪。胃中热烦，故不得卧。余随脉络之所生也。三日少阳受之，少阳主胆，（【新校正云】按全元起本“胆”作“骨”，元起注云：少阳者肝之表，肝候筋，筋会于骨，是少阳之气所荣，故言主于骨。《甲乙经》《太素》等并作“骨”。）其脉循胁络于耳，故胸胁痛而耳聋。三阳经络皆受其病，而未入于藏者，故可汗而已。以病在表，故可汗也。（【新校正云】按全元起本“藏”作“府”，元起注云：伤寒之病始入于皮肤之腠理，渐胜于诸阳而未入府，故须汗发其寒热而散之。”《太素》亦作“府”。）四日太阴受之，阳极而阴受也。太阴脉布胃中络于嗌，故腹满而嗌干。五日少阴受之，少阴脉贯肾络于肺，系舌本，故口燥舌干而渴。六日厥阴受之，厥阴脉循阴器而络于肝，故烦满而囊缩。三阴三阳，五藏六府皆受病，荣卫不行，五藏不通，则死矣。死，犹澌也，言精气皆澌也。是故其死皆病六七日间者，以此也。其不两感于寒者，七日巨阳病衰，头痛少愈；邪气渐退，经气渐和，故少愈。八日阳明病衰，身热少愈；九日少阳病衰，耳聋微闻；十日太阴病衰，腹病如故，则思饮食；十一日少阴病衰，渴止不满，舌干已而嚏；十二日厥阴病衰，囊纵少腹微下，大气皆去，病日已矣。大气，谓大邪之气也。是故其愈皆病十日已上者，以此也。

帝曰：治之奈何？岐伯曰：治之各通其藏脉，病日衰已矣。其未满三日者，可汗而已；其满三日者，可泄而已。此言表里之大体也。《正理伤寒论》曰：脉大浮数，病为在表，可发其汗；脉细沉数，病在里，可下之。由此则虽日过多，但有表证而脉大浮数，犹宜发汗；日数虽少，即有里证而脉沉细数，犹宜下之。正应随脉证以汗下之。帝曰：热病已愈，时有所遗者，何也？邪气衰去不尽，如遗之在人也。岐伯曰：诸遗者，热甚而强食之，故有所遗也。若此者，皆病已衰而热有所藏，因其谷气相薄，两热相合，故有所遗也。帝曰：善。治遗奈何？岐伯曰：视其虚实，调其逆从，可使必已矣。审其虚实而补泻之，则必已。帝曰：病热当何禁之？岐伯曰：病热少愈，食肉则复，多食则遗，此其禁也。是所谓戒食劳也。热虽少愈，犹未尽除，脾胃气虚，故未能消化，肉坚食驻，故热复生。复，谓复旧病也。

帝曰：其病两感于寒者，其脉应与其病形何如？岐伯曰：两感于寒者，病一日则巨阳与少阴俱病，则头痛口干而烦满；（【新校正云】按《伤寒论》云：烦满而渴。）二日则阳明与太阴俱病，则腹满身热，不欲食，谵言；谵言，谓妄谬而不次也。（【新校正云】按杨上善云：多言也。）三日则少阳与厥阴俱病，则耳聋囊缩而厥，水浆不入，不知人，六日死。巨阳与少阴为表里，阳明与太阴为表里，少阳与厥阴为表里，故两感寒气，同受其邪。帝曰：五藏已伤，六府不通，荣卫不行，如是之后，三日乃死，何也？岐伯曰：阳明者，十二经脉之长也，其血气盛，故不知人，三日其气乃尽，故死矣。以上承气海，故三日气尽乃死。凡病伤寒而成温者，先夏至日者为病温，后夏至日者为病暑，暑当与汗皆出，勿止。此以热多少盛衰而为义也。阳热未盛，为寒所制，故为病曰温。阳热大盛，寒不能制，故为病曰暑。然暑病者，当与汗之令愈，勿反止之，令其甚也。（【新校正云】按凡病伤寒已下，全元起本在《奇病论》中，王氏移于此。杨上善云：冬伤于寒，轻者夏至以前发为温病；冬伤于寒，甚者夏至以后发为暑病。）

·刺热篇第三十二·

【新校正云】按全元起本在第五卷。

肝热病者，小便先黄，腹痛多卧身热，肝之脉环阴器，抵少腹而上，故小便不通先黄，腹痛多卧也。寒薄生热，身故热焉。热争则狂言及惊，胁满痛，手足躁，不得安卧，经络虽已受热，而神藏犹未纳邪，邪正相薄，故云争也。余争同之。又肝之脉，从少腹上侠胃，贯鬲布胁肋，循喉咙之后络舌本，故狂言胁满痛也。肝性静而主惊骇，故病则惊，手足躁扰，卧不得安。庚辛甚，甲乙大汗，气逆则庚辛死，肝主木，庚辛为金；金克木，故甚，死于庚辛也。甲乙为木，故大汗于甲乙。刺足厥阴、少阳，厥阴，肝脉；少阳，胆脉。其逆则头痛员员，脉引冲头也。肝之脉，自舌本循喉咙之后上出额，与督脉会于巅，故头痛员员然，脉引冲于头中也。员员，谓似急也。

心热病者，先不乐，数日乃热，夫所以任治于物者，谓心。病气入于经络，则神不安治，故先不乐，数日乃热也。热争则卒心痛，烦闷善呕，头痛面赤无汗，心手少阴脉，起于心中；其支别者，从心系上侠咽。小肠之脉，直行者，循咽下鬲抵胃；其支别者，从缺盆循颈上颊，至目外眦。故卒心痛，烦闷善呕，头痛面赤也。心在液为汗，今病热，故无汗以出。（【新校正云】按《甲乙经》"外眦"作"兑眦"，王注《厥论》亦作"兑眦"，"外"当作"兑"。）壬癸甚，丙丁大汗，气逆则壬癸死，心主火，壬癸为水，水灭火，故甚，死于壬癸也。丙丁为火，故大汗于丙丁。气逆之证，经阙其文。刺手少阴、太阳。少阴，心脉；太阳，小肠脉。

脾热病者，先头重颊痛，烦心颜青，欲呕身热，胃之脉，起于鼻，交頞中，下循鼻外入上齿中，还出侠口环唇，下交承浆，却循颐后下廉出大迎，循颊车上耳前，过客主人，循发际至额颅。故先头重颊痛颜青也。脾之脉，支别者，复从胃别上鬲，注心中；其直行者，上鬲侠咽。故烦心欲呕而身热也。（【新校正云】按《甲乙经》《太素》云：脾热病者，先头重颊痛①。无“颜青”二字也。）热争则腰痛不可用俯仰，腹满泄，两颔痛，胃之脉，支别者，起胃下口，循腹里，下至气街中而合，以下髀。气街者，腰之前，故腰痛也。脾之脉，入腹属脾络胃。又胃之脉，自交承浆，却循颐后下廉出大迎，循颊车。故腹满泄而两颔痛。甲乙甚，戊己大汗。气逆则甲乙死，脾主土，甲乙为木，木伐土，故甚，死于甲乙也。戊己为土，故大汗于戊己。气逆之证，经所未论。刺足太阴、阳明。太阴，脾脉；阳明，胃脉。（【新校正云】按《甲乙经·热病下篇》云：热病先头重颊痛②，烦心身热，热争则腰痛不可用俯仰，腹满，两颔痛甚，其暴泄善饥而不欲食，善噫，热中足清，腹胀食不化，善呕泄有脓血，苦呕无所出，先取三里，后取太白、章门。）肺热病者，先淅然厥，起毫毛，恶风寒，舌上黄身热。肺主皮肤，外养于毛，故热中之，则先淅然，恶风寒，起毫毛也。肺之脉起于中焦，下络大肠，还循胃口。今肺热入胃，胃热上升，故舌上黄而身热。热争则喘咳，痛走胸膺背，不得大息，头痛不堪，汗出而寒，肺居鬲上，气主胸膺，复在变动为咳，又藏气而主呼吸，背复为胸中之府，故喘咳，痛走胸膺背，不得大息也。肺之络脉，上会耳中，今热气上熏，故头痛不堪，汗出而寒。丙丁甚，庚辛大汗，气逆则丙丁死，肺主金，丙丁为火，火烁金，故甚，死于丙丁也。庚辛为金，故大汗于庚辛也。气逆之证，经阙未书。刺手太阴、阳明，出血如大豆，立已。太阴，肺脉；阳明，大肠脉。当视其络脉盛者，乃刺而出之。

肾热病者，先腰痛胻酸，苦渴数饮身热，膀胱之脉从肩髆内侠脊抵腰中。又腰为肾之府。故先腰痛也。又肾之脉，自循内踝之后上腨内，出腘内廉；又直行者，从肾上贯肝鬲入肺中，循喉咙侠舌本。故胻酸苦渴数饮身热。热争则项痛而强，胻寒且酸，足下热，不欲言，膀胱之脉，从脑出别下项。又肾之脉，起于小指之下，斜趋足心，出于然骨之下，循内踝之后别入跟中，以上胻内；又其直行者，从肾上贯肝鬲入肺中，循喉咙侠舌本。故项痛而强，胻寒且酸，足下热，不欲言也。（【新校正云】按《甲乙经》“然骨”作“然谷”。）其逆则项痛员员淡淡然，肾之筋，循脊内侠膂上至项，结于枕骨，与膀胱之筋合，膀胱之脉又并下于项，故项痛员员然也。淡淡，为似欲不定也。戊己甚，壬癸大汗，气逆则戊己死，肾主水，戊己为土，土刑水，故甚，死于戊己也。壬癸为水，故大汗于壬癸也。刺足少阴太阳，少阴，肾脉；太阳，膀胱脉。诸汗者，至其所胜日汗出也。气王日为所胜，王则胜邪，故各当其王日汗。

---

① 颊痛：原作“颜痛”，据本注原文改。
② 颊痛：原作“颜痛”，据本注原文改。

肝热病者左颊先赤，肝气合木，木气应春，南面正理之，则其左颊也。心热病者颜先赤，心气合火，火气炎上，指象明候，故候于颜。颜，额也。脾热病者鼻先赤，脾气合土，土王于中，鼻处面中，故占鼻也。肺热病者右颊先赤，肺气合金，金气应秋，南面正理之、则其右颊也。肾热病者颐先赤，肾气合水，水惟润下，指象明候，故候于颐也。病虽未发，见赤色者刺之，名曰治未病。圣人不治已病治未病，不治已乱治未乱，此之谓也。热病从部所起者，至期而已；期，为大汗日也。如肝甲乙，心丙丁，脾戊己，肺庚辛，肾壬癸，是为期日也。其刺之反者，三周而已，反，谓反取其气也。如肝病刺脾，脾病刺肾，肾病刺心，心病刺肺，肺病刺肝者，皆是反刺五藏之气也。三周，谓三周于三阴三阳之脉状也。又太阳病而刺泻阳明，阳明病而刺泻少阳，少阳病而刺泻太阴，太阴病而刺泻少阴，少阴病而刺泻厥阴，如此是为反取三阴三阳之脉气也。重逆则死。先刺已反,病气流传,又反刺之,是为重逆。一逆刺之,尚至三周乃已,况其重逆而得生邪！诸当汗者,至其所胜日,汗大出也。王则胜邪,故各当其王日汗。(【新校正云】按此条文注二十四字与前文重复,当从删去,《甲乙经》《太素》亦不重出。)

诸治热病，以饮之寒水乃刺之，必寒衣之，居止寒处，身寒而止也。寒水在胃，阳气外盛，故饮寒乃刺。热退则凉生，故身寒而止针。热病先胸胁痛，手足躁，刺足少阳，补足太阴，此则举正取之例。然足少阳木病，而泻足少阳之木气，补足太阴之土气者，恐木传于土也。胸胁痛，丘虚主之，丘虚在足外踝下如前陷者中，足少阳脉之所过也，刺可入同身寸之五分，留七呼，若灸者可灸三壮。热病手足躁，经无所主治之旨，然补足太阴之脉，当于井荥取之也。(【新校正云】详足太阴全元起本及《太素》作“手太阴”，杨上善云：手太阴上属肺，从肺出腋下，故胸胁痛。又按《灵枢经》云：热病而胸胁痛，手足躁，取之筋间，以第四针，索筋于肝，不得索之于金。金，肺也。以此决知作手太阴者为是。）病甚者为五十九刺。五十九刺者，谓头上五行。行五者，以越诸阳之热逆也；大杼、膺俞、缺盆、背俞，此八者，以泻胸中之热也；气街、三里、巨虚上下廉，此八者，以泻胃中之热也；云门、髃骨、委中、髓空，此八者，以泻四支之热也；五藏俞傍五，此十者以泻五藏之热也。凡此五十九穴者，皆热之左右也，故病甚则尔刺之。然头上五行者，当中行谓上星、囟会、前顶、百会、后顶，次两傍谓五处、承光、通天、络却、玉枕，又次两傍谓临泣、目窗、正营、承灵、脑空也。上星在颅上直鼻中央，入发际同身寸之一寸陷者中容豆，刺可入同身寸之四分。(【新校正云】按《甲乙经》四分作三分，《水热穴论》注亦作三分，详此注下文云刺如上星法，又云刺如囟会法。既有二法，则当依《甲乙经》及《水热穴论》注，上星刺入三分，囟会刺入四分。）囟会在上星后同身寸之一寸陷者，刺如上星法。前顶在囟会后同身寸之一寸五分骨间陷者中，刺如囟会法。百会在前顶后同身寸之一寸五分，顶中央旋毛中陷容指，督脉、足太阳脉之交会，刺如上星法。后顶在百会后同身寸之一寸五分枕骨上，刺如囟会法。然是五者，皆督脉气所发也。上星留六呼，若灸者并灸五壮。次两傍穴：五处在上星两傍同身寸之一寸五分，承光在五处后同身寸之一寸，通天在承光后同身寸之一寸五分，络却在通天后同身寸之一寸五分，玉枕在络却后同身寸之七分。然是五者，并足太阳脉气所发，刺可入同身寸之三分，五处、通天各留七呼，络却留五呼，玉枕留三呼，若灸者可灸三壮。(【新校正云】按《甲乙经》承光不可灸，玉枕刺入三分。）又次两傍：临泣在头直目上入发际同身寸之五分，足太阳、少阳、阳维三脉之会。目窗、正营递相去同身寸之一寸，承灵、脑空递相去同身寸之一寸五分。然是五者，并足少阳、阳维二脉之会，脑空一穴，刺可入同身寸之四分，余并可刺入同身寸之三分，临泣留七呼，若灸者可灸五壮。大杼在项第一椎下两傍，相去各同身寸之一寸半陷者中，督脉别络、足太阳、手太阳三脉气之会，刺可入同身寸之三分，留七呼，若灸者可灸五壮。(【新校正云】按《甲乙经》作“七壮”，《气穴》注作“七壮”，《刺疟》注、《热穴》注作“五壮”。）膺俞者，膺中俞也，正名中府，在胸中行两傍，相去同身寸之六寸，云门下一寸，乳上三肋间动脉应手陷者中，仰而取之，手足太阴脉之会，刺可入同身寸之三分，留五呼，若灸者可灸五壮。缺盆在肩上横骨陷者中，手阳明脉气所发，刺可入同身寸之二分，留七呼，若灸者可灸三壮。背俞当是风门热府，在第二椎下两傍，各同身寸之一寸半，督脉、足太阳之会，刺可入同身寸之五分，留七呼，若灸者可灸五壮。验今《明堂》《中诰图经》不言背俞，未详果何处也。(【新校正云】按王注《水热穴论》以风门热府为背俞，又注《气穴论》以大杼为背俞，此注云未详，三注不同，盖疑之也。）气街在腹齐下横骨两端鼠鼷上同身寸之一寸动应手，足阳明脉气所发，刺可入同身寸之三分，留七呼，若灸者可灸五壮。三里在膝下同身寸之三寸，䯒外廉两筋肉分间，足阳明脉之所入也，刺可入同身寸之一寸，留七呼，若灸者可灸三壮。巨虚上廉，足阳明与大肠合，在三里下同身寸之三寸，足阳明脉气所发，刺可入同身寸之八分，若灸者可灸三壮。巨虚下廉，足阳明与小肠合，在上廉下同身寸之三寸，足阳明脉气所发，刺可入同身寸之三分，若灸者可灸三壮。云门在巨骨下，胸中行两傍，(【新校正云】按《气穴论》注胸中行两傍作侠任脉傍横去任脉，文虽异，穴之处所则同。）相去同身寸之六寸动脉应手。中府当其下同身寸之一寸。云门手太阴脉气所发，举臂取之，刺可入同身寸之七分，若灸者可灸五壮。验今《明堂》《中诰图经》不载髃骨穴，寻其穴以泻四支之热，恐是肩髃穴，穴在肩端两骨间，手阳明蹻脉之会，刺可入同身寸之六分，留六呼，若灸者可灸三壮。委中在足膝后屈处腘中央约文中动脉，(【新校正云】详委中穴与《气穴》注、《骨空》注、《刺疟论》注并此，王氏四处注之，彼三注无足膝后屈处五字，与此注异者，非实有异，盖注有详略尔。）足太阳脉之所入也，刺可入同身寸之五分，留七呼，若灸者可灸三壮。髓空者，正名腰俞，在脊中第二十一椎节下间，督脉气所发，刺可入同身寸之二分，(【新校正云】按《甲乙经》作二寸，《水热穴论》注亦作二寸，《气府论》注、《骨穴论》注作一分。）留七呼，若灸者可灸三壮。五藏俞傍五者，谓魄户、神堂、魂门、意舍、志室五穴也。在侠脊两傍，各相去同身寸之三寸，并足太阳脉气所发也。魄户在第三椎下两傍，正坐取之，刺可入同身寸之五分，若灸者可灸五壮。神堂在第五椎下两傍，刺可入同身寸之三分，若灸者可灸五壮。魂门在第九椎下两傍，正坐取之，刺可入同身寸之五分，若灸者可灸三壮。意舍在第十一椎下两傍，正坐取之，刺可入同身寸之五分，若灸者可灸三壮。志室在第十四椎下两傍，正坐取之，刺可入同身寸之五分，若灸者可灸三壮。是所谓此经之五十九刺法也。若《针经》所指五十九刺，则殊与此经不同，虽俱治热病之要穴，然合用之理全向背，犹当以病候形证所应经法，即随所证而刺之。热病始手臂痛者，刺手阳明太阴而汗出止。手臂痛，列缺主之。列缺者，手太阴之络，去腕上同身寸之一寸半，别走阳明者也，刺可入同身寸之三分，留三呼，若灸者可灸五壮。欲出汗，商阳主之。商阳者，手阳明脉之井，在手大指次指内侧去爪甲角如韭叶，手阳明脉之所出也，刺可入同身寸之一分，留一呼，若灸者可灸三壮。热病始于头首者，刺项太阳而汗出止。天柱主之。天柱在侠项后发际大筋外廉陷者中，足太阳脉气所发，刺可入同身寸之二分，留六呼，若灸者可灸三壮。热病始于足胫者，刺足阳明而汗出止。（【新校正云】按此条《素问》本无，《太素》亦无，今按《甲乙经》添入。）热病先身重骨痛，耳聋好瞑，刺足少阴，据经无正主穴，当补泻井荥尔。（【新校正云】按《灵枢经》云：热病而身重骨痛，耳聋而好瞑，取之骨，以第四针，索骨于肾，不得索之土。土，脾也。）病甚为五十九刺。如右法。热病先眩冒而热，胸胁满，刺足少阴少阳。亦井荥也。

太阳之脉，色荣颧骨，热病也。荣，饰也，谓赤色见于颧骨如荣饰也。颧骨，谓目下当外眦也。太阳合火，故见色赤。（【新校正云】按杨上善云：赤色荣颧者，骨热病也。与王氏之注不同。）荣未交，（【新校正云】按《甲乙经》《太素》作"荣未夭"，下文"荣未交"亦作"夭"。）曰今且得汗，待时而已。"荣"一为"营"。字之误也。曰者，引古经法之端由也。言色虽明盛，但阴阳之气不交错者，故法云今且得汗之而已。待时者，谓肝病待甲乙，心病待丙丁，脾病待戊己，肺病待庚辛，肾病待壬癸，是谓待时而已。所谓交者，次如下句。与厥阴脉争见者，死期不过三日，外见太阳之赤色，内应厥阴之弦脉，然太阳受病，当传入阳明，今反厥阴之脉来见者，是土败而木贼之也，故死。然土气已败，木复狂行，木生数三，故期不过三日。其热病内连肾，少阳之脉色也。病或为气，恐字误也。若赤色气内连鼻两傍者，是少阳之脉色，非厥阴色。何者？肾部近于鼻也。（【新校正云】详或者欲改"肾"作"鼻"，按《甲乙经》《太素》并作"肾"，杨上善云：太阳，水也；厥阴，木也。水以生木，木盛水衰，故太阳水色见时，有木争见者，水死。以其热病内连于肾，肾为热伤，故死。旧本无"少阳之脉色也"六字①，乃王氏所添，王注非，当从上善之义。）少阳之脉，色荣颊前，热病也，颊前，即颧骨下近鼻两傍也。（【新校正云】按《甲乙经》《太素》"前"字作"筋"，杨上善云：足少阳部在颊，赤色荣之，即知筋热病也。）荣未交，曰今且得汗，待时而已，与少阴脉争见者，死期不过三日。少阳受病，当传入于太阴，今反少阴脉来见，亦土败而木贼之也，故死不过三日，亦木之数然。【新校正云】详或者欲改"少阴"作"厥阴"，按《甲乙经》《太素》作"少阴"，杨上善云：少阳为

① 旧本：原作"本旧"，据守山阁校刻本乙。

木，少阴为水，少阳色见之时，有少阴争见者，是母胜子，故木死。王作此注亦非。旧本及《甲乙经》《太素》并无“期不过三日”五字①，此是王氏足成此文也。）

热病气穴：三椎下间主胸中热，四椎下间主鬲中热，五椎下间主肝热，六椎下间主脾热，七椎下间主肾热，荣在骶也。脊节之谓椎，脊穷之谓骶。言肾热之气，外通尾骶也。寻此文椎间所主神藏之热，又不正当其藏俞，而云主疗，在理未详。项上三椎，陷者中也。此举数脊椎大法也。言三椎下间主胸中热者，何以数之？言皆当以陷者中为气发之所。颊下逆颧为大瘕，下牙车为腹满，颧后为胁痛，颊上者鬲上也。此所以候面部之色，发明腹中之病诊。

·评热病论篇第三十三·

【新校正云】按全元起本在第五卷。

黄帝问曰：有病温者，汗出辄复热，而脉躁疾不为汗衰，狂言不能食，病名为何？岐伯对曰：病名阴阳交，交者死也。交，谓交合，阴阳之气不分别也。帝曰：愿闻其说。岐伯曰：人所以汗出者，皆生于谷，谷生于精，言谷气化为精，精气胜乃为汗。今邪气交争于骨肉而得汗者，是邪却而精胜也，言初汗也。精胜则当能食而不复热。复热者邪气也，汗者精气也，今汗出而辄复热者，是邪胜也，不能食者，精无俾也，无俾，言无可使为汗也。谷不化则精不生，精不化流，故无可使。病而留者，其寿可立而倾也。如是者，若汗出疾速留著而不去，则其人寿命立至倾危也。（【新校正云】详病而留者，按王注“病”当作“疾”。又按《甲乙经》作“而热留者”。）且夫《热论》曰：汗出而脉尚躁盛者死。《热论》，谓上古《热论》也。凡汗后脉当迟静，而反躁急以盛满者，是真气竭而邪盛，故知必死也。今脉不与汗相应，此不胜其病也，其死明矣。脉不静而躁盛，是不相应。狂言者是失志，失志者死。志合于精，今精无可使，是志无所居，志不留居则失志也。今见三死，不见一生，虽愈必死也。汗出脉躁盛，一死；不胜其病，二死；狂言失志者，三死也。

① 五字：原作“六字”，误。

帝曰：有病身热汗出烦满，烦满不为汗解，此为何病？岐伯曰：汗出而身热者风也，汗出而烦满不解者厥也，病名曰风厥。帝曰：愿卒闻之。岐伯曰：巨阳主气，故先受邪，少阴与其为表里也，得热则上从之，从之则厥也。上从之，谓少阴随从于太阳而上也。帝曰：治之奈何？岐伯曰：表里刺之，饮之服汤。谓泻太阳，补少阴也。饮之汤者，谓止逆上之肾气也。

帝曰：劳风为病何如？岐伯曰：劳风法在肺下，从劳风生，故曰劳风。劳，谓肾劳也。肾脉者，从肾上贯肝鬲，入肺中。故肾劳风生，上居肺下也。其为病也，使人强上冥视，（【新校正云】按杨上善云：强上，好仰也；冥视，谓合眼视不明也。又《千金方》"冥视"作"目眩"。）唾出若涕，恶风而振寒，此为劳风之病。膀胱脉，起于目内眦，上额交巅上，入络脑，还出别下项，循肩髆内侠脊抵腰中，入循膂络肾。今肾精不足，外吸膀胱，膀胱气不能上营，故使人头项强而视不明也。肺被风薄，劳气上熏，故令唾出若鼻涕状。肾气不足，阳气内攻，劳热相合，故恶风而振寒。帝曰：治之奈何？岐伯曰：以救俯仰。救，犹止也；俯仰，谓屈伸也。言止屈伸于动作，不使劳气滋蔓。巨阳引精者三日，中年者五日，不精者七日。（【新校正云】按《甲乙经》作"三日中若五日"，《千金方》作"候之三日及五日中不精明者是也"，与此不同。）咳出青黄涕，其状如脓，大如弹丸，从口中若鼻中出，不出则伤肺，伤肺则死也。巨阳者，膀胱之脉也。膀胱与肾为表里，故巨阳引精也。巨，大也。然太阳之脉吸引精气上攻于肺者三日，中年者五日，素不以精气用事者七日，当咳出稠涕，其色青黄如脓状。平调咳者，从咽而上出于口；暴卒咳者，气冲突于蓄门而出于鼻。夫如是者，皆肾气劳竭，肺气内虚，阳气奔迫之所为，故不出则伤肺也。肺伤则荣卫散解，魄不内治，故死。（【新校正云】按王氏云：卒暴咳者，气冲突于蓄门，而出于鼻。按《难经》七冲门无蓄门之名，疑是贲门。杨操云：贲者鬲也，胃气之所出，胃出谷气以传于肺，肺在鬲上，故胃为贲门。）

帝曰：有病肾风者，面胕痝然壅，害于言，可刺不？痝然，肿起貌；壅，谓目下壅，如卧蚕形也。肾之脉从肾上贯肝鬲，入肺中，循喉咙侠舌本，故妨害于言语。岐伯曰：虚不当刺，不当刺而刺，后五日其气必至。至，谓病气来至也。然谓藏配一日，而五日至肾。夫肾已不足，风内薄之，谓肿为实，以针大泄，反伤藏气，真气不足，不可复，故刺后五日其气必至也。帝曰：其至何如？岐伯曰：至必少气时热，时热从胸背上至头，汗出手热，口干苦渴，小便黄，目下肿，腹中鸣，身重难以行，月事不来，烦而不能食，不能正偃，正偃则咳甚，病名曰风水，论在《刺法》中。《刺法》，篇名。今经亡。

帝曰：愿闻其说。岐伯曰：邪之所凑，其气必虚，阴虚者阳必凑之，故少气时热而汗出也。小便黄者，少腹中有热也。不能正偃者，胃中不和也。正偃则咳甚，上迫肺也。诸有水气者，微肿先见于目下也。帝曰：何以言？岐伯曰：水者阴也，目下亦阴也，腹者至阴之所居，故水在腹者，必使目下肿也。真气上逆，故口苦舌干，卧不得正偃，正偃则咳出清水也。诸水病者，故不得卧，卧则惊，惊则咳甚也。腹中鸣者，病本于胃也。薄脾则烦不能食，食不下者，胃脘隔也。身重难以行者，胃脉在足也。月事不来者，胞脉闭也。胞脉者属心而络于胞中，今气上迫肺，心气不得下通，故月事不来也。考上文所释之义，未解"热从胸背上至头，汗出手热口干苦渴"之义，应古论简脱，而此差谬之尔。如是者何？肾少阴之脉，从肾上贯肝鬲，入肺中，循喉咙侠舌本。又膀胱太阳之脉，从目内眦上额交巅上；其支者，从巅至耳上角；其直者，从巅入络脑，还出别下项，循肩髆内侠脊抵腰中，入循膂。今阴不足而阳有余，故热从胸背上至头，而汗出口干苦渴也。然心者阳藏也，其脉行于臂手；肾者阴藏也，其脉循于胸足。肾不足则心气有余，故手热矣。又以心肾之脉，俱是少阴脉也。帝曰：善。

·逆调论篇第三十四·

【新校正云】按全元起本在第四卷。

黄帝问曰：人身非常温也，非常热也，为之热而烦满者，何也？异于常候，故曰非常。（【新校正云】按《甲乙经》无"为之热"三字。）岐伯对曰：阴气少而阳气胜，故热而烦满也。帝曰：人身非衣寒也，中非有寒气也，寒从中生者何？言不知谁为元主邪？岐伯曰：是人多痹气也，阳气少，阴气多，故身寒如从水中出。言自由形气阴阳之为是，非衣寒而中有寒也。

帝曰：人有四支热，逢风寒如炙如火者，何也？（【新校正云】按全元起本无"如火"二字，《太素》云如炙于火。当从《太素》之文。）岐伯曰：是人者阴气虚，阳气盛，四支者阳也，两阳相得而阴气虚少，少水不能灭盛火，而阳独治，独治者不能生长也，独胜而止耳，水为阴，火为阳。今阳气有余，阴气不足，故云少水不能灭盛火也。治者，王也；胜者，盛也。故云独胜而止。逢风而如炙如火者，是人当肉烁也。烁，言消也，言久久此人当肉消削也。（【新校正云】详“如炙如火”，当从《太素》作“如炙于火”。）帝曰：人有身寒，汤火不能热，厚衣不能温，然不冻栗，是为何病？岐伯曰：是人者，素肾气胜，以水为事，太阳气衰，肾脂枯不长，一水不能胜两火，肾者水也，而生于骨，肾不生则髓不能满，故寒甚至骨也。以水为事，言盛欲也。所以不能冻栗者，肝一阳也，心二阳也，肾孤藏也，一水不能胜二火，故不能冻栗，病名曰骨痹，是人当挛节也。肾不生则髓不满，髓不满则筋干缩，故节挛拘。

帝曰：人之肉苛者，虽近衣絮，犹尚苛也，是谓何疾？苛谓痛重。岐伯曰：荣气虚，卫气实也，荣气虚则不仁，卫气虚则不用，荣卫俱虚，则不仁且不用，肉如故也，人身与志不相有，曰死。身用志不应，志为身不亲，两者似不相有也。（【新校正云】按《甲乙经》“曰死”作“三十日死也”。）

帝曰：人有逆气不得卧而息有音者，有不得卧而息无音者，有起居如故而息有音者，有得卧行而喘者，有不得卧不能行而喘者，有不得卧卧而喘者，皆何藏使然？愿闻其故。岐伯曰：不得卧而息有音者，是阳明之逆也，足三阳者下行，今逆而上行，故息有音也。阳明者胃脉也，胃者六府之海，水谷海也。其气亦下行，阳明逆不得从其道，故不得卧也。《下经》曰胃不和则卧不安，此之谓也。《下经》，上古经也。夫起居如故而息有音者，此肺之络脉逆也，络脉不得随经上下，故留经而不行，络脉之病人也微，故起居如故而息有音也。夫不得卧卧则喘者，是水气之客也，夫水者循津液而流也，肾者水藏，主津液，主卧与喘也。帝曰：善。寻经所解之旨，有不得卧而息无音，有得卧行而喘，有不得卧不能行而喘，此三义悉阙而未论，亦古之脱简也。

卷第十

·疟论篇第三十五·

【新校正云】按全元起本在第五卷。

黄帝问曰：夫痎疟皆生于风，其蓄作有时者，何也？痎，犹老也，亦瘦也。（【新校正云】按《甲乙经》云：夫疟疾皆生于风，其以日作以时发，何也？与此文异。《太素》同今文。杨上善云：痎，有云二日一发名痎疟，此经但夏伤于暑至秋为病，或云痎疟，或但云疟，不必以日发间日以定痎也，但应四时其形有异以为痎尔。）岐伯对曰：疟之始发也，先起于毫毛，伸欠乃作，寒栗鼓颔，栗，谓战栗；鼓，谓振动。腰脊俱痛，寒去则内外皆热，头痛如破，渴欲冷饮。帝曰：何气使然？愿闻其道。岐伯曰：阴阳上下交争，虚实更作，阴阳相移也。阳气者下行极而上，阴气者上行极而下，故曰阴阳上下交争也。阳虚则外寒，阴虚则内热，阳虚则外热，阴虚则内寒，由此寒去热生，则虚实更作，阴阳之气相移易也。阳并于阴，则阴实而阳虚。阳明虚则寒栗鼓颔也，阳并于阴，言阳气入于阴分也。阳明，胃脉也。胃之脉，自交承浆，却分行循颐后下廉出大迎；其支别者；从大迎前下人迎。故气不足，则恶寒战栗而颐颔振动也。巨阳虚则腰背头项痛，巨阳者，膀胱脉。其脉从头别下项，循肩髆内侠背抵腰中。故气不足，则腰背头项痛也。三阳俱虚则阴气胜，阴气胜则骨寒而痛。寒生于内，故中外皆寒。阳盛则外热，阴虚则内热，外内皆热则喘而渴，故欲冷饮也。热伤气，故内外皆热，则喘而渴。此皆得之夏伤于暑，热气盛，藏于皮肤之内，肠胃之外，此荣气之所舍也。肠胃之外，荣气所主，故云荣气所舍也。舍，犹居也。此令人汗空疏，（【新校正云】按全元起作“汗出空疏”，《甲乙经》《太素》并同。）腠理开，因得秋气，汗出遇风，及得之以浴，水气舍于皮肤之内，与卫气并居。

卫气者，昼日行于阳，夜行于阴，此气得阳而外出，得阴而内薄。内外相薄，是以日作。作，发作也。

帝曰：其间日而作者何也？间日，谓隔日。岐伯曰：其气之舍深，内薄于阴，阳气独发，阴邪内著，阴与阳争不得出，是以间日而作也。不与卫气相逢会，故隔日发也。帝曰：善。其作日晏与其日早者，何气使然？晏，犹日暮也。岐伯曰：邪气客于风府，循膂而下，风府，穴名，在项上入发际同身寸之二寸，大筋内宛宛中也。膂，谓脊两傍。卫气一日一夜大会于风府，其明日日下一节，故其作也晏，此先客于脊背也。每至于风府则腠理开，腠理开则邪气入，邪气入则病作，以此日作稍益晏也。节，谓脊骨之节。然邪气远则逢会迟，故发暮也。其出于风府，日下一节，二十五日下至骶骨，二十六日入于脊内，注于伏膂之脉，项已下至尾骶凡二十四节，故日下一节，二十五日下至骶骨，二十六日入于脊内，注于伏膂之脉也。伏膂之脉者，谓膂筋之间，肾脉之伏行者也。肾之脉，循股内后廉贯脊属肾；其直行者，从肾上贯肝鬲入肺中。以其贯脊，又不正应行穴，但循膂伏行，故谓之伏膂脉。（【新校正云】按全元起本"二十五日"作"二十一日"，"二十六日"作"二十二日"，《甲乙经》《太素》并同。伏膂之脉，《甲乙经》作"太冲之脉"，巢元方作"伏冲"。）其气上行，九日出于缺盆之中，其气日高，故作日益早也。以肾脉贯脊属肾，上入肺中。肺者，缺盆为之道。阴气之行速，故其气上行，九日出于缺盆之中。其间日发者，由邪气内薄于五藏，横连募原也，其道远，其气深，其行迟，不能与卫气俱行，不得皆出，故间日乃作也。募原，谓鬲募之原系。（【新校正云】按全元起本"募"作"膜"，《太素》、巢元方并同，《举痛论》亦作"膜原"。）帝曰：夫子言卫气每至于风府，腠理乃发，发则邪气入，入则病作。今卫气日下一节，其气之发也不当风府，其日作者奈何？岐伯曰：（【新校正云】按全元起本及《甲乙经》《太素》自"此邪气客于头项"至下"则病作故"八十八字并无。）此邪气客于头项循膂而下者也，故虚实不同，邪中异所，则不得当其风府也。故邪中于头项者，气至头项而病；中于背者，气至背而病；中于腰脊者，气至腰脊而病；中于手足者，气至手足而病。故下篇各以居邪之所而刺之。卫气之所在，与邪气相合，则病作。故风无常府，卫气之所发，必开其腠理，邪气之所合，则其府也。虚实不同，邪中异所，卫邪相合，病则发焉，不必悉当风府而发作也。（【新校正云】按《甲乙经》、巢元方"则其府也"作"则其病作"。）

帝曰：善。夫风之与疟也，相似同类，而风独常在，疟得有时而休者，何也？风疟皆有盛衰，故云相似同类。岐伯曰：风气留其处，故常在；疟气随经络沉以内薄，（【新校正云】按《甲乙经》作“次以内传”。）故卫气应乃作。留，谓留止；随，谓随从。

帝曰：疟先寒而后热者，何也？岐伯曰：夏伤于大暑，其汗大出，腠理开发，因遇夏气凄沧之水寒，（【新校正云】按《甲乙经》《太素》“水寒”作“小寒迫之”。）藏于腠理皮肤之中，秋伤于风，则病成矣。暑为阳气，中风者阳气受之，故秋伤于风则病成矣。夫寒者阴气也，风者阳气也，先伤于寒而后伤于风，故先寒而后热也，病以时作，名曰寒疟。露形触冒，则风寒伤之。帝曰：先热而后寒者，何也？岐伯曰：此先伤于风而后伤于寒，故先热而后寒也，亦以时作，名曰温疟。以其先热，故谓之温。其但热而不寒者，阴气先绝，阳气独发，则少气烦冤，手足热而欲呕，名曰瘅疟。瘅，也，极热为之也。

帝曰：夫经言有余者泻之，不足者补之。今热为有余，寒为不足。夫疟者之寒，汤火不能温也，及其热，冰水不能寒也，此皆有余不足之类。当此之时，良工不能止，必须其自衰乃刺之，其故何也？愿闻其说。言何暇不早使其盛极而自止乎？岐伯曰：经言无刺熇熇之热，（【新校正云】按全元起本及《太素》“热”作“气”。）无刺浑浑之脉，无刺漉漉之汗，故为其病逆未可治也。熇熇，盛热也；浑浑，言无端绪也；漉漉，言汗大出也。夫疟之始发也，阳气并于阴，当是之时，阳虚而阴盛，外无气，故先寒栗也。阴气逆极，则复出之阳，阳与阴复并于外，则阴虚而阳实，故先热而渴。阴盛则胃寒，故先寒战栗；阳盛则胃热，故先热欲饮也。夫疟气者，并于阳则阳胜，并于阴则阴胜，阴胜则寒，阳胜则热。疟者，风寒之气不常也，病极则复。复，谓复旧也。言其气发至极，还复如旧。至（【新校正云】按《甲乙经》作“疟者，风寒之暴气不常，病极则复至”，全元起本及《太素》作“疟，风寒气也，不常，病极则复至”。“至”字连上句，与王氏之意异。）病之发也，如火之热，如风雨不可当也。以其盛炽，故不可当也。故经言曰：方其盛时必毁，（【新校正云】按《太素》云“勿敢必毁”。）其衰也，事必大昌。此之谓也。方，正也。正盛泻之，或伤真气，故必毁。病气衰已，补其经气，则邪气弭退，正气安平，故必大昌也。夫疟之未发也，阴未并阳，阳未并阴，因而调之，真气得安，邪气乃亡，所泻必中，所补必当，故真气得安，邪气乃亡也。故工不能治其已发，为其气逆也。真气浸息，邪气大行，真不胜邪，是为逆也。帝曰：善。攻之奈何？早晏何如？岐伯曰：疟之且发也，阴阳之且移也，必从四末始也，阳已伤，阴从之，故先其时坚束其处，令邪气不得入，阴气不得出，审候见之在孙络盛坚而血者皆取之，此真往而未得并者也。言牢缚四支，令气各在其处，则邪所居处必自见之，既见之则刺出其血尔。往，犹去也。（【新校正云】按《甲乙经》“真往”作“其往”，《太素》作“直往”。）

帝曰：疟不发，其应何如？岐伯曰：疟气者，必更盛更虚，当气之所在也。病在阳则热而脉躁，在阴则寒而脉静，阴静阳躁，故脉亦随之。极则阴阳俱衰。卫气相离，故病得休；卫气集，则复病也。相薄至极，物极则反，故极则阴阳俱衰。帝曰：时有间二日或至数日发，或渴或不渴，其故何也？岐伯曰：其间日者，邪气与卫气客于六府，而有时相失，不能相得，故休数日乃作也。气不相会，故数日不能发也。疟者，阴阳更胜也，或甚或不甚，故或渴或不渴。阳胜阴甚则渴，阳胜阴不甚则不渴也。胜，谓强盛于彼之气也。

帝曰：论言夏伤于暑，秋必病疟，（【新校正云】按《生气通天论》并《阴阳应象大论》二论，俱云夏伤于暑，秋必痎疟。）今疟不必应者，何也？言不必皆然。岐伯曰：此应四时者也。其病异形者，反四时也。其以秋病者寒甚，秋气清凉，阳气下降，热藏肌肉，故寒甚也。以冬病者寒不甚，冬气严冽，阳气伏藏，不与寒争，故寒不甚。以春病者恶风，春气温和，阳气外泄，内腠开发，故恶于风。以夏病者多汗。夏气暑热，津液充盈，外泄皮肤，故多汗也。

帝曰：夫病温疟与寒疟而皆安舍？舍于何藏？安，何也；舍，居止也；藏，谓五神藏也。岐伯曰：温疟者，得之冬中于风，寒气藏于骨髓之中，至春则阳气大发，邪气不能自出，因遇大暑，脑髓烁，肌肉消，腠理发泄，或有所用力，邪气与汗皆出，此病藏于肾，其气先从内出之于外也。肾主于冬，冬主骨髓，脑为髓海，上下相应，厥热上熏，故脑髓销烁，销烁则热气外薄，故肌肉减削而病藏于肾也。如是者，阴虚而阳盛，阳盛则热矣；阴虚，谓肾藏气虚。阳盛，谓膀胱太阳气盛。衰则气复反入，入则阳虚，阳虚则寒矣；故先热而后寒，名曰温疟。衰，谓病衰退也。复反入，谓入肾阴脉中。

帝曰：瘅疟何如？岐伯曰：瘅疟者，肺素有热气盛于身，厥逆上冲，中气实而不外泄，因有所用力，腠理开，风寒舍于皮肤之内、分肉之间而发，发则阳气盛，阳气盛而不衰则病矣。其气不及于阴，（【新校正云】按全元起本及

《太素》作“不反之阴”，巢元方作“不及之阴”。）故但热而不寒，气内藏于心，而外舍于分肉之间，令人消烁脱肉，故命曰瘅疟。帝曰：善。

·刺疟篇第三十六·

【新校正云】按全元起本在第六卷。

足太阳之疟，令人腰痛头重，寒从背起，足太阳脉，从巅入络脑，还出别下项，循肩髆内侠脊抵腰中；其支别者，从髆内左右别下贯胂过髀枢。故令腰痛头重，寒从背起。（【新校正云】按《三部九候论》注“贯胂”作“贯臀”，《刺腰痛》注亦作“贯臀”，《厥论》注作“贯胂”，《甲乙经》作“贯胂”。）先寒后热，熇熇暍暍然，熇熇，甚热状；暍暍，亦热盛也。太阳不足，故先寒。寒极则生热，故后热也。热止汗出，难已，热生是为气虚，热止则为气复，气复而汗反出，此为邪气盛而真不胜，故难已。（【新校正云】按全元起本并《甲乙经》、《太素》、巢元方并作“先寒后热渴，渴止汗出”，与此文异。）刺郄中出血。太阳之郄，是谓金门。金门在足外踝下，一名曰关梁，阳维所别属也，刺可入同身寸之三分，若灸者可灸三壮。《黄帝中诰图经》云委中主之，则古法以委中为郄中也。委中在腘中央约文中动脉，足太阳脉之所入也，刺可入同身寸之五分，留七呼，若灸者可灸三壮。（【新校正云】详刺“郄中”，《甲乙经》作“腘中”。今王氏两注之，当以“腘中”为正。）足少阳之疟，令人身体解㑊，身体解㑊，次如下句。寒不甚，热不甚，阳气未盛，故令其然。恶见人，见人心惕惕然，胆与肝合，肝虚则恐，邪薄其气，故恶见人，见人心惕惕然也。热多汗出甚，邪盛则热多，中风故汗出。刺足少阳。侠溪主之。侠溪在足小指次指歧骨间本节前陷者中，少阳之荥，刺可入同身寸之三分，留三呼，若灸者可灸三壮。足阳明之疟，令人先寒洒淅。洒淅寒甚，久乃热，热去汗出，喜见日月光火气乃快然，阳虚则外先寒，阳虚极则复盛，故寒甚久乃热也。热去汗已，阴又内强，阳不胜阴，故喜见日月光火气乃快然也。刺足阳明跗上。冲阳穴也。在足跗上同身寸之五寸骨间动脉，上去陷谷同身寸之三寸，阳明之原，刺可入同身寸之三分，留十呼，若灸者可灸三壮。足太阴之疟，令人不乐，好太息，心气流于肺则喜，今脾藏受病，心母救之，火气下入于脾，不上行于肺。又太阴脉支别者，复从胃上鬲注心中。故令人不乐，好大息也。不嗜食，多寒热汗出，脾主化谷，营助四傍，今邪薄之，诸藏无禀，土寄四季，王则邪气交争，故不嗜食多寒热而汗出。（【新校正云】按《甲乙经》云“多寒少热”。）病至则善呕，呕已乃衰，足太阴脉，入腹属脾络胃，上鬲侠咽。故病气来至则呕，呕已乃衰退也。即取之。待病衰去，即而取之，言其衰即取之井俞及公孙也。公孙在足大指本节后同身寸之一寸，太阴络也，刺可入同身寸之四分，留七呼，若灸者可灸三壮。足少阴之疟，令人呕吐甚，多寒热，热多寒少，足少阴脉，贯肝鬲入肺中，循喉咙。故呕吐甚，多寒热也。肾为阴藏，阴气生寒，今阴气不足，故热多寒少。（【新校正云】按《甲乙经》云：呕吐甚，多寒少热。）欲闭户牖而处，其病难已。胃阳明脉病，欲独闭户牖而处，今谓胃土病证，反见肾水之中，土刑于水，故其病难已也。太钟、太溪悉主之。太钟在足内踝后街中，少阴络也，刺可入同身寸之二分，留七呼，若灸者可灸三壮。太溪在足内踝后跟骨上动脉陷者中，少阴俞也，刺可入同身寸之三分，留七呼，若灸者可灸三壮也。（【新校正云】按《甲乙经》云：其病难已，取太溪。又按太钟穴《甲乙经》作“跟后冲中”，《刺腰痛篇》注作“跟后街中动脉”，《水穴》注云在“内踝后”，此注云“内踝后街中”，诸注不同，当以《甲乙经》为正。）足厥阴之疟，令人腰痛少腹满，小便不利如癃状，非癃也，数便，意恐惧气不足，腹中悒悒，足厥阴脉，循股阴入髦中，环阴器抵少腹，故病如是。癃，谓不得小便也；悒悒，不畅之貌。（【新校正云】按《甲乙经》“数便意”三字作“数噫”二字。）刺足厥阴。太冲主之。在足大指本节后同身寸之二寸陷者中，厥阴俞也，刺可入同身寸之三分，留十呼，若灸者可灸三壮也。（【新校正云】按《刺腰痛篇》注云：在本节后间动脉应手。）

肺疟者，令人心寒，寒甚热，热间善惊，如有所见者，刺手太阴阳明。列缺主之。列缺在手腕后同身寸之一寸半，手太阴络也，刺可入同身寸之三分，留三呼，若灸者可灸五壮。阴明穴，合谷主之。合谷在手大指次指歧骨间，手阳明脉之所过也，刺可入同身寸之三分，留六呼，若灸者可灸三壮。心疟者，令人烦心甚，欲得清水，反寒多，不甚热，刺手少阴。神门主之。神门在掌后锐骨之端陷者中，手少阴俞也。刺可入同身寸之三分，留七呼，若灸者可灸三壮。（【新校正云】按《太素》云：欲得清水及寒多，寒不甚，热甚也。）肝疟者，令人色苍苍然，太息，其状若死者，刺足厥阴见血。中封主之。中封在足内踝前同身寸之一寸半陷者中，仰足而取之，伸足乃得之，足厥阴经也，刺出血止，常刺者可入同身寸之四分，留七呼，若灸者可灸三壮。脾疟者，令人寒，腹中痛，热则肠中鸣，鸣已汗出，刺足太阴。商丘主之。商丘在足内踝下微前陷者中，足太阴经也，刺可入同身寸之三分，留七呼，若灸者可灸三壮。肾疟者，令人洒洒然，腰脊痛宛转，大便难，目眴眴然，手足寒，刺足太阳少阴。太钟主之。取如前足少阴疟中法。胃疟者，令人且病也，善饥而不能食，食而支满腹大，胃热脾虚，故善饥而不能食，食而支满腹大也。是以下文兼刺太阴。（【新校正云】按《太素》“且病”作“疸病”。）刺足阳明、太阴横脉出血。厉兑、解溪、三里主之。厉兑在足大指次指之端，去爪甲如韭叶，阳明井也，刺可入同身寸之一分，留一呼，若灸者可灸一壮。解溪在冲阳后同身寸之三寸半腕上陷者中，阳明经也，刺可入同身寸之五分，留五呼，若灸者可灸三壮。三里在膝下同身寸之三寸，䯒骨外廉两筋肉分间，阳明合也，刺可入同身寸之一寸，留七呼，若灸者可灸三壮，然足阳明取此三穴，足太阴刺其横脉出血也。横脉，谓足内踝前斜过大脉，则太阴之经脉也。(【新校正云】详解溪在冲阳后三寸半，按《甲乙经》一寸半，《气穴论》注二寸半。)

疟发身方热，刺跗上动脉，则阳明之脉也。开其空，出其血，立寒。阳明之脉，多血多气，热盛气壮，故出其血而立可寒也。疟方欲寒，刺手阳明太阴、足阳明太阴。亦谓开穴而出其血也，当随井俞而刺之也。疟脉满大，急，刺背俞，用中针傍伍胠俞各一，适肥瘦出其血也。瘦者浅刺少出血，肥者深刺多出血。背俞，谓大杼。五胠俞谓譩譆。疟脉小实，急，灸胫少阴，刺指井。灸胫少阴，是谓复溜。复溜在内踝上同身寸之二寸陷者中，足少阴经也，刺可入同身寸之三分，留三呼，若灸者可灸五壮。刺指井，谓刺至阴。至阴在足小指外侧去爪甲角如韭叶，足太阳井也，刺可入同身寸之一分，留五呼。若灸者可灸三壮。疟脉满大，急，刺背俞，用五胠俞背俞各一，适行至于血也。谓调适肥瘦，穴度深浅，循《三备》法而行针，令至于血脉也。背俞，谓大杼。五胠俞，谓譩譆主之。(【新校正云】详此条从“疟脉满大”至此注终，文注共五十五字，当从删削，经文与次前经文重复，王氏随而注之，别无义例，不若士安之精审，不复出也。) 疟脉缓大虚，便宜用药，不宜用针。缓者中风，大为气实，虚者血虚，血虚气实，风又攻之，故宜药治以遣其邪，不宜针泻而出血也。凡治疟，先发如食顷，乃可以治，过之则失时也。先其发时，真邪异居，波陇不起，故可治。过时则真邪相合，攻之则反伤真气，故曰失时。(【新校正云】详从前“疟脉满大”至此，全元起本在第四卷中，王氏移续于此也。)

诸疟而脉不见，刺十指间出血，血去必已，先视身之赤如小豆者尽取之。十二疟者，其发各不同时，察其病形，以知其何脉之病也。随其形证而病脉可知。先其发时如食顷而刺之，一刺则衰，二刺则知，三刺则已。不已，刺舌下两脉出血，释具下文。不已，刺郄中盛经出血，又刺项已下侠脊者必已。并足太阳之脉气也。郄中，则委中也。侠脊者，谓大杼、风门热府穴也。大杼在项第一椎下两傍，相去各同身寸之一寸半陷者中，刺可入同身寸之三分，留七呼，若灸者可灸五壮。风门热府在第二椎下两傍，各同身寸之一寸半，刺可入同身寸之五分，留七呼，若灸者可灸五壮。(【新校正云】详大杼穴灸五壮，按《甲乙经》作“七壮”，《气穴论》注作“七壮”，《刺热》注及《热穴》注并作“五壮”。) 舌下两脉者，廉泉也。廉泉，穴名，在颔下结喉上舌本下，阴维任脉之会，刺可入同身寸之三分，留三呼，若灸者可灸三壮。刺疟者，必先问其病之所先发者，先刺之。先头痛及重者，先刺头上及两额两眉间出血。

头上，谓上星、百会；两额，谓悬颅；两眉间，谓攒竹等穴也。先项背痛者，先刺之。项，风池、风府主之；背，大杼、神道主之。先腰脊痛者，先刺郄中出血。先手臂痛者，先刺手少阴阳明十指间。（【新校正云】按别本作“手阴阳”，全本亦作“手阴阳”。）先足胫酸痛者，先刺足阳明十指间出血。各以邪居之所而脱泻之。风疟，疟发则汗出恶风，刺三阳经背俞之血者。三阳，太阳也。（【新校正云】按《甲乙经》云：足三阳。）骱酸痛甚，按之不可，名曰胕髓病，以镵针针绝骨出血，立已。阳辅穴也。取如《气穴论》中府俞法。身体小痛，刺至阴。（【新校正云】按《甲乙经》无“至阴”二字。）诸阴之井无出血，间日一刺。诸井皆在指端，足少阴井在足心宛宛中。疟不渴，间日而作，刺足太阳。（【新校正云】按《九卷》云足阳明。《太素》同。）渴而间日作，刺足少阳。（【新校正云】按《九卷》云手少阳。《太素》同。）温疟汗不出，为五十九刺。自胃疟下至此，寻《黄帝中诰图经》所主，或有不与此文同，应古之别法也。

·气厥论篇第三十七·

【新校正云】按全元起本在第九卷，与《厥论》相并。

黄帝问曰：五藏六府，寒热相移者何？岐伯曰：肾移寒于肝，痈肿少气。肝藏血，然寒入则阳气不散，阳气不散则血聚气涩，故为痈肿，又为少气也。（【新校正云】按全元起本云“肾移于脾”。元起注云：肾伤于寒而传于脾，脾主肉，寒生于肉则结为坚，坚化为脓，故为痈也。血伤气少，故曰少气。《甲乙经》亦作“移寒于脾”。王因误本，遂解为肝，亦智者之一失也。）脾移寒于肝，痈肿筋挛。脾藏主肉，肝藏主筋，肉温则筋舒，肉冷则筋急，故筋挛也。肉寒则卫气结聚，故为痈肿。肝移寒于心，狂，隔中。心为阳藏，神处其中，寒薄之则神乱离，故狂也。阳气与寒相薄，故隔塞而中不通也。心移寒于肺，肺消，肺消者饮一溲二，死不治。心为阳藏，反受诸寒，寒气不消，乃移于肺，寒随心火，内铄金精，金受火邪，故中消也。然肺藏消铄，气无所持，故令饮一而溲二也。金火相贼，故死不能治。肺移寒于肾，为涌水，涌水者，按腹不坚，水气客于大肠，疾行则鸣濯濯如囊裹浆，水之病也。肺藏气，肾主水，夫肺寒入肾，肾气有余，肾气有余则上奔于肺，故云涌水也。大肠为肺之府，然肺肾俱为寒薄，上下皆无所之，故水气客于大肠也。肾受凝寒，不能化液，大肠积水，而不流通，故其疾行，则肠鸣而濯濯有声，如囊裹浆而为水病也。（【新校正云】按《甲乙经》“水之病也”作“治主肺者”。）脾移热于肝，则为惊衄。肝藏血，又主惊，故热薄之，则惊而鼻中血出。肝移热于心，则死。两阳和合，火木相燔，故肝热入心，则当死也。《阴阳别论》曰：肝之心谓之生阳，生阳之属不过四日而死。（【新校正云】按《阴阳别论》之文，义与此殊，王氏不当引彼误文，附会此义。）心移热于肺，传为鬲消。心肺两间，中有斜鬲膜，鬲膜下际，内连于横鬲膜，故心热入肺，久久传化，内为鬲热消渴而多饮也。肺移热于肾，传为柔痓。柔，谓筋柔而无力。痓，谓骨痓而不随。气骨皆热，髓不内充，故骨痓强而不举，筋柔缓而无力也。肾移热于脾，传为虚，肠澼死，不可治。脾土制水，肾反移热以与之，是脾土不能制水而受病，故久久传为虚损也。肠澼死者，肾主下焦，象水而冷。今乃移热，是精气内消，下焦无主以守持，故肠澼除而气不禁止。胞移热于膀胱，则癃溺血。膀胱为津液之府，胞为受纳之司，故热入膀胱，胞中外热，阴络内溢，故不得小便而溺血也。《正理论》曰："热在下焦则溺血"，此之谓也。膀胱移热于小肠，鬲肠不便，上为口糜。小肠脉，络心，循咽下隔抵胃属小肠。故受热已，下令肠隔塞而不便，上则口生疮而糜烂也。糜，谓烂也。小肠移热于大肠，为虙瘕，为沉。小肠热已，移入大肠，两热相薄，则血溢而为伏瘕也。血涩不利，则月事沉滞而不行，故云为虙瘕为沉也。"虙"与"伏"同。"瘕"一为"疝"，传写误也。大肠移热于胃，善食而瘦人，谓之食亦，胃为水谷之海，其气外养肌肉，热消水谷，又铄肌肉，故善食而瘦入也。食亦者，谓食人移易而过，不生肌肤也。亦，易也。（【新校正云】按《甲乙经》"人"作"又"。王氏注云善食而瘦人也，殊为无义，不若《甲乙经》作"又"，读连下文。）胃移热于胆，亦曰食亦。义同上。胆移热于脑，则辛頞鼻渊。鼻渊者，浊涕下不止也。脑液下渗，则为浊涕，涕下不止，如彼水泉，故曰鼻渊也。頞，谓鼻頞也。足太阳脉，起于目内眦，上额交巅上，入络脑。足阳明脉，起于鼻，交頞中，傍约太阳之脉。今脑热则足太阳逆，与阳明之脉俱盛，薄于頞中，故鼻頞辛也。辛谓酸痛，故下文曰。传为衄衊瞑目，以足阳明脉，交颈中，傍约太阳之脉，故耳热盛则阳络溢，阳络溢则衄出汗血也。衊，谓汗血也。血出甚，阳明太阳脉衰，不能荣养于目，故目瞑。瞑，暗也。故得之气厥也。厥者，气逆也。皆由气逆而得之。

·咳论篇第三十八·

【新校正云】按全元起本在第九卷。

黄帝问曰：肺之令人咳，何也？岐伯对曰：五藏六府皆令人咳，非独肺也。帝曰：愿闻其状。岐伯曰：皮毛者肺之合也，皮毛先受邪气，邪气以从其合也。邪谓寒气。其寒饮食入胃，从肺脉上至于肺则肺寒，肺寒则外内合，邪因而客之，则为肺咳。肺脉起于中焦，下络大肠，还循胃口上鬲属肺，故云从肺脉上至于肺也。五藏各以其时受病，非其时各传以与之。时，谓王月也。非王月则不受邪，故各传以与之。人与天地相参，故五藏各以治时感于寒则受病，微则为咳，甚者为泄为痛。寒气微则外应皮毛，内通肺，故咳。寒气甚则入于内，内裂则痛，入于肠胃则泄痢。乘秋则肺先受邪，乘春则肝先受之，乘夏则心先受之，乘至阴则脾先受之，乘冬则肾先受之。以当用事之时，故先受邪气。(【新校正云】按全元起本及《太素》无“乘秋则”三字，疑此文误多也。)

帝曰：何以异之？欲明其证也。岐伯曰：肺咳之状，咳而喘息有音，甚则唾血。肺藏气而应息，故咳则喘息而喉中有声，甚则肺络逆，故唾血也。心咳之状，咳则心痛，喉中介介如梗状，甚则咽肿喉痹。手心主脉，起于胸中，出属心包。少阴之脉，起于心中，出属心系；其支别者，从心系上侠咽喉，故病如是。(【新校正云】按《甲乙经》“介介如梗状”作“喝喝”。又少阴之脉上侠咽，不言侠喉。)肝咳之状，咳则两胁下痛，甚则不可以转，转则两胠下满。足厥阴脉，上贯鬲布胁肋，循喉咙之后，故如是。胠，亦胁也。脾咳之状，咳则右胁下痛阴阴引肩背，甚则不可以动，动则咳剧。足太阴脉，上贯鬲侠咽；其支别者，复从胃别上鬲。故病如是也。脾气连肺，故痛引肩背也。脾气主右，故右胠下阴阴然深慢痛也。肾咳之状，咳则腰背相引而痛，甚则咳涎。足少阴脉，上股内后廉，贯脊属肾络膀胱；其直行者，从肾上贯肝鬲入肺中，循喉咙侠舌本。又膀胱脉，从肩髆内别下侠脊抵腰中，入循膂络肾。故病如是。

帝曰：六府之咳奈何？安所受病？岐伯曰：五藏之久咳，乃移于六府。脾咳不已，则胃受之。胃咳之状，咳而呕，呕甚则长虫出。脾与胃合，又胃之脉循喉咙入缺盆，下鬲属胃络脾，故脾咳不已，胃受之也。胃寒则呕，呕甚则肠气逆上，故蛔出。肝咳不已，则胆受之。胆咳之状，咳呕胆汁。肝与胆合，又胆之脉从缺盆以下胸中，贯鬲络肝，故肝咳不已，胆受之也。胆气好逆，故呕温苦汁也①。肺咳不已，则大肠受之。大肠咳状，咳而遗失。肺与大肠合，又大肠脉入缺盆络肺，故肺咳不已，大肠受之。大肠为传送之府，故寒入则气不禁焉。(【新校正云】按《甲乙经》“遗失”作“遗矢”。)心咳不已，则小肠受之。小肠咳状，咳而失气，气与咳俱失。心与小肠合，又小肠脉入缺盆络心，故心咳不已，小肠受之。小肠寒盛，气入大肠，咳则小肠气下奔，故失气也。肾咳不已，则膀胱受之。膀胱咳状，咳而遗溺。肾与膀胱合，又膀胱脉从肩髀内侠脊抵腰中，入循膂络肾属膀胱，故肾咳不已，膀胱受之。膀胱为津液之府，是故

① 温：守山阁校刻本作“出”。

遗溺。久咳不已，则三焦受之。三焦咳状，咳而腹满，不欲食饮。此皆聚于胃，关于肺，使人多涕唾而面浮肿气逆也。三焦者，非谓手少阳也，正谓上焦、中焦耳。何者？上焦者，出于胃上口，并咽以上贯鬲，布胸中走腋。中焦者，亦至于胃口，出上焦之后。此所受气者，泌糟粕，蒸津液，化其精微，上注于肺脉，乃化而为血，故言皆聚于胃，关于肺也。两焦受病，则邪气熏肺而肺气满，故使人多涕唾而面浮肿气逆也。腹满不欲食者，胃寒故也。胃脉者，从缺盆下乳内廉，下循腹至气街；其支者，复从胃下口循腹里至气街中而合。今胃受邪，故病如是也。何以明其不谓下焦？然下焦者，别于回肠，注于膀胱，故水谷者常并居于胃中，盛糟粕而俱下于大肠，泌别汁循下焦而渗入膀胱。寻此行化，乃与胃口悬远，故不谓此也。（【新校正云】按《甲乙经》“胃脉下循腹”作“下侠脐”。）

帝曰：治之奈何？岐伯曰：治藏者治其俞，治府者治其合，浮肿者治其经。诸藏俞者，皆脉之所起第三穴；诸府合者，皆脉之所起第六穴也。经者，藏脉之所起第四穴，府脉之所起第五穴。《灵枢经》曰：脉之所注为俞，所行为经，所入为合，此之谓也。帝曰：善。

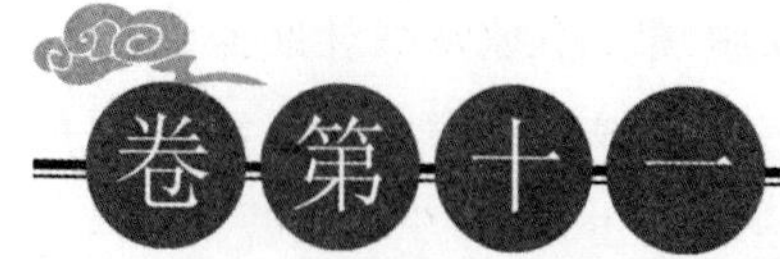

卷第十一

·举痛论篇第三十九·

【新校正云】按全元起本在第三卷，名《五藏举痛》。所以名举痛之义未详，按本篇乃黄帝问五藏卒痛之疾，疑“举”乃“卒”字之误也。

黄帝问曰：余闻善言天者，必有验于人；善言古者，必有合于今；善言人者，必有厌于己。如此，则道不惑而要数极，所谓明也。善言天者，言天四时之气，温凉寒暑，生长收藏，在人形气，五藏参应，可验而指示善恶，故曰必有验于人。善言古者，谓言上古圣人养生损益之迹，与今养生损益之理，可合而与论成败，故曰必有合于今也。善言人者，谓言形骸骨节，更相枝拄，筋脉束络，皮肉包裹，而五藏六府次居其中，假七神五藏而运用之，气绝神去则之于死，是以知彼浮形不能坚久，静虑于己亦与彼同，故曰必有厌于己也。夫如此者，是知道要数之极，悉无疑惑，深明至理，而乃能然矣。今余问于夫子，令言而可知，视而可见，扪而可得，令验于己而发蒙解惑，可得而闻乎？言如发开童蒙之耳，解于疑惑者之心，令一一条理，而目视手循，验之可得。扪，犹循也。岐伯再拜稽首对曰：何道之问也？请示问端也。帝曰：愿闻人之五藏卒痛，何气使然？岐伯对曰：经脉流行不止，环周不休，寒气入经而稽迟，泣而不行，客于脉外则血少，客于脉中则气不通，故卒然而痛。

帝曰：其痛或卒然而止者，或痛甚不休者，或痛甚不可按者，或按之而痛止者，或按之无益者，或喘动应手者，或心与背相引而痛者，或胁肋与少腹相引而痛者，或腹痛引阴股者，或痛宿昔而成积者，或卒然痛死不知人有少间复生者，或痛而呕者，或腹痛而后泄者，或痛而闭不通者，凡此诸痛，各不同形，别之奈何？欲明异候之所起。岐伯曰：寒气客于脉外则脉寒，脉寒则缩蜷，缩蜷则脉绌急，绌急则外引小络，故卒然而痛，得炅则痛立止，脉左右环，故得寒则缩蜷而绌急，缩蜷绌急则卫气不得通流，故外引于小络脉也。卫气不入，寒内薄之，脉急不纵，故痛生也。得热则卫气复行，寒气退辟，故痛止。炅，热也。止，已也。因重中于寒，则痛久矣。重寒难释，故痛久不消。寒气客于经脉之中，与炅气相薄则脉满，满则痛而不可按也，按之痛甚者，其义具下文。寒气稽留，炅气从上，则脉充大而血气乱，故痛甚不可按也。脉既满大，血气复乱，按之则邪气攻内，故不可按也。寒气客于肠胃之间，膜原之下，血不得散，小络急引故痛，按之则血气散，故按之痛止。膜，谓鬲间之膜；原，谓鬲肓之原。血不得散，谓鬲膜之中小络脉内血也。络满则急，故牵引而痛生也。手按之，则寒气散，小络缓，故痛止。寒气客于侠脊之脉，则深按之不能及，故按之无益也。侠脊之脉者，当中督脉也，次两傍足太阳脉也。督脉者循脊里，太阳者贯膂筋，故深按之不能及也。若按当中则膂节曲，按两傍则膂筋蹙合，曲与蹙合，皆卫气不得行过，寒气益聚而内畜，故按之无益。寒气客于冲脉，冲脉起于关元，随腹直上，寒气客则脉不通，脉不通则气因之，故喘动应手矣。冲脉，奇经脉也。关元，穴名，在齐下三寸。言起自此穴，即随腹而上，非生出于此也。其本生出，乃起于肾下也。直上者，谓上行会于咽喉也。气因之，谓冲脉不通，足少阴气因之上满。冲脉与少阴并行，故喘动应于手也。寒气客于背俞之脉则脉泣，脉泣则血虚，血虚则痛，其俞注于心，故相引而痛，按之则热气至，热气至则痛止矣。背俞，谓心俞脉，亦足太阳脉也。夫俞者，皆内通于藏，故曰其俞注于心相引而痛也。按之则温气入，温气入则心气外发，故痛止。寒气客于厥阴之脉，厥阴之脉者，络阴器系于肝，寒气客于脉中，则血泣脉急，故胁肋与少腹相引痛矣。厥阴者，肝之脉，入髦中，环阴器，抵少腹，上贯肝鬲布胁肋，故曰络阴器系于肝，脉急引胁与少腹痛也。厥气客于阴股，寒气上及少腹，血泣在下相引，故腹痛引阴股。亦厥阴肝脉之气也，以其脉循阴股入髦中，环阴器上抵少腹，故曰厥气客于阴股，寒气上及于少腹也。寒气客于小肠膜原之间，络血之中，血泣不得注于大经，血气稽留不得行，故宿昔而成积矣。言血为寒气之所凝结而乃成积。寒气客于五藏，厥逆上泄，阴气竭，阳气未入，故卒然痛死不知人，气复反则生矣。言藏气被寒拥胃而不行，气复得通则已也。（【新校正云】详注中“拥胃”疑作“拥冒”。）寒气客于肠胃，厥逆上出，故痛而呕也。肠胃客寒留止，则阳气不得下流而反上行，寒不去则痛生，阳上行则呕逆，故痛而呕也。寒气客于小肠，小肠不得成聚，故后泄腹痛矣。小肠为受盛之府，中满则寒邪不居，故不得结聚而传下入于回肠。回肠，广肠也，为传导之府，物不得停留，故后泄而痛。热气留于小肠，肠中痛，瘅热焦渴则坚干不得出，故痛而闭不通矣。热渗津液，故便坚也。

帝曰：所谓言而可知者也，视而可见奈何？谓候色也。岐伯曰：五藏六府固尽有部，谓面上之分部。视其五色，黄赤为热，中热则色黄赤。白为寒，阳气少，血不上荣于色，故白。青黑为痛，血凝泣则变恶，故色青黑则痛。此所谓视而可见者也。帝曰：扪而可得，奈何？扪，摸也，以手循摸也。岐伯曰：视其主病之脉，坚而血及陷下者，皆可扪而得也。帝曰：善。余知百病生于气也，夫气之为用，虚实、逆顺、缓急皆能为病，故发此问端。怒则气上，喜则气缓，悲则气消，恐则气下，寒则气收，炅则气泄，惊则气乱，(【新校正云】按《太素》“惊”作“忧”。)劳则气耗，思则气结，九气不同，何病之生？岐伯曰：怒则气逆，甚则呕血及飧泄，(【新校正云】按《甲乙经》及《太素》“飧泄”作“食而气逆”。)故气上矣。怒则阳气逆上而肝气乘脾，故甚则呕血及飧泄也。何以明其然？怒则面赤，甚则色苍。《灵枢经》曰盛怒而不止则伤志，明怒则气逆上而不下也。喜则气和志达，荣卫通利，故气缓矣。气脉和调，故志达畅；荣卫通利，故气徐缓。悲则心系急，肺布叶举，而上焦不通，荣卫不散，热气在中，故气消矣。布叶，谓布盖之大叶。(【新校正云】按《甲乙经》及《太素》，“而上焦不通”作“两焦不通”。又王注“肺布叶举”谓布盖之大叶，疑非。全元起云：悲则损于心，心系急则动于肺，肺气系诸经，逆故肺布而叶举。安得谓肺布为肺布盖之大叶。)恐则精却，却则上焦闭，闭则气还，还则下焦胀，故气不行矣。恐则阳精却上而不下流，故却则上焦闭也。上焦既闭，气不行流，下焦阴气，亦还回不散，而聚为胀也。然上焦固禁，下焦气还，各守一处，故气不行也。(【新校正云】详“气不行”当作“气下行”也。)寒则腠理闭，气不行，故气收矣。腠，谓津液渗泄之所；理，谓文理逢会之中；闭，谓密闭；气，谓卫气；行，谓流行；收，谓收敛也。身寒则卫气沉，故皮肤文理及渗泄之处，皆闭密而气不流行，卫气收敛于中而不发散也。(【新校正云】按《甲乙经》“气不行”作“营卫不行”。)炅则腠理开，荣卫通，汗大泄，故气泄。人在阳则舒，在阴则惨，故热则肤腠开发，荣卫大通，津液外渗而汗大泄也。惊则心无所倚，神无所归，虑无所定，故气乱矣。气奔越故不调理。(【新校正云】按《太素》“惊”作“忧”。)劳则喘息汗出，外内皆越，故气耗矣。疲力役则气奔速，故喘息。气奔速则阳外发，故汗出。然喘且汗出，内外皆逾越于常纪，故气耗损也。思则心有所存，神有所归，正气留而不行，故气结矣。系心不散，故气亦停留。(【新校正云】按《甲乙经》“归正”二字作“止”字。)

·腹中论篇第四十·

【新校正云】按全元起本在第五卷。

黄帝问曰：有病心腹满，旦食则不能暮食，此为何病？岐伯对曰：名为鼓胀。心腹胀满，不能再食，形如鼓胀，故名鼓胀也。（【新校正云】按《太素》“鼓”作“谷”。）帝曰：治之奈何？岐伯曰：治之以鸡矢醴，一剂知，二剂已。按古《本草》鸡矢并不治鼓胀，惟大利小便，微寒，今方制法当取用处汤渍服之。帝曰：其时有复发者何也？复，谓再发，言如旧也。岐伯曰：此饮食不节，故时有病也。虽然其病且已，时故当病，气聚于腹也。饮食不节则伤胃，胃脉者循腹里而下行，故饮食不节，时有病者复，病气聚于腹中也。

帝曰：有病胸胁支满者，妨于食，病至则先闻腥臊臭，出清液，先唾血，四支清，目眩，时时前后血，病名为何？何以得之？清液，清水也，亦谓之清涕。清涕者，谓从窍漏中漫液而下，水出清冷也。眩，谓目视眩转也。前后血，谓前阴后阴出血也。岐伯曰：病名血枯，此得之年少时，有所大脱血，若醉入房中，气竭肝伤，故月事衰少不来也。出血多者，谓之脱血，漏下鼻衄呕吐出血皆同焉。夫醉则血脉盛，血脉盛则内热，因而入房，髓液皆下，故肾中气竭也。肝藏血，以少大脱血，故肝伤也。然于丈夫则精液衰乏，女子则月事衰少而不来。帝曰：治之奈何？复以何术？岐伯曰：以四乌鲗骨一藘茹二物并合之，丸以雀卵，大如小豆，以五丸为后饭，饮以鲍鱼汁，利肠中（【新校正云】按别本一作“伤中”。）及伤肝也。饭后药先，谓之后饭。按古《本草经》云：乌鲗鱼骨、藘茹等并不治血枯，然经法用之，是攻其所生所起尔。夫醉劳力以入房，则肾中精气耗竭；月事衰少不至，则中有恶血淹留。精气耗竭，则阴萎不起而无精；恶血淹留，则血痹着中而不散。故先兹四药，用入方焉。古《本草经》曰：乌鲗鱼骨，味咸，冷平，无毒，主治女子血闭。藘茹味辛，寒平，有小毒，主散恶血。雀卵味甘，温，平，无毒，主治男子阴萎不起，强之令热，多精有子。鲍鱼味辛臭，温平，无毒，主治瘀血血痹在四支不散者。寻文会意，方义如此而处治之也。（【新校正云】按《甲乙经》及《太素》“藘茹”作“蔺茹”，详王注性味乃蔺茹，当改藘作蔺。又按《本草》乌鲗鱼骨“冷”作“微温”，雀卵“甘”作“酸”，与王注异。）

帝曰：病有少腹盛，上下左右皆有根，此为何病？可治不？岐伯曰：病名曰伏梁。伏梁，心之积也。（【新校正云】详此伏梁与心积之伏梁大异，病有名同而实异者非一，如此之类是也。）帝曰：伏梁何因而得之？岐伯曰：裹大脓血，居肠胃之处，不可治，治之每切按之致死。帝曰：何以然？岐伯曰：此下则因阴，必下脓血，上则迫胃脘，生鬲，侠胃脘内痈，正当冲脉带脉之部分也。带脉者，起于季胁，回身一周，横络于脐下。冲脉者，与足少阴之络起于肾下，出于气街，循阴股；其上行者，出齐下同身寸之三寸关元之分，侠齐直上，循腹各行会于咽喉。故病当其分，则少腹盛，上下左右皆有根也。以其上下坚盛，如有潜梁，故曰病名伏梁不可治也。以裹大脓血，居肠胃之外，按之痛闷不堪，故每切按之致死也。以冲脉下行者络阴，上行者循腹故也。上则迫近于胃脘，下则因薄于阴器也。若因薄于阴，则便下脓血。若迫近于胃，则病气上出于鬲，复侠胃脘内长其痈也。何以然哉？以本有大脓血在肠胃之处故也。“生”当为“出”，传文误也。（【新校正云】按《太素》“侠胃”作“使胃”。）此久病也，难治。居齐上为逆，居齐下为从，勿动亟夺。若裹大脓血居齐上，则渐伤心藏，故为逆。居齐下，则去心稍远，犹得渐攻，故为从。从，顺也；亟，数也；夺，去也。言不可移动，但数数去之则可矣。论在《刺法》中。今经亡。帝曰：人有身体髀股䯒皆肿，环齐而痛，是为何病？岐伯曰：病名伏梁，此二十六字错简在《奇病论》中，若不有此二十六字，则下文无据也。（【新校正云】详此并无注解，尽在下卷《奇病论》中。）此风根也。此四字此篇本有，《奇病论》中亦有之。其气溢于大肠而著于肓，肓之原在齐下，故环齐痛也。不可动之，动之为水溺涩之病。亦冲脉也。齐下，谓脖胦，在齐下同身寸之二寸半。《灵枢经》曰：肓之原名曰脖胦。

帝曰：夫子数言热中消中，不可服高梁、芳草、石药，石药发瘨，芳草发狂。多饮数溲，谓之热中；多食数溲，谓之消中；多喜曰瘨；多怒曰狂。芳，美味也。夫热中消中者，皆富贵人也，今禁高梁，是不合其心，禁芳草石药，是病不愈，愿闻其说。热中消中者，脾气之上溢，甘肥之所致，故禁食高梁芳美之草也。《通评虚实论》曰：凡治消瘅甘肥贵人，则高梁之疾也。又《奇病论》曰：夫五味入于口，藏于胃，脾为之行其精气，津液在脾，故令人口甘，此肥美之所发也。此人必数食甘美而多肥也，肥者令人内热，甘者令人中满，故其气上溢，转为消渴。此之谓也。夫富贵人者，骄恣纵欲轻人而无能禁之，禁之则逆其志，顺之则加其病。帝思难诘，故发问之。高，膏；梁，米也；石药，英乳也；芳草，浓美也。然此五者，富贵人常服之，难禁也。岐伯曰：夫芳草之气美，石药之气悍，二者其气急疾坚劲，故非缓心和人，不可以服此二者。脾气溢而生病，气美则重盛于脾，消热之气躁疾气悍，则又滋其热。若人性和心缓，气候舒匀，不与物争，释然宽泰，则神不躁迫，无惧内伤。故非缓心和人，不可以服此二者。悍，利也；坚，定也，固也；劲，刚也。言其芳草石药之气，坚定固久，刚烈而卒不歇灭，此二者是也。帝曰：不可以服此二者，何以然？岐伯曰：夫热气慓悍，药气亦然，二者相遇，恐内伤脾，慓疾也。脾者土也而恶木，服此药者，至甲乙日更论。热气慓盛则木气内余，故心非和缓则躁怒数起，躁怒数起则热气因木以伤脾，甲乙为木，故至甲乙日更论脾病之增减也。

帝曰：善。有病膺肿、（【新校正云】按《甲乙经》作"痈肿"。）颈痛、胸满、腹胀，此为何病？何以得之？膺，胸傍也。颈，项前也。胸，膺间也。岐伯曰：名厥逆。气逆所生，故名厥逆。帝曰：治之奈何？岐伯曰：灸之则喑，石之则狂，须其气并，乃可治也。石，谓以石针开破之。帝曰：何以然？岐伯曰：阳气重上，有余于上，灸之阳气入阴，入则喑；石之则阳气虚，虚则狂；灸之则火气助阳，阳盛故入阴。石之则阳气出，阳气出则内不足，故狂。须其气并而治之，可使全也。并，谓并合也。待自并合则两气俱全，故可治；若不尔而灸石之，则偏致胜负，故不得全而喑狂也。

帝曰：善。何以知怀子之且生也？岐伯曰：身有病而无邪脉也。病，谓经闭也。《脉法》曰：尺中之脉来而断绝者，经闭也。月水不利，若尺中脉绝者，经闭也。今病经闭脉反如常者，妇人妊娠之证，故云身有病而无邪脉。

帝曰：病热而有所痛者何也？岐伯曰：病热者，阳脉也。以三阳之动也，人迎一盛少阳，二盛太阳，三盛阳明，入阴也。夫阳入于阴，故病在头与腹，乃䐜胀而头痛也。帝曰：善。（【新校正云】按《六节藏象论》云：人迎一盛，病在少阳；二盛，病在太阳；三盛，病在阳明。与此论同。又按《甲乙经》"三盛阳明"，无"入阴也"三字。）

·刺腰痛篇第四十一·

【新校正云】按全元起本在第六卷。

足太阳脉令人腰痛，引项脊尻背如重状，足太阳脉，别下项，循肩髆内，侠脊抵腰中，别下贯臀。故令人腰痛，引项脊尻背如重状也。（【新校正云】按《甲乙经》"贯臀"

作“贯胂”，《刺疟》注亦作“贯胂”，《三部九候》注作“贯臀”。）刺其郄中。太阳正经出血，春无见血。郄中，委中也，在膝后屈处腘中央约文中动脉，足太阳脉之所入也，刺可入同身寸之五分，留七呼，若灸者可灸三壮。太阳合肾，肾王于冬，水衰于春，故春无见血也。

少阳令人腰痛，如以针刺其皮中，循循然不可以俯仰，不可以顾，足少阳脉，绕髦际，横人髀厌中，故令腰痛。如以针刺其皮中，循循然不可俯仰。少阳之脉，起于目锐眦，上抵头角，下耳后，循颈行手阳明之前，至肩上，交出手少阳之后；其支别者，目锐眦下入大迎，合手少阳于䪼，下加颊车，下颈合缺盆。故不可以顾。（【新校正云】按《甲乙经》“行手阳明之前”作“行手少阳之前也”。）刺少阳成骨之端出血，成骨在膝外廉之骨独起者，夏无见血。成骨，谓膝外近下，骱骨上端，两起骨相并间，陷容指者也。骱骨所成柱膝髀骨，故谓之成骨也。少阳合肝，肝王于春，木衰夏，故无见血也。

阳明令人腰痛，不可以顾，顾如有见者，善悲，足阳明脉，起于鼻，交頞中，下循鼻外入上齿中，还出侠口环唇下交承浆，却循颐后下廉出大迎；其支别者，从大迎前下人迎，循喉咙入缺盆；又其支别者，起胃下口，循腹里至气街中而合，以下髀。故令人腰痛不可顾，顾如有见者。阳虚，故悲也。刺阳明于骱前三痏，上下和之出血，秋无见血。按《内经中诰流注图经》阳明脉穴俞之所主，此腰痛者悉刺骱前三痏，则正三里穴也。三里穴在膝下同身寸之三寸，骱骨外廉两筋肉分间，刺可入同身寸之一寸，留七呼，若灸者可灸三壮。阳明合脾，脾王长夏，土衰于秋，故秋无见血。（【新校正云】按《甲乙经》“骱”作“骭”。）

足少阴令人腰痛，痛引脊内廉，足少阴脉，上股内后廉贯脊属肾。故令人腰痛，痛引脊内廉也。（【新校正云】按全元起本“脊内廉”作“脊内痛”，《太素》亦同。此前少足太阴腰痛证并刺足太阴法，应古文脱简也。）刺少阴于内踝上二痏，春无见血，出血太多，不可复也。按《内经中诰流注图经》少阴脉穴俞所主，此腰痛者当刺内踝上，则正复溜穴也。复溜在内踝后上同身寸之二寸动脉陷者中，刺可入同身寸之三分，留三呼，若灸者可灸五壮。

厥阴之脉令人腰痛，腰中如张弓弩弦，足厥阴脉，自阴股环阴器抵少腹；其支别者，与太阴少阳结于腰髁下侠脊第三第四骨空中。其穴即中髎、下髎，故腰痛则中如张弓弩之弦也。如张弦者，言强急之甚。刺厥阴之脉，在腨踵鱼腹之外，循之累累然，乃刺之，腨踵者，言脉在腨外侧，下当足跟也。腨形势如卧鱼之腹，故曰鱼腹之外也。循其分肉，有血络累累然，乃刺出之。此正当蠡沟穴分，足厥阴之络，在内踝上五寸，别走少阳者，刺可入同身寸之二分，留三呼，若灸者可灸三壮。厥阴一经作“居阴”，是传写草书“厥”字为“居”也。（【新校正云】按经云厥阴之脉令人腰痛，次言刺厥阴之脉，注言刺厥阴之络，经注相违，疑经中“脉”字乃“络”字之误也。）**其病令人善言，默默然不慧，刺之三痏。**厥阴之脉，循喉咙之后，上入颃颡，络于舌本。故病则善言。风盛则昏冒，故不爽慧也。三刺其处，腰痛乃除。（【新校正云】按经云“善言默默然不慧”，详善言与默默二病难相兼，全元起本无“善”字，于义为允。又按《甲乙经》厥阴之脉不络舌本，王氏于《素问》之中五处引注，而注《厥论》与《刺热》及此三篇皆云络舌本，注《风论》注《痹论》二篇不言络舌本，盖王氏亦疑而两言之也。）

解脉令人腰痛，痛引肩，目䀮䀮然，时遗溲，解脉，散行脉也，言不合而别行也。此足太阳之经，起于目内眦，上额交巅上，循肩髆侠脊抵腰中，入循膂络肾属膀胱，下入腘中。故病斯候也。又其支别者，从髆内别下贯胂，循髀外后廉而下合于腘中。两脉如绳之解股，故名解脉也。**刺解脉，在膝筋肉分间郄外廉之横脉出血，血变而止。**膝后两傍，大筋双上，股之后，两筋之间，横文之处，努肉高起，则郄中之分也。古《中诰》以腘中为太阳之郄，当取郄外廉有血络横见，迢然紫黑而盛满者，乃刺之，当见黑血，必候其血色变赤乃止，血不变赤，极而泻之必行，血色变赤乃止。此太阳中经之为腰痛也。**解脉令人腰痛如引带，常如折腰状，善恐，**足太阳之别脉，自肩而别下，循背脊至腰，而横入髀外后廉，而下合腘中。故若引带，如折腰之状。（【新校正云】按《甲乙经》“如引带”作“如裂”，“善恐”作“善怒”也。）**刺解脉，在郄中结络如黍米，刺之血射以黑，见赤血而已。**郄中则委中穴，足太阳合也。在膝后屈处腘中央约文中动脉，刺可入同身寸之五分，留七呼，若灸者可灸三壮，此经刺法也。今则取其结络大如黍米者，当黑血箭射而出，见血变赤，然可止也。（【新校正云】按全元起云：有两解脉，病源各异，恐误，未详。）

同阴之脉令人腰痛，痛如小锤居其中，怫然肿，足少阳之别络也，并少阳经上行，去足外踝上同身寸之五寸，乃别走厥阴，并经下络足跗，故曰同阴脉也。怫，怒也。言肿如嗔怒也。（【新校正云】按《太素》“小锤”作“小针”。）**刺同阴之脉，在外踝上绝骨之端，为三痏。**绝骨之端如前同身寸之三分，阳辅穴也，足少阳脉所行，刺可入同身寸之五分，留七呼，若灸者可灸三壮。

阳维之脉令人腰痛，痛上怫然肿，阳维起于阳，则太阳之所生，奇经八脉，此其一也。**刺阳维之脉，脉与太阳合腨间，去地一尺所。**太阳所主，与正经并行而上，至腨下，复与太阳合而上也。腨下去地正同身寸之一尺，是则承光穴，在锐腨肠下肉分间陷者中，刺可入同身寸之七分，若灸者可灸五壮。以其取腨肠下肉分间，故云合腨下间。（【新校正云】按穴之所在，乃承山穴，非承光也，“山”字误为“光”。）

衡络之脉令人腰痛，不可以俯仰，仰则恐仆，得之举重伤腰，衡络绝，恶血归之，衡，横也，谓太阳之外也。络自腰中横入髀外后廉，而下与中经合于腘中者。今举重伤腰，则横络绝，中经独盛，故腰痛不可以俯仰矣。一经作“衡绝之脉”，传写鱼鲁之误也。若是衡脉，《中诰》不应取太阳脉委阳殷门之穴也。刺之在郄阳、筋之间，上郄数寸，衡居为二痏出血。横居二穴，谓委阳殷门，平视横相当也。郄阳，谓浮郄穴上侧委阳穴也。筋之间，谓膝后腘上两筋之间殷门穴也。二穴各去臀下横文同身寸之六寸，故曰上郄数寸也。委阳刺可入同身寸之七分，留五呼，若灸者可灸三壮。殷门刺可入同身寸之五分，留七呼，若灸者可灸三壮。故曰衡居为二痏。（【新校正云】详王氏云浮郄穴上侧委阳穴也，按《甲乙经》委阳在浮郄穴下一寸，不得言上侧也。）

会阴之脉令人腰痛，痛上漯漯然汗出，汗干令人欲饮，饮已欲走，足太阳之中经也，其脉循腰下会于后阴，故曰会阴之脉。其经自腰下行至足，今阳气大盛，故痛上漯然汗出。汗液既出则肾燥阴虚，故汗干令人欲饮水以救肾也。水入腹已，肾气复生，阴气流行，太阳又盛，故饮水已，反欲走也。刺直阳之脉上三痏，在蹻上郄下五寸横居，视其盛者出血。直阳之脉，则太阳之脉，侠脊下行贯臀，下至腘中，下循瑞腨外踝之后，条直而行者，故曰直阳之脉也。蹻为阳蹻所生申脉穴，在外踝下也。郄下，则腘下也。言此刺处在腘下同身寸之五寸，上承郄中之穴，下当申脉之位，是谓承筋穴，即腨中央如外陷者中也，太阳脉气所发，禁不可刺，可灸三壮。今云刺者，谓刺其血络之盛满者也。两腨皆有太阳经气下行，当视两腨中央有血络盛满者，乃刺出之，故日视其盛者出血。（【新校正云】详上云会阴之脉令人腰痛，此云刺直阳之脉者，详此直阳之脉即会阴之脉也，文变而事不殊。又承筋穴注云腨中央如外，按《甲乙经》及《骨空论》注无“如外”二字。）

飞阳之脉令人腰痛，痛上拂拂然，甚则悲以恐，是阴维之脉也，去内踝上同身寸之五寸腨分中，并少阴经而上也。少阴之脉前，则阴维脉所行也。足少阴之脉从肾上贯肝鬲入肺中，循喉咙侠舌本；其支别者，从肺出络心，注胸中。故甚则悲以恐也。恐者生于肾，悲者生于心。刺飞阳之脉，在内踝上五寸，臣亿等按：《甲乙经》作二寸。少阴之前，与阴维之会。内踝后上同身寸之五寸复溜穴，少阴脉所行，刺可入同身寸之三分。内踝之后筑宾穴，阴维之郄，刺可入同身寸之三分，若灸者可灸五壮。少阴之前，阴维之会，以三脉会在此穴位分也，刺可入同身寸之三分，若灸者可灸五壮。今《中诰》经文，正同此法。臣亿等按：《甲乙经》足太阳之络别走少阴者，名曰飞扬，在外踝上七寸。又云：筑宾，阴维之郄，在内踝上腨分中。复溜穴，在内踝上二寸。今此经注者与《甲乙》不合者，疑经注中“五寸”字当作“二寸”，则《素问》与《甲乙》相应矣。

昌阳之脉令人腰痛，痛引膺，目䀮䀮然，甚则反折，舌卷不能言，阴蹻脉也。阴蹻者，足少阴之别也，起于然骨之后，上内踝之上，直上循阴股入阴，而循腹上入胸里入缺盆，上出人迎之前，入頄内廉，属目内眦，合于太阳阳蹻而上行。故腰痛之状如此。刺内筋为二痏，在内踝上大筋前太阴后，上踝二寸所。内筋，谓大筋之前分肉也。太阴后大筋前，即阴蹻之郄交信穴也，在内踝上同身寸之二寸，少阴前，太阴后，筋骨之间，陷者之中，刺可入同身寸之四分，留五呼，若灸者可灸三壮。今《中诰》经文正主此。

散脉令人腰痛而热，热甚生烦，腰下如有横木居其中，甚则遗溲，散脉，足太阴之别也，散行而上，故以名焉。其脉循股内入腹中，与少阴少阳结于腰髁下骨空中。故病则腰下如有横木居其中，甚乃遗溲也。刺散脉，在膝前骨肉分间，络外廉，束脉为三痏。谓膝前内侧也。骨肉分，谓膝内辅骨之下，下廉腨肉之两间也。络外廉，则太阴之络，色青而见者也。辅骨之下，后有大筋，撷束膝䯒之骨，令其连属，取此筋骨系束之处脉，以去其病，是曰地机，三刺而已，故曰束脉为之三痏也。

肉里之脉令人腰痛，不可以咳，咳则筋缩急，肉里之脉，少阳所生，则阳维之脉气所发也。里，里也。刺肉里之脉为二痏，在太阳之外，少阳绝骨之后。分肉主之。一经云“少阳绝骨之前”，传写误也。绝骨之前，足少阳脉所行。绝骨之后，阳维脉所过。故指曰在太阳之外，少阳绝骨之后也。分肉穴，在足外踝直上绝骨之端，如后同身寸之二分筋肉分间，阳维脉气所发，刺可入同身寸之五分，留十呼，若灸者可灸三壮。（【新校正云】按分肉之穴，《甲乙经》不见，与《气穴》注两出，而分寸不同，《气穴》注二分作三分，五分作三分，十呼作七呼。）

腰痛侠脊而痛至头几几然，目䀮䀮欲僵仆，刺足太阳郄中出血。郄中，委中。（【新校正云】按《太素》作“头沉沉然”。）腰痛上寒，刺足太阳阳明；上热，刺足厥阴；不可以俯仰，刺足少阳；中热而喘，刺足少阴，刺郄中出血。此法玄妙，《中诰》不同，莫可窥测，当用知其应。不尔，皆应先去血络，乃调之也。腰痛上寒，不可顾，刺足阳明；上寒，阴市主之。阴市在膝上同身寸之三寸，伏兔下陷者中，足阳明脉气所发，刺可入同身寸之三分，留七呼，若灸者可灸三壮。不可顾，三里主之。三里在膝下同身寸之三寸，䯒外廉两筋肉分间，足阳明脉之所入也，刺可入同身寸之一寸，留七呼，若灸者可灸三壮。

上热，刺足太阴；地机主之。地机在膝下同身寸之五寸，足太阴之郄也，刺可入同身寸之三分，若灸者可灸三壮。（【新校正云】按《甲乙经》作“五壮”。）中热而喘，刺足少阴。涌泉、太钟悉主之。涌泉在足心陷者中，屈足卷指宛宛中，足少阴脉之所出，刺可入同身寸之三分，留三呼，若灸者可灸三壮。太钟在足跟后街中动脉，足少阴之络，刺可入同身寸之二分，留七呼，若灸者可灸三壮。（【新校正云】按《刺疟》注太钟在内踝后街中，《水穴论》注在内踝后，此注在跟后街中动脉，三注不同。《甲乙经》亦云跟后冲中，当从《甲乙经》为正。）

大便难，刺足少阴。涌泉主之。少腹满，刺足厥阴。太冲主之。在足大指本节后内间同身寸之二寸陷者中，脉动应手，足厥阴脉之所注也，刺可入同身寸之三分，留十呼，若灸者可灸三壮。

如折不可以俯仰，不可举，刺足太阳。如折，束骨主之。不可以俯仰，京骨、昆仑悉主之。不可举，申脉、仆参悉主之。束骨在足小指外侧本节后赤白肉际陷者中，足太阳脉之所注也，刺可入同身寸之三分，留三呼，若灸者可灸三壮。京骨在足外侧大骨下，赤白肉际陷者中，按而得之，足太阳脉之所过也，刺可入同身寸之三分，留七呼，若灸者可灸三壮。昆仑在足外踝后跟骨上陷者中，细脉动应手，足太阳脉之所行也，刺可入同身寸之五分，留十呼，若灸者可灸三壮。申脉在外踝下同身寸之五分容爪甲，阳蹻之所生也，刺可入同身寸之六分，留十呼，若灸者可灸三壮。仆参在跟骨下陷者中，足太阳、阳蹻二脉之会，刺可入同身寸之三分，留七呼，若灸者可灸三壮。（【新校正云】按《甲乙经》申脉在外踝下陷者中，无“五分”字，刺入六分作“三分”，留十呼作“留六呼”。《气穴》注作“七呼”。仆参留七呼，《甲乙经》作“六呼”。）引脊内廉，刺足少阴。复溜主之，取同飞阳。注：从“腰痛上寒不可顾”至此件经语，除注并合朱书。（【新校正云】按全元起本及《甲乙经》并《太素》“自腰痛上寒”至此并无，乃王氏所添也。今注云“从腰痛上寒”至“并合朱书”十九字，非王冰之语，盖后人所加也。）

腰痛引少腹控䏚，不可以仰，（【新校正云】按《甲乙经》作“不可以俯仰”。）刺腰尻交者，两髁胂上，以月生死为痏数，发针立已，此邪客于足太阴之络也。控，通引也。䏚，谓季胁下之空软处也。腰尻交者，谓髁下尻骨两傍四骨空，左右八穴，俗呼此骨为八髎骨也，此腰痛取腰髁下第四髎，即下髎穴也。足太阴、厥阴、少阳三脉，左右交结于中，故曰腰尻交者也。两髁胂，谓两髁骨下坚起肉也。胂上非胂之上巅，正当刺胂肉矣，直刺胂肉，即胂上也。何者？胂之上巅，别有中膂肉俞、白环俞，虽并主腰痛，考其形证，经不相应矣。髁骨，即腰脊两傍起骨也。侠脊两傍，腰髁之下，各有胂肉陇起，而斜趣于髁骨之后，内承其髁，故曰两髁胂也。下承髁胂肉，左右两胂各有四骨空，故曰上髎、次髎、中髎、下髎。上髎当髁骨下陷者中，余三髎少斜下，按之陷中是也。四空悉主腰痛，唯下髎所主文与经同，即太阴、厥阴、少阳所结者也。刺可入同身寸之二寸，留十呼，若灸者可灸三壮。以月生死为痏数者，月初向圆为月生，月半向空为月死，死月刺少，生月刺多。《缪刺论》曰：月生一日一痏，二日二痏，渐多之，十五日十五痏。十六日十四痏，渐少之。其痏数多少，如此即知也。左取右，右取左。痛在左，针取右。痛在右，针取左。所以然者，以其脉左右交于尻骨之中故也。（【新校正云】详此腰痛引少腹一节，与《缪刺论》重。）

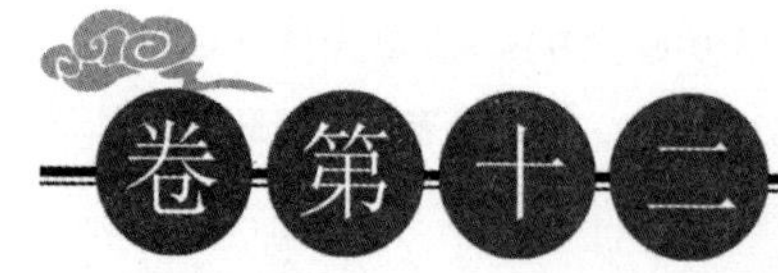

卷第十二

·风论篇第四十二·

【新校正云】按全元起本在第九卷。

黄帝问曰：风之伤人也，或为寒热，或为热中，或为寒中，或为疠风，或为偏枯，或为风也，其病各异，其名不同，或内至五藏六府，不知其解，愿闻其说。伤，谓人自中之。岐伯对曰：风气藏于皮肤之间，内不得通，外不得泄，腠理开疏则邪风入，风气入已，玄府闭封，故内不得通，外不得泄也。风者善行而数变，腠理开则洒然寒，闭则热而闷，洒然，寒貌。闷，不爽貌。腠理开则风飘扬，故寒。腠理闭则风混乱，故闷。其寒也则衰食饮，其热也则消肌肉，故使人怢栗而不能食，名曰寒热。寒风入胃，故食饮衰。热气内藏，故消肌肉。寒热相合，故怢栗而不能食，名曰寒热也。怢栗，卒振寒貌。（【新校正云】详“怢栗”全元起本作“失味”，《甲乙经》作“解㑊”。）风气与阳明入胃，循脉而上至目内眦，其人肥则风气不得外泄，则为热中而目黄；人瘦则外泄而寒，则为寒中而泣出。阳明者，胃脉也。胃脉起于鼻，交頞中，下循鼻外入上齿中，还出侠口环唇，下交承浆，却循颐后下廉，循喉咙入缺盆，下鬲属胃。故与阳明入胃，循脉而上至目内眦也。人肥则腠理密致，故不得外泄，则为热中而目黄。人瘦则腠理开疏，风得外泄，则寒中而泣出也。风气与太阳俱入，行诸脉俞，散于分肉之间，与卫气相干，其道不利，故使肌肉愤䐜而有疡，卫气有所凝而不行，故其肉有不仁也。肉分之间，卫气行处。风与卫气相薄，俱行于肉分之间，故气道涩而不利也。气道不利，风气内攻，卫气相持，故肉愤䐜而疮出也。疡，疮也。若卫气被风吹之，不得流转，所在偏并，凝而不行，则肉有不仁之处也。不仁，谓㾓而不知寒热痛痒。疠者，有荣气热胕，其气不清，故使其鼻柱坏而色败，皮肤疡溃，次则风入于经脉之中也。荣行脉中，故风入脉中，内攻于血，与荣气合，合热而血胕坏也。其气不清，言溃乱也。然血脉溃乱，荣复挟风，阳脉尽上于头，鼻为呼吸之所，故鼻柱坏而色恶，皮肤破而溃烂也。《脉要精微论》曰脉风盛为厉。风寒客于脉而不去，名曰疠风，或名曰寒热。始为寒热，热成曰厉风。（【新校正云】按别本“成”一作“盛”。）以春甲乙伤于风者为肝风，以夏丙丁伤于风者为心风，以季夏戊己伤于邪者为脾风，以秋庚辛中于邪者为肺风，以冬壬癸中于邪者为肾风。春甲乙木，肝主之；夏丙丁火，心主之；季夏戊己土，脾主之；秋庚辛金，肺主之；冬壬癸水，肾主之。风中五藏六府之俞，亦为藏府之风，各入其门户所中，则为偏风。随俞左右而偏中之，则为偏风。风气循风府而上，则为脑风。风入系头，则为目风，眼寒。风府，穴名，正入项发际一寸大筋内宛宛中，督脉、阳维之会。自风府而上，则脑户也。脑户者，督脉、足太阳之会。故循风府而上，则为脑风也。足太阳之脉者，起于目内眦，上额交巅上，入络脑还出。故风入系头，则为目风，眼寒也。饮酒中风，则为漏风。热郁腠疏，中风汗出，多如液漏，故曰漏风。经具名曰酒风。入房汗出中风，则为内风。内耗其精，外开腠理，因内风袭，故曰内风。经具名曰劳风。新沐中风，则为首风。沐发中风，风舍于头，故曰首风。久风入中，则为肠风飧泄。风在肠中，上熏于胃，故食不化而下出焉。飧泄者，食不化而出也。（【新校正云】按全元起云：飧泄者，水谷不分为利。）外在腠理，则为泄风。风居腠理，则玄府开通，风薄汗泄，故云泄风。故风者百病之长也，至其变化乃为他病也，无常方，然致有风气也。长，先也，先百病而有也。（【新校正云】按全元起本及《甲乙经》“致”字作“故攻”。）帝曰：五藏风之形状不同者何？愿闻其诊及其病能。诊，谓可言之证。能，谓内作病形。岐伯曰：肺风之状，多汗恶风，色皏然白，时咳短气，昼日则差，暮则甚，诊在眉上，其色白。凡内多风气则热有余，热则腠理开，故多汗也。风薄于内，故恶风焉。皏，谓薄白色也。肺色白，在变动为咳，主藏气，风内迫之，故色皏然白时咳短气也。昼则阳气在表，故差。暮则阳气入里，风内应之，故甚也。眉上，谓两眉间之上，阙庭之部，所以外司肺候，故诊在焉。白，肺色也。心风之状，多汗恶风，焦绝善怒吓，赤色，病甚则言不可快，诊在口，其色赤。焦绝，谓唇焦而文理断绝也。何者？热则皮剥故也。风薄于心则神乱，故善怒而吓人也。心脉支别者，从心系上侠咽喉，而主舌，故病甚则言不可快也。口唇色赤，故诊在焉。赤者，心色也。（【新校正云】按《甲乙经》无“吓”字。）肝风之状，多汗恶风，善悲，色微苍，嗌干善怒，时憎女子，诊在目下，其色青。肝病则心藏无养，心气虚，故善悲。肝合木，木色苍，故色微苍也。肝脉者，循股阴入髦中，环阴器抵少腹，侠胃属肝络胆，上贯鬲布胁肋，循喉咙之后入颃颡，上出额与督脉会于巅；其支别者，从目系下。故嗌干善怒，时憎女子，诊在目下也。青，肝色也。脾风之状，多汗恶风，身体怠惰，四支不欲动，色薄微黄，不嗜食，诊在鼻上，其色黄。脾脉起于足，上循胻骨，又上膝股内前廉，入腹属脾络胃，上鬲侠咽，连舌本，散舌下；其支别者，复从胃别上鬲注心中。心脉出于手，循臂。故身体怠惰，四支不欲动而不嗜食。脾气合土，主中央，鼻于面部亦居中，故诊在焉。黄，脾色也。（【新校正云】按王注脾风，不当引心脉出于手循臂，七字于义无取。脾主四支，脾风则四支不欲动矣。）肾风之状，多汗恶风，面痝然浮肿，脊痛不能正立，其色炲，隐曲不利，诊在肌上，其色黑。痝然，言肿起也。炲，黑色也。肾者阴也，目下亦阴也，故肾藏受风，则面痝然而浮肿。肾脉者，起于足下，上循腨内出腘内廉，上股内后廉，贯脊。故脊痛不能正立也。隐曲者，谓隐蔽委曲之处也。肾藏精，外应交接，今藏被风薄，精气内微，故隐蔽委曲之事，不通利所为也。《阴阳应象大论》曰：气归精，精食气。今精不足，则气内归精，气不注皮，故肌皮上黑也。黑，肾色也。胃风之状，颈多汗恶风，食饮不下，鬲塞不通，腹善满，失衣则䐜胀，食寒则泄，诊形瘦而腹大。胃之脉，支别者，从颐后下廉过人迎，循喉咙入缺盆，下鬲属胃络脾；其直行者，从缺盆下乳内廉，下侠齐入气街中；其支别者，起胃下口，循腹里至气街中而合。故颈多汗，食饮不下，鬲塞不通，腹善满也。然失衣则外寒而中热，故腹䐜胀。食寒则寒物薄胃而阳不内消，故泄利。胃合脾而主肉，胃气不足则肉不长，故瘦也。胃中风气稸聚，故腹大也。（【新校正云】按孙思邈云：新食竟取风为胃风。）首风之状，头面多汗恶风，当先风一日则病甚，头痛不可以出内，至其风日则病少愈。头者诸阳之会，风客之则皮腠疏，故头面多汗也。夫人阳气外合于风，故先当风一日则病甚。以先风甚故亦先衰，是以至其风日则病少愈。内谓室屋之内也。不可以出室屋之内者，以头痛甚而不喜外风故也。（【新校正云】按孙思邈云：新沐浴竟取风为首风。）漏风之状，或多汗，常不可单衣，食则汗出，甚则身汗，喘息恶风，衣常濡，口干善渴，不能劳事。脾胃风热，故不可单衣。腠理开疏，故食则汗出。甚则风薄于肺，故身汗，喘息恶风，衣裳濡，口干善渴也。形劳则喘息，故不能劳事。（【新校正云】按孙思邈云：因醉取风为漏风，其状恶风，多汗少气，口干善渴，近衣则身热如火，临食则汗流如雨，骨节懈堕，不欲自劳。）泄风之状，多汗，汗出泄衣上，口中干，上渍，其风不能劳事，身体尽痛则寒。上渍，谓皮上湿如水渍也，以多汗出故尔。汗多则津液涸，故口中干。形劳则汗出甚，故不能劳事。身体尽痛，以其汗多。汗多则亡阳，故寒也。（【新校正云】按孙思邈云：新房室竟取风为内风，其状恶风，汗流沾衣裳。疑此泄风乃内风也。按本论前文先云漏风、内风、首风，次言入中为肠风，在外为泄风。今有泄风而无内风，孙思邈载内风乃此泄风之状，故疑此“泄”字，“内”之误也。）帝曰：善。

·痹论篇第四十三·

【新校正云】按全元起本在第八卷。

黄帝问曰：痹之安生？安，犹何也，言何以生。岐伯对曰：风寒湿三气杂至，合而为痹也。虽合而为痹，发起亦殊矣。其风气胜者为行痹，寒气胜者为痛痹，湿气胜者为著痹也。风则阳受之，故为痹行。寒则阴受之，故为痹痛。湿则皮肉筋脉受之，故为痹著而不去也。故乃痹从风寒湿之所生也。帝曰：其有五者何也？言风寒湿气各异则三，痹生有五，何气之胜也。岐伯曰：以冬遇此者为骨痹，以春遇此者为筋痹，以夏遇此者为脉痹，以至阴遇此者为肌痹，以秋遇此者为皮痹。冬主骨，春主筋，夏主脉，秋主皮，至阴主肌肉，故各为其痹也。至阴谓戊己月及土寄王月也。帝曰：内舍五藏六府，何气使然？言皮肉筋脉痹，以五时之外遇，然内居藏府，何以致之。岐伯曰：五藏皆有合，病久而不去者，内舍于其合也。肝合筋，心合脉，脾合肉，肺合皮，肾合骨，久病不去，则入于是。故骨痹不已，复感于邪，内舍于肾。筋痹不已，复感于邪，内舍于肝。脉痹不已，复感于邪，内舍于心。肌痹不已，复感于邪，内舍于脾。皮痹不已，复感于邪，内舍于肺。所谓痹者，各以其时重感于风寒湿之气也。时，谓气王之月也。肝王春，心王夏，肺王秋，肾王冬，脾王四季之月。感，谓感应也。凡痹之客五藏者，肺痹者，烦满喘而呕。以藏气应息，又其脉还循胃口，故使烦满喘而呕。心痹者，脉不通，烦则心下鼓，暴上气而喘，嗌干善噫，厥气上则恐。心合脉，受邪则脉不通利也。邪气内扰，故烦也。手心主心包之脉，起于胸中，出属心包，下鬲。手少阴心脉，起于心中，出属心系，下鬲络小肠；其支别者，从心系上侠咽喉；其直者，复从心系却上肺。故烦则心下鼓，满暴上气而喘，嗌干也。心主为噫，以下鼓满，故噫之以出气也。若是逆气上乘于心，则恐畏也，神惧凌弱故尔。肝痹者，夜卧则惊，多饮数小便，上为引如怀。肝主惊骇，气相应，故中夜卧则惊也。肝之脉，循股阴入髦中，环阴器抵少腹，侠胃属肝络胆，上贯鬲布胁肋，循喉咙之后上入颃颡。故多饮水，数小便，上引少腹如怀妊之状。肾痹者，善胀，尻以代踵，脊以代头。肾者胃之关，不利则胃气不转，故善胀也。尻以代踵，谓足挛急也。脊以代头，谓身蜷屈也。踵，足跟也。肾之脉起于足小指之下，斜趋足心，出于然骨之下，循内踝之后别入跟中，以上腨内，出腘内廉，上股内后廉，贯脊属肾络膀胱；其直行者，从肾上贯肝鬲，入肺中。气不足而受邪，故不伸展。（【新校正云】详“然骨”一作“然谷”。）脾痹者，四支解堕，发咳呕汁，上为大塞。土王四季，外主四支，故四支解堕，又以其脉起于足，循腨骱上膝股也。然脾脉入腹属脾络胃，上鬲侠咽，故发咳呕汁。脾气养肺，胃复连咽，故上为大塞也。肠痹者，数饮而出不得，中气喘争，时发飧泄。大肠之脉，入缺盆络肺，下鬲属大肠。小肠之脉，又入缺盆络心，循咽下鬲抵胃属小肠。今小肠有邪则脉不下鬲，脉不下鬲则肠不行化而胃气稸热，故多饮水而不得下出也。肠胃中阳气与邪气奔喘交争，得时通利，以肠气不化，故时或得通则为飧泄。胞痹者，少腹膀胱按之内痛，若沃以汤，涩于小便，上为清涕。膀胱为津液之府，胞内居之；少腹处关元之中，内藏胞器。然膀胱之脉，起于目内眦，上额交巅上，入络脑，还出别下项，循肩髆内，侠脊抵腰中，入循膂络肾属膀胱；其支别者，从腰中下贯臀，入腘中。今胞受风寒湿气，则膀胱太阳之脉不得下流于足，故少腹膀胱按之内痛，若沃以汤，涩于小便也。小便既涩，太阳之脉不得下行，故上烁其脑而为清涕出于鼻窍矣。沃，犹灌也。（【新校正云】按全元起本"内痛"二字作"两髀"。）阴气者，静则神藏，躁则消亡，阴，谓五神藏也。所以说神藏与消亡者，言人安静不涉邪气，则神气宁以内藏，人躁动触冒邪气，则神被害而离散，藏无所守，故曰消亡。此言五藏受邪之为痹也。饮食自倍，肠胃乃伤。藏以躁动致伤，府以饮食见损，皆谓过用越性，则受其邪。此言六府受邪之为痹也。淫气喘息，痹聚在肺；淫气忧思，痹聚在心；淫气遗溺，痹聚在肾；淫气乏竭，痹聚在肝；淫气肌绝，痹聚在脾。淫气，谓气之妄行者，各随藏之所主而入为痹也。（【新校正云】详从上"凡痹之客五藏者"至此，全元起本在《阴阳别论》中，此王氏之所移也。）诸痹不已，亦益内也。从外不去，则益深至于身内。其风气胜者，其人易已也。帝曰：痹，其时有死者，或疼久者，或易已者，其故何也？岐伯曰：其入藏者死，其留连筋骨间者疼久，其留皮肤间者易已。入藏者死，以神去也。筋骨疼久，以其定也。皮肤易已，以浮浅也。由斯深浅，故有是不同。帝曰：其客于六府者何也？岐伯曰：此亦其食饮居处，为其病本也。四方虽土地温凉高下不同，物性刚柔食居不异，但动过其分，则六府致伤。《阴阳应象大论》曰：水谷之寒热，感则害六府。（【新校正云】按《伤寒论》曰：物性刚柔食居亦异。）六府亦各有俞，风寒湿气中其俞，而食饮应之，循俞而入，各舍其府也。六府俞，亦谓背俞也。胆俞在十椎之傍，胃俞在十二椎之傍，三焦俞在十三椎之傍，大肠俞在十六椎之傍，小肠俞在十八椎之傍，膀胱俞在十九椎之傍，随形分长短而取之如是，各去脊同身寸之一寸五分，并足太阳脉气之所发也。（【新校正云】详六府俞并在本椎下两傍，此注言在椎之傍者，文略也。）帝曰：以针治之奈何？岐伯曰：五藏有俞，六府有合，循脉之分，各有所发，各随其过，（【新校正云】按《甲乙经》"随"作"治"。）则病瘳也。肝之俞曰太冲，心之俞曰太陵，脾之俞曰太白，肺之俞曰太渊，肾之俞曰太溪，皆经脉之所注也。太冲在足大指间本节后二寸陷者中，（【新校正云】按《刺腰痛》注云：太冲在足大指本节后间二寸陷者中，动脉应手。）刺可入同身寸之三分，留十呼，若灸者可灸三壮。太陵在手掌后骨两筋间陷者中，刺可入同身寸之六分，留七呼，若灸者可灸三壮。太白在足内侧核骨下陷者中，刺可入同身寸之三分，留七呼，若灸者可灸三壮。太渊在手掌后陷者中，刺可入同身寸之二分，留二呼，若灸者可灸三壮。太溪在足内踝后跟骨上动脉陷者中，刺可入同身寸之三分，留七呼，若灸者可灸三壮也。胃合入于三里，胆合入于阳陵泉，大肠合入于曲池，小肠合入于小海，三焦合入于委阳，膀胱合入于委中。三里在膝下三寸，骱外廉两筋间，刺可入同身寸之一寸，留七呼，若灸者可灸三壮。阳陵泉在膝下一寸，骱外廉陷者中，刺可入同身寸之六分，留十呼，若灸者可灸三壮。小海在肘内大骨外，去肘端五分陷者中，屈肘乃得之，刺可入同身寸之二分，留七呼，若灸者可灸五壮。曲池在肘外辅屈肘曲骨之中，刺可入同身寸之五分，留七呼，若灸者可灸三壮。委阳在足腘中外廉两筋间，刺可入同身寸之七分，留五呼，若灸者可灸三壮，屈伸而取之。委中在腘中央约文中动脉，刺可入同身寸之五分，留七呼，若灸者可灸三壮。（【新校正云】按《刺热》注委中在足膝后屈处，余并同此。）故经言循脉之分，各有所发，各随其过，则病瘳也。过，谓脉所经过处。（【新校正云】详王氏以委阳为三焦之合，按《甲乙经》云：委阳，三焦下辅俞也，足太阳之别络。三焦之合，自在手少阳经天井穴，为少阳脉之所入，为合。详此六府之合，俱引本经所入之穴，独三焦不引本经所入之穴者，王氏之误也。王氏但见《甲乙经》云三焦合于委阳，彼说自异。彼又以大肠合于巨虚上廉，小肠合于下廉，此以曲池、小海易之，故知当以天井穴为合也。）帝曰：荣卫之气亦令人痹乎？岐伯曰：荣者，水谷之精气也，和调于五藏，洒陈于六府，乃能入于脉也，《正理论》曰：谷入于胃，脉道乃行，水入于经，其血乃成。又《灵枢经》曰：荣气之道，内谷为实，（【新校正云】按别本“实”作“宝”。）谷入于胃，气传与肺，精专者上行经隧。由此故水谷精气，合荣气运行，而入于脉也。故循脉上下，贯五藏，络六府也。荣行脉内，故无所不至。卫者，水谷之悍气也，其气慓疾滑利，不能入于脉也，悍气，谓浮盛之气也。以其浮盛之气，故慓疾滑利，不能入于脉中也。故循皮肤之中，分肉之间，熏于肓膜，散于胸腹，皮肤之中分肉之间，谓脉外也。肓膜，谓五藏之间鬲中膜也。以其浮盛，故能布散于胸腹之中，空虚之处，熏其肓膜，令气宣通也。逆其气则病，从其气则愈，不与风寒湿气合，故不为痹。帝曰：善。痹或痛，或不痛，或不仁，或寒，或热，或燥，或湿，其故何也？岐伯曰：痛者，寒气多也，有寒故痛也。风寒湿气客于肉分之间，迫切而为沫，得寒则聚，聚则排分肉，肉裂则痛，故有寒则痛也。其不痛不仁者，病久入深，荣卫之行涩，经络时疏，故不通，（【新校正云】按《甲乙经》“不通”作“不痛”，详《甲乙经》此条论不痛与不仁两事，后言不痛是再明不痛之为重也。）皮肤不营，故为不仁。不仁者，皮顽不知有无也。其寒者，阳气少，阴气多，与病相益，故寒也。病本生于风寒湿气，故阴气益之也。其热者，阳气多，阴气少，病气胜阳遭阴，故为痹热。遭，遇也，言遇于阴气，阴气不胜故为热。（【新校正云】按《甲乙经》“遭”作“乘”。）其多汗而濡者，此其逢湿甚也，阳气少，阴气盛，两气相感，故汗出而濡也。中表相应，则相感也。帝曰：夫痹之为病，不痛何也？岐伯曰：痹在于骨则重，在于脉则血凝而不流，在于筋则屈不伸，在于肉则不仁，在于皮则寒，故具此五者，则不痛也。凡痹之类，逢寒则虫，逢热则纵。帝曰：善。虫，谓皮中如虫行。纵，谓纵缓不相就。（【新校正云】按《甲乙经》“虫”作“急”。）

·痿论篇第四十四·

【新校正云】按全元起本在第四卷。

黄帝问曰：五藏使人痿，何也？痿，谓痿弱无力以运动。岐伯对曰：肺主身之皮毛，心主身之血脉，肝主身之筋膜，（【新校正云】按全元起本云：膜者，人皮下肉上筋膜也。）脾主身之肌肉，肾主身之骨髓，所主不同，痿生亦各归其所主。故肺热叶焦，则皮毛虚弱急薄著，则生痿躄也。躄，谓挛躄，足不得伸以行也。肺热则肾受热气故尔。心气热，则下脉厥而上，上则下脉虚，虚则生脉痿，枢折挈，胫纵而不任地也。心热盛则火独光，火独光则内炎上，肾之脉常下行，今火盛而上炎用事，故肾脉亦随火炎烁而逆上行也。阴气厥逆，火复内燔，阴上隔阳，下不守位，心气通脉，故生脉痿。肾气主足，故膝腕枢纽如折去而不相提挈，胫筋纵缓而不能任用于地也。肝气热，则胆泄口苦筋膜干，筋膜干则筋急而挛，发为筋痿。胆约肝叶而汁味至苦，故肝热则胆液渗泄。胆病则口苦，今胆液渗泄，故口苦也。肝主筋膜，故热则筋膜干而挛急，发为筋痿也。《八十一难经》曰：胆在肝短叶间下。脾气热，则胃干而渴，肌肉不仁，发为肉痿。脾与胃以膜相连，脾气热则胃液渗泄，故干而且渴也。脾主肌肉，今热薄于内，故肌肉不仁而发为肉痿。肾气热，则腰脊不举，骨枯而髓减，发为骨痿。腰为肾府，又肾脉上股内贯脊属肾，故肾气热则腰脊不举也。肾主骨髓，故热则骨枯而髓减，发则为骨痿。帝曰：何以得之？岐伯曰：肺者，藏之长也，为心之盖也，位高而布叶于胸中，是故为藏之长，心之盖。有所失亡，所求不得，则发肺鸣，鸣则肺热叶焦。志苦不畅，气郁故也，肺藏气，气郁不利，故喘息有声而肺热叶焦也。故曰：五藏因肺热叶焦，发为痿躄。此之谓也。肺者所以行荣卫治阴阳，故引曰五藏因肺热而发为痿躄也。悲哀太甚则胞络绝，胞络绝则阳气内动，发则心下崩数溲血也。悲则心系急，肺布叶举，而上焦不通，荣卫不散，热气在中，故胞络绝而阳气内鼓动，发则心下崩数溲血也。心下崩，谓心包内崩而下血也。溲，谓溺也。（【新校正云】按杨上善云：胞络者，心上胞络之脉也。详经注中胞字俱当作包，全本胞又作肌也。）故《本病》曰：大经空虚，发为肌痹，传为脉痿。《本病》，古经论篇名也。大经，谓大经脉也。以心崩溲血，故大经空虚。脉空则热内薄，卫气盛，荣气微，故发为肌痹也。先见肌痹，后渐脉痿，故曰传为脉痿也。思想无穷，所愿不得，意淫于外，入房太甚，宗筋弛纵，发为筋痿，及为白淫。思想所愿，为祈欲也，施泻劳损，故为筋痿及白淫也。白淫，谓白物淫衍，如精之状，男子因溲而下，女子阴器中绵绵而下也。故《下经》曰：筋痿者，生于肝使内也。《下经》，上古之经名也。使内，谓劳役阴力，费竭精气也。有渐于湿，以水为事，若有所留，居处相湿，肌肉濡渍，痹而不仁，发为肉痿。业惟近湿，居处泽下，皆水为事也，平者久而犹怠，感之者尤甚矣。肉属于脾，脾气恶湿，湿著于内则卫气不荣，故肉为痿也。故《下经》曰：肉痿者，得之湿地也。《阴阳应象大论》曰：地之湿气，感则害皮肉筋脉。此之谓害肉也。有所远行劳倦，逢大热而渴，渴则阳气内伐，内伐则热舍于肾。肾者水藏也，今水不胜火，则骨枯而髓虚，故足不任身，发为骨痿。阳气内伐，谓伐腹中之阴气也。水不胜火，以热舍于肾中也。故《下经》曰：骨痿者，生于大热也。肾性恶燥。热反居中，热薄骨干，故骨痿无力也。帝曰：何以别之？岐伯曰：肺热者色白而毛败，心热者色赤而络脉溢，肝热者色苍而爪枯，脾热者色黄而肉蠕动，肾热者色黑而齿槁。各求藏色及所主养而命之，则其应也。帝曰：如夫子言可矣，论言治痿者独取阳明，何也？岐伯曰：阳明者，五藏六府之海，阳明，胃脉也，胃为水谷之海也。主闰宗筋，宗筋主束骨而利机关也。宗筋，谓阴髦中横骨上下之竖筋也，上络胸腹，下贯髋尻，又经于背腹上头项，故云宗筋主束骨而利机关也。然腰者，身之大关节，所以司屈伸，故曰机关。冲脉者，经脉之海也，《灵枢经》曰：冲脉者，十二经之海。主渗灌溪谷，与阳明合于宗筋，寻此，则横骨上下齐两傍竖筋，正宗筋也。冲脉循腹侠齐傍各同身寸之五分而上，阳明脉亦侠齐傍各同身寸之一寸五分而上，宗筋脉于中，故云与阳明合于宗筋也。以为十二经海，故主渗灌溪谷也。肉之大会为谷，小会为溪，（【新校正云】详"宗筋脉于中"一作"宗筋纵于中"。）阴阳总宗筋之会，会于气街，而阳明为之长，皆属于带脉，而络于督脉。宗筋聚会，会于横骨之中，从上而下，故云阴阳总宗筋之会也。宗筋侠齐下合于横骨，阳明辅其外，冲脉居其中，故云会于气街而阳明为之长也。气街，则阴髦两傍脉动处也。带脉者，起于季胁，回身一周，而络于督脉也，督脉者，起于关元，上下循腹，故去皆属于带脉而络于督脉也，督脉、任脉、冲脉三脉者，同起而异行，故经文或参差而引之。故阳明虚则宗筋纵，带脉不引，故足痿不用也。阳明之脉，从缺盆下乳内廉，下侠齐至气街中；其支别者，起胃下口，循腹里下至气街中而合，以下髀，抵伏兔，下入膝膑中，下循胻外廉，下足跗，入中指内间；其支别者，下膝三寸而别，以下入中指外间。故阳明虚则宗筋纵缓，带脉不引，而足痿弱不可用也。引，谓牵引。帝曰：治之奈何？岐伯曰：各补其荥而通其俞，调其虚实，和其逆顺，筋脉骨肉各以其时受月，则病已矣。帝曰：善。时受月，谓受气时月也，如肝王甲乙，心王丙丁，脾王戊己，肺王庚辛，肾王壬癸，皆王气法也。时受月，则正谓五常受气月也。

·厥论篇第四十五·

【新校正云】按全元起本在第五卷。

黄帝问曰：厥之寒热者何也？厥，谓气逆上也，世谬传为脚气，广饰方论焉。岐伯对曰：阳气衰于下，则为寒厥；阴气衰于下，则为热厥。阳，谓足之三阳脉。阴，谓足之三阴脉。下谓足也。帝曰：热厥之为热也，必起于足下者，何也？阳主外而厥在内，故问之。岐伯曰：阳气起于足五指之表，阴脉者集于足下而聚于足心，故阳气胜则足下热也。大约而言之，足太阳脉出于足小指之端外侧，足少阳脉出于足小指次指之端，足阳明脉出于足中指及大指之端，并循足阳而上，肝脾肾脉集于足下，聚于足心，阴弱故足下热也。(【新校正云】按《甲乙经》阳气起于足作走于足，起当作走。)帝曰：寒厥之为寒也。必从五指而上于膝者，何也？阴主内而厥在外，故问之。岐伯曰：阴气起于五指之里，集于膝下而聚于膝上，故阴气胜则从五指至膝上寒，其寒也，不从外，皆从内也。亦大约而言之也，足太阴脉起于足大指之端内侧，足厥阴脉起于足大指之端三毛中，足少阴脉起于足小指之下斜趣足心，并循足阴而上循股阴入腹，故云集于膝下而聚于膝之上也。帝曰：寒厥何失而然也？岐伯曰：前阴者，宗筋之所聚，太阴阳明之所合也。宗筋侠齐，下合于阴器，故云前阴者宗筋之所聚也。太阴者，脾脉。阳明者，胃脉。脾胃之脉，皆辅近宗筋，故云太阴阳明之所合，(【新校正云】按《甲乙经》“前阴者宗筋之所聚”作“厥阴者众筋之所聚”。全元起云：前阴者，厥阴也。与王注义异，亦自一说。)春夏则阳气多而阴气少，秋冬则阴气盛而阳气衰。此乃天之常道①，此人者质壮，以秋冬夺于所用，下气上争，不能复，精气溢下，邪气因从之而上也，质，谓形质也，夺于所用，谓多欲而夺其精气也。气因于中，(【新校正云】按《甲乙经》气因“于中”作“所中”。)阳气衰，不能渗营其经络，阳气日损，阴气独在，故手足为之寒也。帝曰：热厥何如而然也？源其所由尔。岐伯曰：酒入于胃，则络脉满而经脉虚。脾主为胃行其津液者也，

① 常：原作“当”，据守山阁校刻本改。

阴气虚则阳气入，阳气入则胃不和，胃不和则精气竭，精气竭则不营其四支也。前阴为太阴阳明之所合，故胃不和则精气竭也。内精不足，故四支无气以营之。此人必数醉若饱以入房，气聚于脾中不得散，酒气与谷气相薄，热盛于中，故热遍于身内热而溺赤也。夫酒气盛而慓悍，肾气有衰，阳气独胜，故手足为之热也。醉饱入房，内亡精气，中虚热入，由是肾衰，阳盛阴虚，故热生于手足也。帝曰：厥或令人腹满，或令人暴不知人，或至半日远至一日乃知人者，何也？暴，犹卒也，言卒然冒闷不醒觉也。不知人，谓闷甚不知识人也，或谓尸厥。岐伯曰：阴气盛于上则下虚，下虚则腹胀满，阳气盛于上则下气重上而邪气逆，逆则阳气乱，阳气乱则不知人也。阴，谓足太阴气也。（【新校正云】按《甲乙经》“阳气盛于上”五字作“腹满”二字，当从《甲乙经》之说，何以言之？别按《甲乙经》云：阳脉下坠，阴脉上争，发尸厥。焉有阴气盛于上而又言阳气盛于上。又按张仲景云：少阴脉不至，肾气微，少精血，奔气促迫，上入胸鬲，宗气反聚，血结心下，阳气退下，热归阴股，与阴相动，令身不仁，此为尸厥。仲景言阳气退下，则是阳气不得盛于上，故知当从《甲乙经》也。又王注阴谓足太阴，亦为未尽，按《缪刺论》云：邪客于手足少阴太阴足阳明之络，此五络皆会于耳中，上络左角，五络俱竭，令人身脉皆动而形无知，其状若尸，或曰尸厥。焉得专解阴为太阴也。）帝曰：善，愿闻六经脉之厥状病能也。为前问解，故请备闻诸经厥也。岐伯曰：巨阳之厥，则肿首头重，足不能行，发为眴仆。巨阳，太阳也。足太阳脉，起于目内眦，上额交巅上；其支别者，从巅至耳上角；其直行者，从巅入络脑，还出别下项，循肩髆内，侠脊抵腰中，入循膂络肾属膀胱；其支别者，从腰中下贯臀，入腘中；其支别者，从髆内左右别下贯胂，过髀枢，循髀外后廉下合腘中，以下贯腨内，出外踝之后，循京骨至小指之端外侧。由是厥逆，外形斯证也。肿或作踵，非。阳明之厥，则癫疾欲走呼，腹满不得卧，面赤而热，妄见而妄言。足阳明脉，起于鼻，交頞中，下循鼻外入上齿中，还出侠口环唇，下交承浆，却循颐后下廉出大迎，循颊车上耳前，过客主人，循发际至额颅；其支别者，从大迎前下人迎，循喉咙入缺盆，下鬲属胃络脾；其直行者，从缺盆下乳内廉，下侠齐入气街中；其支别者，起胃下口，循腹里下至气街中而合，以下髀，抵伏兔，下入膝髌中，下循胻外廉下足跗，入中指内间；其支别者，下膝三寸而别，以下入中指外间；其支别者，跗上入大指间出其端。故厥如是也。癫一为巅，非。少阳之厥，则暴聋颊肿而热胁痛，胻不可以运，足少阳脉，起于目锐眦，上抵头角，下耳后，循颈行手少阳之前，至肩上，交出手少阳之后，入缺盆；其支别者，从耳后入耳中，出走耳前，至目锐眦后；其支别者，目锐眦下大迎，合手少阳于䪼，下加颊车，下颈合缺盆以下胸中，贯鬲络肝属胆，循胁里，出气街，绕毛际，横入髀厌中；其直行者，从缺盆下掖，循胸过季胁，下合髀厌中，以下循髀阳，出膝外廉，下入外辅骨之前，直下抵绝骨之端，下出外踝之前，循足跗，出小指次指之端。故厥如是。太阴之厥，则腹满䐜胀，后不利，不欲食，食则呕，不得卧。足太阴脉，起于大指之端，上膝股内前廉，入腹属脾络胃，上鬲侠咽，连舌本，散舌下；其支别者，复从胃，别上鬲，注心中。故厥如是。少阴之厥，则口干溺赤，腹满心痛。足少阴脉，上股内后廉，贯脊属肾络膀胱；其直行者，从肾上贯肝鬲，入肺中，循喉咙侠舌本；其支别者，从肺出络心，注胸中，故厥如是。厥阴之厥，则少腹肿痛，腹胀泾溲不利，好卧屈膝，阴缩肿，胻内热。足厥阴脉，去内踝一寸，上踝八寸，交出太阴之后，上腘内廉，循股阴入髦中，环阴器，抵少腹，侠胃属肝络胆，上贯鬲，故厥如是矣。“胻内热”一本云“胻外热”，传写行书内外误也。盛则泻之，虚则补之，不盛不虚，以经取之。不盛不虚，谓邪气未盛，真气未虚，如是则以穴俞经法留呼多少而取之。太阴厥逆，胻急挛，心痛引腹，治主病者。足太阴脉，起于大指之端，循指内侧上内踝前廉，上腨内，循骱骨后上膝股内前廉，入腹；其支别者，复从胃，别上鬲，注心中。故骱急挛，心痛引腹也。太阴之脉，行有左右，候其有过者，当发取之，故言治主病者。（【新校正云】详从“太阴厥逆”至篇末，全元起本在第九卷，王氏移于此。）少阴厥逆，虚满呕变，下泄清，治主病者。以其脉从肾上贯肝鬲，入肺中，循喉咙，故如是。厥阴厥逆，挛腰痛，虚满前闭谵言，（【新校正云】谵言者，气虚独言也。）治主病者。以其脉循股阴，入髦中，环阴器，复上循喉咙之后，络舌本，故如是。（【新校正云】按《甲乙经》厥阴之经不络舌本，王氏注《刺热篇》《刺腰痛篇》，并此三注俱云络舌本，又注《风论》《痹论》各不云络舌本，王注自有异同，当以《甲乙经》为正。）三阴俱逆，不得前后，使人手足寒，三日死。三阴绝，故三日死。太阳厥逆，僵仆呕血善衄，治主病者。以其脉起目内眦，又循脊络脑，故如是。少阳厥逆，机关不利，机关不利者，腰不可以行，项不可以顾，以其脉循颈下绕髦际，横入髀厌中，故如是。发肠痈不可治，惊者死。足少阳脉，贯鬲络肝属胆，循胁里出气街。发肠痈则经气绝，故不可治，惊者死也。阳明厥逆，喘咳身热，善惊衄呕血。以其脉循喉咙入缺盆，下鬲属胃络脾，故如是。手太阴厥逆，虚满而咳，善呕沫，治主病者。手太阴脉，起于中焦，下络大肠，还循胃口，上鬲属肺，故如是。手心主少阴厥逆，心痛引喉，身热。死不可治。手心主脉，起于胸中，出属心包。手少阴脉，其支别者，从心系上侠咽喉，故如是。手太阳厥逆，耳聋泣出，项不可以顾，腰不可以俯仰，治主病者。手太阳脉，支别者，从缺盆循颈上颊，至目锐眦，却入耳中；其支别者，从颊上颛抵鼻，至目内眦。故耳聋泣出，项不可以顾也。腰不可以俯仰，脉不相应，恐古错简文。手阳明少阳厥逆，发喉痹，嗌肿，痓，治主病者。手阳明脉。支别者，从缺盆上颈。手少阳脉，支别者，从膻中上出缺盆，上项，故如是。（【新校正云】按全元起本“痓”作“痉”。）

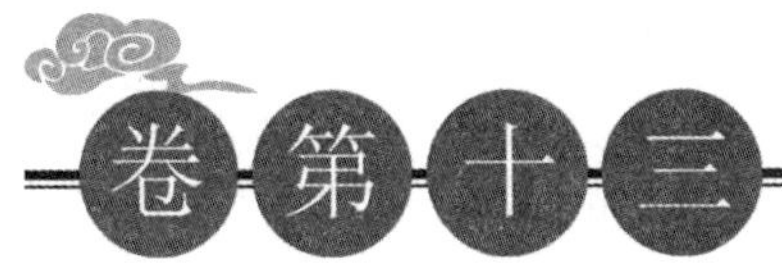

卷第十三

·病能论篇第四十六·

【新校正云】按全元起本在第五卷。

黄帝问曰：人病胃脘痈者，诊当何如？岐伯对曰：诊此者当候胃脉，其脉当沉细，沉细者气逆，胃者水谷之海，其血盛气壮，今反脉沉细者，是逆常平也。（【新校正云】按《甲乙经》“沉细”作“沉涩”，《太素》作“沉细”。）逆者人迎甚盛，甚盛则热，沉细为寒，寒气格阳，故人迎脉盛。人迎者，阳明之脉，故盛则热也。人迎，谓结喉傍脉动应手者。人迎者胃脉也，胃脉循喉咙而入缺盆，故云人迎者胃脉也。逆而盛，则热聚于胃口而不行，故胃脘为痈也。血气壮盛，而热内薄之，两气合热，故结为痈也。帝曰：善。人有卧而有所不安者，何也？岐伯曰：藏有所伤及，精有所之寄，则安，故人不能悬其病也。五藏有所伤损及之，水谷精气有所之寄，扶其下则卧安，以伤及于藏，故人不能悬其病处于空中也。（【新校正云】按《甲乙经》“精有所之寄则安”作“情有所倚则卧不安”，《太素》作“精有所倚则不安”。）帝曰：人之不得偃卧者，何也？谓不得仰卧也。岐伯曰：肺者藏之盖也，居高布叶，四藏下之，故言肺者，藏之盖也。肺气盛则脉大，脉大则不得偃卧，肺气盛满，偃卧则气促喘奔，故不得偃卧也。论在《奇恒阴阳》中。《奇恒阴阳》，上古经篇名，世本阙。帝曰：有病厥者，诊右脉沉而紧，左脉浮而迟，不然，病主安在？不然，言不沉也。（【新校正云】按《甲乙经》“不然”作“不知”。）岐伯曰：冬诊之，右脉固当沉紧，此应四时，左脉浮而迟，此逆四时，在左当主病在肾，颇关在肺，当腰痛也。以冬左脉浮而迟，浮为肺脉，故言颇关在肺也。腰者肾之府，故肾受病则腰中痛也。

帝曰：何以言之？岐伯曰：少阴脉贯肾络肺，今得肺脉，肾为之病，故肾为腰痛之病也。左脉浮迟，非肺来见，以左肾不足而脉不能沉，故得肺脉肾为病也。帝曰：善。有病颈痈者，或石治之，或针灸治之，而皆已，其真安在？言所攻则异，所愈则同，欲闻真法何所在也。岐伯曰：此同名异等者也。言虽同曰颈痈，然其皮中别异，不一等也。故下云：夫痈气之息者，宜以针开除去之，夫气盛血聚者，宜石而泻之，此所谓同病异治也。息，瘜也，死肉也。石，砭石也，可以破大痈出脓，今以金非针代之。帝曰：有病怒狂者，（【新校正云】按《太素》“怒狂”作“善怒”。）此病安生？岐伯曰：生于阳也。帝曰：阳何以使人狂？怒不虑祸，故谓之狂。岐伯曰：阳气者，因暴折而难决，故善怒也，病名曰阳厥。言阳气被折郁不散也。此人多怒，亦曾因暴折而心不疏畅故尔。如是者，皆阳逆躁极所生，故病名阳厥。帝曰：何以知之？岐伯曰：阳明者常动，巨阳少阳不动，不动而动大疾，此其候也？言颈项之脉皆动不止也。阳明常动者，动于结喉傍，是谓人迎、气舍之分位也。若少阳之动，动于曲颊下，是谓天窗、天牖之分位也。若巨阳之动，动于项两傍大筋前陷者中，是谓天柱、天容之分位也。不应常动而反动甚者，动当病也。（【新校正云】详王注以天窗为少阳之分位，天容为太阳之分位，按《甲乙经》天窗乃太阳脉气所发，天容乃少阳脉气所发，二位交互，当以《甲乙经》为正也。）帝曰：治之奈何？岐伯曰：夺其食即已。夫食入于阴，长气于阳，故夺其食即已。食少则气衰，故节去其食，即病自止。（【新校正云】按《甲乙经》“夺”作“衰”，《太素》同也。）使之服以生铁洛为饮，（【新校正云】按《甲乙经》“铁洛”作“铁落”，“为饮”作“为后饭”。）夫生铁洛者，下气疾也。“之”或为“人”，传文误也。铁洛味辛微温平，主治下气，方俗或呼为铁浆，非是生铁液也。帝曰：善。有病身热解堕，汗出如浴，恶风少气，此为何病？岐伯曰：病名曰酒风。饮酒中风者也。《风论》曰：饮酒中风，则为漏风，是亦名漏风也。夫极饮者，阳气盛而腠理疏，玄府开发，阳盛则筋痿弱，故身体解堕也。腠理疏则风内攻，玄府发则气外泄，故汗出如浴也。风气外薄，肤腠复开，汗多内虚，瘅热熏肺，故恶风少气也。因酒而病，故曰酒风。帝曰：治之奈何？岐伯曰：以泽泻、术各十分，麋衔五分，合以三指撮为后饭。术，味苦温平，主治大风，止汗。麋衔，味苦寒平，主治风湿筋痿。泽泻味甘寒平，主治风湿，益气。由此功用，方故先之。饭后药先，谓之后饭。所谓深之细者，其中手如针也，摩之切之，聚者坚也，博者大也。《上经》者，言气之通天也。《下经》者，言病之变化也。《金匮》者，决死生也。《揆度》者，切度之也。《奇恒》者，言奇病也。所谓奇者，使奇病不得以四时死也。恒者，得以四时死也。（【新校正云】按杨上善云：得病传之至于胜时而死，此为恒。中生喜怒令病次传者，此为奇。）所谓揆者，方切求之也，言切求其脉理也。度者，得其病处，以四时度之也。凡言所谓者，皆释未了义。今此所谓，寻前后经文，悉不与此篇义相接。似今数句少成文义者，终是别释经文，世本既阙第七二篇，应彼阙经错简文也。古文断裂，缪续于此。

·奇病论篇第四十七·

【新校正云】按全元起本在第五卷。

黄帝问曰：人有重身，九月而喑，此为何也？重身，谓身中有身，则怀妊者也。喑，谓不得言语也。妊娠九月，足少阴脉养，胎约气断，则喑不能言也。岐伯对曰：胞之络脉绝也。绝谓脉断绝而不通流，而不能言，非天真之气断绝也。帝曰：何以言之？岐伯曰：胞络者系于肾，少阴之脉，贯肾系舌本，故不能言。少阴，肾脉也，气不营养，故舌不能言。帝曰：治之奈何？岐伯曰：无治也，当十月复。十月胎去，胞络复通，肾脉上营，故复旧而言也。《刺法》曰：无损不足，益有余，以成其疹，疹，谓久病也。反法而治，则胎死不去，遂成久固之疹病也。然后调之。（【新校正云】按《甲乙经》及《太素》无此四字。按全元起注云：所谓不治者，其身九月而喑，身重不得为治，须十月满，生后复如常也，然后调之。则此四字本全元起注文，误书于此，当删去之。）所谓无损不足者，身羸瘦，无用镵石也。妊娠九月，筋骨瘦劳，力少身重，又拒于谷，故身形羸瘦，不可以镵石伤也。无益其有余者，腹中有形而泄之，泄之则精出而病独擅中，故曰疹成也。胎约胞络，肾气不通，因而泄之，肾精随出，精液内竭，胎则不全，胎死腹中，著而不去，由此独擅，故疹成焉。帝曰：病胁下满气逆，二三岁不已，是为何病？岐伯曰：病名曰息积，此不妨于食，不可灸刺，积为导引服药，药不能独治也。腹中无形，胁下逆满，频岁不愈，息且形之，气逆息难，故名息积也。气不在胃，故不妨于食也。灸之则火热内烁，气化为风，刺之则必泻其经，转成虚败，故不可灸刺。是可积为导引，使气流行，久以药攻，内消瘀稸，则可矣。若独凭其药，而不积为导引，则药亦不能独治之也。帝曰：人有身体髀股胻皆肿，环齐而痛，是为何病？岐伯曰：病名曰伏梁，以冲脉病，故名曰伏梁。然冲脉者，与足少阴之络起于肾下，出于气街，循阴股内廉，斜入腘中，循胻骨内廉，并足少阴经下入内踝之后，入足下。其上行者，出齐下同身寸之三寸关元之分，侠齐直上，循腹各行会于咽喉。故身体髀皆肿，绕齐而痛，名曰伏梁。环，谓圆绕如环也。此风根也。其气溢于大肠而著于肓，肓之原在齐下，故环齐而痛也。大肠，广肠也。经说大肠，当言回肠也。何者？《灵枢经》曰：回肠当齐，右环回周叶积而下。广肠附脊，以受回肠，左环叶积，上下辟大。寻此则是回肠，非应言大肠也。然大肠回肠俱与肺合，从合而命，故通曰大肠也。不可动之，动之为水溺涩之病也。以冲脉起于肾下，出于气街；其上行者，起于胞中，上出齐下关元之分。故动之则为水而溺涩也。动，谓齐其毒药而击动之，使其大下也。此一问答之义，与《腹中论》同，以为奇病，故重出于此。帝曰：人有尺脉数甚，筋急而见，此为何病？筋急，谓掌后尺中两筋急也。《脉要精微论》曰：尺外以候肾，尺里以候腹中。今尺脉数急，脉数为热，热当筋缓，反尺中筋急而见，腹中筋当急，故问为何病乎。《灵枢经》曰：热即筋缓，寒则筋急。岐伯曰：此所谓疹筋，是人腹必急，白色黑色见，则病甚。腹急，谓侠齐竖筋俱急。以尺里候腹中，故见尺中筋急，则必腹中拘急矣。色见，谓见于面部也。夫相五色者，白为寒，黑为寒，故二色见，病弥甚也。帝曰：人有病头痛以数岁不已，此安得之，名为何病？头痛之疾，不当逾月，数年不愈，故怪而问之也。岐伯曰：当有所犯大寒，内至骨髓，髓者以脑为主，脑逆故令头痛，齿亦痛，夫脑为髓主，齿是骨余，脑逆反寒，骨亦寒入，故令头痛齿亦痛。病名曰厥逆。帝曰：善。全注：人先生于脑，缘有脑则有骨髓。齿者，骨之本也。

帝曰：有病口甘者，病名为何？何以得之？岐伯曰：此五气之溢也，名曰脾瘅。瘅，谓热也。脾热则四藏同禀，故五气上溢也。生因脾热，故曰脾瘅。夫五味入口，藏于胃，脾为之行其精气，津液在脾，故令人口甘也，脾热内渗，津液在脾，胃谷化余，精气随溢，口通脾气，故口甘。津液在脾，是脾之湿。此肥美之所发也，（【新校正云】按《太素》“发”作“致”。）此人必数食甘美而多肥也，肥者令人内热，甘者令人中满，故其气上溢，转为消渴。食肥则腠理密，阳气不得外泄，故肥令人内热。甘者性气和缓而发散逆，故甘令人中满。然内热则阳气炎上，炎上则欲饮而嗌干，中满则陈气有余，有余则脾气上溢，故曰其气上溢转为消渴也。《阴阳应象大论》曰：辛甘发散为阳。《灵枢经》曰：甘多食之令人闷。然从中满以生之。（【新校正云】按《甲乙经》“消渴”作“消瘅”。）治之以兰，除陈气也。兰，谓兰草也。神农曰：兰草味辛热平，利水道，辟不祥，胸中痰澼也。除，谓去也。陈，谓久也。言兰除陈久甘肥不化之气者，以辛能发散故也。《藏气法时论》曰：辛者，散也。（【新校正云】按《本草》兰平，不言热也。）帝曰：有病口苦，取阳陵泉，口苦者病名为何？何以得之？岐伯曰：病名曰胆瘅。亦谓热也。胆汁味苦，故口苦。（【新校正云】按全元起本及《太素》无“口苦取阳陵泉”六字，详前后文势，疑此为误。）夫肝者，中之将也，取决于胆，咽为之使。《灵兰秘典论》曰：肝者，将军之官，谋虑出焉。胆者，中正之官，决断出焉。肝与胆合，气性相通，故诸谋虑取决于胆。咽胆相应，故咽为使焉。（【新校正云】按《甲乙经》曰：胆者，中精之府，五藏取决于胆，咽为之使。疑此文误。）此人者，数谋虑不决，故胆虚气上溢而口为之苦，治之以胆募俞，胸腹曰募，背脊曰俞，胆募在乳下二肋外，期门下同身寸之五分。俞在脊第十椎下两傍，相去各同身寸之一寸半。治在《阴阳十二官相使》中，言治法具于彼篇，今经已亡。帝曰：有癃者，一日数十溲，此不足也。身热如炭，颈膺如格，人迎躁盛，喘息气逆①，此有余也。是阳气太盛于外，阴气不足，故有余也。（【新校正云】详此十五字旧作文写，按《甲乙经》《太素》并无此文，再详乃是全元起注，后人误书于此，今作注书。）太阴脉微细如发者，此不足也。其病安在？名为何病？癃，小便不得也。溲，小便也。颈膺如格，言颈与胸膺如相格拒，不顺应也。人迎躁盛，谓结喉两傍脉动，盛满急数，非常躁速也，胃脉也。太阴脉微细如发者，谓手大指后同身寸之一寸骨高脉动处脉，则肺脉也，此正手太阴脉气之所流，可以候五藏也。岐伯曰：病在太阴，其盛在胃，颇在肺，病名曰厥，死不治，病癃数溲，身热如炭，颈膺如格，喘息气逆者②，皆手太阴脉当洪大而数，今太阴脉反微细如发者，是病与脉相反也。何以致之？肺气逆陵于胃而为是，上使人迎躁盛也，故曰病在太阴其盛在胃也。以喘息气逆，故云颇亦在肺也。病因气逆，证不相应，故病名曰厥，死不治也。此所谓得五有余二不足也。帝曰：何谓五有余二不足？岐伯曰：所谓五有余者，五病之气有余也，二不足者，亦病气不足也。今外得五有余，内得二不足，此其身不表不里，亦正死明矣。外五有余者，一身热如炭，二颈膺如格，三人迎躁盛，四喘息，五气逆也。内二不足者，一病癃一日数十溲，二太阴脉微细如发。夫如是者，谓其病在表，则内有二不足，谓其病在里，则外得五有余。表里既不可凭，补泻固难为法，故曰此其身不表不里，亦正死明矣。帝曰：人生而有病巅疾者，病名曰何？安所得之？夫百病者，皆生于风雨寒暑阴阳喜怒也。然始生有形，未犯邪气，已有巅疾，岂邪气素伤邪？故问之。巅，谓上巅，则头首也。岐伯曰：病名为胎病，此得之在母腹中时，其母有所大惊，气上而不下，精气并居，故令子发为巅疾也。精气，谓阳之精气也。帝曰：有病痝然如有水状，切其脉大紧，身无痛者，形不瘦，不能食，食少，名为何病？痝然，谓面目浮起而色杂也。大紧，谓如弓弦也。大即为气，紧即为寒，寒气内薄，而反无痛，与众别异，帝故问之也。岐伯曰：病生在肾，名为肾风。脉如弓弦，大而且紧，劳气内稸，寒复内争，劳气薄寒，故化为风，风胜于肾，故曰肾风。肾风而不能食，善惊，惊已，心气痿者死。肾水受风，心火痿弱，火水俱困，故必死。帝曰：善。

① 喘，原脱，据上下文补。
② 喘，原脱，据上下文补。

·大奇论篇第四十八·

【新校正云】按全元起本在第九卷。

肝满、肾满、肺满皆实，即为肿。满，谓脉气满实也。肿，谓痈肿也。藏气满，乃如是。肺之雍，喘而两胠满。肺藏气而外主息，其脉支别者从肺系横出腋下，故喘而两胠满也。(【新校正云】详肺雍、肝雍、肾雍，《甲乙经》俱作“痈”。) 肝雍，两胠满，卧则惊，不得小便。肝之脉循股阴入髦中，环阴器抵少腹，上贯肝鬲布胁肋，故胠满不得小便也。肝主惊骇，故卧则惊。肾雍，脚下至少腹满，(【新校正云】按《甲乙经》“脚下”作“胠下”，“脚”当作“胠”，不得言脚下至少腹也。) 胫有大小，髀骺大跛，易偏枯。冲脉者，经脉之海，与少阴之络俱起于肾下，出于气街，循阴股内廉斜入腘中，循骺骨内廉，并少阴之经，下入内踝之后，入足下；其上行者出齐下同身寸之三寸。故如是。若血气变易，为偏枯也。心脉满大，痫瘛筋挛。心脉满大，则肝气下流，热气内薄，筋干血涸，故痫瘛而筋挛。肝脉小急，痫瘛筋挛。肝养筋，内藏血，肝气受寒，故痫瘛而筋挛。脉小急者，寒也。肝脉骛暴，有所惊骇，骛，谓驰骛，言其迅急也。阳气内薄，故发为惊也。脉不至若喑，不治自已。肝气若厥，厥则脉不通，厥退则脉复通矣。又其脉布胁肋，循喉咙之后，故脉不至若喑，不治亦自已。肾脉小急，肝脉小急，心脉小急，不鼓皆为瘕。小急为寒甚，不鼓则血不流，血不流而寒薄，故血肉凝而为瘕也。肾肝并沉为石水，肝脉入阴内贯小腹，肾脉贯脊中络膀胱，两藏并，藏气熏冲脉，自肾下络于胞，令水不行化，故坚而结。然肾主水，水冬冰，水宗于肾，肾象水而沉，故气并而沉，名为石水。(【新校正云】详“肾肝沉”至下“并小弦欲惊”，全元起本在《厥论》中，王氏移于此。) 并浮为风水，脉浮为风，下焦主水，风薄于下，故名风水。并虚为死，肾为五藏之根，肝为发生之主，二者不足，是生主俱微，故死。并小弦欲惊。脉小弦为肝肾不足，故尔。肾脉大急沉，肝脉大急沉，皆为疝。疝者，寒气结聚之所为也。夫脉沉为实，脉急为痛，气实寒薄聚，故为绞痛为疝。心脉搏滑急为心疝，肺脉沉搏为肺疝。皆寒薄于藏故也。三阳急为瘕，三阴急为疝，太阳受寒，血凝为瘕。太阴受寒，气聚为疝。二阴急为痫厥，二阳急为惊。二阴，少阴也。二阳，阳明也。(【新校正云】详“二阳急为瘕”至此，全元起本在《厥论》，王氏移于此。) 脾脉外鼓，沉为肠澼，久自已。外鼓，谓鼓动于臂外也。肝脉小缓为肠澼，易治。肝脉小缓为脾乘肝，故易治。

肾脉小搏沉，为肠澼下血，小为阴气不足，搏为阳气乘之，热在下焦，故下血也。血温身热者死。血温身热，是阴气丧败，故死。心肝澼亦下血，肝藏血，心养血，故澼皆下血也。二藏同病者可治，心火肝木，木火相生，故可治之。其脉小沉涩为肠澼，心肝脉小而沉涩者，澼也。其身热者死，热见七日死。肠澼下血而身热者，是火气内绝，去心而归于外也，故死。火成数七，故七日死。胃脉沉鼓涩，胃外鼓大，心脉小坚急，皆鬲偏枯，外鼓，谓不当尺寸而鼓击于臂外侧也。男子发左，女子发右，阳主左，阴主右，故尔。《阴阳应象大论》曰：左右者，阴阳之道路。此其义也。不喑舌转，可治，三十日起，偏枯之病，喑不能言，肾与胞脉内绝也。胞脉系于肾，肾之脉从肾上贯肝鬲入肺中，循喉咙，侠舌本，故气内绝，则喑不能言也。其从者喑，三岁起，从，谓男子发左，女子发右也。病顺左右而喑不能言，三岁治之乃能起。年不满二十者，三岁死。以其五藏始定，血气方刚，藏始定则易伤，气方刚则甚费，易伤甚费，故三岁死也。脉至而搏，血衄身热者死，血衄为虚，脉不应搏，今反脉搏，是气极乃然，故死。脉来悬钩浮为常脉。以其为血衄者之脉也。脉至如喘，名曰暴厥，喘，谓卒来盛急，去而便衰，如人之喘状也。暴厥者不知与人言。所谓暴厥之候如此。脉至如数，使人暴惊，脉数为热，热则内动肝心，故惊。三四日自已。数为心脉，木被火干，病非肝生，不与邪合，故三日后四日自除。所以尔者，木生数三也。脉至浮合，如浮波之合，后至者凌前，速疾而动，无常候也。浮合如数，一息十至以上，是经气予不足也。微见九十日死。脉至如火薪然，是心精之予夺也，草干而死。薪然之火焰，瞥瞥不定其形，而便绝也。脉至如散叶，是肝气予虚也，木叶落而死。如散叶之随风，不常其状。（【新校正云】按《甲乙经》“散叶”作“丛棘”。）脉至如省客，省客者脉塞而鼓，是肾气予不足也，悬去枣华而死。脉塞而鼓，谓才见不行，旋复去也。悬，谓如悬物，物动而绝去也。脉至如丸泥，是胃精予不足也，榆荚落而死。如珠之转，是谓丸泥。脉至如横格，是胆气予不足也，禾熟而死，脉长而坚，如横木之在指下也。脉至如弦缕，是胞精予不足也，病善言，下霜而死，不言，可治。胞之脉系于肾，肾之脉侠舌本，人气不足者则当不能言，今反善言，是真气内绝，去肾外归于舌也，故死。脉至如交漆，交漆者左右傍至也，微见三十日死。左右傍至，言如沥漆之交，左右反戾。（【新校正云】按《甲乙经》“交漆”作“交棘”。）脉至如涌泉，浮鼓肌中，太阳气予不足也，少气味，韭英而死。如水泉之动，但出而不入。脉至如颓土之状，按之不得，是肌气予不足也，五色先见黑白，垒发死。颓土之状谓浮之大而虚耎，按之则无。（【新校正云】按《甲乙经》“颓土”作“委土”。）脉至如悬雍，悬雍者浮揣切之益大，是十二俞之予不足也，水凝而死。如颡中之悬雍也。（【新校正云】按全元起本“悬雍”作“悬离”，元起注云：悬离者，言脉与肉不相得也。）脉至如偃刀，偃刀者浮之小急，按之坚大急，五藏菀熟，寒热独并于肾也，如此其人不得坐，立春而死。菀，积也。熟，热也。脉至如丸滑不直手，不直手者按之不可得也，是大肠气予不足也，枣叶生而死。脉至如华者，令人善恐，不欲坐卧，行立常听，是小肠气予不足也，季秋而死。脉至如华，谓似华虚弱，不可正取也。小肠之脉，上入耳中，故常听也。

·脉解篇第四十九·

【新校正云】按全元起本在第九卷。

太阳所谓肿腰脽痛者，正月太阳寅，寅太阳也，脽，谓臀肉也。正月三阳生，主建寅，三阳谓之太阳，故曰寅太阳也。正月阳气出在上而阴气盛，阳未得自次也，正月虽三阳生，而天气尚寒，以其尚寒，故曰阴气盛阳未得自次。次，谓立王之次也。故肿腰脽痛也。以其脉抵腰中，入贯臀，过髀枢，故尔。病偏虚为跛者，正月阳气冻解地气而出也，所谓偏虚者，冬寒颇有不足者，故偏虚为跛也。以其脉循股内后廉合腘中，下循腨过外踝之后，循京骨至小指外侧故也。（【新校正云】详王氏云其脉循股内殊非，按《甲乙经》太阳流注不到股内，股内乃髀外之误，当云髀外后廉。）所谓强上引背者，阳气大上而争，故强上也。强上，谓颈项噤强也①，甚则引背矣。所以尔者，以其脉从脑出，别下项背故也。所谓耳鸣者，阳气万物盛上而跃，故耳鸣也。以其脉支别者，从巅至耳上角，故尔。所谓甚则狂巅疾者，阳尽在上而阴气从下，下虚上实，故狂巅疾也。以其脉上额交巅上，入络脑还出，其支别者，从巅至耳上角，故狂巅疾也。项上曰巅。所谓浮为聋者，皆在气也。亦以其脉至耳故也。所谓入中为喑者，阳盛已衰，故为喑也。阳气盛，入中而薄于胞肾，则胞络肾络气不通，故喑也。胞之脉系于肾，肾之脉侠舌本，故喑不能言也。内夺而厥，则为喑俳，此肾虚也，俳，废也。肾之脉与冲脉并出于气街，循阴股内廉斜入腘中，循骺骨内廉及内踝之后入足下。故肾气内夺而不顺，则舌喑足废，故云此肾虚也。（【新校正云】详王注云肾之脉与冲脉并出，按《甲乙经》是肾之络，非肾之脉，况王注《骨空论》并《奇病论》《大奇论》并云肾之络②，则此“脉”字当为“络”。）少阴不至者，厥也。少阴，肾脉也。若肾气内

---

① 噤：疑当作“痉”。

② 骨空论：原作痿论，据守山阁校刻本及上文肾之络的内容出处改。

脱，则少阴脉不至也。少阴之脉不至，是则太阴之气逆上而行也。少阳所谓心胁痛者，言少阳盛也，盛者心之所表也，心气逆则少阳盛，心气宜木，外铄肺金，故盛者心之所表也。九月阳气尽而阴气盛，故心胁痛也。足少阳脉循胁里出气街，心主脉循胸出胁，故尔。火墓于戌，故九月阳气尽而阴气盛也。所谓不可反侧者，阴气藏物也，物藏则不动，故不可反侧也。所谓甚则跃者，跃，谓跳跃也。九月万物尽衰，草木毕落而堕，则气去阳而之阴，气盛而阳之下长，故谓跃。亦以其脉循髀阳出膝外廉，下入外辅之前，直下抵绝骨之端，下出外踝之前，循足跗，故气盛则令人跳跃也。阳明所谓洒洒振寒者，阳明者午也。五月盛阳之阴也，阳盛以明，故云午也。五月夏至，一阴气上，阳气降下，故云盛阳之阴也。阳盛而阴气加之，故洒洒振寒也。阳气下，阴气升，故云阳盛而阴气加之也。所谓胫肿而股不收者，是五月盛阳之阴也。阳者衰于五月，而一阴气上，与阳始急，故胫肿而股不收也。以其脉下髀抵伏兔，下入膝髌中，下循骱外廉，下足附，入中指内间；又其支别者，下膝三寸而别，以下入中指外间，故尔。所谓上喘而为水者，阴气下而复上，上则邪客于藏府间，故为水也。藏，脾也。府，胃也。足太阴脉从足走腹，足阳明脉从头走足，今阴气微下而太阴上行，故云阴气下而复上也。复上则所下之阴气不散，客于脾胃之间，化为水也。所谓胸痛少气者，水气在藏府也，水者阴气也，阴气在中，故胸痛少气也。水停于下则气郁于上，气郁于上则肺满，故胸痛少气也。所谓甚则厥，恶人与火，闻木音则惕然而惊者，阳气与阴气相薄，水火相恶，故惕然而惊也。所谓欲独闭户牖而处者，阴阳相薄也，阳尽而阴盛，故欲独闭户牖而居。恶喧故尔。所谓病至则欲乘高而歌，弃衣而走者，阴阳复争，而外并于阳，故使之弃衣而走也。（【新校正云】详“所谓甚则厥”至此，与前《阳明脉解篇》相通。）所谓客孙脉则头痛鼻鼽腹肿者，阳明并于上，上者则其孙络太阴也，故头痛鼻鼽腹肿也。太阴所谓病胀者，太阴子也，十一月万物气皆藏于中，故曰病胀。阴气大盛，太阴始于子，故云子也。以其脉入腹属脾络胃，故病胀也。所谓上走心为噫者，阴盛而上走于阳明，阳明络属心，故曰上走心为噫也。按《灵枢经》说足阳明流注并无至心者，太阴脉说云：其支别者，复从胃别上膈注心中。法应以此络为阳明络也。（【新校正云】详王氏以足阳明流注并无至心者，按《甲乙经》阳明之脉上通于心，循咽出于口，宜其经言阳明络属心为噫，王氏安得谓之无。）所谓食则呕者，物盛满而上溢，故呕也。以其脉属脾络胃上鬲侠咽故也。所谓得后与气则快然如衰者，十二月阴气下衰，而阳气且出，故曰得后与气则快然如衰也。少阴所谓腰痛者，少阴者肾也，十月万物阳气皆伤，故腰痛也。少阴者，肾脉也。腰为肾府，故腰痛也。所谓呕咳上气喘者，阴气在下，阳气在上，诸阳气浮，无所依从，故呕咳上气喘也。以其脉从肾上贯肝鬲入肺中，故病如是也。所谓色色（【新校正云】详“色色”字疑误。）不能久立[1]，久坐起则目䀮䀮无所见者，万物阴阳不定未有主也。秋气始至，微霜始下，而方杀万物，阴阳内夺，故目䀮䀮无所见也。所谓少气善怒者，阳气不治，阳气不治则阳气不得出，肝气当治而未得，故善怒，善怒者名曰煎厥。所谓恐如人将捕之者，秋气万物未有毕去，阴气少，阳气入，阴阳相薄，故恐也。所谓恶闻食臭者，胃无气，故恶闻食臭也。所谓面黑如地色者，秋气内夺，故变于色也。所谓咳则有血者，阳脉伤也，阳气未盛于上而脉满，满则咳，故血见于鼻也。厥阴所谓㿗疝，妇人少腹肿者，厥阴者辰也。三月阳中之阴，邪在中，故曰㿗疝少腹肿也。以其脉循股阴入髦中，环阴器抵少腹，故尔。所谓腰脊痛不可以俯仰者，三月一振荣华，万物一俯而不仰也。所谓㿗癃疝肤胀者，曰阴亦盛而脉胀不通，故曰㿗癃疝也。所谓甚则嗌干热中者，阴阳相薄而热，故嗌干也。此一篇殊与前后经文不相连接，别释经脉发病之源，与《灵枢经》流注略同，所指殊异。（【新校正云】详此篇所解，多《甲乙经》是动所生之病，虽复少有异处，大概则不殊矣。）

---

① 色色：《太素》卷八《经脉病脉》作“邑邑”。

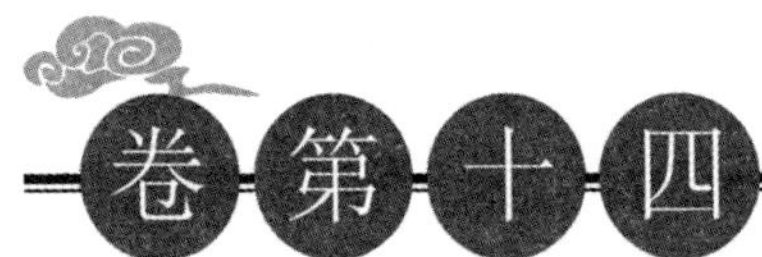

卷第十四

·刺要论篇第五十·

【新校正云】按全元起本在第六卷《刺齐》篇中。

黄帝问曰：愿闻刺要。岐伯对曰：病有浮沉，刺有浅深，各至其理，无过其道。道，谓气所行之道也。过之则内伤，不及则生外壅，壅则邪从之。过之内伤，以太深也。不及外壅，以妄益他分之气也。气益而外壅，故邪气随虚而从之也。浅深不得，反为大贼，内动五藏，后生大病。贼，谓私害，动，谓动乱。然不及则外壅，过之则内伤，既且外壅内伤，是为大病之阶渐尔，故曰后生大病也。故曰：病有在毫毛腠理者，有在皮肤者，有在肌肉者，有在脉者，有在筋者，有在骨者，有在髓者。毛之长者曰毫，皮之文理曰腠理，然二者皆皮之可见者也。是故刺毫毛腠理无伤皮，皮伤则内动肺，肺动则秋病温疟，溯溯然寒栗。《针经》曰：凡刺有五，以应五藏，一曰半刺，半刺者，浅内而疾发针，令针伤多，如拔发状，以取皮气，此肺之应也。然此其浅以应于肺，腠理毫毛犹应更浅，当取发根浅深之半尔。肺之合皮，王于秋气，故肺动则秋病温疟，溯溯然寒栗也。刺皮无伤肉，肉伤则内动脾，脾动则七十二日四季之月，病腹胀烦不嗜食。脾之合肉，寄王四季。又其脉从股内前廉，入腹属脾络胃，上鬲侠咽，连舌本，散舌下；其支别者，复从胃别上鬲，注心中。故伤肉则动脾，脾动则四季之月腹胀烦而不嗜食也。七十二日四季之月者，谓三月六月九月十二月各十二日后，土寄王十八日也，刺肉无伤脉，脉伤则内动心，心动则夏病心痛。心之合脉，王于夏气，真心少阴之脉，起于心中，出属心系。心包心主之脉，起于胸中，出属心包。《平人气象论》曰：藏真通于心。故脉伤则动心，心动则夏病心痛。刺脉无伤筋，筋伤则内动肝，肝动则春病热而筋弛。肝之合筋，王于春气。《针经》曰：热则筋缓。故筋伤则动肝，肝动则春病热而筋弛缓。驰，犹纵缓也。刺筋无伤骨，骨伤则内动肾，肾动则冬病胀腰痛。肾之合骨，王于冬气。腰为肾府，故骨伤则动肾，肾动则冬病腰痛也。肾之脉直行者，从肾上贯肝鬲，故胀也。刺骨无伤髓，髓伤则销铄胻酸，体解㑊然不去矣。髓者骨之充。《针经》曰：髓海不足，则脑转耳鸣，胻酸眩冒。故髓伤则脑髓销铄胻酸体解㑊然不去也。销铄，谓髓脑销铄。解㑊，谓强不强，弱不弱，热不热，寒不寒，解解㑊㑊然，不可名之也。脑髓销铄，骨空之所致也。

·刺齐论篇第五十一·

【新校正云】按全元起本在第六卷。

黄帝问曰：愿闻刺浅深之分。谓皮肉筋脉骨之分位也。岐伯对曰：刺骨者无伤筋，刺筋者无伤肉，刺肉者无伤脉，刺脉者无伤皮，刺皮者无伤肉，刺肉者无伤筋，刺筋者无伤骨。帝曰：余未知其所谓，愿闻其解。岐伯曰：刺骨无伤筋者，针至筋而去，不及骨也。刺筋无伤肉者，至肉而去，不及筋也。刺肉无伤脉者，至脉而去，不及肉也。刺脉无伤皮者，至皮而去，不及脉也。是皆谓遣邪也。然筋有寒邪，肉有风邪，脉有湿邪，皮有热邪，则如是遣之。所谓邪者，皆言其非顺正气而相干犯也。（【新校正云】详此谓刺浅，不至所当刺之处也。下文则诫其太深也。）所谓刺皮无伤肉者，病在皮中，针入皮中，无伤肉也。刺肉无伤筋者，过肉中筋也。刺筋无伤骨者，过筋中骨也。此之谓反也。此则诫过分太深也。（【新校正云】按全元起云：刺如此者是谓伤，此皆过，过必损其血气，是谓逆也，邪必因而入也。）

·刺禁论篇第五十二·

【新校正云】按全元起本在第六卷。

黄帝问曰：愿闻禁数。岐伯对曰：藏有要害，不可不察，肝生于左，肝象木，王于春，春阳发生，故生于左也。肺藏于右，肺象金，王于秋，秋阴收杀，故藏于右也。（【新校正云】按杨上善云：肝为少阳，阳长之始，故曰生。肺为少阴，阴藏之初，故曰藏。）**心部于表**，阳气主外，心象火也。**肾治于里**，阴气主内，肾象水也。（【新校正云】按杨上善云：心为五藏部主，故得称部。肾间动气，内治五藏，故曰治。）**脾为之使**，营动不已，糟粕水谷，故使者也。**胃为之市**。水谷所归，五味皆入，如市杂，故为市也。**鬲肓之上，中有父母**，鬲肓之上，气海居中，气者生之原，生者命之主，故气海为人之父母也。（【新校正云】按杨上善云：心下鬲上为肓，心为阳，父也，肺为阴，母也，肺主于气，心主于血，共营卫于身，故为父母。）**七节之傍，中有小心**，小心谓真心神灵之宫室。（【新校正云】按《太素》"小心"作"志心"，杨上善云：脊有三七二十一节，肾在下七节之傍，肾神曰志，五藏之灵皆名为神，神之所以任，得名为志者，心之神也。）**从之有福，逆之有咎**。从，谓随顺也。八者人之所以生，形之所以成，故顺之则福延，逆之则咎至。**刺中心，一日死，其动为噫**。心在气为噫。**刺中肝，五日死，其动为语**。肝在气为语。（【新校正云】按全元起本并《甲乙经》"语"作"欠"，元起云：肾伤则欠，子母相感也。王氏改"欠"作"语"。）**刺中肾，六日死，其动为嚏**。肾在气为嚏。（【新校正云】按全元起本及《甲乙经》"六日"作"三日"。）**刺中肺，三日死，其动为咳**。肺在气为咳。**刺中脾，十日死，其动为吞**。脾在气为吞。（【新校正云】按全元起本及《甲乙经》"十日"作"十五日"。刺中五藏，与《诊要经终论》并《四时刺逆从论》相重。此叙五藏相次之法，以所生为次。《甲乙经》以心肺肝脾肾为次，是以所克为次。全元起本旧文，则错乱无次矣。）**刺中胆，一日半死，其动为呕**。胆气勇，故为呕。（【新校正云】按《诊要经终论》刺中胆下又云：刺中鬲者为伤中，其病虽愈，不过一岁而死。）**刺跗上中大脉，血出不止死**。跗为足跗。大脉动而不止者，则胃之大经也。胃为水谷之海，然血出不止，则胃气将倾，海竭气亡，故死。**刺面中溜脉，不幸为盲**。面中溜脉者，手太阳任脉之交会。手太阳脉，自颧而斜行，至目内眦。任脉自鼻鼽两傍上行，至瞳子下。故刺面中溜脉，不幸为盲。**刺头中脑户，入脑立死**。脑户，穴名也，在枕骨上，通于脑中。然脑为髓之海，真气之所聚，针入脑则真气泄，故立死。**刺舌下中脉太过，血出不止为喑**。舌下脉，脾之脉也。脾脉者，侠咽连舌本，散舌下。血出不止，则脾气不能营运于舌，故喑不能言语。**刺足下布络中脉，血不出为肿**。布络，谓当内踝前足下空处布散之络，正当然谷穴分也。络中脉，则冲脉也。冲脉者，并少阴之经，下入内踝之后，入足下也。然刺之而血不出，则肾脉与冲脉气并归于然谷之中，故为肿。**刺郄中大脉，令人仆脱色**。寻此经郄中主治，与《中诰流注经》委中穴正同。应郄中者，以经穴为名，委中，处所为名，亦犹寸口脉口气口，皆同一处尔。然郄中大脉者，足太阳经脉也。足太阳之脉，起于目内眦，合手太阳。手太阳脉自目内眦，斜络于颧。足太阳脉上头下项，又循于足，故刺之过禁，则令人仆倒而面色如脱去也。**刺气街中脉，血不出，为肿鼠仆**。气街之中，胆胃脉也。胆之脉，循胁里，出气街。胃之脉，侠齐入气街中；其支别者，起胃下口，循腹里至气街中而合。今刺之而血不出，则血脉气并聚于中，故内结为肿，如伏鼠之形也。气街在腹下侠齐两傍相去四寸，鼠仆上一寸，动脉应手也。（【新校正云】按别本“仆”一作“鼷”，《气府论》注气街在齐下横骨两端鼠鼷上一寸也。）**刺脊间中髓，为伛。**伛，谓伛偻，身蜷屈也。脊间，谓脊骨节间也。刺中髓，则骨精气泄，故伛偻也。**刺乳上，中乳房，为肿根蚀。**乳之上下，皆足阳明之脉也。乳房之中，乳液渗泄，胸中气血，皆外凑之。然刺中乳房，则气更交凑，故为大肿。中有脓根，内蚀肌肤，化为脓水而久不愈。**刺缺盆中内陷，气泄，令人喘咳逆。**五藏者，肺为之盖，缺盆为之道。肺藏气而主息，又在气为咳，刺缺盆中内陷，则肺气外泄，故令人喘咳逆也。**刺手鱼腹内陷，为肿。**手鱼腹内，肺脉所流，故刺之内陷，则为肿也。（【新校正云】按《甲乙经》肺脉所“流”，当作“留”字。）**无刺大醉，令人气乱。**脉数过度，故因刺而乱也。（【新校正云】按《灵枢经》“气乱”当作“脉乱”。）**无刺大怒，令人气逆。**怒者气逆，故刺之益甚。**无刺大劳人，**经气越也。**无刺新饱人，**气盛满也。**无刺大饥人，**气不足也。**无刺大渴人，**血脉干也。**无刺大惊人，**神荡越而气不治也。（【新校正云】详“无刺大醉”至此七条，与《灵枢经》相出入。《灵枢经》云：新内无刺，已刺无内。大怒无刺，已刺无怒。大劳无刺，已刺无劳。大醉无刺，已刺无醉。大饱无刺，已刺无饱。大饥无刺，已刺无饥。大渴无刺，已刺无渴。大惊大恐，必定其气，乃刺之也。）**刺阴股中大脉，血出不止死。**阴股之中，脾之脉也。脾者，中土孤藏，以灌四傍。今血出不止，脾气将竭，故死。（【新校正云】按“刺阴股中大脉”条，皇甫士安移在前刺跗上中大脉下相续，自后至篇末，逐条与前条相间也。）**刺客主人内陷中脉，为内漏为聋。**客主人，穴名也，今名上关，在耳前上廉起骨，开口有空，手少阳足阳明脉交会于中。陷脉，言刺太深也。刺太深则交脉破决，故为耳内之漏。脉内漏则气不营，故聋。（【新校正云】详客主人穴，与《气穴论》注同。按《甲乙经》及《气府论》注云手足少阳足阳明三脉之会，疑此脱足少阳一脉也。）**刺膝髌出液，为跛。**膝为筋府，筋会于中，液出筋干，故跛。**刺臂太阴脉，出血多立死。**臂太阴者，肺脉也。肺者，主行荣卫阴阳，治节由之。血出多则荣卫绝，故立死也。**刺足少阴脉，重虚出血，为舌难以言。**足少阴，肾脉也。足少阴脉，贯肾络肺系舌本，故重虚出血，则舌难言也。**刺膺中陷中肺，为喘逆仰息。**肺气上泄，逆所致也。**刺肘中内陷，气归之，为不屈伸。**肘中，谓肘屈折之中，尺泽穴中也。刺过陷脉，恶气归之，气固关节，故不屈伸也。**刺阴股下三寸内陷，令人遗溺。**股下三寸，肾之络也。冲脉与少阴之络，皆起于肾下，出于气街，并循于阴股；其上行者，出胞中。故刺陷脉，则令人遗溺也。**刺掖下胁间内陷，令人咳。**掖下，肺脉也。肺之脉，从肺系，横出掖下。真心藏脉，直行者，从心系却上掖下。刺陷脉，则心肺俱动，故咳也。**刺少腹中膀胱溺出，令人少腹满。**胞气外泄，谷气归之，故少腹满也。少腹，谓齐下也。**刺腨肠内陷，为肿。**腨肠之中，足太阳脉也。太阳气泄，故为肿。**刺匡上陷骨中脉，为漏为盲。**匡，目匡也。骨中，谓目匡骨中也。匡骨中脉，目之系，肝之脉也，刺内陷，则眼系绝，故为目漏目盲。刺关节中液出，不得屈伸。诸筋者皆属于节，津液渗润之，液出则筋膜干，故不得屈伸也。

·刺志论篇第五十三·

【新校正云】按全元起本在第六卷。

黄帝问曰：愿闻虚实之要。岐伯对曰：气实形实，气虚形虚，此其常也，反此者病。《阴阳应象大论》曰：形归气。由是，故虚实同焉。反，谓不相合应，失常平之候也。形气相反，故病生。气，谓脉气。形，谓身形也。谷盛气盛，谷虚气虚，此其常也，反此者病。《灵枢经》曰：荣气之道，内谷为实，谷入于胃，气传与肺，精专者上行经遂。由是，故谷气虚实，占必同焉。候不相应，则为病也。（【新校正云】按《甲乙经》“实”作“宝”。）脉实血实，脉虚血虚，此其常也，反此者病。脉者血之府，故虚实同焉。反不相应，则为病也。帝曰：如何而反？岐伯曰：气虚身热，此谓反也。气虚为阳气不足，阳气不足当身寒，反身热者，脉气当盛，脉不盛而身热，证不相符，故谓反也。（【新校正云】按《甲乙经》云：气盛身寒，气虚身热，此谓反也。当补此四字。）谷入多而气少，此谓反也。胃之所出者谷气而布于经脉也，谷入于胃，脉道乃散，今谷入多而气少者，是胃气不散，故谓反也。谷不入而气多，此谓反也。胃气外散，肺并之也。脉盛血少，此谓反也。脉小血多，此谓反也。经脉行气，络脉受血，经气入络，络受经气，候不相合，故皆反常也。气盛身寒，得之伤寒。气虚身热，得之伤暑。伤，谓触冒也。寒伤形，故气盛身寒。热伤气，故气虚身热。谷入多而气少者，得之有所脱血，湿居下也。脱血则血虚，血虚则气盛内郁，化成津液，流入下焦，故云湿居下也。谷入少而气多者，邪在胃及与肺也。胃气不足，肺气下流于胃中，故邪在胃。然肺气入胃，则肺气不自守，气不自守则邪气从之，故云邪在胃及与肺也。脉小血多者，饮中热也。饮，谓留饮也。饮留脾胃之中则脾气溢，脾气溢则发热中。脉大血少者，脉有风气，水浆不入，此之谓也。风气盛满，则水浆不入于脉，夫实者，气入也。虚者，气出也。入为阳，出为阴。阴生于内故出，阳生于外故入。气实者，热也。气虚者，寒也。阳盛而阴内拒，故热。阴盛而阳外微，故寒。入实者，左手开针空也。入虚者，左手闭针空也。言用针之补泻也。右手持针，左手捻穴，故实者左手开针空以泻之，虚者左手闭针穴以补之也。

·针解篇第五十四·

【新校正云】按全元起本在第六卷。

黄帝问曰：愿闻九针之解，虚实之道。岐伯对曰：刺虚则实之者，针下热也，气实乃热也。满而泄之者，针下寒也，气虚乃寒也。菀陈则除之者，出恶血也。菀，积也。陈，久也。除，去也。言络脉之中血积而久者，针刺而除去之也。邪胜则虚之者，出针勿按。邪者，不正之目，非本经气，是则谓邪，非言鬼毒精邪之所胜也。出针勿按，穴俞且开，故得经虚，邪气发泄也。徐而疾则实者，徐出针而疾按之。疾而徐则虚者，疾出针而徐按之。徐出，谓得经气已久，乃出之。疾按，谓针出穴已，速疾按之，则真气不泄，经脉气全。故徐而疾乃实也。疾出针，谓针入穴已，至于经脉，即疾出之。徐按，谓针出穴已，徐缓按之，则邪气得泄，精气复固。故疾而徐乃虚也。言实与虚者，寒温气多少也。寒温，谓经脉阴阳之气也。若无若有者，疾不可知也。言其冥昧，不可即而知也。夫不可即知，故若无。慧然神悟，故若有也。察后与先者，知病先后也。知病先后，乃补泻之。为虚与实者，工勿失其法。《针经》曰：经气已至，慎守而失，此之谓也。（【新校正云】按《甲乙经》云：若存若亡，为虚与实。）若得若失者，离其法也。妄为补泻，离乱大经，误补实者，转令若得，误泻虚者，转令若失，故曰若得若失也。《针经》曰：无实实，无虚虚。此其诫也。（【新校正云】详自篇首至此，与《太素·九针解篇》经同而解异，二经互相发明也。）虚实之要，九针最妙者，为其各有所宜也。热在头身，宜镵针。肉分气满，宜员针。脉气虚少，宜鍉针。泻热出血，发泄固病，宜锋针。破痈肿，出脓血，宜铍针。调阴阳，去暴痹，宜员利针。治经络中痛痹，宜毫针。痹深居骨解腰脊节腠之间者，宜长针。虚风舍于骨解皮肤之间，宜大针。此之谓各有所宜也。（【新校正云】按别本“铍”一作“铍”。）补泻之时者，与气开阖相合也。气当时刻谓之开，已过未至谓之阖。时刻者，然水下一刻，人气在太阳；水下二刻，人气在少阳；水下三刻，人气在阳明；水下四刻，人气在阴分。水下不已，气行不已。如是则当刻者谓之开，过刻及未至者谓之合也。《针经》曰：谨候其气之所在而刺之，是谓逢时。此所谓补泻之时也。（【新校正云】详自篇首至此，文出《灵枢经》，《素问》解之，互相发明也。《甲乙经》云：补泻之时，以针为之者。此脱此四字也。）九针之名，各不同形者，针穷其所当补泻也。各不同形，谓长短锋颖不等。穷其补泻，谓各随其疗而用之也。（【新校正云】按九针之形，今具《甲乙经》。）刺实须其虚者，留针阴气隆至，乃去针也。

刺虚须其实者，阳气隆至，针下热乃去针也。言要以气至而有效也。经气已至，慎守勿失者，勿变更也。变，谓交易。更，谓改更。皆变法也。言得气至，必宜谨守，无变其法，反招损也。深浅在志者，知病之内外也。志一为意，志意皆行针之用也。近远如一者，深浅其候等也。言气虽近远不同，然其测候，皆以气至而有效也。如临深渊者，不敢堕也。言气候补泻，如临深渊，不敢堕慢，失补泻之法也。手如握虎者，欲其壮也。壮，谓持针坚定也。《针经》曰：持针之道，坚者为实。则其义也。（【新校正云】按《甲乙经》“实”字作“宝”。）神无营于众物者，静志观病人，无左右视也。目绝妄视，心专一务，则用之必中，无惑误也。（【新校正云】详从“刺实须其虚”至此，又见《宝命全形论》，此又为之解，亦互相发明也。）义无邪下者，欲端以正也。正指直刺，针无左右。必正其神者，欲瞻病人目制其神，令气易行也。检彼精神，令无散越，则气为神使，中外易调也。所谓三里者，下膝三寸也。所谓跗之者，（【新校正云】按全元起本“跗之”作“低胕”，《太素》作“付之”。按《骨空论》“跗之”疑作“跗上”。）举膝分易见也。三里，穴名，正在膝下三寸，骱外两筋肉分间。极重按之，则足跗上动脉止矣，故曰举膝分易见。巨虚者，蹻足骱独陷者。巨虚，穴名也。蹻，谓举也。取巨虚下廉，当举足取之，则骱外两筋之间陷下也。下廉者，陷下者也。欲知下廉穴者，骱外两筋之间独陷下者，则其处也。帝曰：余闻九针，上应天地四时阴阳，愿闻其方，令可传于后世以为常也。岐伯曰：夫一天、二地、三人、四时、五音、六律、七星、八风、九野，身形亦应之，针各有所宜，故曰九针。（【新校正云】详此文与《灵枢经》相出入。）人皮应天，复盖于物。天之象也。人肉应地，柔厚安静，地之象也。人脉应人，盛衰变易，人之象也。人筋应时，坚固真定，时之象也。人声应音，备五音故。人阴阳合气应律，交会气通，相生无替，则律之象。（【新校正云】按别本“气”一作“度”。）人齿面目应星，人面应七星者，所谓面有七孔应之也。（【新校正云】详此注乃全元起之辞也。）人出入气应风，动出往来，风之象也。人九窍三百六十五络应野。身形之外，野之象也。故一针皮，二针肉，三针脉，四针筋，五针骨，六针调阴阳，七针益精，八针除风，九针通九窍，除三百六十五节气，此之谓各有所主也。一镵针，二员针，三鍉针，四锋针，五铍针，六员利针，七毫针，八长针，九大针。（【新校正云】按别本“铍”一作“铍”。）人心意应八风，动静不形，风之象也。人气应天，运行不息，天之象也。人发齿耳目五声应五音六律，发齿生长，耳目清通，五声应同，故应五音及六律也。人阴阳脉血气应地，人阴阳有交会，生成脉血，气有虚盈盛衰，故应地也。人肝目应之九。肝气通目，木生数三，三而三之，则应之九也。九窍三百六十五。（【新校正云】按全元起本无此七字。）人一以观动静天二以候五色七星应之以候发毋泽五音一以候宫商角徵羽六律有余不足应之二地一以候高下有余九野一节俞应之以候闭节三人变一分人候齿泄多血少十分角之变五分以候缓急六分不足三分寒关节第九分四时人寒温燥湿四时一应之以候相反一四方各作解。此一百二十四字，蠹简烂文，义理残缺，莫可寻究，而上古书，故且载之，以伫后之具本也。（【新校正云】详王氏云一百二十四字，今有一百二十三字，又亡一字。）

·长刺节论篇第五十五·

【新校正云】按全元起本在第三卷。

刺家不诊，听病者言，在头头疾痛，为藏针之，藏，犹深也，言深刺之。故下文曰。（【新校正云】按全元起本云“为针之”，无“藏”字。）刺至骨病已，上无伤骨肉及皮，皮者道也。皮者针之道，故刺骨无伤骨肉及皮也。阴刺，入一傍四处。治寒热头有寒热，则用阴刺法治之。阴刺，谓卒刺之如此数也。（【新校正云】按别本“卒刺”一作“平刺”。按《甲乙经》：阳刺者，正内一，傍内四。阴刺者，左右卒刺之。此阴刺疑是阳刺也。）深专者，刺大藏，寒热病气深专攻中者，当刺五藏以拒之。迫藏刺背，背俞也。迫，近也。渐近于藏，则刺背五藏之俞也。刺之迫藏，藏会，言刺近于藏者，何也？以是藏气之会发也。腹中寒热去而止，言刺背俞者，无问其数，要以寒热去乃止针。与刺之要，发针而浅出血。若与诸俞刺之，则如此。治腐肿者刺腐上，视痈小大深浅刺，腐肿，谓肿中肉腐败为脓血者。痈小者浅刺之，痈大者深刺之。（【新校正云】按全元起本及《甲乙经》“腐”作“痈”。）刺大者多血，小者深之，必端内针为故止。痈之大者，多出血。痈之小者，但直针之而已。（【新校正云】按《甲乙经》云：刺大者多而深之，必端内针为故止也。此文云：小者深之，疑此误。）病在少腹有积，刺皮髇以下，至少腹而止，刺侠脊两傍四椎间，刺两髂髎季胁肋间，导腹中气热下已。少腹积，谓寒热之气结积也。皮髇，谓齐下同身寸之五寸横约文。审刺而勿过深之。《刺禁论》曰：刺少腹中膀胱溺出，令人少腹满。由此故不可深之矣。侠脊四椎之间，据经无俞，恐当云五椎间，五椎之下两傍正心之俞，心应少腹，故当言五椎间也。髂为腰骨。髎一为髀字，形相近之误也。髎谓居髎，腰侧穴也。季胁肋间，当是刺季肋之间京门穴也。（【新校正云】按释音皮髇作皮骺，苦末反，是骺误作髇也。及遍寻《篇》《韵》中无髇字，只有骺字，骺，骨端也。皮骺者，盖谓齐下横骨之端也。全元起本作皮髓，元起注云：齐傍埵起也。亦未为得。）病在少腹，腹痛不得大小便，病名曰疝，得之寒，刺少腹两股间，刺腰髁骨间，刺而多之，尽炅病已。厥阴之脉，环阴器，抵少腹。冲脉与阴之络，皆起于肾下，出于气街，循阴股；其后行者，自少腹以下骨中央，女子入系廷孔，其络循阴器合篡间，绕篡后，别绕臀至少阴，与巨阳中络者，合少阴上股内后廉，贯脊属肾，其男子循茎下至篡，与女子等。故刺少腹及两股间，又刺腰髁骨间也。腰髁骨者，腰房侠脊平立陷者中，按之有骨处也。疝为寒生，故多刺之，少腹尽热乃止针。炅，热也。（【新校正云】按别本“篡”一作“基”。）病在筋，筋挛节痛，不可以行，名曰筋痹，刺筋上为故，刺分肉间，不可中骨也，分，谓肉分间有筋维络处也。刺筋无伤骨，故不可中骨也。病起筋炅病已止。筋寒痹生，故得筋热病已乃止。病在肌肤，肌肤尽痛，名曰肌痹，伤于寒湿，刺大分小分，多发针而深之，以热为故，大分，谓大肉之分。小分，谓小肉之分。无伤筋骨，伤筋骨，痈发若变，《针经》曰：病浅针深，内伤良肉，皮肤为痈。又曰：针太深则邪气反沉，病益甚。伤筋骨则针太深，故痈发若变也。诸分尽热病已止。热可消寒，故病已则止。病在骨，骨重不可举，骨髓酸痛，寒气至，名曰骨痹，深者刺无伤脉肉为故，其道大分小分，骨热病已止。骨痹刺无伤脉肉者何？自刺其气，通肉之大小分中也。病在诸阳脉，且寒且热，诸分且寒且热，名曰狂，气狂乱也。刺之虚脉，视分尽热病已止。病初发岁一发，不治月一发，不治月四五发，名曰癫病，刺诸分诸脉，其无寒者以针调之，病已止。（【新校正云】按《甲乙经》云：刺诸分，其脉尤寒，以针补之。）病风且寒且热，炅汗出，一日数过，先刺诸分理络脉；汗出且寒且热，三日一刺，百日而已。病大风，骨节重，须眉堕，名曰大风，刺肌肉为故，汗出百日，泄卫气之怫热。刺骨髓，汗出百日，泄荣气之怫热。凡二百日，须眉生而止针。怫热屏退，阴气内复，故多汗出，须眉生也。

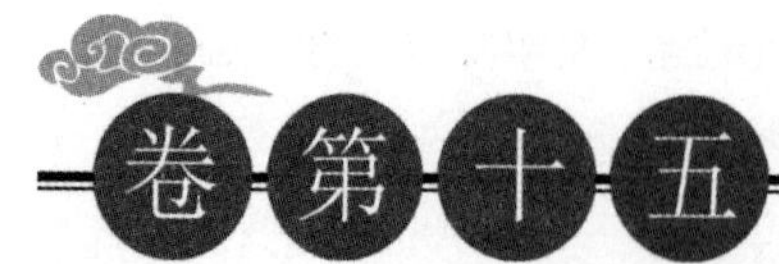

卷第十五

·皮部论篇第五十六·

【新校正云】按全元起本在第二卷。

黄帝问曰：余闻皮有分部，脉有经纪，筋有结络，骨有度量，其所生病各异，别其分部，左右上下，阴阳所在，病之始终，愿闻其道。岐伯对曰：欲知皮部以经脉为纪者，诸经皆然。循经脉行止所主，则皮部可知。诸经，谓十二经脉也。十二经脉皆同。阳明之阳，名曰害蜚，蜚，生化也。害，杀气也。杀气行则生化弭，故曰害蜚。上下同法，视其部中有浮络者，皆阳明之络也，上谓手阳明，下谓足阳明也。其色多青则痛，多黑则痹，黄赤则热，多白则寒，五色皆见，则寒热也，络盛则入客于经，阳主外，阴主内。阳谓阳络，阴谓阴络，此通言之也，手足身分所见经络皆然。少阳之阳，名曰枢持，枢，谓枢要。持，谓执持。上下同法，视其部中有浮络者，皆少阳之络也，络盛则入客于经，故在阳者主内，在阴者主出，以渗于内，诸经皆然。太阳之阳，名曰关枢，关司外动，以静镇为事，如枢之运，则气和平也。上下同法，视其部中有浮络者，皆太阳之络也，络盛则入客于经。少阴之阴，名曰枢儒，儒，顺也。守要而顺阴阳开阖之用也。(【新校正云】按《甲乙经》"儒"作"檽"。) 上下同法，视其部中有浮络者，皆少阴之络也，络盛则入客于经。其入经也，从阳部注于经，其出者，从阴内注于骨。心主之阴，名曰害肩，心主脉入掖下，气不和则妨害肩掖之动运。上下同法，视其部中有浮络者，皆心主之络也，络盛则入客于经。太阴之阴，名曰关蛰，关闭蛰类，使顺行藏。(【新校正云】按《甲乙经》"蛰"作"执"。) 上下同法，视其部中有浮络者，皆太阴之络也，络盛则入客于经。部，皆谓本经络之所部分。浮，谓浮息也。凡十二经络脉者，皮之部也。列阴阳位，部主于皮，故曰皮之部也。是故百病之始生也，必先客于皮毛，邪中之则腠理开，开则入客于络脉，留而不去，传入于经，留而不去，传入于府，廪于肠胃。廪，积也，聚也。邪之始入于皮也，泝然起毫毛，开腠理；泝然，恶寒也。起，谓毛起竖也。腠理，皆谓皮空及文理也。其入于络也，则络脉盛色变；盛，谓盛满。变，谓易其常也。其入客于经也，则感虚乃陷下；经虚邪入，故曰感虚。脉虚气少，故陷下也。其留于筋骨之间，寒多则筋挛骨痛，热多则筋弛骨消，肉烁䐃破，毛直而败。挛，急也。弛，缓也。消，烁也。《针经》曰：寒则筋急，热则缓。寒胜为痛，热胜为气消。䐃者肉之标，故肉消则䐃破毛直而败也。帝曰：夫子言皮之十二部，其生病皆何如？岐伯曰：皮者脉之部也，脉气留行，各有阴阳，气随经所过而部主之，于云脉之部。邪客于皮则腠理开，开则邪入客于络脉，络脉满则注于经脉，经脉满则入舍于府藏也，故皮者有分部，不与而生大病也。脉行皮中，各有部分，脉受邪气，随则病生，非由皮气而能生也。（【新校正云】按《甲乙经》“不与”作“不愈”，全元起本作“不与”，元起云：气不与经脉和调，则气伤于外，邪流入于内，必生大病也。）帝曰：善。

·经络论篇第五十七·

【新校正云】按全元起本在《皮部论》末，王氏分。

黄帝问曰：夫络脉之见也，其五色各异，青黄赤白黑不同，其故何也？岐伯对曰：经有常色而络无常变也。经行气，故色见常应于时。络主血，故受邪则变而不一矣。帝曰：经之常色何如？岐伯曰：心赤，肺白，肝青，脾黄，肾黑，皆亦应其经脉之色也。帝曰：络之阴阳，亦应其经乎？岐伯曰：阴络之色应其经，阳络之色变无常，随四时而行也。顺四时气化之行止。寒多则凝泣，凝泣则青黑，热多则淖泽，淖泽则黄赤，此皆常色，谓之无病。五色具见者，谓之寒热。淖，湿也；泽，润液也。谓微湿润也。帝曰：善。

·气穴论篇第五十八·

【新校正云】按全元起本在第二卷。

黄帝问曰：余闻气穴三百六十五以应一岁，未知其所，愿卒闻之。岐伯稽首再拜对曰：窘乎哉问也！其非圣帝，孰能穷其道焉，因请溢意尽言其处。孰，谁也。帝捧手逡巡而却曰：夫子之开余道也。目未见其处，耳未闻其数，而目以明，耳以聪矣。目以明耳以聪，言心志能明，迴如意也。岐伯曰：此所谓圣人易语，良马易御也。帝曰：余非圣人之易语也，世言真数开人意，今余所访问者真数，发蒙解惑，未足以论也。开气穴真数，庶将解彼蒙昧之疑惑，未足以论述深微之意也。然余愿闻夫子溢志尽言其处，令解其意，请藏之金匮，不敢复出。言其处，谓穴俞处所。岐伯再拜而起曰：臣请言之，背与心相控而痛，所治天突与十椎及上纪，天突在颈结喉下同身寸之四寸中央宛宛中，阴维任脉之会，低针取之，刺可入同身寸之一寸，留七呼，若灸者可灸三壮。按今《甲乙经》《经脉流注孔穴图经》当脊十椎下并无穴目，恐是七椎也，此则督脉气所主之上纪之处，次如下说。（【新校正云】按《甲乙经》天突在结喉下五寸。）上纪者胃脘也，谓中脘也。中脘者，胃募也，在上脘下同身寸之一寸，居心蔽骨与齐之中，手太阳少阳足阳明三脉所生，任脉气所发也，刺可入同身寸之一寸二分，若灸者可灸七壮。（【新校正云】按《甲乙经》云：任脉之会也。）下纪者关元也。关元者，少阳募也，在齐下同身寸之三寸，足三阴任脉之之会，刺可入同身寸之二寸，留七呼，若灸者可灸七壮。背胸邪系阴阳左右，如此其病前后痛涩，胸胁痛而不得息，不得卧，上气短气偏痛，（【新校正云】按别本“偏”一作“满”。）脉满起斜出尻脉，络胸胁支心贯鬲，上肩加天突，斜下肩交十椎下。寻此支络脉流注病形证，悉是督脉支络，自尾骶出，各上行斜络胁支心贯鬲，上加天突，斜之肩而下交于七椎。（【新校正云】详自“背与心相控而痛”至此，疑是《骨空论》文，简脱误于此。）藏俞五十穴，藏，谓五藏肝心脾肺肾，非兼四形藏也。俞，谓井荥俞经合，非背俞也。然井荥俞经合者，肝之井者大敦也，荥行间也，俞太冲也，经中封也，合曲泉也。大敦在足太指端去爪甲角如韭叶及三毛之中，足厥阴脉之所出也，刺可入同身寸之三分，留十呼，若灸者可灸三壮。行间在足大指之间脉动应手陷者中，足厥阴脉之所流也，（【新校正云】按《甲乙经》“流”作“留”，余所“流”并作“留”。）刺可入同身寸之六分，留十呼，若灸者可灸三壮。太冲在足大指本节后同身寸之二寸陷者中，（【新校正云】按《刺腰痛》注云：本节后内间同身寸之二寸陷者中动脉应手。）足厥阴脉之所注也，刺可入同身寸之三分，留十呼，若灸者可灸三壮。中封在足内踝前同身寸之一寸半，（【新校正云】按《甲乙经》云一寸。）陷者中，仰足而取之，伸足乃得之，足厥阴脉之所行也，刺可入同身寸之四分，留七呼，若灸者可灸三壮。曲泉在膝内辅骨下大筋上小筋下陷者中，屈膝而得之，足厥阴脉之所入也，刺可入同身寸之六分，留十呼，若灸者可灸三壮。心包之井者中冲也，荥劳宫也，俞太陵也，经间使也，合曲泽也。中冲在手中指之端，去爪甲角如韭叶陷者中，手心主脉之所出也，刺可入同身寸之一分，留三呼，若灸者可灸一壮。劳宫在掌中央动脉，手心主脉之所流也，刺可入同身寸之三分，留六呼，若灸者可灸三壮。太陵在掌后骨两筋间陷者中，手心主脉之所注也，刺可入同身寸之六分，留七呼，若灸者可灸三壮。间使在掌后同身寸之三寸两筋间陷者中，手心主脉之所行也，刺可入同身寸之六分，留七呼，若灸者可灸七壮。（【新校正云】按《甲乙经》云：灸三壮。）曲泽在肘内廉下陷者中，屈肘而得之，手心主脉之所入也，刺可入同身寸之三分，留七呼，若灸者可灸三壮。脾之井者隐白也，荥大都也，俞太白也，经商丘也，合阴陵泉也。隐白在足大指之端内侧，去爪甲角如韭叶，足太阴脉之所出也，刺可入同身寸之一分，留三呼，若灸者可灸三壮。大都在足大指本节后陷者中，足太阴脉之所流也，刺可入同身寸之三分，留七呼，若灸者可灸三壮。太白在足内侧核骨下陷者中，足太阴脉之所注也，刺可入同身寸之三分，留七呼，若灸者可灸三壮。商丘在足内踝下微前陷者中，足太阴脉之所行也，刺可入同身寸之四分，留七呼，若灸者可灸三壮。阴陵泉在膝下内侧辅骨下陷者中，伸足乃得之，足太阴脉之所入也，刺可入同身寸之五分，留七呼，若灸者可灸三壮。肺之井者少商也，荥鱼际也，俞太渊也，经经渠也，合尺泽也。少商在手大指之端内侧，去爪甲角如韭叶，手太阴脉所出也，刺可入同身寸之一分，留一呼，若灸者可灸三壮。（【新校正云】按《甲乙经》作一壮。）鱼际在手大指本节后内侧散脉，手太阴脉之所流也，刺可入同身寸之二分，留三呼，若灸者可灸三壮。太渊在掌后陷者中，手太阴脉之所注也，刺可入同身寸之二分，留二呼，若灸者可灸三壮。经渠在寸口陷者中，手太阴脉之所行也，刺可入同身寸之三分，留三呼，不可灸，伤人神明。尺泽在肘中约上动脉，手太阴脉之所入也，刺可入同身寸之三分，留三呼，若灸者可灸三壮。肾之井者涌泉也，荥然谷也，俞太溪也，经复溜也，（【新校正云】按《甲乙经》“溜”作“留”。余复溜字并同。）合阴谷也。涌泉在足心陷者中，屈足卷指宛宛中，足少阴脉之所出也，刺可入同身寸之三分，留三呼，若灸者可灸三壮。然谷在足内踝前起大骨下陷者中，足少阴脉之所流也，刺可入同身寸之三分，留三呼，若灸者可灸三壮，刺此多见血，令人立饥欲食。太溪在足内踝后跟骨上动脉陷者中，足少阴脉之所注也。刺可入同身寸之三分，留七呼，若灸者可灸三壮。复溜在足内踝上同身寸之二寸陷者中，（【新校正云】按《刺腰痛》篇注云在内踝后上二寸动脉。）足少阴脉之所行也，刺可入同身寸之三分，留三呼，若灸者可灸五壮。阴谷在膝下内辅骨之后大筋之下小筋之上，按之应手，屈膝而得之，足少阴脉之所入也，刺可入同身寸之四分，若灸者可灸三壮。如是五藏之俞，藏各五穴，则二十五俞。以左右脉具而言之，则五十穴。府俞七十二穴，府，谓六府，非兼九形府也。俞亦谓并荥俞原经合，非背俞也。肝之府胆，胆之井者窍阴也，荥侠溪也，俞临泣也，原丘虚也，经阳辅也，合阳陵泉也。窍阴在足小指次指之端，去爪甲角如韭叶，足少阳脉之所出也，刺可入同身寸之一分，留一呼，（【新校正云】按《甲乙经》作三呼。）若灸者可灸三壮。侠溪在足小指次指歧骨间本节前陷者中，足少阳脉之所流，刺可入同身寸之三分，留三呼，若灸者可灸三壮。临泣在足小指次指本节后间陷者中，去侠溪同身寸之一寸半，足少阳脉之所注也，刺可入同身寸之三分，（【新校正云】按《甲乙经》作二分。）留五呼，若灸者可灸三壮。丘虚在足外踝下如前陷者中，去临泣同身寸之三寸，足少阳脉之所过也，刺可入同身寸之五分，留七呼，若灸者可灸三壮。阳辅在足外踝上（【新校正云】按《甲乙经》云：外踝上四寸。）辅骨前绝骨之端，如前同身寸之三分所，去丘虚同身寸之七寸，足少阳脉之所行也，刺可入同身寸之五分，留七呼，若灸者可灸三壮。阳陵泉在膝下同身寸之一寸骱外廉陷者中，足少阳脉之所入也，刺可入同身寸之六分，留十呼，若灸者可灸三壮。脾之府胃，胃之井者厉兑也，荥内庭也，俞陷谷也，原冲阳也，经解溪也，合三里也。厉兑在足大指次指之端，去爪甲角如韭叶，足阳明脉之所出也，刺可入同身寸之一分，留一呼，若灸者可灸一壮。内庭在足大指次指外间陷者中，足阳明脉之所流也，刺可入同身寸之三分，留十呼，（【新校正云】按《甲乙经》作二十呼。）若灸者可灸三壮，陷谷在足大指次指外间本节后陷者中，去内庭同身寸之二寸，足阳明脉之所注也，刺可入同身寸之五分，留七呼，若灸者可灸三壮。冲阳在足跗上同身寸之五寸骨间动脉上，去陷谷同身寸之三寸，足阳明脉之所过也，刺可入同身寸之三分，留十呼，若灸者可灸三壮。解溪在冲阳后同身寸之二寸半，（【新校正云】按《甲乙经》作一寸半，《刺疟》注作三寸半，《素问》二注不同，当从《甲乙经》之说。）腕上陷者中，足阳明脉之所行也，刺可入同身寸之五分，留五呼，若灸者可灸三壮。三里在膝下同身寸之三寸，骱骨外廉两筋肉分间，足阳明脉之所入也，刺可入同身寸之一寸，留七呼，若灸者可灸三壮。肺之府大肠，大肠之井者商阳也，荥二间也，俞三间也，原合谷也，经阳溪也，合曲池也。商阳在手大指次指内侧，去爪甲角如韭叶，手阳明脉之所出也，刺可入同身寸之一分。留一呼，若灸者可灸三壮。二间在手大指次指本节前内侧陷者中，手阳明脉之所流也，刺可入同身寸之三分，留六呼，若灸者可灸三壮。三间在手大指次指本节后内侧陷者中，手阳明脉之所注也，刺可入同身寸之三分，留三呼，若灸者可灸三壮。合谷在手大指次指歧骨之间，手阳明脉之所过也，刺可入同身寸之三分，留六呼，若灸者可灸三壮。阳溪在腕中上侧两筋间陷者中，手阳明脉之所行也，刺可入同身寸之三分，留七呼，若灸者可灸三壮。曲池在肘外辅屈肘两骨之中，手阳明脉之所入也，以手拱胸取之，刺可入同身寸之五分，留七呼，若灸者可灸三壮。心之府小肠，小肠之井者少泽也，荥前谷也，俞后溪也，原腕骨也，经阳谷也，合小海也。少泽在手小指之端，去爪甲下同身寸之一分陷者中，手太阳脉之所出也，刺可入同身寸之一分，留二呼，若灸者可灸一壮。前谷在手小指外侧本节前陷者中，手太阳脉之所流也，刺可入同身寸之一分，留三呼，若灸者可灸三壮。后溪在手小指外侧本节后陷者中，手太阳脉之所注也，刺可入同身寸之一分，留二呼，若灸者可灸一壮。腕骨在手外侧腕前起骨下陷者中，手太阳脉之所过也，刺可入同身寸之二分，留三呼，若灸者可灸三壮。阳谷在手外侧腕中锐骨之下陷者中，手太阳脉之所行也，刺可入同身寸之二分，留三呼，（【新校正云】按《甲乙经》作二呼。）若灸者可灸三壮。小海在肘内大骨外，去肘端同身寸之五分陷者中，屈肘乃得之，手太阳脉之所入也，刺可入同身寸之二分，留七呼，若灸者可灸五壮。心包之府三焦，三焦之井者关冲也，荥液门也，俞中渚也，原阳池也，经支沟也，合天井也。关冲在手小指次指之端，去爪甲角如韭叶，手少阳脉之所出也，刺可入同身寸之一分，留三呼，若灸者可灸三壮。液门在手小指次指间陷者中，手少阳脉之所流也，刺可入同身寸之二分，若灸者可灸三壮。中渚在手小指次指本节后间陷者中，手少阳脉之所注也，刺可入同身寸之二分，留三呼，若灸者可灸三壮。阳池在手表腕上陷者中，手少阳脉之所过也，刺可入同身寸之二分，留六呼，若灸者可灸三壮，支沟在腕后同身寸之三寸两骨之间陷者中，手少阳脉之所行也，刺可入同身寸之二分，留七呼，若灸者可灸三壮。天井在肘外大骨之后同身寸之一寸两筋间陷者中，屈肘得之，手少阳脉之所入也，刺可入同身寸之一寸，留七呼，若灸者可灸三壮。肾之府膀胱，膀胱之井者至阴也，荥通谷也，俞束骨也，原京骨也，经昆仑也，合委中也。至阴在足小指外侧，去爪甲角如韭叶，足太阳脉之所出也，刺可入同身寸之一分，留五呼，若灸者可灸三壮。通谷在足小指外侧本节前陷者中，太阳脉之所流也，刺可入同身寸之二分，留五呼，若灸者可灸三壮。束骨在足小指外侧本节后，赤白肉际陷者中，足太阳脉之所注也，刺可入同身寸之三分，留三呼，若灸者可灸三壮。京骨在足外侧大骨下，赤白肉际陷者中，按而得之，足太阳脉之所过也，刺可入同身寸之三分，留七呼，若灸者可灸三壮。昆仑在足外踝后跟骨上陷者中①，细脉动应手，足太阳脉之所行也，刺可入同身寸之五分，留十呼，若灸者可灸三壮。委中在腘中央约文中动脉，（【新校正云】详委中穴与《甲乙经》及《刺疟篇》注、《痹论》注同。又《骨空论》云：在膝解之后，曲脚之中，背面取之。又《热穴论》注、《刺热篇》注云：在足膝后屈处。）足太阳脉之所入，刺可入同身寸之五分，留七呼，若灸者可灸三壮。如是六府之俞，府各六穴，则三十六俞。以左右脉具而言之，则七十二穴。**热俞五十九穴，水俞五十七穴**，并具《水热穴论》中。（【新校正云】按热俞又见《刺热篇》注。）**头上五行行五，五五二十五穴**，此亦热俞之五十九穴也。**中胆两傍各五，凡十穴**，谓五藏之背俞也。肺俞在第三椎下两傍，心俞在第五椎下两傍，肝俞在第九椎下两傍，脾俞在第十一椎下两傍，肾俞在第十四椎下两傍。此五藏俞者，各侠脊相去同身寸之一寸半，并足太阳脉之会，刺可入同身寸之三分，肝俞留六呼，余并留七呼，若灸者可灸三壮。侠脊数之，则十穴也。**大椎上两傍各一，凡二穴**，今《甲乙经》《经脉流注孔穴图经》并不载，未详何俞也。（【新校正云】按大椎上榜无穴，大椎下傍穴名大抒，后有，故王氏云未详。）**目瞳子浮白二穴**，瞳子髎在目外去眦同身寸之五分，手太阳手足少阳三脉之会，刺可入同身寸之三分，若灸者可灸三壮。浮白在耳后入发际同身寸之一寸，足太阳少阳二脉之会，刺可入同身寸之三分，若灸者可灸三壮。左右言之，各二为四也。**两髀厌分中二穴**，谓环铫穴也。在髀枢后，足少阳二脉之会，刺可入同身寸之一寸，留二十呼，若灸者可灸三壮。（【新校正云】按王氏云：在髀枢后。按《甲乙经》云：在髀枢中。“后”当作“中”。灸三壮，《甲乙经》作“五壮”。）**犊鼻二穴**，在膝髌下骱上侠解大筋中，足阳明脉气所发，刺可入同身寸之六分，若灸者可灸三壮。**耳中多所闻二穴**，听宫穴也。在耳中珠子，大如赤小豆，手足少阳手太

① 跟：原作“退”，据守山阁校刻本改。

阳三脉之会，刺可入同身寸之一分，若灸者可灸三壮。(【新校正云】按《甲乙经》云：刺可入三分。) 眉本二穴，攒竹穴也。在眉头陷者中，足太阳脉气所发，刺可入同身寸之三分，留六呼，若灸者可灸三壮。完骨二穴，在耳后入发际同身寸之四分，足太阳少阳之会，刺可入同身寸之三分，留七呼，若灸者可灸三壮。(【新校正云】按《甲乙经》云：刺可入二分，灸七壮。) 项中央一穴，风府穴也。在项上入发际同身寸之一寸大筋内宛宛中，督脉阳维二经之会，疾言其肉立起，言休其肉立下，刺可入同身寸之四分，留三呼，灸之不幸使人喑。枕骨二穴，窍阴穴也。在完骨上枕骨下摇动应手，足太阳少阴之会，刺可入同身寸之三分，若灸者可灸三壮。(【新校正云】按《甲乙经》云：刺可入四分，灸可五壮。) 上关二穴，《针经》所谓刺之则故不能欠者也。在耳前上廉起骨，关口有空，手少阳足阳明之会，刺可入同身寸之三分，留七呼，若灸者可灸三壮，刺深令人耳无所闻。大迎二穴，在曲颔前同身寸之一寸三分骨陷者中动脉，足阳明脉气所发，刺可入同身寸之三分，留七呼，若灸者可灸三壮。下关二穴，《针经》所谓刺之则欠不能故者也。在上关下耳前动脉下廉，合口有空，张口而闭，足阳明少阳二脉之会，刺可入同身寸之三分，留七呼，若灸者可灸三壮，耳中有干擿之，不得灸也。(【新校正云】按《甲乙经》"擿之"作"擿抵"。) 天柱二穴，在侠项后发际大筋外廉陷者中，足太阳脉气所发，刺可入同身寸之二分，留六呼，若灸者可灸三壮。巨虚上下廉四穴，上廉，足阳明与大肠合也，在膝犊鼻下骭外廉同身寸之六寸，足阳明脉气所发，刺可入同身寸之八分，若灸者可灸三壮。下廉，足阳明与小肠合也，在上廉下同身寸之三寸，足阳明脉气所发，刺可入同身寸之三分，若灸者可灸三壮。(【新校正云】按《甲乙经》并《刺热篇》注、《水热穴》注，上廉在三里下三寸，此云犊鼻下六寸者，盖三里在犊鼻三寸，上廉又在三里下三寸，故云六寸也。) 曲牙二穴，颊车穴也。在耳下曲颊端陷者中，开口有空，足阳明脉气所发，刺可入同身寸之三分，若灸者可灸三壮也。天突一穴，已前释也。天府二穴，在腋下同身寸之三寸臂臑内廉动脉，手太阴脉气所发，禁不可灸，刺可入同身寸之四分，留三呼。天牖二穴，在颈筋间缺盆上，天容后天柱前，完骨下发际上，手少阳脉气所发，刺可入同身寸之一寸，留七呼，若灸者可灸三壮。扶突二穴，在颈当曲颊下同身寸之一寸人迎后，手阳明脉气所发，仰而取之，刺可入同身寸之四分，若灸者可灸三壮。天窗二穴，在曲颊下扶突后动脉应手陷者中，手太阳脉气所发，刺可入同身寸之六分，若灸者可灸三壮。肩解二穴，谓肩井也，在肩上陷解中缺盆上大骨前，手足少阳阳维之会，刺可入同身寸之五分，若灸者可灸三壮。(【新校正云】按《甲乙经》灸五壮。) 关元一穴，(【新校正云】详此已前释，旧当篇再注，今去之。) 委阳二穴，三焦下辅俞也。在腘中外廉两筋间，此足太阳之别络，刺可入同身寸之七分，留五呼，若灸者可灸三壮，屈身而取之。肩贞二穴，在肩曲甲下两骨解间，肩髃后陷者中，手太阳脉气所发，刺可入同身寸之八分，若灸者可灸三壮。喑门一穴，在项发际宛宛中，入系舌本，督脉阳维二经之会，仰头取之，刺可入同身寸之四分，不可灸，灸之令人喑。(【新校正云】按《气府》注云：去风府一寸。)

齐一穴，齐中也，禁不可刺，刺之使人齐中恶疡，溃矢出者死不可治，若灸者可灸三壮。胸俞十二穴，谓俞府、彧中、神藏、灵墟、神封、步廊，左右则十二穴也。俞府在巨骨下侠任脉两傍，横去任脉各同身寸之二寸陷者中，下五穴递相去同身寸之一寸六分陷者中，并足少阴脉气所发，仰而取之，刺可入同身寸之四分，若灸者可灸五壮。背俞二穴，大杼穴也。在脊第一椎下两傍，相去各同身寸之一寸半陷者中，督脉别络手足太阳三脉气之会，刺可入同身寸之三分，留七呼，若灸者可灸七壮。膺俞十二穴，谓云门、中府、周荣、胸卿、天溪、食窦，左右则十二穴也。（【新校正云】按《甲乙经》作周荣、胸乡。）云门在巨骨下侠任脉傍，横去任脉各同身寸之六寸，（【新校正云】按《水热穴》注作胸中行两傍，与此文虽异，处所无别。）陷者中动脉应手，云门、中府相去同身寸之一寸，余五穴递相去同身寸之一寸六分陷者中，并手太阴脉气所发，云门、食窦举臂取之，余并仰而取之，云门刺可入同身寸之七分，太深令人逆息，中府刺可入同身寸之三分，留五呼，余刺可入同身寸之四分，若灸者可灸五壮。（【新校正云】详王氏以此十二穴并手太阴，按《甲乙经》云门乃手太阴，中府乃手足太阴之会，周荣已下乃足太阴，非十二穴并手太阴也。）分肉二穴，在足外踝上绝骨之端同身寸之三分筋肉分间，阳维脉气所发，刺可入同身寸之三分，留七呼，若灸者可灸三壮。（【新校正云】按《甲乙经》无分肉穴，详处所疑是阳辅，在足外踝上辅骨前绝骨端如前三分所。又按《刺腰痛》注作绝骨之端如后二分，刺入五分，留十呼。与此注小异。）踝上横二穴，内踝上者，交信穴也。交信去内踝上同身寸之二寸，少阴前太阴后筋骨间，足阴蹻之郄，刺可入同身寸之四分，留五呼，若灸者可灸三壮。外踝上，附阳穴也。附阳去外踝上同身寸之三寸，太阳前少阴后筋骨间，阳蹻之郄，刺可入同身寸之六分，留七呼，若灸者可灸三壮。（【新校正云】按《甲乙经》“附阳”作“付阳”。）阴阳蹻四穴，阴蹻穴在足内踝下，是谓照海，阴蹻所生，刺可入同身寸之四分，留六呼，若灸者可灸三壮。阳蹻穴是谓申脉，阳蹻所生，在外踝下陷者中（【新校正云】按《刺腰痛篇》注作在外踝下五分，《缪刺论》注云外踝下半寸。）容爪甲，刺可入同身寸之二分，留七呼，若灸者可灸三壮。（【新校正云】按《甲乙经》留七呼作六呼，《刺腰痛篇》注作十呼。）水俞在诸分，分，谓肉之分理间，治水取之。热俞在气穴，泻热则取之。寒热俞在两骸厌中二穴，骸厌，谓膝外侠膝之骨厌中也。大禁二十五，在天府下五寸，谓五里穴也。所以谓之大禁者，谓其禁不可刺也。《针经》曰：迎之五里，中道而止，五至而已，五注而藏之气尽矣，故五五二十五而竭其俞矣。盖谓此也。又曰：五里者，尺泽之后五里。与此文同。凡三百六十五穴，针之所由行也。（【新校正云】详自“藏俞五十”至此，并重复共得三百六十穴，通前天突十椎上纪下纪，共三百六十五穴，除重复实有三百一十三穴。）帝曰：余已知气穴之处，游针之居，愿闻孙络溪谷，亦有所应乎？孙络，小络也，谓络之支别者。岐伯曰：孙络三百六十五穴会，亦以应一岁，以溢奇邪，以通荣卫，荣卫稽留，卫散荣溢，气竭血著，外为发热，内为少气，疾泻无怠，以通荣卫，见而泻之，无问所会。荣积卫留，内外相薄者，见其血络，当即泻之，亦无问其脉之俞会。帝曰：善。

愿闻溪谷之会也。岐伯曰：肉之大会为谷，肉之小会为溪，肉分之间，溪谷之会，以行荣卫，以会大气。(【新校正云】按《甲乙经》作“以舍大气”。)邪溢气壅，脉热肉败，荣卫不行。必将为脓，内销骨髓，外破大腘，热过故致是。留于节凑，必将为败。若留于骨节之间，津液所凑之处，则骨节之间，髓液皆溃为脓，故必败烂筋骨而不得屈伸矣。积寒留舍，荣卫不居，卷肉缩筋，(【新校正云】按全元起本作寒肉缩筋。)肋肘不得伸，内为骨痹，外为不仁，命曰不足，大寒留于溪谷也。邪气盛甚，真气不荣，髓溢内消，故为是也。不足，谓阳气不足也。寒邪外薄，久积淹留，阳不外胜，内消筋髓，故曰不足，大寒留于溪谷之中也。溪谷三百六十五穴会，亦应一岁。其小痹淫溢，循脉往来，微针所及，与法相同。若小寒之气，流行淫溢，随脉往来为痹病，用针调者，与常法相同尔。帝乃辟左右而起，再拜曰：今日发蒙解惑，藏之金匮，不敢复出。乃藏之金兰之室，署曰气穴所在。岐伯曰：孙络之脉别经者，其血盛而当泻者，亦三百六十五脉，并注于络，传注十二络脉，非独十四络脉也，十四络者，谓十二经络兼任脉督脉之络也。脾之大络起自于脾，故不并言之也。内解泻于中者十脉。解，谓骨解之中经络也。虽则别行，然所受邪亦随注泻于五藏之脉，左右各五，故十脉也。

·气府论篇第五十九·

【新校正云】按全元起本在第二卷。

足太阳脉气所发者七十八穴：兼气浮薄相通者言之，当言九十三穴，非七十八穴也。正经脉会发者七十八穴，浮薄相通者一十五穴，则其数也。两眉头各一，谓攒竹穴也。所在刺灸分壮，与《气穴》同法。入发至项三寸半，傍五，相去三寸，谓大杼、风门各二穴也。所在刺灸分壮，与《气穴》同法。(【新校正云】按别本云：入发至项三寸。又注云：寸，同身寸也，诸寸同法。与此注全别。此注谓大杼风门各二穴，所在灸刺分壮，与《气穴》同法。今《气穴》篇中无风门穴，而注言与同法，此注之非可见。此非王氏之误，误在后人。详此“入发至顶三寸半傍五相去三寸”，盖是说下文浮气之在皮中五行行五之穴，故王都不解释，直云寸为同身寸也。但以“顶”误作“项”，剩“半”字耳。所以言入发至顶者，自入发囟会穴至顶百会凡三寸，自百会后至后顶又三寸，故云入发至项三寸。傍五者，为兼四行傍数有五行也。相去三寸者，盖谓自百会顶中数左右前后各三寸，有五行行五，共二十五穴也。后人误认，将顶为项，以为大杼、风门，此甚误也。况大杼在第一椎下两傍，风门又在第二椎下，上去发际非止三寸半也，其误甚明。）其浮气在皮中者凡五行，行五，五五二十五，浮气，谓气浮而通之可以去热者也。五行，谓头上自发际中同身寸之二寸后至顶之后者也。二十五者，其中行，则囟会、前顶、百会、后顶、强间五，督脉气也。次侠傍两行，则五处、承光、通天、络却、玉枕各五，本经气也。又次傍两行，则临泣、目窗、正营、承灵、脑空各五，足少阳气也。两傍四行各五，则二十穴。中行五，则二十五也。其刺灸分壮，与《水热穴》同法。**项中大筋两傍各一**，谓天柱二穴也。所在刺灸分壮，与《气穴》同法。**风府两傍各一**，谓风池二穴也。刺灸分壮，与《气穴》同法。（【新校正云】按《甲乙经》风池足少阳阳维之会，非太阳之所发也。经言风府两傍，乃天柱穴之分位，此亦复明上项中大筋两傍穴也。此注剩出风池二穴于九十三数外，更剩前大杼、风门，及此风池，六穴也。）**侠脊以下至尻尾二十一节十五间各一**[①]，十五间各一者，今《中诰孔穴图经》所存者十三穴，左右共二十六，谓附分、魄户、神堂、譩譆、鬲关、魂门、阳纲、意舍、胃仓、肓门、志室、胞肓、秩边十三也。附分在第二椎下附项内廉两傍，各相去侠脊同身寸之三寸，手足太阳之会，刺可入同身寸之八分，若灸者可灸五壮。魄户在第三椎下两傍，上直附分，足太阳脉气所发，下十一穴并同，正坐取之，刺可入同身寸之五分，若灸者如附分法。神堂在第五椎下两傍，上直魄户，刺可入同身寸之三分，灸同附分法。譩譆在第六椎下两倍，上直神堂，（【新校正云】按《骨空论》注云：以手厌之，令病人呼譩譆之声，则指下动矣。）刺可入同身寸之六分，留七呼，灸如附分法。鬲关在第七椎下两傍，上直譩譆，正坐开肩取之，刺可入同身寸之五分，若灸者可灸三壮。（【新校正云】按《甲乙经》可灸五壮。）魂门在第九椎下两傍，上直鬲关，正坐取之，刺灸分壮如鬲关法。阳纲在第十椎下两傍，上直魂门，正坐取之，刺灸分壮如魂门法。意舍在第十一椎下两傍，上直阳纲，正坐取之，刺灸分壮如阳纲法。胃仓在第十二椎下两傍，上直意舍，刺灸分壮如意舍法。肓门在第十三椎下两傍，上直胃仓，刺同胃仓，可灸三十壮。（【新校正云】按肓门灸三十壮与《甲乙经》同，《水穴》注作灸三壮。）志室在第十四椎下两傍，上直肓门，正坐取之，刺灸分壮如魄户法。胞肓在第十九椎下两傍，上直志室，伏而取之，刺灸分壮如魄户法。（【新校正云】按志室胞肓灸如魄户五壮，《甲乙经》作三壮，《水穴》注亦作三壮，《热穴》注志室亦作三壮。）秩边在第二十一椎下两傍，上直胞肓，伏而取之，刺灸分壮如魄户法。**五藏之俞各五，六府之俞各六**，肺俞在第三椎下两傍，侠脊相去各同身寸之一寸半，刺可入同身寸之三分，留七呼，若灸者可灸三壮。心俞在第五椎下两傍，相去及刺如肺俞法，留七呼。肝俞在第九椎下两傍，相去及刺如心俞法，留六呼。脾俞在第十一椎下两傍，相去及刺如肝俞法，留七呼。肾俞在第十四椎下两傍，相去及刺如脾俞法，留七呼。胆俞在第十椎下两傍，相去及刺如肺俞法。正坐取之，刺可入同身寸之五分，留七呼。胃俞在第十二椎下两傍，相去及刺如脾俞法，留七呼。三焦俞在第十三椎下两傍，相去及刺如胆俞法。大肠俞在第十六椎下两傍，相去及刺如肺俞法，留六呼。小肠俞在第十八椎下两傍，相去及刺如心俞法，留六呼。膀胱俞在第十九椎下两傍，相去及刺如肾俞

① 脊：原作“背”，据《太素》改。

法，留六呼。五藏六府之俞，若灸者并可灸三壮。（【新校正云】详或者疑经中各五各六，以各字为误者，非也。所以言各者，谓左右各五各六，非谓每藏府而各五各六也。）委中以下至足小指傍各六俞。谓委中、昆仑、京骨、束骨、通谷、至阴六穴也。左右言之，则十二俞也。其所在刺灸如《气穴》法。经言脉气所发者七十八穴，今此所有兼亡者九十三穴，由此则大数差错，传写有误也。（【新校正云】详王氏云兼亡者九十三穴，今兼大杼、风门、风池为九十九穴，以此王氏总数计之，明知此三穴后之妄增也。）

足少阳脉气所发者六十二穴：两角上各二，谓天冲、曲鬓左右各二也。天冲在耳上如前同身寸之三分，足太阳少阳二脉之会，刺可入同身寸之三分，若灸者可灸五壮。曲鬓在耳上入发际曲阳陷者中，鼓颔有空，足太阳少阳二脉之会，刺灸分壮如天冲法。直目上发际内各五，谓临泣、目窗、正营、承灵、脑空左右是也。临泣直目上入发际同身寸之五分，足太阳少阳阳维三脉之会，留七呼。目窗在临泣后同身寸之一寸，正营在目窗后同身寸之一寸，承灵在正营后同身寸之一寸半，脑空在承灵后同身寸之一寸半，侠枕骨后枕骨上，并足少阳阳维二脉之会，刺可入同身寸之四分，余并刺可入同身寸之三分，若灸者并可灸五壮。（【新校正云】按脑空在枕骨后枕骨上，《甲乙经》作玉枕骨下。）耳前角上各一，谓颔厌二穴也。在曲角下颞颥之上上廉，手足少阳足阳明三脉之会，刺可入同身寸之七分，留七呼，若灸者可灸三壮，刺深令人耳无所闻。耳前角下各一，谓悬厘二穴也。在曲角上颞颥之下廉，手足少阳阳明四脉之交会，刺可入同身寸之三分，留七呼，若灸者可灸三壮。（【新校正云】按后手少阳中云角上，此云角下，必有一误。）锐发下各一，谓和髎二穴也。在耳前锐发下横动脉，手足少阳二脉之会，刺可入同身寸之三分，若灸者可灸三壮。（【新校正云】按《甲乙经》云：手足少阳手太阳之会。）客主人各一，客主人，穴名也。在耳前上廉起骨，开口有空，手足少阳足阳明三脉之会，刺可入同身寸之三分，留七呼，若灸者可灸三壮。（【新校正云】按《甲乙经》及《气穴》注、《刺禁》注并云手少阳足阳明之会，与此异。）耳后陷中各一，谓翳风二穴也。在耳后陷者中，按之引耳中，手足少阳二脉之会，刺可入同身寸之三分，若灸者可灸三壮。下关各一，下关，穴名也。所在刺灸，《气穴》同法。耳下牙车之后各一，谓颊车二穴也。刺灸分壮，《气穴》同法。缺盆各一，缺盆，穴名也。在肩上横骨陷者中，足阳明脉气所发，刺可入同身寸之二分，留七呼，若灸者可灸三壮，太深令人逆息。（【新校正云】按《骨空》注作手阳明。）掖下三寸，胁下至胠，八间各一，掖下三寸，同身寸也。掖下，谓渊掖、辄筋、天池，胁下至胠，则日月、章门、带脉、五枢、维道、居髎，九穴也，左右共十八穴也。渊掖在掖下同身寸之三寸，足少阳脉气所发，举臂得之，刺可入同身寸之三分，禁不可灸。辄筋在掖下同身寸之三寸，复前行同身寸之一寸搓胁，（【新校正云】按《甲乙经》“搓”作“著”，下同。）足少阳脉气所发，刺可入同身寸之六分，若灸者可灸三壮。天池在乳后同身寸之二寸，（【新校正云】按《甲乙经》作一寸。）掖下三寸，搓胁直掖撅肋间，手心主足少阳二脉之会，刺可入同身寸之三分，（【新校正云】按《甲乙经》作七分。）若灸者可灸三壮。日月胆募也，在第三肋端，横直心蔽骨傍各同身寸之二寸五分，上直两乳，(【新校正云】按《甲乙经》云，日月在期门下五分。) 足太阴少阳二脉之会，刺可入同身寸之七分，若灸者可灸五壮。章门脾募也，在季肋端，足厥阴少阳二脉之会，侧卧屈上足伸下足举臂取之，刺可入同身寸之八分，留六呼，若灸者可灸三壮。带脉在季肋下同身寸之一寸八分，足少阳带脉二经之会，刺可入同身寸之六分，若灸者可灸五壮。五枢在带脉下同身寸之三寸，足少阳带脉二经之会，刺可入同身寸之一寸，若灸者可灸五壮。维道在章门下同身寸之五寸三分，足少阳带脉二经之会，刺灸分壮如章门法。居髎在章门下同身寸之八寸三分胳骨上（【新校正云】按《甲乙经》作监骨。）陷者中，阳蹻足少阳二脉之会，刺灸分壮如维道法。所以谓之八间者，自掖下三寸至季肋凡八肋骨。髀枢中，傍各一，谓环铫二穴也。刺灸分壮，《气穴》同法。(【新校正云】按《气穴论》云，两髀厌分中。王注为环铫穴。又《甲乙经》云，环铫在髀枢中。今云髀枢中傍各一者，盖谓此穴在髀枢中也。傍各一者，谓左右各一穴也，非谓环铫在髀枢中傍也。) 膝以下至足小指次指各六俞。谓阳陵泉、阳辅、丘虚、临泣、侠溪、窍阴六穴也。左右言之则十二俞也。其所在刺灸分壮，《气穴》同法。

足阳明脉气所发者六十八穴：额颅发际傍各三，谓悬颅、阳白、头维，左右共六穴也。正面发际横行数之，悬颅在曲角上颞颥之中，足阳明脉气所发，刺入同身寸之三分，留三呼，若灸者可灸三壮。阳白在眉上同身寸之一寸直瞳子，足阳明阴维二脉之会，刺可入同身寸之三分，灸三壮。头维在额角发际侠本神两傍各同身寸之一寸五分，足少阳阳明二脉之交会，刺可入同身寸之五分，禁不可灸。(【新校正云】按《甲乙经》阳白足少阳阳维之会，今王氏注云足阳明阴维之会，详此在足阳明脉气所发中，则足阳明近是，然阳明经不到此，又不与阴维会，疑王注非，《甲乙经》为得矣。) 面鼽骨空各一，谓四白穴也。在目下同身寸之一寸，足阳明脉气所发，刺可入同身寸之四分，不可灸。(【新校正云】按《甲乙经》刺入三分，灸七壮。) 大迎之骨空各一，大迎，穴名也。在曲颔前同身寸之一寸三分骨陷者中动脉，足阳明脉气所发，刺可入同身寸之三分，留七呼，若灸者可灸三壮。人迎各一，人迎，穴名也。在颈侠结喉傍大脉动应手，足阳明脉气所发，刺可入同身寸之四分，过深杀人，禁不可灸。缺盆外骨空各一，谓天髎二穴也。在肩缺盆中上伏骨之陬陷者中，手足少阳阳维三脉之会，刺可入同身寸之八分，若灸者可灸三壮。(【新校正云】按《甲乙经》“伏骨”作“毖骨”。) 膺中骨间各一，谓膺窗等六穴也。膺窗在胸两傍，侠中行各相去同身寸之四寸，巨骨下同身寸之四寸八分陷者中，足阳明脉气所发，仰而取之，刺可入同身寸之四分，若灸者可灸五壮。此穴之上，又有气户、库房、屋翳，下又有乳中、乳根。气户在巨骨下，下直膺窗，去膺窗上同身寸之四寸八分。库房在气户下同身寸之一寸六分。屋翳在气户下同身寸之三寸二分。下即膺窗也。膺窗之下，即乳中也。乳中穴下同身寸之一寸六分陷者中，则乳根穴也。并足阳明脉气所发，仰而取之。乳中禁不可灸刺，灸刺之不幸生蚀疮，疮中有清汁脓血者可治，疮中有瘜肉若蚀疮者死。余五穴并刺可入同身寸之四分，若灸者可灸三壮。(【新校正云】按《甲乙经》灸五壮。) 侠鸠尾之外，当乳下三寸，侠胃脘各五，谓不容、承满、梁门、关门、太一五穴也，左右共十穴也。侠腹中行两傍相去各同身寸之四寸，(【新校正云】按《甲乙经》云各二寸，疑此注剩“各”字。）不容在第四肋端，下至太一各上下相去同身寸之一寸，并足阳明脉气所发，刺可入同身寸之八分，若灸者可灸五壮。（【新校正云】按《甲乙经》不容刺入五分，此云并入八分，疑此注误。）侠齐广三寸各三，广，谓去齐横广也。广三寸者，各如太一之远近也。各三者，谓滑肉门、天枢、外陵也。滑肉门在太一下同身寸之一寸，天枢在滑肉门下同身寸之一寸，正当于脐，外陵在天枢下同身寸之一寸，并足阳明脉气所发，天枢刺可入同身寸之五分，留七呼。滑肉门、外陵各刺可入同身寸之八分，若灸者并可灸三壮。（【新校正云】按《甲乙经》天枢在齐傍各二寸，上曰滑肉门，下曰外陵，是三穴者去齐各二寸也。今此经注云广三寸，《素问》《甲乙经》不同，然《甲乙经》分寸与诸书同，特此经为异也。）下齐二寸侠之各三，下齐二寸，则外陵下同身寸之一寸，大巨穴也。各三者，谓大巨、水道、归来也。大巨在外陵下同身寸之一寸，足阳明脉气所发，刺可入同身寸之八分，若灸者可灸五壮。水道在大巨下同身寸之三寸，足阳明脉气所发，刺可入同寸之二寸半，若灸者可灸五壮。归来在水道下同身寸之二寸，刺可入同身寸之八分，若灸者可灸五壮也。气街动脉各一，气街，穴名也。在归来下鼠鼷上同身寸之一寸脉动应手，足阳明脉气所发，刺可入同身寸之三分，留七呼，若灸者可灸三壮。（【新校正云】详此注与《甲乙经》同，《刺热》注及《热穴》注云气街在腹齐下横骨两端鼠鼷上，《刺禁论》注在腹下侠齐两傍相去四寸鼠仆上，《骨空》注云在毛际两傍鼠鼷上，诸注不同，今备录之。）伏菟上各一，谓髀关二穴也。在膝上伏菟后交分中，刺可入同身寸之六分，若灸者可灸三壮。三里以下至足中指各八俞，分之所在穴空。谓三里、上廉、下廉、解溪、冲阳、陷谷、内庭、厉兑八穴也，左右言之，则十六俞也。上廉足阳明与大肠合，下廉足阳明与小肠合也，其所在刺灸分壮，与《气穴》同法。所谓分之所在穴空者，足阳明脉自三里穴分而下行，其直者循骭过跗入中指出其端则厉兑也，其支者与直俱行至足跗上入中指次间，故云分之所在穴空也。之，往也。言分而各行往指间穴空处也。

手太阳脉气所发者三十六穴：目内眦各一，谓睛明二穴也。在目内眦，手足太阳足阳明阴蹻阳蹻五脉之会，刺可入同身寸之一分，留六呼，若灸者可灸三壮。诸穴有云数脉会发而不于所会脉下言之者，出从其正者也。目外各一，谓瞳子髎二穴也。在目外去眦同身寸之五分，手太阳手足少阳三脉之会，刺可入同身寸之三分，若灸者可灸三壮。鼽骨下各一，谓颧髎二穴也。鼽，烦也。頄，面颧也。在面頄骨下陷者中，手太阳少阳二脉之会，刺可入同身寸之三分。耳郭上各一，谓角孙二穴也。在耳上郭表之中间上，发际之下，开口有空，手太阳手足少阳三脉之会，刺可入同身寸之三分，若灸者可灸三壮。（【新校正云】按《甲乙经》“手太阳”作“手阳明”。）耳中各一，谓听宫二穴也。所在刺灸分壮，与《气穴》同法。巨骨穴各一，巨骨，穴名也。在肩端上行两义骨间陷者中，手阳明蹻脉二经之会，刺可入同身寸之一寸半，若灸者可灸三壮。（【新校正云】按《甲乙经》作“五壮”。）**曲掖上骨穴各一**，谓臑俞二穴也。在肩臑后大骨下胛上廉陷者中①，手太阳阳维蹻脉三经之会，举臂取之，刺可入同身寸之八分，若灸者可灸三壮。（【新校正云】按《甲乙经》作“手足太阳”。）**柱骨上陷者各一**，谓肩井二穴也。在肩上陷解中缺盆上大骨前，手足少阳阳维三脉之会，刺可入同身寸之五分，若灸可灸三壮。**上天窗四寸各一**，谓天窗、窍阴四穴也。所在刺灸分壮，与《气穴》同法。**肩解各一**，谓秉风二穴也。在肩上小髃骨后，举臂有空，手太阳阳明手足少阳四脉之会，举臂取之，刺可入同身寸之五分，若灸者可灸三壮。（【新校正云】按《甲乙经》灸五壮。）**肩解下三寸各一**，谓天宗二穴也。在秉风后大骨下陷者中，手太阳脉气所发，刺可入同身寸之五分，留六呼，若灸者可灸三壮。**肘以下至手小指本各六俞**。六俞所起于指端，经百至小指本，则以端为本，言上之本也，下文阳明少阳同也。六俞，谓小海、阳谷、腕骨、后溪、前谷、少泽六穴也，左右言之则十二俞也。其所在刺灸分壮，《气穴》同法。（【新校正云】后此手太阳阳明少阳三经，各言至手某指本，王注以端为本者非也。详手三阳之井穴，尽出手某指之端爪甲下际，此言本者，是遂指爪甲之本也，安得以端为本哉！）

手阳明脉气所发者二十二穴：鼻空外廉项上各二，谓迎香、扶突各二穴也。迎香在鼻下孔傍，手足阳明二脉之会，刺可入同身寸之三分。扶突在曲颊下同身寸之一寸人迎后，手阳明脉气所发，仰而取之，刺可入同身寸之四分，若灸者可灸三壮。**大迎骨空各一**，大迎，穴名也。在曲颔前同身寸之一寸三分，骨陷者中动脉，足阳明脉气所发，刺可入同身寸之三分，留七呼，若灸者可灸三壮。（【新校正云】详大迎穴已见前足阳明经中，今又见于此，王氏不注所以，当如颧髎穴两出之义。）**柱骨之会各一**，谓天鼎二穴也。在颈缺盆上，直扶突，气舍后同身寸之半，手阳明脉气所发，刺可入同身寸之四分，若灸者可灸三壮。（【新校正云】按《甲乙经》作一寸半。）**髃骨之会各一**，谓肩髃二穴也。所在刺灸分壮，与《气穴》同法。（【新校正云】按髃骨《气穴》注中无，《刺热》注、《水热穴》注、《骨空论》注中有之。）**肘以下至手大指次指本各六俞**。谓三里、阳溪、合谷、三间、二间、商阳六穴也。左右言之，则十二俞也。所在刺灸分壮，与《气穴》同法。（【新校正云】按《气穴论》注有曲池而无三里，曲池，手阳明之合也，此误出三里而遗曲池也。）

手少阳脉气所发者三十二穴：鼽骨下各一，谓颧髎二穴也。所在刺灸分壮，与手太阳脉同法。此穴中手少阳太阳脉气俱会于中，等无优劣，故重说于此，下有者同。**眉后各一**，谓丝竹空二穴也。在眉后陷者中，手少阳脉气所发，刺可入同身寸之三分，留六呼，不可灸，灸之不幸，使人目小及盲。（【新校正云】按《甲乙经》手少阳作足少阳，留六呼作三呼。）**角上各一**，谓悬厘二穴也。此与足少阳脉中同，以是二脉之会也。（【新校正云】

① 胛：原作“脾”，据守山阁校刻本改。

按足少阳脉中言角下，此云角上，疑此误。）**下完骨后各一**，谓天牖二穴也。所在刺灸分壮，与《气穴》同法。**项中足太阳之前各一**，谓风池二穴也。在耳后陷者中，按之引于耳中，手足少阳脉之会，刺可入同身寸之四分，若灸者可灸三壮。（【新校正云】按《甲乙经》在颞颥后发际，足少阳阳维之会，刺可入三分。）**侠扶突各一**，谓天窗二穴也。在曲颊下扶突后动脉应手陷者中，手太阳脉气所发，刺可入同身寸之六分，若灸者可灸三壮。**肩贞各一**，肩贞，穴名也。在肩曲胛下两骨解间，肩髃后陷者中，手太阳脉气所发，刺可入同身寸之八分，若灸者可灸三壮。**肩贞下三寸分间各一**，谓肩髎、臑会、消泺各二穴也。其穴各在肉分间也。肩髎在肩端臑上，斜举臂取之，手少阳脉气所发，刺可入同身寸之七分，若灸者可灸三壮。臑会在臂前廉，去肩端同身寸之三寸，手阳明少阳二络气之会，刺可入同身寸之五分，灸者可灸五壮。消泺在肩下臂外开腋斜肘分下行间，手少阳脉之会，刺可入同身寸之五分，若灸者可灸三壮。**肘以下至手小指次指本各六俞**。谓天井、支沟、阳池、中渚、液门、关冲六穴也。左右言之，则十二俞也。所在刺灸分壮，与《气穴》同法。

督脉气所发者二十八穴：今少一穴。（【新校正云】按会阳二穴为二十九穴，乃剩一穴，非少也，少当作剩。）**项中央二**，是谓风府、喑门二穴也，悉在项中，余一穴今亡。风府在项上入发际同身寸之一寸，大筋内宛宛中，督脉阳维之会，刺可入同身寸之四分，留三呼，不可妄灸，灸之不幸令人喑。喑门在项发际宛宛中，去风府同身寸之一寸，督脉阳维二经之会，仰头取之，刺可入同身寸之四分，禁不可灸，灸之令人喑。（【新校正云】按王氏云风府喑门悉在项中余一穴今亡者，非谓此二十八穴中亡其一穴也，王氏盖见《气穴论》大椎上两傍各一穴，亦在项之穴也，今亡，故云余一穴今亡也。）**发际后中八**，谓神庭、上星、囟会、前顶、百会、后顶、强间、脑户八穴也。其正发际之中也。神庭在发际直鼻，督脉足太阳阳明脉三经之会，禁不可刺，若刺之令人巅疾目失睛，若灸者可灸三壮。上星在颅上直鼻中央，入发际同身寸之一寸陷者中容豆①。囟会在上星后同身寸之一寸陷者中。前顶在囟会后同身寸之一寸五分骨间陷者中。百会在前顶后同身寸之一寸五分顶中央旋毛中陷容指，督脉足太阳之交会。后顶在百会后同身寸之一寸五分。强间在后顶后同身寸之一寸五分。脑户在强间后同身寸之一寸五分，督脉足太阳之会，不可灸。此八者并督脉气所发也。上星、百会、强间、脑户各刺可入同身寸之三分，上星留六呼，脑户留三呼，余并刺可入同身寸之四分，若灸者可灸五壮。（【新校正云】按《甲乙经》脑户不可灸，《骨空论》注云不可妄灸。）**面中三**，谓素髎、水沟、龂交三穴也。素髎在鼻柱上端，督脉气所发，刺可入同身寸之三分。水沟在鼻柱下人中，直唇取之，督脉手阳明之会，刺可同身寸之二分，留六呼，若灸者可灸三壮。龂交在唇内齿上龂缝，督脉任脉二经之会，可逆刺之，入同身寸之三分，若灸者可灸三壮。此三者，正居面左右之中也。**大椎以下至尻尾及傍十五穴**，脊椎之间有大椎、陶

① 容：原作“谷”，据守山阁校刻本改。

道、身柱、神道、灵台、至阳、筋缩、中枢、脊中、悬枢、命门、阳关、腰俞、长强、会阳十五俞也。大椎在第一椎上陷者中，三阳督脉之会。陶道在项大椎节下间，督脉足太阳之会，俯而取之。身柱在第三椎节下间，俯而取之。神道在第五椎节下间，俯而取之。灵台在第六椎节下间，俯而取之。至阳在第七椎节下间，俯而取之。筋缩在第九椎节下间，俯而取之。中枢在第十椎节下间，俯而取之。脊中在第十一椎节下间，俯而取之，禁不可灸，令人偻。悬枢在第十三椎节下间，伏而取之。命门在第十四椎节下间，伏而取之。阳关在第十六椎节下间，坐而取之。腰俞在第二十一椎节下间。长强在脊骶端，督脉别络少阴二脉所结。会阳穴在阴尾骨两傍。凡此十五者，并督脉气所发，腰俞、长强各刺可入同身寸之二分，（【新校正云】按《甲乙经》作二寸，《水穴论》注作二分，腰俞穴《缪刺论》注作二寸，《热穴》注作二寸，《刺热》注作二分，诸注不同。虽《甲乙经》作二寸，疑大深。与其失之深，不若失之浅，宜从二分之说。）留七呼，悬枢刺可入同身寸之三分，会阳刺可入同身寸之八分，余并刺可入同身寸之五分，陶道、神道各留五呼，陶道、身柱、神道、筋缩可灸五壮，大椎可九壮，余并可三壮。（【新校正云】按《甲乙经》无灵台、中枢、阳关三穴。）至骶下凡二十一节，脊椎法也。通项骨三节，即二十四节。

任脉之气所发者二十八穴：今少一穴，喉中央二，谓廉泉、天突二穴也。廉泉在颔下结喉上舌本下，阴维任脉之会，刺可入同身寸之三分，留三呼，若灸者可灸三壮。天突在颈结喉下同身寸之四寸，中央宛宛中，阴维任脉之会，低针取之，刺可入同身寸之一寸，留七呼，若灸者可灸三壮。膺中骨陷中各一，谓旋机、华盖、紫宫、玉堂、膻中、中庭六穴也。旋玑在天突下同身寸之一寸，华盖在旋机下同身寸之一寸，紫宫、玉堂、膻中、中庭各相去同身寸之一寸六分陷者中，并任脉气所发，仰而取之，各刺可入同身寸之三分，若灸者可灸五壮。鸠尾下三寸，胃脘五寸，胃脘以下至横骨六寸半一，（【新校正云】详“一”字疑误。）腹脉法也。鸠尾，心前穴名也。其正当心蔽骨之端，言其骨垂下如鸠鸟尾形，故以为名也。鸠尾下有鸠尾、巨阙、上脘、中脘、建里、下脘、水分、齐中、阴交、脖胦、丹田、关元、中极、曲骨十四俞也。鸠尾在臆前，蔽骨下同身寸之五分，任脉之别，不可灸，刺人无蔽骨者，从歧骨际下行同身寸之一寸（【新校正云】按《甲乙经》云“一寸半”。）为鸠尾处也。下次巨阙、上脘、中脘、建里、下脘、水分，递相去同身寸之一寸，上脘则足阳明手太阳之会，中脘则手太阳少阳足阳明三脉所生也。齐中禁不可刺，若刺之使人脐中恶疡，溃矢出者死不治。阴交在齐下同身寸之一寸，任脉阴冲之会。脖胦在齐下同身寸之一寸。丹田，三焦募也，在齐下同身寸之二寸。关元，小肠募也，在齐下同身寸之三寸，足三阴任脉之会也。中极在关元下一寸，足三阴之会也。曲骨在横骨上，中极下同身寸之一寸，足厥阴之会。凡此十四者，并任脉气所发。建里、丹田并刺可入同身寸之六分，留七呼，（【新校正云】按《甲乙经》作五分、十呼。）上脘、阴交并刺可入同身寸之八分，下脘、水分并刺可入同身寸之一寸，中脘、脖胦并刺可入同身寸之一寸二分，曲骨刺可入同身寸之一寸半，留七呼，余并刺可入同身寸之一寸二分。若灸者，关元、中脘各可灸七壮，脐中、中极、曲骨各三壮，余并可五壮。自鸠尾下至阴间，并任脉主之，腹脉法也。（【新校正云】据此注云余并刺人一寸二分，关元在中，与《甲乙经》及《气穴》《骨空》注刺入二寸不同，当从《甲乙经》之寸数。）下阴别一，谓会阴一穴也。自曲骨下至阴，阴之下两阴之间则此穴也，是任脉别络侠督脉者冲脉之会，故曰下阴别一也，刺可入同身寸之二寸，留七呼，若灸者可灸三壮。（【新校正云】按《甲乙经》七呼作三呼。）目下各一，谓承泣二穴也。在目下同身寸之七分，上直瞳子，阳蹻任脉足阳明三经之会，刺可入同身寸之三分，不可灸。下唇一，谓承浆穴也。在颐前下唇之下，足阳明脉任脉之会，开口取之，刺可入同身寸之二分，留五呼，若灸者可灸三壮。（【新校正云】按《甲乙经》作"留六呼"。）龂交一。龂交，穴名也。所在刺灸分壮，与督脉同法①。

冲脉气所发者二十二穴：侠鸠尾外各半寸至脐寸一，谓幽门、通谷、阴都、石关、商曲、肾俞六穴，左右则十二穴也。幽门侠巨关两傍相去各同身寸之半寸陷者中，下五穴各相去同身寸之一寸，并冲脉足少阴二经之会，各刺可入同身寸之一寸，若灸者可灸五壮。（【新校正云】按此云各刺入一寸，按《甲乙经》云幽门、通谷刺入五分。）侠齐下傍各五分至横骨寸一，腹脉法也。谓中注、髓府、胞门、阴关、下极五穴，左右则十穴也。中注在肓俞下同身寸之五分，上直幽门，下四穴各相去同身寸之一寸，并冲脉足少阴二经之会，各刺可入同身寸之一寸，若灸者可灸五壮。

足少阴舌下，厥阴毛中急脉各一，足少阴舌下二穴，在人迎前陷中动脉前，是日月本，左右二也，足少阴脉气所发，刺可入同身寸之四分。急脉在阴髦中阴上两傍，相去同身寸之二寸半，按之隐指坚，然甚按则痛引上下也。其左者中寒，则上引少腹，下引阴丸，善为痛，为少腹急中寒。此两脉皆厥阴之大络通行其中，故曰厥阴急脉，即睾之系也。可灸而不可刺，病疝少腹痛即可灸。（【新校正云】详舌下毛中之穴，《甲乙经》无。）手少阴各一，谓手少阴郄穴也。在腕后同身寸之半寸，手少阴郄也。刺可入同身寸之三分，若灸者可灸三壮，左右二也。阴阳蹻各一，阴蹻一，谓交信穴也。交信在足内踝上同身寸之二寸，少阴前太阴后筋骨间，阴蹻之郄，刺可入同身寸之四分，留五呼，若灸者可灸三壮。阳蹻一，谓附阳穴也。附阳在足外踝上同身寸之三寸，太阳前少阳后筋骨间，谨取之，阳蹻之郄，刺可入同身寸之六分，留七呼，若灸者可灸三壮，左右四也。手足诸鱼际脉气所发者，凡三百六十五穴也。经之所存者多，凡一十九穴，此所谓气府也。然散穴俞，诸经脉部分皆有之，故经或不言，而《甲乙经》经脉流注多少不同者以此。

---

① 督：原缺，据守山阁校刻本补。

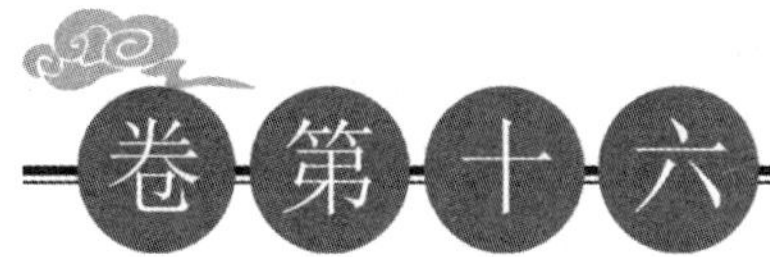

卷第十六

·骨空论篇第六十·

【新校正云】按全元起本在第二卷。自灸寒热之法已下，在第六卷《刺齐篇》末。

黄帝问曰：余闻风者百病之始也，以针治之奈何？始，初也。岐伯对曰：风从外入，令人振寒，汗出头痛，身重恶寒，风中身形，则腠理闭密，阳气内拒，寒复外胜，胜拒相薄，荣卫失所，故如是。治在风府，风府，穴也。在项上入发际同身寸之一寸宛宛中，督脉足太阳之会，刺可入同身寸之四分，若灸者可灸五壮。（【新校正云】按风府注，《气穴论》《气府论》中各已注与《甲乙经》同，此注云督脉足太阳之会可灸五壮者，乃是风门热府穴也，当云督脉阳维之会，留三呼，不可灸，乃是。）调其阴阳，不足则补，有余则泻。用针之道，必法天常，盛泻虚补，此其常也。大风颈项痛，刺风府，风府在上椎。上椎，谓大椎上入发际同身寸之一寸。大风汗出，灸譩譆，譩譆在背下侠脊傍三寸所，厌之令病者呼譩譆，譩譆应手。譩譆，穴也，在肩髆内廉侠第六椎下两傍，各同身寸之三寸，以手厌之，令病人呼譩譆之声，则指下动矣，足太阳脉气所发，刺可入同身寸之六分，留七呼，若灸者可灸五壮，譩譆者因取为名尔。从风憎风，刺眉头。谓攒竹穴也。在眉头陷者中脉动应手，足太阳脉气所发，刺可入同身寸之三分，若灸者可灸三壮。失枕在肩上横骨间，谓缺盆穴也。在肩上横骨陷者中，手阳明脉气所发，刺可入同身寸之二分，留七呼，若灸者可灸三壮，刺入深令人逆息。（【新校正云】按《气府》注作足阳明，此云手阳明，详二经俱发于此，故王注两言之。）折使揄臂齐肘正，灸脊中，揄读为摇，摇谓摇动也。然失枕非独取肩上横骨间，乃当正形灸脊中也。欲而验之，则使摇动其臂，屈折其肘，自项之下，横齐肘端，当其中间，则其处也，是曰阳关，在第十六椎节下间，督脉气所发，刺可入同身寸之五分，若灸者可灸三壮。（【新校正云】详阳关穴，《甲乙经》无。）眇络季胁引少腹而痛胀，刺噫嘻。眇，谓侠脊两傍空软处也。少腹，齐下也。腰痛不可以转摇，急引阴卵，刺八髎与痛上，八髎在腰尻分间。八或为九，验《真骨》及《中诰孔穴经》正有八髎，无九髎也。分，谓腰尻筋肉分间陷下处。鼠瘘寒热，还刺寒府，寒府在附膝外解营。膝外骨间也。屈伸之处，寒气喜中，故名寒府也。解，谓骨解。营，谓深刺而必中其营也。取膝上外者使之拜，取足心者使之跪。拜而取者，使膝穴空开也。跪而取之者，令足心宛宛处深定也。任脉者，起于中极之下，以上毛际，循腹里上关元，至咽喉，上颐循面入目。（【新校正云】按《难经》《甲乙经》无上颐循面入目六字。）冲脉者，起于气街，并少阴之经，（【新校正云】按《难经》《甲乙经》作阳明。）侠齐上行，至胸中而散。任脉、冲脉，皆奇经也。任脉当齐中而上行，冲脉侠齐两傍而上行。然中极者，谓齐下同身寸之四寸也。言中极之下者，言中极从少腹之内上行，而外出于毛际而上，非谓本起于此也。关元者，谓齐下同身寸之三寸也。气街者，穴名也，在毛际两傍鼠鼷上同身寸之一寸也。言冲脉起于气街者，亦从少腹之内，与任脉并行，而至于是乃循腹也。何以言之？《针经》曰：冲脉者，十二经之海，与少阴之络起于肾下，出于气街。又曰：冲脉任脉者，皆起于胞中，上循脊里，为经络之海；其浮而外者，循腹各行会于咽喉，别而络唇口。血气盛则皮肤热，血独盛则渗灌皮肤，生毫毛。由此言之，则任脉冲脉从少腹之内上行，至中极之下，气街之内，明矣。（【新校正云】按气街与《气府论》《刺热篇》《水热穴篇》《刺禁论》等注重，文虽不同，处所无别，备注《气府论》中。）任脉为病，男子内结七疝，女子带下瘕聚。冲脉为病，逆气里急。督脉为病，脊强反折。督脉，亦奇经也。然任脉冲脉督脉者，一源而三岐也，故经或谓冲脉为督脉也。何以明之？今《甲乙》及古《经脉流注图经》以任脉循背者谓之督脉，自少腹直上者谓之任脉，亦谓之督脉，是则以背腹阴阳别为名目尔。以任脉自胞上过带脉贯齐而上，故男子为病内结七疝，女子为病则带下瘕聚也。以冲脉侠齐而上，并少阴之经上至胸中，故冲脉为病则逆气里急也。以督脉上循脊里，故督脉为病则脊强反折也。督脉者，起于少腹，以下骨中央，女子入系廷孔，起，非初起，亦犹任脉冲脉起于胞中也，其实乃起于肾下，至于少腹，则下行于腰横骨围之中央也。系廷孔者，谓窈漏，近所谓前阴穴也。以其阴廷系属于中，故名之。其孔，溺孔之端也，孔，则窈漏也。窈漏之中，其上有溺孔焉。端，谓阴廷在此溺孔之上端也，而督脉自骨围中央则至于是。其络循阴器合篡间，绕篡后，督脉别络，自溺孔之端，分而各行，下循阴器，乃合篡间也。所谓间者，谓在前阴后阴之两间也。自两间之后，已复分而行，绕篡之后。别绕臀，至少阴与巨阳中络者，合少阴上股内后廉，贯脊属肾，别，谓别络分而各行之于焦也。足少阴之络者，自股内后廉贯脊属肾。足太阳络之外行者，循髀枢格股阳而下①；其中行者，下贯臀，至腘中与外行络合。故言至少阴与巨阳中络，合少阴上股内后廉贯脊属肾也。（【新校正云】详各行于焦，

① 髀：原作“滑”，据守山阁校刻本改。

疑焦字误。）与太阳起于目内眦，上额交巅上，入络脑，还出别下项，循肩髆内，侠脊抵腰中，入循膂络肾，接绕臀而上行也。其男子循茎下至篡，与女子等；其少腹直上者，贯齐中央，上贯心入喉，上颐环唇，上系两目之下中央。自“与太阳起于目内眦”下至“女子等”，并督脉之别络也。其直行者，自尻上循脊里而至于鼻人也。自其少腹直上，至两目之下中央，并任脉之行，而云是督脉所系，由此言之，则任脉冲脉督脉，名异而同体也。此生病，从少腹上冲心而痛，不得前后，为冲疝。寻此生病正是任脉，经云为冲疝者，正明督脉以别主而异目也。何者？若一脉一气而无阴阳之异主，则此生病者当心背俱痛，岂独冲心而为疝乎。其女子不孕，癃痔遗溺嗌干。亦以冲脉任脉并自少腹上至于咽喉，又以督脉循阴器合篡间绕篡后别绕臀，故不孕癃痔遗溺嗌干也。所以谓之任脉者，女子得之以任养也，故经云此病其女子不孕也。所以谓之冲脉者，以其气上冲也，故经云此生病从少腹上冲心而痛也。所以谓之督脉者，以其督领经脉之海也。由此三用，故一源三歧，经或通呼，似相谬引，故下文曰。督脉生病治督脉，治在骨上，甚者在齐下营。此亦正任脉之分也，冲任督三脉异名同体亦明矣。骨上，谓腰横骨上毛际中曲骨穴也，任脉足厥阴之会，刺可入同身寸之一寸半，若灸者可灸三壮。齐下，谓齐直下同身寸之一寸阴交穴，任脉阴冲之会，刺可入同身寸之八分，若灸者可灸五壮。其上气有音者治其喉中央，在缺盆中者。中谓缺盆两间之中天突穴，在颈结喉下同身寸之四寸，中央宛宛中，阴维任脉之会，低针取之，刺可入同身寸之一寸，留七呼，若灸者可灸三壮。其病上冲喉者治其渐，渐者上侠颐也。阳明之脉渐上颐而环唇，故以侠颐名为渐也，是谓大迎。大迎在曲颔前骨同身寸之一寸三分骨陷中动脉，足阳明脉气所发，刺可入同身寸之三分，留七呼，若灸者可灸三壮。蹇膝伸不屈治其楗。蹇膝，谓膝痛屈伸蹇难也。楗，谓髀辅骨上，横骨下，股外之中，侧立摇动取之，筋动应手。坐而膝痛治其机。髋骨两傍相接处。立而暑解，治其骸关。暑，热也。若膝痛，立而膝骨解中热者，治其骸关。骸关，谓膝解也。一经云：起而引解。言膝痛起立，痛引膝骨解之中也。暑引二字其义则异，起立二字其意颇同。膝痛，痛及拇指治其腘。腘，谓膝解之后，曲脚之中，委中穴，背面取之，脉动应手，足太阳脉之所入，刺可入同身寸之五分，留七呼，若灸者可灸三壮。坐而膝痛如物隐者，治其关。关在腘上，当楗之后，背立按之，以动摇筋应手。膝痛不可屈伸，治其背内。谓大杼穴也。所在灸刺分壮，与《气穴》同法。连骺若折，治阳明中俞髎。若膝痛不可屈伸，连骺痛如折者，则针阳明脉中俞髎也，是则正取三里穴也。若别，治巨阳少阴荥。若痛而膝如别离者，则治足太阳少阴之荥也。足太阳荥，通谷也，在足小指外侧本节前陷者中，刺可入同身寸之二分，留五呼，若灸者可灸三壮。足少阴荥，然谷也，在足内踝前起大骨下陷者中，刺可入同身寸之三分，留三呼，若灸者可灸三壮。淫泺胫酸，不能久立，治少阳之维，（【新校正云】按《甲乙经》外踝上五寸，乃足少阳之络，此云维者，字之误也。）在外踝上五寸。淫泺，谓似酸痛而无力也。五寸一云四寸，

《中诰图经》外踝上四寸无穴，五寸是光明穴也，足少阳之络，刺可入同身寸之七分，留十呼，若灸者可灸五壮。(【新校正云】按《甲乙经》云：刺入六分，留七呼。)辅骨上横骨下为楗，侠髋为机，膝解为骸关，侠膝之骨为连骸，骸下为辅，辅上为腘，腘上为关，头横骨为枕。由是则谓膝辅骨上，腰髋骨下，为楗。楗上为机，膝外为骸关，楗后为关，关下为腘，腘下为辅骨，辅骨上为连骸。连骸者，是骸骨相连接处也。头上横骨，为枕骨。

水俞五十七穴者，尻上五行，行五，伏菟上两行，行五，左右各一行，行五，踝上各一行，行六穴。所在刺灸分壮，具《水热穴论》中，此皆是骨空，故《气穴篇》内与此重言尔。髓空在脑后三分，在颅际锐骨之下，是谓风府，通脑中也。一在龂基下，当颐下骨陷中有穴容豆，《中诰》名下颐。一在项后中复骨下，谓喑门穴也。在项发际宛宛中，入系舌本，督脉阳维之会，仰头取之，刺可入同身寸之四分，禁不可灸。一在脊骨上空在风府上。此谓脑户穴也。在枕骨上，大羽后同身寸之一寸五分宛宛中，督脉足太阳之会，此别脑之户，不可妄灸，灸之不幸令人喑，刺可入同身寸之三分，留三呼。(【新校正云】按《甲乙经》大羽者，强间之别名。《气府》注云：若灸者可灸五壮。)脊骨下空，在尻骨下空。不应主疗，经阙其名。(【新校正云】按《甲乙经》长强在脊骶端，正在尻骨下。王氏云不应主疗，经阙其名，得非误乎！)数髓空在面侠鼻，谓颧髎等穴，经不一一指陈其处，小小者尔。或骨空在口下当两肩。谓大迎穴也。所在刺灸分壮，与前侠颐同法。两髆骨空，在髆中之阳。近肩髃穴，经无名。臂骨空在臂阳，去踝四寸两骨空之间。在支沟上同身寸之一寸，是谓通间。(【新校正云】按《甲乙经》支沟上一寸名三阳络，通间岂其别名欤。)股骨上空在股阳，出上膝四寸。在阴市上伏菟穴，下在承楗也。骺骨空在辅骨之上端。谓犊鼻穴也。在膝髌下骺骨上侠解大筋中，足阳明脉气所发，刺可入同身寸之六分，若灸者可灸三壮耳。股际骨空在毛中动脉下。经阙其名。尻骨空在髀骨之后，相去四寸。是谓尻骨八髎穴也。扁骨有渗理凑，无髓孔，易髓无空。扁骨，谓尻间扁戾骨也。其骨上有渗灌文理归凑之，无别髓孔也。易，亦也。骨有孔则髓有孔，骨若无孔，髓亦无孔也。

灸寒热之法，先灸项大椎，以年为壮数，如患人之年数。次灸橛骨，以年为壮数，尾穷谓之橛骨。视背俞陷者灸之，背胛骨际有陷处也。举臂肩上陷者灸之，肩髃穴也。在肩端两骨间，手阳明蹻脉之会，刺可入同身寸之六分，留六呼，若灸者可灸三壮。两季胁之间灸之，京门穴，肾募也，在髂骨与腰中季胁本侠脊，刺可入同身寸之三分，留七呼，若灸者可灸三壮。外踝上绝骨之端灸之，阳辅穴也。在足外踝上辅骨前绝骨之端，如前同身寸之三分所，去丘虚七寸，足少阳脉之所行也，刺可入同身寸之五分，留七呼，若灸者可灸三壮。（【新校正云】按《甲乙经》云：在外踝上四寸。）足小指次指间灸之，侠溪穴也。在足小指次指歧骨间本节前陷者中，足少阳脉之所流也，刺可入同身寸之三分，留三呼，若灸者可灸三壮。（【新校正云】按《甲乙经》“流”当作“留”字。）腨下陷脉灸之，承筋穴也。在腨中央陷者中，足太阳脉气所发也，禁不可刺，若灸者可灸三壮。（【新校正云】按《刺腰痛篇》注云：腨中央如外陷者中。）外踝后灸之，昆仑穴也。在足外踝后跟骨上陷者中，细脉动应手，足太阳脉之所行也，刺可入同身寸之五分，留十呼，若灸者可灸三壮。缺盆骨上切之坚痛如筋者灸之，经阙其名，当随其所有而灸之。膺中陷骨间灸之，天突穴也。所在灸刺分壮，与前缺盆中者同法。掌束骨下灸之，阳池穴也。在手表腕上陷者中，手少阳脉之所过也，刺可入同身寸之二分，留七呼，若灸者可灸三壮。齐下关元三寸灸之，正在齐下同身寸之三寸也。足三阴任脉之会，刺可入同身寸之二寸，留六呼，若灸者可灸七壮。（【新校正云】按《气府》注云刺可入一寸二分者，非。）毛际动脉灸之，以脉动应手为处，即气街穴也。膝下三寸分间灸之，三里穴也。在膝下同身寸之三寸。䯒骨外廉两筋肉分间，足阳明脉之所入也，刺可入同身寸之一寸，留七呼，若灸者可灸三壮。足阳明跗上动脉灸之，冲阳穴也。在足跗上同身寸之五寸骨间动脉，足阳明脉之所过也，刺可入同身寸之三分，留十呼，若灸者可灸三壮。（【新校正云】按《甲乙经》及全元起本足阳明下有灸之二字，并跗上动脉是二穴。今王氏去灸之二字，则是一穴。今于注中却存灸之二字，以阙疑耳。）巅上一灸之。百会穴也。在顶中央旋毛中陷容指，督脉足太阳脉之交会，刺可入同身寸之三分，若灸者可灸五壮。犬所啮之处灸之三壮，即以犬伤病法灸之，犬伤而发寒热者，即以犬伤法三壮灸之。凡当灸二十九处。伤食灸之，伤食为病，亦发寒热，故灸。（【新校正云】详足阳明不别灸，则有二十八处，疑王氏去上文灸之二字者非。）不已者，必视其经之过于阳者，数刺其俞而药之。

·水热穴论篇第六十一·

【新校正云】按全元起本在第八卷。

黄帝问曰：少阴何以主肾？肾何以主水？岐伯对曰：肾者至阴也，至阴者盛水也，肺者太阴也，少阴者冬脉也，故其本在肾，其末在肺，皆积水也。阴者，谓寒也。冬月至寒，肾气合应，故云肾者至阴也。水王于冬，故云至阴者盛水也。肾少阴脉，从肾上贯肝鬲，入肺中，故云其本在肾其末在肺也。肾气上逆，则水气客于肺中，故云皆积水也。帝曰：肾何以能聚水而生病？岐伯曰：肾者胃之关也，关门不利，故聚水而从其类也。关者，所以司出入也。肾主下焦，膀胱为府，主其分注，关窍二阴，故肾气化则二阴通，二阴阏则胃填满，故云肾者胃之关也。关闭则水积，水积则气停，气停则水生，水生则气溢，气水同类，故云关闭不利聚水而从其类也。《灵枢经》曰：下焦溢为水。此之谓也。上下溢于皮肤，故为胕肿。胕肿者，聚水而生病也。上，谓肺。下，谓肾。肺肾俱溢，故聚水于腹中而生病也。帝曰：诸水皆生于肾乎？岐伯曰：肾者牝藏也，牝，阴也，亦主阴位，故云牝藏。地气上者属于肾，而生水液也，故曰至阴，勇而劳甚则肾汗出，肾汗出逢于风，内不得入于藏府，外不得越于皮肤，客于玄府，行于皮里，传为胕肿，本之于肾，名曰风水。勇而劳甚，谓力房也。劳勇汗出则玄府开，汗出逢风则玄府复闭，玄府闭已则余汗未出，内伏皮肤，传化为水，从风而水，故名风水。所谓玄府者，汗空也。汗液色玄，从空而出，以汗聚于里，故谓之玄府。府，聚也。帝曰：水俞五十七处者，是何主也？岐伯曰：肾俞五十七穴，积阴之所聚也，水所从出入也。尻上五行行五者，此肾俞。背部之俞凡有五行，当其中者督脉气所发，次两傍四行皆足太阳脉气也。故水病下为胕肿大腹，上为喘呼，水下居于肾，则腹至足而胕肿。上入于肺，则喘息贲急而大呼也。不得卧者，标本俱病，标本者，肺为标，肾为本。如此者，是肺肾俱水为病也。故肺为喘呼，肾为水肿，肺为逆不得卧，肺为喘呼气逆不得卧者，以其主呼吸故也。肾为水肿者，以其主水故也。分为相输，俱受者水气之所留也。分其居处以名之，则是气相输应。本其俱受病气，则皆是水所留也。伏兔上各二行行五者，此肾之街也。街，谓道也。腹部正俞凡有五行，侠齐两傍则肾藏足少阴脉及冲脉气所发，次两傍则胃府足阳明脉气所发，此四行穴则伏菟之上也。三阴之所交结于脚也。踝上各一行行六者，此肾脉之下行也，名曰太冲。肾脉与冲脉并下行循足，合而盛大，故曰太冲。凡五十七穴者，皆藏之阴络，水之所客也。经所谓五十七者，然尻上五行行五，则背脊当中行督脉气所发者，脊中、悬枢、命门、腰俞、长强当其处也。次侠督脉两傍足太阳脉气所发者，有大肠俞、小肠俞、膀胱俞、中胎内俞、白环俞当其处也，又次外侠两傍足太阳脉气所发者，有胃仓、肓门、志室、胞肓、秩边当其处也。伏菟上各二行行五者，腹部正俞侠中行任脉两傍冲脉足少阴之会者，有中注、四满、气穴、大赫、横骨当其处也。次侠冲脉足少阴两傍足阳明脉气所发者，有外陵、大巨、水道、归来、气街当其处也。踝上各一行行六者，足内踝之上有足少阴阴蹻脉并循腨上行，足少阴脉有太冲、复溜、阴谷三穴，阴蹻脉有照海、交信、筑宾三穴，阴蹻既足少阴脉之别，亦可通而主之。兼此数之，犹少一穴。脊中在第十一椎节下间，俯而取之，刺可入同身寸之五分，不可灸，令人偻。悬枢在第十三椎节下间，伏而取之，刺可入同身寸之三分，若灸者可灸三壮。命门在第十四椎节下间，伏而取之，刺可入同身寸之五分，若灸者可灸三壮。腰俞在第二十一椎节下间，刺可入同身寸之二分，（【新校正云】按《甲乙经》及《缪刺论》注并《热穴》注俱云刺入二寸，而《刺热》注《气府》注并此注作二分，宜从二分之说。）留七呼，若灸者可灸三壮。长强在脊骶端，督脉别络，少阴所结，刺可入同身寸之二分，留七呼，若灸者可灸三壮。此五穴者，并督脉气所发也。（【新校正云】详王氏云少一穴，按《气府论》注十六椎节下有阳关一穴，若通数阳关，则不少矣。）次侠督脉两傍，大肠俞在第十六椎下侠督脉两傍，去督脉各同身寸之一寸半，刺可入同身寸之三分，留六呼，若灸者可灸三壮。小肠俞在第十八椎下两傍，相去及刺灸分壮法如大肠俞。膀胱俞在第十九椎下两傍，相去及刺灸分壮法如大肠俞。中胆内俞在第二十椎下两傍，相去及刺灸分壮法如大肠俞，侠脊胆胂起肉，留十呼。白环俞在第二十一椎下两傍，相去如大肠俞，伏而取之，刺可入同身寸之五分，若灸者可灸三壮。（【新校正云】按《甲乙经》云，刺可入八分，不可灸）。此五穴者，并足太阳脉气所发。所谓肾俞者，则此也。又次外两傍，胃仓在第十二椎下两傍，相去各同身寸之三寸，刺可入同身寸之五分，若灸者可灸三壮。肓门在第十三椎下两傍，相去及刺灸分壮法如胃仓。志室在第十四椎下两傍，相去及刺灸分壮法如胃仓，正坐取之。胞肓在第十九椎下两傍，相去及刺灸分壮法如胃仓，伏而取之。秩边在第二十一椎下两傍，相去及刺灸分壮法如胃仓，伏而取之。此五穴者，并足太阳脉气所发也。次伏菟上两行，中注在脐下同身寸之五分两傍，相去任脉各同身寸之五分。（【新校正云】按《甲乙经》同《气府》注云侠中行方一寸，文异而义同。）四满在中注下同身寸之一寸，气穴在四满下同身寸之一寸，大赫在气穴下同身寸之一寸，横骨在大赫下同身寸之一寸，各横相去同身寸之一寸，并冲脉足少阴之会，刺可入同身寸之一寸，若灸者可灸五壮。次外两傍穴，外陵在齐下同身寸之一寸（【新校正云】按《气府论》注云，外陵在天枢下一寸，与此正同。）两傍，去冲脉各同身寸之一寸半，大巨在外陵下同身寸之一寸，水道在大巨下同身寸之三寸，归来在水道下同身寸之三寸，气街在归来下（【新校正云】按《气府》注、《刺热》注、《热穴》注云在腹齐下横骨两端鼠鼷上一寸。《刺禁》注云：在腹下侠齐两傍，相去四寸，鼠仆上一寸，动脉应手。《骨空》注云：在毛际两傍鼠鼷上。诸注不同，今备录之。）鼠鼷上同身寸之一寸，各横相去同身寸之二寸，此五穴者并足阳明脉气所发，水道刺可入同身寸之二寸半，若灸者可灸五壮，气街刺可入同身寸之三分，留七呼，若灸者可灸三壮，余三穴并刺可入同身寸之八分，若灸者并可五壮。所谓肾之街者，则此也。踝上各一行行六者，太钟在足内踝后街中，（【新校正云】按《甲乙经》云：跟后冲中。《刺疟》注、《刺腰痛》注作跟后街中动脉，此云内踝后，此注非。）足少阴络别走太阳者，刺可入同身寸之二分，留三呼，若灸者可灸三壮。复溜在内踝上同身寸之二寸陷者中，足少阴脉之所行也，刺可人同身寸之三分，留三呼，若灸者可灸五壮。照海在内踝下，刺可入同身寸之四分，留六呼，若灸者可灸三壮。交信在内踝上同身寸之二寸，少阴前太阴后筋骨间，阴蹻之郄，刺可入同身寸之四分，留五呼，若灸者可灸三壮，筑宾在内踝上腨分中，阴维之郄，刺可入同身寸之三分，若灸者可灸五壮。阴谷在膝下内辅骨之后，大筋之下，小筋之上，按之应手，屈膝而得之，足少阴脉之所入也，刺可入同身寸之四分，若灸者可灸三壮。所谓肾经之下行名曰太冲者，则此也。

帝曰：春取络脉分肉，何也？岐伯曰：春者木始治，肝气始生，肝气急，其风疾，经脉常深，其气少，不能深入，故取络脉分肉间。帝曰：夏取盛经分腠，何也？岐伯曰：夏者火始治，心气始长，脉瘦气弱，阳气留溢，（【新校正云】按别本“留”一作“流”。）热熏分腠，内至于经，故取盛经分腠，绝肤而病去者，邪居浅也。绝，谓绝破，令病得出也。所谓盛经者，阳脉也。帝曰：秋取经俞，何也？岐伯曰：秋者金始治，肺将收杀，三阴已升，故渐将收杀。金将胜火，阳气在合，金王火衰，故云金将胜火。阴气初胜，湿气及体，以渐于雨湿雾露，故云湿气及体。阴气未盛，未能深入，故取俞以泻阴邪，取合以虚阳邪，阳气始衰，故取于合。（【新校正云】按皇甫士安云：是谓始秋之治变。）帝曰：冬取井荥，何也？岐伯曰：冬者水始治，肾方闭，阳气衰少，阴气坚盛，巨阳伏沉，阳脉乃去，去谓下去。故取井以下阴逆，取荥以实阳气。（【新校正云】按全元起本“实”作“遣”，《甲乙经》《千金方》作“通”。）故曰：冬取井荥，春不鼽衄。（【新校正云】按皇甫士安云：是谓末冬之治变。）此之谓也。（【新校正云】按此与《四时刺逆从论》及《诊要经终论》义颇不同，与《九卷》之义相通。）帝曰：夫子言治热病五十九俞，余论其意，未能领别其处，愿闻其处，因闻其意。岐伯曰：头上五行行五者，以越诸阳之热逆也。头上五行者，当中行谓上星囟会、前顶、百会、后顶，次两傍谓五处、承光、通天、络却、玉枕，又次两傍谓临泣、目窗、正营、承灵、脑空也。上星在颅上直鼻中央，入发际同身寸之一寸陷者中容豆，刺可入同身寸之三分。囟会在上星后同身寸之一寸陷者中，刺可入同身寸之四分。前顶在囟会后同身寸之一寸五分骨间陷者中，刺如囟会法。百会在前顶后同身寸之一寸五分，顶中央旋毛中陷容指，督脉足太阳脉之交会，刺如上星法。后顶在百会后同身寸之二寸五分枕骨上，刺如囟会法。然是五者皆督脉气所发也，上星留六呼，若灸者并可灸五壮。次两傍穴，五处在上星两傍同身寸之一寸五分，承光在五处后同身寸之一寸，通天在承光后同身寸之一寸五分，络却在通天后同身寸之一寸五分，玉枕在络却后同身寸之七分，然是五者并足太阳脉气所发，刺可入同身寸之三分，五处、通天各留七呼，络却留五呼，玉枕留三呼，若灸者可灸三壮。（【新校正云】按《甲乙经》，承光不灸，玉枕刺入二分。）又次两傍，临泣在头直目上入发际同身寸之五分，足太阳少阳阳维三脉之会，目窗、正营递相去同身寸之一寸，承灵、脑空递相去同身寸之一寸五分，然是五者并足少阳阳维二脉之会，脑空一穴刺可入同身寸之四分，余并可刺入同身寸之三分，临泣留七呼，若灸者可灸五壮。大杼、膺俞、缺盆、背俞，此八者，以泻胸中之热也。大杼在项第一椎下两傍，相去各同身寸之一寸半陷者中，督脉别络手足太阳三脉气之会，刺可入同身寸之三分，留七呼，若灸者可灸五壮。（【新校正云】按《甲乙经》并《气穴》注作七壮，《刺疟》注、《刺热》注作五壮。）膺俞者，膺中之俞也，正名中府，在胸中行两傍，相去同身寸之六寸，云门下一寸，乳上三肋间动脉应手陷者中，仰而取之，手足太阴脉之会，刺可入同身寸之三分，留五呼，若灸者可灸五壮。缺盆在肩上横骨陷者中，手阳明脉气所发，刺可入同身寸之二分，留七呼，若灸者可灸三壮。背俞即风门热府俞也，在第二椎下两傍，各同身寸之一寸三分，督脉足太阳之会，刺可入同身寸之五分，留七呼，若灸者可灸五壮。今《中诰孔穴图经》虽不名之，既曰风门热府，即治热之背俞也。（【新校正云】按王氏注《刺热论》云背俞未详何处，注此指名风门热府，注《气穴论》

以大抒为背俞，三经不同者，盖亦疑之者也。）气街、三里、巨虚上下廉，此八者，以泻胃中之热也。气街在腹齐下横骨两端，鼠鼷上同身寸之一寸动脉应手，足阳明脉气所发，刺可入同身寸之三分，留七呼，若灸者可灸三壮。（【新校正云】按气街诸注不同，具前《水穴》注中）。三里在膝下同身寸之三寸，䯒外廉两筋肉分间，足阳明脉之所入也，刺可入同身寸之一寸，留七呼，若灸者可灸三壮。巨虚上廉，足阳明与大肠合，在三里下同身寸之三寸，足阳明脉气所发，刺可入同身寸八分，若灸者可灸三壮。巨虚下廉，足阳明与小肠合，在上廉下同身寸之三寸，足阳明脉气所发，刺可入同身寸之三分，若灸者可灸三壮也。云门、髃骨、委中、髓空，此八者，以泻四支之热也。云门在巨骨下，胸中行两傍，相去同身寸之六寸，动脉应手，足太阴脉气所发，（【新校正云】按《甲乙经》同，《气穴》注作手太阴，《刺热》注亦作手太阴。）举臂取之，刺可入同身寸之七分，若灸者可灸五壮。验今《中诰孔穴图经》无髃骨穴，有肩髃穴，穴在肩端两骨间，手阳明蹻脉之会，刺可入同身寸之六分，留六呼，若灸者可灸三壮。委中在足膝后屈处，腘中央约文中动脉，足太阳脉之所入也，刺可入同身寸之五分，留七呼，若灸者可灸三壮。按今《中诰孔穴图经》云：腰俞穴一名髓空，在脊中第二十一椎节下，主汗不出，足清不仁，督脉气所发也，刺可入同身寸之二寸，留七呼，若灸者可灸三壮。（【新校正云】详腰俞刺入二寸，当作二分，已具前《水穴》注中。）五藏俞傍五，此十者，以泻五藏之热也。俞傍五者，谓魄户、神堂、魂门、意舍、志室五穴，侠脊两傍各相去同身寸之三寸，并足太阳脉气所发也。魄户在第三椎下两傍，正坐取之，刺可入同身寸之五分，若灸者可灸五壮。神堂在第五椎下两傍，刺可入同身寸之三分，若灸者可灸五壮。魂门在第九椎下两傍，正坐取之，刺可入同身寸之五分，若灸者可灸三壮。意舍在第十一椎下两傍，正坐取之，刺可入同身寸之五分，若灸者可灸三壮。志室在第十四椎下两傍，正坐取之，刺可入同身寸之五分，若灸者可灸五壮也。凡此五十九穴者，皆热之左右也。帝曰：人伤于寒而传为热，何也？岐伯曰：夫寒盛则生热也。寒气外凝，阳气内郁，腠理坚致，元府闭封，致则气不宣通，封则湿气内结，中外相薄，寒盛热生，故人伤于寒，转而为热，汗之而愈，则外凝内郁之理可知，斯乃新病数日者也。

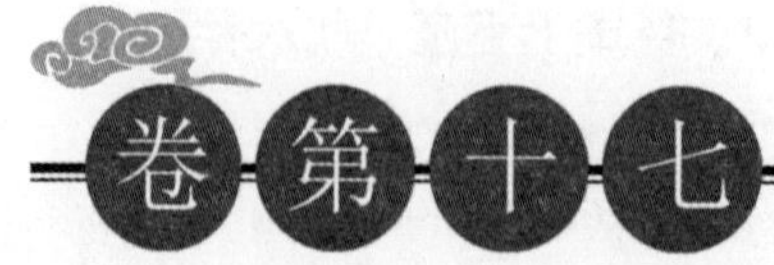

卷第十七

·调经论篇第六十二·

【新校正云】按全元起本在第一卷。

黄帝问曰：余闻《刺法》言，有余泻之，不足补之，何谓有余？何谓不足？岐伯对曰：有余有五，不足亦有五，帝欲何问？帝曰：愿尽闻之。岐伯曰：神有余有不足，气有余有不足，血有余有不足，形有余有不足，志有余有不足，凡此十者，其气不等也。神属心，气属肺，血属肝，形属脾，志属肾，以各有所宗，故不等也。帝曰：人有精气津液，四支九窍，五藏十六部，三百六十五节，乃生百病，百病之生，皆有虚实。今夫子乃言有余有五，不足亦有五，何以生之乎？《针经》曰：两神相薄，合而成形，常先身生，是谓精。上焦开发，宣五谷味，熏肤充身泽毛，若雾露之溉，是谓气。腠理发泄，汗出溱溱，是谓津，津之渗于空窍，留而不行者，为液也。十六部者，谓手足二，九窍九，五藏五，合为十六部也。三百六十五节者，非谓骨节，是神气出入之处也。《针经》曰：所谓节之交三百六十五会，皆神气出入游行之所，非骨节也。言人身所有则多，所举则少，病生之数，何以论之。岐伯曰：皆生于五藏也。谓五神藏也。夫心藏神，肺藏气，肝藏血，脾藏肉，肾藏志，而此成形。言所以病皆生于五藏者何哉？以内藏五神而成形也。志意通，内连骨髓，而成身形五藏。志意者，通言五神之大凡也。骨髓者，通言表里之成化也。言五神通泰，骨髓化成，身形既立，乃五藏互相为有矣。（【新校正云】按《甲乙经》无“五藏”二字。）五藏之道，皆出于经隧，以行血气，血气不和，百病乃变化而生，是故守经隧焉，隧，潜道也。经脉伏行而不见，故谓之经隧焉。血气者人之神，邪侵之则血气不正，血气不正，故变化而百病乃生矣。然经脉者，所以决死生，处百病，调虚实，故守经隧焉。

（【新校正云】按《甲乙经》“经隧”作“经渠”，义各通。）帝曰：神有余不足何如？岐伯曰：神有余则笑不休，神不足则悲。心之藏也。《针经》曰：心藏脉，脉舍神。心气虚则悲，实则笑不休也。悲一为忧，误也。（【新校正云】详王注云：悲一为忧，误也。按《甲乙经》及《太素》并全元起注本并作忧，皇甫士安云：心虚则悲，悲则忧。心实则笑，笑则喜。夫心之与肺，脾之与心，互相成也，故喜发于心而成于肺，思发于脾而成于心，一过其节，则二藏俱伤。杨上善云：心之忧，在心变动也。肺之忧，在肺之志。是则肺主秋，忧为正也。心主于夏，变而生忧也。）血气未并，五藏安定，邪客于形，洒淅起于毫毛，未入于经络也，故命曰神之微。并，谓并合也。未与邪合，故曰未并也。洒淅，寒貌也，始起于毫毛，尚在于小络，神之微病，故命曰神之微也。（【新校正云】按《甲乙经》“洒淅”作“悽厥”，《太素》作“洫溯”，杨上善云：洫，毛孔也。水逆流曰溯。谓邪气入于腠理，如水逆流于洫。）帝曰：补泻奈何？岐伯曰：神有余，则泻其小络之血，出血勿之深斥，无中其大经，神气乃平。邪入小络，故可泻其小络之脉出其血，勿深推针，针深则伤肉也。以邪居小络，故不欲令针中大经也。络血既出，神气自平。斥，推也。小络，孙络也。《针经》曰：经脉为里，支而横者为络，络之别者为孙络。平，谓平调也。（【新校正云】详此注引《针经》曰，与《三部九候论》注两引之，在彼云《灵枢》而此曰《针经》，则王氏之意，指《灵枢》为《针经》也。按今《素问》注中引《针经》者，多《灵枢》之文，但以《灵枢》今不全，故未得尽知也。）神不足者，视其虚络，按而致之，刺而利之，无出其血，无泄其气，以通其经，神气乃平。但通经脉令其和利，抑按虚络令其气致，以神不足，故不欲出血及泄气也。（【新校正云】按《甲乙经》“按”作“切”，“利”作“和”。）帝曰：刺微奈何？覆前初起于毫毛，未入于经络者。岐伯曰：按摩勿释，著针勿斥，移气于不足，神气乃得复。按摩其病处，手不释散，著针于病处，亦不推之，使其人神气内朝于针，移其人神气令自充足，则微病自去，神气乃得复常。（【新校正云】按《甲乙经》及《太素》云移气于足，无“不”字。杨上善云：按摩使气至于踵也。）帝曰：善。有余不足奈何？岐伯曰：气有余则喘咳上气，不足则息利少气。肺之藏也。肺藏气，息不利则喘。《针经》曰：肺气虚则鼻息利少气，实则喘喝胸凭仰息也。血气未并，五藏安定，皮肤微病，命曰白气微泄。肺合脾，其色白，故皮肤微病，命曰白气微泄。帝曰：补泻奈何？岐伯曰：气有余，则泻其经隧，无伤其经，无出其血，无泄其气。不足，则补其经隧，无出其气。气，谓荣气也。针泻若伤其经，则血出而荣气泄脱，故不欲出血泄气，但泻其卫气而已。针补则又宜谨闭穴俞，然其卫气亦不欲泄之。（【新校正云】按杨上善云，经隧者，手太阴之别，从手太阴走手阳明，乃是手太阴向手阳明之道，欲通藏府阴阳，故补泻皆从正经别走之络，泻其阴经别走之络，不得伤其正经也。）帝曰：刺微奈何？复前白气微泄者。岐伯曰：按摩勿释，出针视之，曰我将深之，适人必革，精气自伏，邪气散乱，无所休息，气泄腠理，真气乃相得。亦谓按摩其病处也。革，皮也。我将深之适人必革者，谓其深而浅刺之也。如是胁从，则人怀惧色，故精气潜伏也。以其调适于皮，精气潜伏，邪无所据，故乱散而无所休息，发泄于腠理也。邪气既泄，真气乃与皮腠相得矣。（【新校正云】按杨上善云，革，改也。夫人闻乐至，则身心忻悦，闻痛及体，精必改异，忻悦则百体俱纵，改革则情志必拒，拒则邪气消伏。）帝曰：善。血有余不足奈何？岐伯曰：血有余则怒，不足则恐。肝之藏也。《针经》曰：肝藏血，肝气虚则恐，实则怒。（【新校正云】按全元起本“恐”作“悲”，《甲乙经》及《大素》并同。）血气未并，五藏安定，孙络水溢，则经有留血。络有邪，盛则入于经，故云孙络外溢，则经有留血，帝曰：补泻奈何？岐伯曰：血有余，则泻其盛经出其血。不足，则视其虚经内针其脉中，久留而视，（【新校正云】按《甲乙经》云：久留之血至。《太素》同。）脉大，疾出其针，无令血泄。脉盛满则血有余，故出之。经气虚则血不足，故无令血泄也。久留疾出，是谓补之。《针解篇》曰：徐而疾则实。义与此同。帝曰：刺留血奈何？岐伯曰：视其血络，刺出其血，无令恶血得入于经，以成其疾。血络满者，刺按出之，则恶色之血不得入于经脉。帝曰：善。形有余不足奈何？岐伯曰：形有余则腹胀泾溲不利，不足则四支不用。脾之藏也。《针经》曰：脾气虚则四支不用，五藏不安。实则腹胀泾溲不利。泾，大便。溲，小便也。（【新校正云】按杨上善云：“泾”作“经”，妇人月经也。）血气未并，五藏安定，肌肉蠕动，命曰微风。邪薄肉分，卫气不通，阳气内鼓，故肉蠕动。（【新校正云】按全元起本及《甲乙经》“蠕”作“溢”，《太素》作“濡”。）帝曰：补泻奈何？岐伯曰：形有余则泻其阳经，不足则补其阳络。并胃之经络。帝曰：刺微奈何？岐伯曰：取分肉间，无中其经，无伤其络，卫气得复，邪气乃索。卫气者，所以温分肉而充皮肤，肥腠理而司开阖，故肉蠕动即取分肉间。但开肉分以出其邪，故无中其经，无伤其络，卫气复旧而邪气尽。索，散尽也。帝曰：善。志有余不足奈何？岐伯曰：志有余则腹胀飧泄，不足则厥。肾之藏也。《针经》曰：肾藏精，精含志。肾气虚则厥，实则胀。胀，谓胀起。厥，谓逆行上冲也。足少阴脉下行，今气不足，故随冲脉逆行而上冲也。血气未并，五藏安定，骨节有动。肾合骨，故骨有邪薄，则骨节鼓动，或骨节之中，如有物鼓动之也。帝曰：补泻奈何？岐伯曰：志有余则泻然筋血者，（【新校正云】按《甲乙经》及《太素》云：泻然筋血者，出其血。杨上善云：然筋当是然谷下筋。再详诸处引然谷者，多云然骨之前血者。疑少骨之二字，前字误作筋字。）不足则补其复溜。然，谓然谷，足少阴荥也，在内踝之前大骨之下陷者中，血络盛则泄之，其刺可入同身寸之三分，留三呼，若灸者可灸三壮。复溜，足少阴经也，在内踝上同身寸之二寸陷者中，刺可入同身寸之三分，留三呼，若灸者可灸五壮。帝曰：刺未并奈何？岐伯曰：即取之，无中其经，邪所乃能立虚。不求穴俞而直取居邪之处，故云即取之。（【新校正云】按《甲乙经》“邪所”作“以去其邪”。）

帝曰：善。余已闻虚实之形，不知其何以生。岐伯曰：气血以并，阴阳相倾，气乱于卫，血逆于经，血气离居，一实一虚，卫行脉外，故气乱于卫。血行经内，故血逆于经。血气不和，故一虚一实。血并于阴，气并于阳，故为惊狂。气并于阳，则阳气外盛，故为惊狂。血并于阳，气并于阴，乃为炅中。气并于阴，则阳气内盛，故为热中。炅，热也。血并于上，气并于下，心烦惋善怒。血并于下，气并于上，乱而喜忘。上谓鬲上，下谓鬲下。帝曰：血并于阴，气并于阳，如是血气离居，何者为实？何者为虚？岐伯曰：血气者，喜温而恶寒，寒则泣不能流，温则消而去之。泣，谓如雪在水中，凝住而不行去也。是故气之所并为血虚，血之所并为气虚。气并于血则血少，故血虚。血并于气则气少，故气虚。帝曰：人之所有者，血与气耳。今夫子乃言血并为虚，气并为虚，是无实乎？岐伯曰：有者为实，无者为虚，气并于血则血无，血并于气则气无。故气并则无血，血并则无气，今血与气相失，故为虚焉。气并于血，则血失其气，血并于气，则气失其血，故曰血与气相失。络之与孙脉俱输于经，血与气并，则为实焉。血之与气并走于上，则为大厥，厥则暴死，气复反则生，不反则死。帝曰：实者何道从来？虚者何道从去？虚实之要，愿闻其故。岐伯曰：夫阴与阳皆有俞会，阳注于阴，阴满之处，阴阳匀平，以充其形，九候若一，命曰平人。平人，谓平和之人。夫邪之生也，或生于阴，或生于阳。其生于阳者，得之风雨寒暑。其生于阴者，得之饮食居处，阴阳喜怒。帝曰：风雨之伤人奈何？岐伯曰：风雨之伤人也，先客于皮肤，传入于孙脉，孙脉满则传入于络脉，络脉满则输于大经脉，血气与邪并客于分腠之间，其脉坚大，故曰实。实者外坚充满，不可按之，按之则痛。帝曰：寒湿之伤人奈何？岐伯曰：寒湿之中人也，皮肤不收，（【新校正云】按全元起云：不收，不仁也。《甲乙经》与《太素》云皮肤收，无“不”字。）肌肉坚紧，荣血泣，卫气去，故曰虚。虚者聂辟气不足，按之则气足以温之，故快然而不痛。聂，谓聂皱。辟，谓辟叠也。（【新校正云】按《甲乙经》作“慑辟”①，《太素》作“摄辟”。）帝曰：善。阴之生实奈何？实，谓邪气盛也。岐伯曰：喜怒不节则阴气上逆，上逆则下虚，下虚则阳气走之，故曰实矣。（【新校正云】按经云喜怒不节则阴气上逆，疑剩“喜”字。）帝曰：阴之生虚奈何？虚，谓精气夺也。岐伯曰：喜则气下，悲则气消，消则脉虚空，因寒饮食，寒气熏满，（【新校正云】按《甲乙经》作“动藏”。）则血泣气去，故曰虚矣。帝

① 慑：原作“摄”，据《针灸甲乙经》卷五改。

曰：经言阳虚则外寒，阴虚则内热，阳盛则外热，阴盛则内寒，余已闻之矣，不知其所由然也。经言，谓上古经言也。岐伯曰：阳受气于上焦，以温皮肤分肉之间，今寒气在外，则上焦不通，上焦不通，则寒气独留于外，故寒栗。栗，谓振栗也。帝曰：阴虚生内热奈何？岐伯曰：有所劳倦，形气衰少，谷气不盛，上焦不行，下脘不通。（【新校正云】按《甲乙经》作"下焦不通"。）胃气热，热气熏胸中，故内热。甚用其力，致劳倦也。贪役不食，故谷气不盛也。帝曰：阳盛生外热奈何？岐伯曰：上焦不通利，则皮肤致密，腠理闭塞，玄府不通，（【新校正云】按《甲乙经》及《太素》无"玄府"二字。）卫气不得泄越，故外热。外伤寒毒，内薄诸阳，寒外盛则皮肤收，皮肤收则腠理密，故卫气积聚，无所流行矣。寒气外薄，阳气内争，积火内燔，故生外热也。帝曰：阴盛生内寒奈何？岐伯曰：厥气上逆，寒气积于胸中而不泻，不泻则温气去，寒独留，则血凝泣，凝则脉不通，（【新校正云】按《甲乙经》作"腠理不通"。）其脉盛大以涩，故中寒。温气，谓阳气也。阴逆内满，则阳气去于皮外也。帝曰：阴与阳并，血气以并，病形以成，刺之奈何？岐伯曰：刺此者取之经隧，取血于营，取气于卫，用形哉，因四时多少高下。营主血，阴气也。卫主气，阳气也。夫行针之道，必先知形之长短，骨之广狭，循《三备》法，通计身形，以施分寸，故曰用形也。四时多少高下，具在下篇。帝曰：血气以并，病形以成，阴阳相倾，补泻奈何？岐伯曰：泻实者气盛乃内针，针与气俱内，以开其门如利其户，针与气俱出，精气不伤，邪气乃下，外门不闭，以出其疾，摇大其道，如利其路，是谓大泻，必切而出，大气乃屈。言欲开其穴而泄其气也。切，谓急也，言急出其针也。《针解篇》曰：疾而徐则虚者，疾出针而徐按之也。大气，谓大邪气也。屈，谓退屈也。帝曰：补虚奈何？岐伯曰：持针勿置，以定其意，候呼内针，气出针入，针空四塞，精无从去，方实而疾出针，气入针出，热不得还，闭塞其门，邪气布散，精气乃得存，动气候时，（【新校正云】按《甲乙经》作动无后时。）近气不失，远气乃来，是谓追之。言但密闭穴俞，勿令其气散泄也。近气，谓已至之气。远气，谓未至之气也。欲动经气而为补者，皆必候水刻气之所在而刺之，是谓得时而调之。追，言补也。《针经》曰：追而济之，安得无实。则此谓也。帝曰：夫子言虚实者有十，生于五藏，五藏五脉耳。夫十二经脉皆生其病，（【新校正云】按《甲乙经》云：皆生百病。《太素》同。）今夫子独言五藏。夫十二经脉者，皆络三百六十五节，节有病必被经脉，经脉之病皆有虚实，何以合之？岐伯曰：五藏者，故得六府与为表里，经络支节，各生虚实，其病所居，随而调之。从其左右经气支节而调之。病在脉，调之血；脉者血之府，脉实血实，脉虚血虚，由此脉病而调之血也。（【新校正云】按全元起本及《甲乙经》云：病在血，调之脉。）病在血，调之络；血病则络脉易，故调之于络也。病在气，调之卫；卫主气，故气病而调之卫也。病在肉，调之分肉；候寒热而取之。病在筋，调之筋；适缓急而刺熨之。病在骨，调之骨。察轻重而调之。燔针劫刺其下及与急者；调筋法也。筋急，则烧针而劫刺之。病在骨，焠针药熨；调骨法也。焠针，火针也。病不知所痛，两蹻为上；两蹻，谓阴阳蹻脉。阴蹻之脉，出于照海。阳蹻之脉，出于申脉。申脉在足外踝下陷者中容爪甲，（【新校正云】按《刺腰痛》注云：在踝下五分。）刺可入同身寸之三分，留六呼，若灸者可灸三壮。照海在足内踝下，刺可入同身寸之四分，留六呼，若灸者可灸三壮。身形有痛，九候莫病，则缪刺之；莫病，谓无病也。缪刺者，刺络脉，左痛刺右，右痛刺左。痛在于左而右脉病者，巨刺之。巨刺者，刺经脉，左痛刺右，右痛刺左。必谨察其九候。针道备矣。

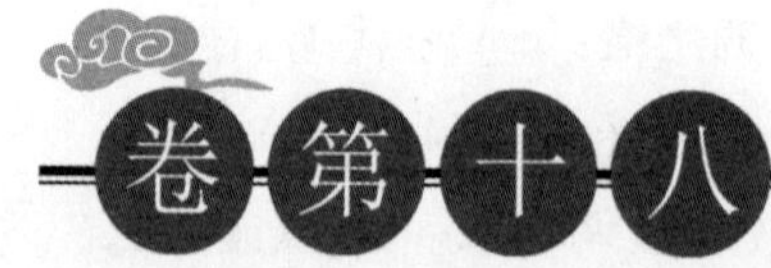

卷第十八

·缪刺论篇第六十三·

【新校正云】按全元起本在第二卷。

黄帝问曰：余闻缪刺，未得其意，何谓缪刺？缪刺，言所刺之穴，应用如纰缪纲纪也。岐伯对曰：夫邪之客于形也，必先舍于皮毛，留而不去，入舍于孙脉，留而不去，入舍于络脉，留而不去，入舍于经脉，内连五藏，散于肠胃，阴阳俱感，五藏乃伤，此邪之从皮毛而入，极于五藏之次也，如此则治其经焉。今邪客于皮毛，入舍于孙络，留而不去，闭塞不通，不得入于经，流溢于大络，而生奇病也。病在血络，是谓奇邪。（【新校正云】按全元起云：大络，十五络也。）夫邪客大络者，左注右，右注左，上下左右与经相干，而布于四末，其气无常处，不入于经俞，命曰缪刺。四末，谓四支也。帝曰：愿闻缪刺，以左取右以右取左，奈何？其与巨刺何以别之？岐伯曰：邪客于经，左盛则右病，右盛则左病，亦有移易者，（【新校正云】按《甲乙经》作"病易且移"。）左痛未已而右脉先病，如此者，必巨刺之，必中其经，非络脉也。先病者，谓彼痛未止，而此先病以承之。故络病者，其痛与经脉缪处，故命曰缪刺。络谓正经之傍支，非正别也，亦兼公孙、飞扬等之别络也。（【新校正云】按王氏云非正别也，按本论邪客足太阴络令人腰痛，注引从髀合阳明上络嗌贯舌中，乃太阴之正也，亦是兼脉之正，安得谓之非正别也。）帝曰：愿闻缪刺奈何？取之何如？岐伯曰：邪客于足少阴之络，令人卒心痛暴胀，胸胁支满，以其络支别者，并正经从肾上贯肝鬲，走于心包，故邪客之，则病如是。无积者，刺然骨之前出血，如食顷而已，然骨之前，然谷穴也，在足内踝前起大骨下陷者中，足少阴荥也，刺可入同身寸之三分，留三呼，若灸者可灸三壮，刺此多见血，令人立饥欲食。不已，左取右，右取左，言痛在左，取之右，痛在右，取之左。余如此例。病新发者，取五日已。素有此病而新发，先刺之，五日乃尽已。邪客于手少阳之络，令人喉痹舌卷，口干心烦，臂外廉痛，手不及头，以其脉循手表出臂外，上肩入缺盆，布膻中散络心包；其支者，从膻中上出缺盆上项。又心主其舌。故病如是。刺手中指次指爪甲上，去端如韭叶各一痏，谓关冲穴，少阳之井也，刺可入同身寸之一分，留三呼，若灸者可灸三壮。左右手皆刺之，故言各一痏。痏，疮也。（【新校正云】按《甲乙经》关冲穴出手小指次指之端，今言中指者误也。）壮者立已，老者有顷已，左取右，右取左，此新病数日已。邪客于足厥阴之络，令人卒疝暴痛，以其络去内踝上同身寸之五寸，别走少阳，其支别者，循胫上睾结于茎，故令人卒疝暴痛。睾，阴丸也。刺足大指爪甲上，与肉交者各一痏，谓大敦穴，足大指之端，去爪甲角如韭叶，厥阴之井也，刺可入同身寸之三分，留十呼，若灸者可灸三壮。男子立已，女子有顷已，左取右，右取左。邪客于足太阳之络，令人头项肩痛，以其经之正者，从脑出别下项；支别者，从髆内左右别下。又其络自足上行，循背上头。故项头肩痛也。（【新校正云】按《甲乙经》云：其支者，从巅入络脑，还出别下项。王氏云经之正者，正当作支。）刺足小指爪甲上，与肉交者各一痏，立已，谓至阴穴，太阳之井也，刺可入同身寸之一分，留五呼，若灸者可灸三壮。（【新校正云】按《甲乙经》云：在足小指外侧，去爪甲角如韭叶。）不已，刺外踝下三痏，左取右，右取左，如食顷已。谓金门穴，足太阳郄也，在外踝下，刺可入同身寸之三分，若灸者可灸三壮。邪客于手阳明之络，令人气满胸中，喘息而支胠，胸中热，以其经自肩端入缺盆络肺，其支别者，从缺盆中直而上颈，故病如是。刺手大指次指爪甲上，去端如韭叶各一痏，左取右，右取左，如食顷已。谓商阳穴，手阳明之井也，刺可入同身寸之一分，留一呼，若灸者可灸一壮。（【新校正云】按《甲乙经》云：商阳在手大指次指内侧，去爪甲角如韭叶。）邪客于臂掌之间，不可得屈，刺其踝后。（【新校正云】按全元起云：是人手之本节踝也。）先以指按之痛，乃刺之，以月死生为数，月生一日一痏，二日二痏，十五日十五痏，十六日十四痏。随日数也。月半已前谓之生，月半以后谓之死，亏满而异也。邪客于足阳蹻之脉，令人目痛从内眦始，以其脉起于足，上行至头而属目内眦，故病令人目痛从内眦始也。何以明之？《八十一难经》曰：阳蹻脉者，起于跟中，循外踝上行，入风池。《针经》曰：阴蹻脉入鼽属目内眦，合于太阳阳蹻而上行。寻此则至于目内眦也。刺外踝之下半寸所各二痏，谓申脉穴，阳蹻之所生也，在外踝下陷者中，容爪甲，刺可入同身寸之三分，留六呼，若灸者可灸三壮。（【新校正云】详《刺腰痛》注云：外踝下五分。）左刺右，右刺左，如行十里顷而已。人有所堕坠，恶血留内，腹中满胀，不得前后，先饮利药，此上伤厥阴之脉，下伤少阴之络，刺足内踝之下，然骨之前血脉出血，此少阴之络也。（【新校正云】详血脉出血，脉字疑是络字。）刺足跗上动脉，谓冲阳穴，胃之原也，刺可入同身寸之三分，留十呼，若灸者可灸三壮，主腹大不嗜食。以腹胀满，故尔取之。不已，刺三毛上各一痏，见血立已，左刺右，右刺左，谓大敦穴，厥阴之井也。善悲惊不乐，刺如右方。善悲惊不乐，亦如上法刺之。邪客于手阳明之络，令人耳聋，时不闻音，以其经支者，从缺盆上颈贯颊，又其络支别者，入耳会于宗脉，故病令人耳聋时不闻声。刺手大指次指爪甲上，去端如韭叶各一痏，立闻，亦同前商阳穴，不已，刺中指爪甲上与肉交者，立闻，谓中冲穴，手心主之井也，在手中指之端，去爪甲如韭叶陷者中，刺可入同身寸之一分，留三呼，若灸者可灸三壮。古经脱简，无络可寻加。此恐是刺小指爪甲上，与肉交者也。何以言之？下文云手少阴络会于耳中也。若小指之端，是谓少冲，手少阴之井，刺可入同身寸之一分，留一呼，若灸者可灸一壮。（【新校正云】按王氏恐是小指爪甲上少冲穴，按《甲乙经》手心主之正，上循喉咙出耳后合少阳完骨之下，如是则安得不刺中冲，而疑为少冲也。）其不时闻者，不可刺也。不时闻者，络气已绝，故不可刺。耳中生风者，亦刺之如此数，左刺右，右刺左。凡痹往来行无常处者，在分肉间痛而刺之，以月死生为数，用针者，随气盛衰，以为痏数，针过其日数则脱气，不及日数则气不泻，左刺右，右刺左，病已止。不已，复刺之如法。言所以约月死生为数者何，以随气之盛衰也。月生一日一痏，二日二痏，渐多之，十五日十五痏，十六日十四痏，渐少之。如是刺之，则无过数，无不及也。邪客于足阳明之经，令人鼽衄上齿寒，以其脉起于鼻交頞中，下循鼻外入上齿中，还出侠口环唇，下交承浆，却循颐后下廉出大迎，循颊车上耳前。故病令人鼽衄上齿寒也。复以其脉左右交于面部，故举经脉之病，以明缪处之类。故下文云。（【新校正云】按全元起本与《甲乙经》阳明之经作阳明之络。）刺足中指次指爪甲上，与肉交者各一痏，左刺右，右刺左。中当为大，亦传写中大之误也。据《灵枢经》《孔穴图经》中指次指爪甲上无穴，当言刺大指次指爪甲上，乃厉兑穴，阳明之井，不当更有次指二字也，厉兑者，刺可入同身寸之一分，留一呼，若灸者可灸一壮。（【新校正云】按《甲乙经》云：刺足中指爪甲上。无次指二字，盖以大指次指为中指义，与王注同。下文云足阳明中指爪甲上，亦谓此穴也。厉兑在足大指次指之端，去爪甲角如韭叶。）邪客于足少阳之络，令人胁痛不得息，咳而汗出，以其脉支别者，从目锐眦下大迎，合手少阳于䪼，下加颊车，下颈合缺盆以下胸中，贯鬲络肝属胆循胁，故令人胁痛咳而汗出。刺足小指次指爪甲上，与肉交者各一痏，谓窍阴穴，少阳之井也，刺可入同身寸之一分，留一呼，若灸者可灸三壮。（【新校正云】按《甲乙经》窍阴在足小指次指之端，去爪甲角如韭叶。）不得息立已，汗出立止，咳者温衣饮食，一日已，左刺右，右刺左，病立已，不已，复刺如法。邪客于足少阴之络，令人嗌痛不可内食，无故善怒，气上走贲上，以其经支别者，从肺出络心注胸中。又其正经，从肾上贯肝鬲入肺中，循喉咙侠舌本。故病令人嗌干痛，不可内食，无故善怒，气上走贲上也。贲，谓气奔也。（【新校正云】详王注以贲上为气奔者，非。按《难经》胃为贲门，杨玄操云：贲，鬲也。是气上走鬲上也。经既云气上走，安得更以贲为奔上之解邪！）刺足下中央之脉各三痏，凡六刺，立已，左刺右，右刺左。谓涌泉穴，少阴之井也，在足心陷者中，屈足蜷指宛宛中，刺可入同身寸之三分，留三呼，若灸者可灸三壮。嗌中肿，不能内唾，时不能出唾者，缪刺然骨之前，出血立已，左刺右，右刺左。亦足少阴之络也。以其络，并大经，循喉咙①，故尔刺之。此二十九字，本错简在邪客手足少阴太阴足阳明之络前，今迁于此。（【新校正云】详王注以其络并大经循喉咙，差互。按《甲乙经》足少阴之络并经上走心包，少阴之经循喉咙。今王氏之注，经与络交互，当以《甲乙经》为正也。）邪客于足太阴之络，令人腰痛，引少腹控䏚，不可以仰息，足太阴之络，从髀合阳明，上贯尻骨中，与厥阴少阳结于下髎，而循尻骨内入腹，上络嗌贯舌中。故腰痛则引少腹，控于䏚中也。䏚，谓季胁下之空软处也。受邪气则络拘急，故不可以仰伸而喘息也。《刺腰痛篇》中无息字。（【新校正云】详王注云足太阴之络，按《甲乙经》乃太阴之正，非络也。王氏谓之络者，未详其旨。）刺腰尻之解，两胂之上，是腰俞，以月死生为痏数，发针立已，左刺右，右刺左。腰尻骨间曰解，当中有腰俞，刺可入同身寸之二寸，（【新校正云】按《气府论》注作二分，《刺热论》注作二分，《水穴篇》注作二分，《热穴篇》注作二寸，《甲乙经》作二寸。）留七呼，主与经同。《中诰孔穴经》云：左取右，右取左。穴当中，不应尔也。次腰下侠尻有骨空各四，皆主腰痛，下髎主与经同，是足太阴厥阴少阳所结，刺可入同身寸之二寸，留十呼，若灸者可灸三壮。胂，谓两髁胂也。腰俞髁胂，皆当取之也。（【新校正云】按此邪客足太阴之络，并刺法一项，已见《刺腰痛篇》中，彼注甚详，此特多是腰俞三字耳。别按全元起本，旧无此三字。王氏颇知腰俞无左右取之理而注之，而不知全元起本旧无。）邪客于足太阳之络，令人拘挛背急，引胁而痛，以其经从髆内左右别下贯胂合腘中，故病令人拘挛背急引胁而痛。（【新校正云】按全元起本及《甲乙经》“引胁而痛”下，更云“内引心而痛”。）刺之从项始数脊椎侠脊，疾按之应手如痛，刺之傍三痏，立已。从项始数脊椎者，谓从大椎数之，至第二椎两傍各同身寸之一寸五分，内循脊两傍，按之有痛应手，则邪客之处也，随痛应手深浅，即而刺之。邪客在脊骨两傍，故言刺之傍也。邪客于足少阳之络，令人留于枢中痛，髀不可举，以其经出气街，绕毛际，横入髀厌中，故痛令人留于髀枢，后痛解不可举也。枢，谓髀枢也。刺枢中以毫针，寒则久留针，以月死生为数，立已。髀枢之后，则环铫穴也，正在髀枢后，故言刺髀枢后也。环铫者，足少阳脉气所发，刺可入同身寸之一寸，留二十呼，若灸者可灸三壮。毫针者，第七针也。（【新校正云】按《甲乙经》环铫在髀枢中，《气穴论》云在两髀厌分中，此经云刺枢中，而王氏以谓髀枢之后者，误也。）治诸经刺之，所过者不病，则缪刺之。正言也。经不病则邪在络，故缪刺

① 循：原缺，据守山阁校刻本补。

之。若经所过有病，是则经病，不当缪刺矣。耳聋，刺手阳明，不已，刺其通脉出耳前者。手阳明，谓前手大指次指去端如韭叶者也，是谓商阳。据《中诰孔穴图经》手阳明脉中商阳、合谷、阳溪、遍历四穴，并主耳聋。今经所指，谓前商阳，不谓此合谷等穴也。耳前通脉，手阳明脉，正当听会之分，刺入同身寸之四分，若灸者可灸三壮。齿龋，刺手阳明，不已，刺其脉入齿中，立已。据《甲乙》《流注图经》手阳明脉中商阳、二间、三间、合谷、阳溪、遍历、温留七穴，并主齿痛。手阳明脉贯颊入下齿中，足阳明脉循鼻外入上齿中也。邪客于五藏之间，其病也，脉引而痛，时来时止，视其病，缪刺之于手足爪甲上，各刺其井，左取右，右取左。视其脉，出其血，间日一刺，一刺不已，五刺已。有血脉者，则刺之如此数。缪传引上齿，齿唇寒痛，视其手背脉血者去之，若病缪传而引上齿，齿唇寒痛者，刺手背阳明络也。足阳明中指爪甲上一痏，手大指次指爪甲上各一痏，立已，左取右，右取左。谓第二指厉兑穴也。手大指次指，谓商阳穴，手阳明井也。《针经》曰：齿痛不恶清饮，取足阳明。恶清饮，取手阳明。(【新校正云】详前文邪客足阳明，刺中指次指爪甲上，是误剩次指二字，当如此只言中指爪甲上乃是也。)邪客于手足少阴、太阴、足阳明、之络，此五络皆会于耳中，上络左角，手少阴，真心脉。足少阴，肾脉。手太阴，肺脉。足太阴，脾脉。足阳明，胃脉。此五络皆会于耳中，而出络左额角也。五络俱竭，令人身脉皆动，而形无知也，其状若尸，或曰尸厥，言其卒冒闷而如死尸，身脉犹如常人而动也。然阴气盛于上，则下气熏上而邪气逆，邪气逆则阳气乱，阳气乱则五络闭结而不通，故其状若尸也。以是从厥而生，故或曰尸厥。刺其足大指内侧爪甲上，去端如韭叶，谓隐白穴，足太阴之井也，刺可入同身寸之一分，留三呼，若灸者可灸三壮。后刺足心，谓涌泉穴，足少阴之井也，刺同前取涌泉穴法。后刺足中指爪甲上各一痏，谓第二指，足阳明之井也，刺同前取厉兑穴法。后刺手大指内侧，去端如韭叶，谓少商穴，手太阴之井也，刺可入同身寸之一分，留三呼，若灸者可灸三壮。后刺手心主，谓中冲穴，手心主之井也，刺可入同身寸之一分，留三呼，若灸者可灸一壮。(【新校正云】按《甲乙经》不刺手心主，详此五络之数，亦不及手心主，而此刺之，是有六络未会，王冰相随注之不为明辨之旨也。)少阴锐骨之端各一痏，立已，谓神门穴，在掌后锐骨之端陷者中，手少阴之俞也，刺可入同身寸之三分，留三呼，若灸者可灸三壮。不已，以竹管吹其两耳，言使气入耳中，内助五络，令气复通也。当内管入耳，以手密擪之，勿令气泄，而极吹之，气蹷然后络脉通也。(【新校正云】按陶隐居云：吹其左耳极三度，复吹其右耳三度也。)剃其左角之发方一寸燔治，饮以美酒一杯，不能饮者灌之，立已。左角之发，是五络血之余，故剃之燔治，饮之以美酒也。酒者所以行药，势又炎上而内走于心，心主脉，故以美酒服之。凡刺之数，先视其经脉，切而从之，审其虚实而调之，不调者经刺之，有痛而经不病者缪刺之，因视其皮部有血络者尽取之，此缪刺之数也。

·四时刺逆从论篇第六十四·

【新校正云】按厥阴有余至筋急目痛，全元起本在第六卷。春气在经脉至篇末，全元起本在第一卷。

厥阴有余病阴痹，痹，谓痛也。阴，谓寒也。有余，谓厥阴气盛满，故阴发于外而为寒痹。(【新校正云】详王氏以痹为痛未通。) 不足病生热痹，阴不足则阳有余，故为热痹。滑则病狐疝风，涩则病少腹积气。厥阴脉循股阴入髦中，环阴器抵少腹，又其络支别者，循胫上睾结于茎，故为狐疝少腹积气也。(【新校正云】按杨上善云：狐夜不得尿，日出方得，人之所病与狐同，故曰狐疝。一曰孤疝，谓三焦孤府为疝，故曰孤疝。) 少阴有余病皮痹隐轸，不足病肺痹，肾水逆连于肺母故也。足少阴脉从肾上贯肝鬲入肺中，故有余病皮痹隐轸，不足病肺痹也。滑则病肺风疝，涩则病积溲血。以其正经入肺贯肾络膀胱，故为肺疝及积溲血也。太阴有余，病肉痹寒中，不足病脾痹，脾主肉，故如是。滑则病脾风疝，涩则病积心腹时满。太阴之脉入腹属脾络胃，其支别者复从胃别上鬲注心中，故为脾疝心腹时满也。阳明有余病脉痹身时热，不足病心痹，胃有余则上归于心，不足则心下痹，故为是。滑则病心风疝，涩则病积时善惊。心主之脉起于胸中，出属心包，下鬲历络三焦，故为心疝时善惊。太阳有余病骨痹身重，不足病肾痹。太阳与少阴为表里，故有余不足皆病归于肾也，滑则病肾风疝，涩则病积善时巅疾。太阳之脉交于巅上，入络脑，下循膂络肾，故为肾风及巅病也。少阳有余病筋痹胁满，不足病肝痹，少阳与厥阴为表里，故病归于肝。滑则病肝风疝，涩则病积时筋急目痛。肝主筋，故时筋急。厥阴之脉上出额与督脉会于巅，其支别者从目系下颊里，故目痛。是故春气在经脉，夏气在孙络，长夏气在肌肉，秋气在皮肤，冬气在骨髓中，帝曰：余愿闻其故。岐伯曰：春者，天气始开，地气始泄，冻解冰释，水行经通，故人气在脉。夏者，经满气溢，入孙络受血，皮肤充实。长夏者，经络皆盛，内溢肌中。秋者，天气始收，腠理闭塞，皮肤引急。引，谓牵引以缩急也。冬者盖藏，血气在中，内著骨髓，通于五藏。是故邪气者，常随四时之气血而入客也，至其变化不可为度，然必从其经气，辟除其邪，除其邪则乱气不生。得气而调，故不乱。帝曰：逆四时而生乱气奈何？岐伯曰：春刺络脉，血气外溢，令人少气；血气溢于外则中不足，故少气。(【新校正云】按自春刺络脉至令人目不明，与《诊要经终论》义同文异，彼注甚详于此，彼分四时，此分五时，然此有长夏刺肌肉之分，而逐时各阙刺秋分之事，疑此肌肉之分，即彼秋皮肤之分也。）春刺肌肉，血气环逆，令人上气；血逆气上，故上气。（【新校正云】按经阙春刺秋分。）春刺筋骨，血气内著，令人腹胀。内著不散故胀。夏刺经脉，血气乃竭，令人解㑊；血气竭少，故解㑊然不可名之也。解㑊，谓寒不寒，热不热，壮不壮，弱不弱，故不可名之也。夏刺肌肉，血气内却，令人善恐；却，闭也。血气内闭则阳气不通，故善恐。夏刺筋骨，血气上逆，令人善怒。血气上逆则怒气相应，故善怒。（【新校正云】按经阙夏刺秋分。）秋刺经脉，血气上逆，令人善忘；血气上逆，满于肺中，故善忘。秋刺络脉，气不外行，（【新校正云】按别本作血气不行，全元起本作气不卫外，《太素》同。）令人卧不欲动；以虚甚故。（【新校正云】按经阙秋刺长夏分。）秋刺筋骨，血气内散，令人寒栗。血气内散则中气虚，故寒栗。冬刺经脉，血气皆脱，令人目不明；以血气无所营故也。冬刺络脉，内气外泄，留为大痹；冬刺肌肉，阳气竭绝，令人善忘。阳气不壮，至春而竭，故善忘。（【新校正云】按经阙冬刺秋分。）凡此四时刺者，大逆之病，（【新校正云】按全元起本作六经之病。）不可不从也，反之，则生乱气相淫病焉。淫，不次也。不次而行，如浸淫相染而生病也。故刺不知四时之经，病之所生，以从为逆，正气内乱，与精相薄，必审九候，正气不乱，精气不转。不转，谓不逆转也。帝曰：善。刺五藏，中心一日死，其动为噫。《诊要经终论》曰：中心者环死。《刺禁论》曰：中心一日死，其动为噫。中肝五日死，其动为语。《诊要经终论》阙而不论。《刺禁论》曰：中肝五日死，其动为语。（【新校正云】按《甲乙经》“语”作“欠”。）中肺三日死，其动为咳。《诊要经终论》曰：中肺五日死。《刺禁论》曰：中肺三日死，其动为咳。中肾六日死，（【新校正云】按《甲乙经》作“三日死”。）其动为嚏欠。《诊要经终论》曰：中肾七日死。《刺禁论》曰：中肾六日死，其动为嚏。（【新校正云】按《甲乙经》无“欠”字。）中脾十日死，（【新校正云】按《甲乙经》作“十五日”。）其动为吞。《诊要经终论》曰：中脾五日死。《刺禁论》曰：中脾十日死，其动为吞。然此三论皆岐伯之言，而死日动变不同，传之误也。刺伤人五藏必死，其动，则依其藏之所变候知其死也。变，谓气动变也。中心下至此，并为逆从重文也。

·标本病传论篇第六十五·

【新校正云】按全元起本在第二卷《皮部论》篇前。

黄帝问曰：病有标本，刺有逆从，奈何？岐伯对曰：凡刺之方，必别阴阳，前后相应，逆从得施，标本相移，故曰有其在标而求之于标，有其在本而求之于本，有其在本而求之于标，有其在标而求之于本。故治有取标而得者，有取本而得者，有逆取而得者，有从取而得者。得病之情，知治大体，则逆从皆可，施必中焉。故知逆与从，正行无问。知标本者，万举万当；道不疑惑，识既深明，则无问于人，正行皆当。不知标本，是谓妄行。识犹褊浅，道未高深，举且见违，故行多妄。夫阴阳逆从标本之为道也，小而大，言一而知百病之害，著之至也。言别阴阳，知逆顺，法明著，见精微，观其所举则小，寻其所利则大，以斯明著，故言一而知百病之害。少而多，浅而博，可以言一而知百也。言少可以贯多，举浅可以料大者，何法之明？故非圣人之道，孰能至于是耶！故学之者，犹可以言一而知百病也。博，大也。以浅而知深，察近而知远，言标与本，易而勿及。虽事极深玄，人非咫尺，略以浅近，而悉贯之。然标本之道，虽易可为言，而世人识见无能及者。治反为逆，治得为从。先病而后逆者治其本，先逆而后病者治其本，先寒而后生病者治其本，先病而后生寒者治其本，先热而后生病者治其本，先热而后生中满者治其标，先病而后泄者治其本，先泄而后生他病者治其本，必且调之，乃治其他病，先病而后先中满者治其标，先中满而后烦心者治其本。人有客气。有同气。（【新校正云】按全元起本“同”作“固”。）小大不利治其标，小大利治其本。本，先病；标，后病。必谨察之。病发而有余，本而标之，先治其本，后治其标。病发而不足，标而本之，先治其标，后治其本。本而标之，谓有先病复有后病也。以其有余，故先治其本，后治其标也。标而本之，谓先发轻微缓者，后发重大急者。以其不足，故先治其标，后治其本也。谨察间甚，以意调之，间，谓多也；甚，谓少也。多，谓多形证而轻易；少，谓少形证而重难也。以意调之，谓审量标本不足有余，非谓舍法而以意妄为也。间者并行，甚者独行。先小大不利而后生病者治其本。并，谓他脉共受邪气而合病也。独，谓一经受病而无异气相参也。并甚则相传，传急则亦死。夫病传者，心病先心痛，藏真通于心，故心先痛。一日而咳，心火胜金，传于肺也。肺在变动为咳，故尔。三日胁支痛，肺金胜木，传于肝也。以其脉循胁肋，故如是。五日闭塞不通，身痛体重，肝木胜土，传于脾也。脾性安镇，木气乘之，故闭塞不通，身痛体重。三日不已死，以胜相伐，唯弱是从，五藏四伤，岂其能久，故为即死。冬夜半，夏日中。谓正子午之时也。或言冬夏有异，非也。昼夜之半，事甚昭然。（【新校正云】按《灵枢经》夫气入藏，病先发于心，一日而之肺，三日而之肝，五日而之脾，三日不已死，冬夜半，夏日中。《甲乙经》曰："病先发于心，心痛，一日之肺而咳，五日之肝，胁支痛，五日之脾，闭塞不通，身体重，三日不已死，冬夜半，夏日中。"详《素问》言其病，《灵枢》言其藏，《甲乙经》乃并《素问》《灵枢》二经之文，而病与藏兼举之。）肺病喘咳，藏真高于肺而主息，故喘咳也。三日而胁支满痛，肺传于肝。一日身重体痛，肝传于脾。五日而胀，自传于府。十日不已死，冬日入，夏日出。孟冬之中，日入于申之八刻三分。仲冬之中，日入于申之七刻三分。季冬之中，日入于申，与孟月等。孟夏之中，日出于寅之八刻一分，仲夏之中，日出于寅之十刻三分①，季夏之中，日出于寅，与孟月等也。肝病头目眩胁支满，藏真散于肝，脉内连目胁，故如是。三日体重身痛，肝传于肺②。五日而胀，自传于府。三日腰脊少腹痛胫酸，谓胃传于肾。以其脉起于足，循腨内出腘内廉，上股内后廉，贯脊属肾络膀胱，故如是也。腰为肾之府，故腰痛。三日不已死，冬日入，（【新校正云】按《甲乙经》作"日中"。）夏早食。日入早晏，如冬法也。早食谓早于食时，则卯正之时也。脾病身痛体重，藏真濡于脾而主肌肉，故尔。一日而胀，自传于府。二日少腹腰脊痛胫酸，胃传于肾。三日背胎筋痛小便闭，自传于府及之胎也。十日不已死，冬人定，夏晏食。人定，谓申后二十五刻；晏食，谓寅后二十五刻。肾病少腹腰脊痛䯒酸，藏真下于肾，故如是。三日背胎筋痛小便闭，自传于府。（【新校正云】按《灵枢经》云"之胎膀胱"，是自传于府及之胎也。）三日腹胀，膀胱传于小肠。（【新校正云】按《甲乙经》云：三日上之心，心胀。）三日两胁支痛，府传于藏。（【新校正云】按《灵枢经》云：三日之小肠，三日上之心。今云两胁支痛，是小肠府传心藏而发痛也。）三日不已死，冬大晨，夏晏晡。大晨，谓寅后九刻，大明之时也；晏晡，谓申后九刻，向昏之时也。胃病胀满，以其脉循腹，故如是。五日少腹腰脊痛䯒酸，胃传于肾。三日背胎筋痛小便闭，自传于府及之胎也。五日身体重，膀胱水府，传于脾也。（【新校正云】按《灵枢经》及《甲乙经》各云"五日上之心"，是膀胱传心，为相胜而身体重。今王氏言传脾者，误也。）六日不已死，冬夜半后，夏日昳。夜半后，谓子后八刻丑正时也。日昳，谓午后八刻未正时也。膀胱病小便闭，以其为津液之府，故尔。五日少腹胀腰脊痛䯒酸，自归于藏。一日腹胀，肾复传于小肠。一日身体痛，

---

① 十：守山阁校刻本作"七"，疑是。
② 肺：守山阁校刻本作"脾"。

小肠传于脾。(【新校正云】按《灵枢经》云“一日上之心”，是府传于藏也。《甲乙经》作“之脾”，与王注同。）二日不已死，冬鸡鸣，夏下晡。鸡鸣，谓早鸡鸣，丑正之分也。下晡，谓日下于晡时，申之后五刻也。诸病以次相传，如是者，皆有死期，不可刺。五藏相移皆如此，有缓传者，有急传者，缓者或一岁二岁三岁而死，其次或三月若六月而死，急者一日二日三日四日或五六日而死，则此类也。寻此病传之法，皆五行之气，考其日数，理不相应。夫以五行为纪，以不胜之数传于所胜者，谓火传于金当云一日，金传于木当云二日，木传于土当云四日，土传于水当云三日，水传于火当云五日也。若以已胜之数传于不胜者，则木三日传于土，土五日传于水，水一日传于火，火二日传于金，金四日传于水。经之传日，似法三阴三阳之气。《玉机真藏论》曰：“五藏相通，移皆有次。不治，三月若六月，若三日若六日，传而当死。”此与同也。虽尔，犹当临病详视日数，方悉是非尔。间一藏止，(【新校正云】按《甲乙经》无“止”字。）及至三四藏者，乃可刺也。间一藏止者，谓隔过前一藏而不更传也，则谓木传土，土传水，水传火，火传金，金传木而止，皆间隔一藏也。及至三四藏者，皆谓至前第三第四藏也。诸至三藏者，皆是其己不胜之气也。至四藏者，皆至己所生之父母也。不胜则不能为害，于彼所生则父子无克伐之期，气顺以行，故刺之可矣。

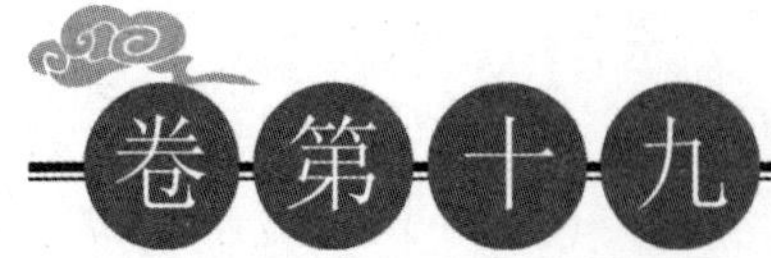

卷第十九

·天元纪大论篇第六十六·

黄帝问曰：天有五行，御五位，以生寒暑燥湿风；人有五藏，化五气，以生喜怒思忧恐。御，谓临御；化，谓生化也。天真之气，无所不周，器象虽殊，参应一也。（【新校正云】按《阴阳应象大论》云：喜怒悲忧恐。二论不同者，思者脾也，四藏皆受成焉；悲者，胜怒也。二论所以互相成也。）论言五运相袭而皆治之，终期之日，周而复始，余已知之矣，愿闻其与三阴三阳之候奈何合之。论，谓《六节藏象论》也。运，谓五行，应天之五运，各周三百六十五日而为纪者也。故曰终期之日，周而复始也。以六合五，数未参同，故问之也。鬼臾区稽首再拜对曰：昭乎哉问也！夫五运阴阳者，天地之道也，万物之纲纪，变化之父母，生杀之本始，神明之府也，可不通乎！道，谓化生之道。纲纪，谓生长化成收藏之纲纪也。父母，谓万物形之先也。本始，谓生杀皆因而有之也。夫有形禀气而不为五运阴阳之所摄者，未之有也。所以造化不极，能为万物生化之元始者，何哉？以其是神明之府故也。然合散不测，生化无穷，非神明运为，无能尔也。（【新校正云】详“阴阳者”至“神明之府也”，与《阴阳应象大论》同，而两论之注颇异。）故物生谓之化，物极谓之变，阴阳不测谓之神，神用无方谓之圣。所谓化变圣神之道也。化，施化也。变，散易也。神，无期也。圣，无思也。气之施化故曰生，气之散易故曰极，无期禀候故曰神，无思测量故曰圣。由化与变，故万物无能逃五运阴阳。由圣与神，故众妙无能出幽玄之理。深乎妙用，不可得而称之。（【新校正云】按《六微旨在论》云：物之生，从于化，物之极，由乎变，变化之相薄，成败之所由也。又《五常政大论》云：气始而生化，气散而有形，气布而蕃育，气终而象变。其致一也。）夫变化之为用也，应万化之用也。在天为玄，玄，远也。天道玄远，变化无穷。《传》曰：“天道远，人道迩”。在人为道，道，谓妙用之道也。经术政化，非道不成。在地为化，化，谓生化也。生万物者地，非土气孕育，则形质不成。化生五味，金石草木，根叶华实，酸苦甘淡辛咸，皆化气所生，随时而有。道生智，智通妙用，唯道所生。玄生神。玄远幽深，故生神也。神之为用，触遇玄通，契物化成，无不应也。神在天为风，风者，教之始，天之使也，天之号令也。在地为木，东方之化。在天为热，应火为用。在地为火，南方之化。在天为湿，应土为用。在地为土，中央之化。在天为燥，应金为用。在地为金，西方之化。在天为寒，应水为用。在地为水。北方之化。神之为用，如上五化，木为风所生，火为热所炽，金为燥所发，水为寒所资，土为湿所全，盖初因而成立也。虽初因之以化成，卒因之以败散尔。岂五行之独有是哉，凡因所因而成立者，悉因所因而散落尔。（【新校正云】详“在天为玄”至此，则与《阴阳应象大论》及《五运行大论》文重，注颇异。）故在天为气，在地成形，气，谓风热湿燥寒。形，谓木火土金水。形气相感而化生万物矣。此造化生成之大纪。然天地者，万物之上下也；天覆地载，上下相临，万物化生，无遗略也。由是故万物自生自长，自化自成，自盈自虚，自复自变也。夫变者何？谓生之气极本而更始化也。孔子曰：曲成万物而不遗。左右者，阴阳之道路也；天有六气御下，地有五行奉上。当岁者为上，主司天。承岁者为下，主司地。不当岁者，二气居右，北行转之，二气居左，南行转之。金木水火运，面北正之，常左为右，右为左，则右者南行，左者北行而反也。（【新校正云】详上下左右之说，义具《五运行大论》中。）水火者，阴阳之征兆也；征，信也，验也；兆，先也。以水火之寒热，彰信阴阳之先兆也。金木者，生成之终始也。木主发生应春，春为生化之始。金主收敛应秋，秋为成实之终。终始不息，其化常行，故万物生长化成收藏自久。（【新校正云】按《阴阳应象大论》曰，天地者，万物之上下也；阴阳者，血气之男女也；左右者，阴阳之道路也；水火者，阴阳之征兆也；阴阳者，万物之能始也。与此论相出入也。）气有多少，形有盛衰，上下相召而损益彰矣。气有多少，谓天之阴阳三等，多少不同秩也。形有盛衰，谓五运之气，有太过不及也。由是少多衰盛，天地相召，而阴阳损益昭然彰著可见也。（【新校正云】详阴阳三等之义，具下文注中。）帝曰：愿闻五运之主时也，何如？时，四时也。鬼臾区曰：五气运行，各终期日，非独主时也。一运之日，终三百六十五日四分度之一乃易之，非主一时当其王相囚死而为绝法也，气交之内，迢然而别有之也。帝曰：请闻其所谓也。鬼臾区曰：臣积考《太始天元册文》曰：《天元册》，所以记天真元气运行之纪也。自神农之世，鬼臾区十世祖始诵而行之，此太古占候灵文。洎乎伏羲之时，已镌诸玉版，命曰《册文》。太古灵文，故命曰《太始天元册》也。（【新校正云】详今世有《天元玉册》，或者以为即此《太始天元册文》，非是。）太虚寥廓，肇基化元，太虚，谓空玄之境，真气之所充，神明之宫府也。真气精微，无远不至，故能为生化之本始，运气之真元矣。肇，始也；基，本也。万物资始，五运终天，五运，谓木火土金水运也；终天，谓一岁三百六十五日四分度之一也，终始更代，周而复始也。言五运更统于太虚，四时随部而迁复，六气分居而异主，万物因之以化生，非曰自然，其谁能始？故曰万物资始。《易》曰："大哉乾元，万物资始，乃统天，云行雨施，品物流形。"孔子曰："天何言哉，四时行焉，百物生焉。"此其义也。布气真灵，总统坤元，太虚真气，无所不至也，气齐生有，故禀气含灵者，抱真气以生焉。总统坤元，言天元气常司地气，化生之道也。《易》曰："至哉坤元，万物资生，乃顺承天也。"九星悬朗，七曜周旋，九星，上古之时也。上古世质人淳，归真反朴，九星悬朗，五运齐宜。中古道德稍衰，标星藏曜，故计星之见者七焉。九星，谓天蓬、天内、天冲、天辅、天禽、天心、天任、天柱、天英①，此盖从标而为始，遁甲、式法，今犹用焉。七曜，谓日月五星，今外蕃具以此历为举动吉凶之信也。周，谓周天之度；旋，谓左循天度而行。五星之行，犹各有进退高下小大矣。曰阴曰阳，曰柔曰刚，阴阳，天道也；柔刚，地道也。天以阳生阴长，地以柔化刚成也。《易》曰："立天之道，曰阴与阳。立地之道，曰柔与刚。"此之谓也。幽显既位，寒暑弛张，幽显既位，言人神各得其序。寒暑弛张，言阴阳不失其宜也。人神各守所居，无相干犯，阴阳不失其序，物得其宜。天地之道且然，人神之理亦犹也。（【新校正云】按《至真要大论》云：幽明何如？岐伯曰：两阴交尽故曰幽，两阳合明故曰明，幽明之配，寒暑之异也。）生生化化，品物咸章。上生，谓生之有情有识之类也；下生，谓生之无情无识之类也。上化，谓形容彰显者也；下化，谓藏匿形容者也。有情有识，彰显形容，天气主之。无情无识，蔽匿形质，地气主之。禀元灵气之所化育尔。《易》曰："天地絪缊，万物化醇。"斯之谓欤！臣斯十世，此之谓也。传习斯文，至鬼臾区，十世于兹，不敢失坠。

帝曰：善。何谓气有多少，形有盛衰？鬼臾区曰：阴阳之气各有多少，故曰三阴三阳也。由气有多少，故随其升降，分为三别也。（【新校正云】按《至真要大论》云：阴阳之三也何谓？岐伯曰：气有多少异用。王冰云：太阴为正阴，太阳为正阳，次少者为少阴，次少者为少阳，又次为阳明，又次为厥阴。）形有盛衰，谓五行之治，各有太过不及也。太过，有余也；不及，不足也。气至不足，太过迎之；气至太过，不足随之。天地之气，亏盈如此，故云形有盛衰也。故其始也，有余而往，不足随之，不足而往，有余从之，知迎知随，气可与期。言亏盈无常，互有胜负尔。始，谓甲子岁也。《六微旨大论》曰：天气始于甲，地气始于子，子甲相合，命曰岁立，此之谓也。则始甲子之岁，三百六十五日，所禀之气，当不足也，次而推之，终六甲也，故有余已则不足，不足已则有余。亦有岁运非有余非不足者，盖以同天地之化也。若余已复余，少已复少，则天地之道变常，而灾害作，苛疾生矣。（【新校正云】按《六微旨大论》云：木运临卯，火运临午，土运临四季，金运临酉，水运临子，所谓岁会，气之平也。又按《五常政大论》云：委和之

① 天内：守山阁校刻本作"天芮"。

纪，上角与正角同，上商与正商同，上宫与正宫同。伏明之纪，上商与正商同。卑监之纪，上宫与正宫同，上角与正角同。从革之纪，上商与正商同，上角与正角同。涸流之纪，上宫与正宫同。赫曦之纪，上羽与正徵同。坚成之纪，上徵与正商同。又《六元正纪大论》云：不及而加同岁会。已前诸岁并为正岁，气之平也。今王注以同天之化为非有余不足者，非也。）应天为天符，承岁为岁直，三合为治。应天，谓木运之岁上见厥阴，火运之岁上见少阳、少阴，土运之岁上见太阴，金运之岁上见阳明，水运之岁上见太阳，此五者天气下降，如合符运，故曰应天为天符也。承岁，谓木运之岁，岁当于卯；火运之岁，岁当于午；土运之岁，岁当辰戌丑未；金运之岁，岁当于酉；水运之岁，岁当于子。此五者岁之所直，故曰承岁为岁直也。三合，谓火运之岁，上见少阴，年辰临午；土运之岁，上见太阴，年辰临丑未；金运之岁，上见阳明，年辰临酉。此三者天气、运气与年辰俱会，故云三合为治也。岁直亦曰岁位，三合亦为天符。《六微旨大论》曰：天符岁会，曰太一天符，谓天、运与岁俱会也。（【新校正云】按天符岁会之详，具《六微旨大论》中。又详火运，上少阴，年辰临午，即戊午岁也。土运，上太阴，年辰临丑未，即己丑、己未岁也；金运，上阳明，年辰临酉，即乙酉岁也。）帝曰：上下相召奈何？鬼臾区曰：寒暑燥湿风火，天之阴阳也，三阴三阳上奉之。太阳为寒，少阳为暑，阳明为燥，太阴为湿，厥阴为风，少阴为火，皆其元在天，故曰天之阴阳也。木火土金水火，地之阴阳也，生长化收藏下应之。木，初气也；火，二气也；相火，三气也；土，四气也；金，五气也；水，终气也；以其在地应天，故云下应也。气在地，故曰地之阴阳也。（【新校正云】按《六微旨大论》曰：地理之应六节气位何如？岐伯曰："显明之右，君火之位。退行一步，相火治之；复行一步，土气治之；复行一步，金气治之；复行一步，水气治之；复行一步，木气治之。"此即木火土金水火，地之阴阳之义也。）天以阳生阴长，地以阳杀阴藏。生长者天之道，藏杀者地之道。天阳主生，故以阳生阴长；地阴主杀，故以阳杀阴藏。天地虽高下不同，而各有阴阳之运用也。（【新校正云】详此经与《阴阳应象大论》文重，注颇异。）天有阴阳，地亦有阴阳。天有阴故能下降，地有阳故能上腾，是以各有阴阳也。阴阳交泰，故化变由之成也。木火土金水火，地之阴阳也，生长化收藏。故阳中有阴，阴中有阳。阴阳之气，极则过亢，故各兼之。《阴阳应象大论》曰：寒极生热，热极生寒。又曰：重阴必阳，重阳必阴。言气极则变也。故阳中兼阴，阴中兼阳。《易》之卦，离中虚，坎中实，此其义象也。所以欲知天地之阴阳者，应天之气，动而不息，故五岁而右迁，应地之气，静而守位，故六期而环会，天有六气，地有五位，天以六气临地，地以五位承天，盖以天气不加君火故也。以六加五，则五岁而余一气，故迁一位。若以五承六，则常六岁乃备尽天元之气，故六年而环会，所谓周而复始也。地气左行，往而不返，天气东转，常自火运数五岁已，其次气正当君火气之上，法不加临，则右迁君火气上，以临相火之上，故曰五岁而右迁也。由斯动静，上下相临，而天地万物之情，变化之机可见矣。动静相召，上下相临，阴阳相错，而变由生也。天地之道，变化之微，其由是矣。孔子曰："天地设位，而易行乎其中。”此之谓也。（【新校正云】按《五运行大论》云：上下相遘，寒暑相临，气相得则和，不相得则病。又云：上者右行，下者左行，左右周天，余而复会。）帝曰：上下周纪，其有数乎？鬼臾区曰：天以六为节，地以五为制。周天气者，六期为一备；终地纪者，五岁为一周。六节，谓六气之分；五制，谓五位之分。位应一岁，气统一年，故五岁为一周，六年为一备。备，谓备历天气；周，谓周行地位。所以地位六而言五者，天气不临君火故也。君火以名①，相火以位。君火在相火之右，但立名于君位，不立岁气，故天之六气，不偶其气以行，君火之政，守位而奉天之命，以宣行火令尔。以名奉天，故曰君火以名；守位禀命，故云相火以位。五六相合而七百二十气为一纪，凡三十岁；千四百四十气，凡六十岁，而为一周，不及、太过，斯皆见矣。历法一气十五日，因而乘之，积七百二十气，即三十年，积千四百四十气，即六十年也。经云：有余而往，不足随之，不足而往，有余从之。故六十年中，不及太过，斯皆见矣。（【新校正云】按《六节藏象论》云：五日谓之候，三候谓之气，六气谓之时，四时谓之岁，而各从其主治焉。五运相袭，而皆治之，终期之日，周而复始，时立气布，如环无端，候亦同法。故曰不知年之所加，气之盛衰，虚实之所起，不可为工矣。）帝曰：夫子之言，上终天气，下毕地纪，可谓悉矣。余愿闻而藏之，上以治民，下以治身，使百姓昭著，上下和亲，德泽下流，子孙无忧，传之后世，无有终时，可得闻乎？安不忘危，存不忘亡，大圣之至教也；求民之瘼，恤民之隐，大圣之深仁也。鬼臾区曰：至数之机，迫迮以微，其来可见，其往可追。敬之者昌，慢之者亡，无道行私，必得夭殃。谓传非其人，授于情狎，及寄求名利者也。谨奉天道，请言真要。申誓戒于君王，乃明言天道，至真之要旨也。帝曰：善言始者，必会于终；善言近者，必知其远。数术明著，应用不差，故远近于言，始终无谬。是则至数极而道不惑，所谓明矣。愿夫子推而次之，令有条理，简而不匮，久而不绝，易用难忘，为之纲纪，至数之要，愿尽闻之。简，省要也；匮，乏也；久，远也；要，枢纽也。鬼臾区曰：昭乎哉问！明乎哉道！如鼓之应桴，响之应声也。桴，鼓椎也。响，应声也。臣闻之，甲己之岁，土运统之；乙庚之岁，金运统之；丙辛之岁，水运统之；丁壬之岁，木运统之；戊癸之岁，火运统之。太始天地初分之时，阴阳析位之际，天分五气，地列五行。五行定位，布政于四方；五气分流，散支于十干。当时黄气横于甲己，白气横于乙庚，黑气横于丙辛，青气横于丁壬，赤气横于戊癸。故甲己应土运，乙庚应金运，丙辛应水运，丁壬应木运，戊癸应火运。太古圣人望气以书天册，贤者谨奉以纪天元，下论文义备矣。（【新校正云】详运有太过、不及、平气，甲庚丙壬戊主太过，乙辛丁癸己主不及，大法如此。取平气之法，其说不一，具如诸篇。）帝曰：其于三阴三阳，合之奈何？鬼

① 名：原作“明”，据注文改。

臾区曰：子午之岁，上见少阴；丑未之岁，上见太阴；寅申之岁，上见少阳；卯酉之岁，上见阳明；辰戌之岁，上见太阳；巳亥之岁，上见厥阴。少阴所谓标也，厥阴所谓终也。标，谓上首也。终，谓当三甲六甲之终。（【新校正云】详午未寅酉戌亥之岁为正化，正司化令之实；子丑申卯辰巳之岁为对化，对司化令之虚。此其大法也。）厥阴之上，风气主之；少阴之上，热气主之；太阴之上，湿气主之；少阳之上，相火主之；阳明之上，燥气主之；太阳之上，寒气主之。所谓本也，是谓六元。三阴三阳为标，寒暑燥湿风火为本，故云所谓本也。天真元气，分为六化，以统坤元生成之用，征其应用则六化不同，本其所生则正是真元之一气，故曰六元也。（【新校正云】按别本“六元”作“天元”也。）帝曰：光乎哉道！明乎哉论！请著之玉版，藏之金匮，署曰《天元纪》。

·五运行大论篇第六十七·

黄帝坐明堂，始正天纲，临观八极，考建五常，明堂，布政宫也；八极，八方目极之所也。考，谓考校；建，谓建立也。五常，谓五气，行天地之中者也。端居正气，以候天和。请天师而问之曰：《论》言天地之动静，神明为之纪，阴阳之升降，寒暑彰其兆。（【新校正云】详论，谓《阴阳应象大论》及《气交变大论》文。彼云阴阳之往复，寒暑彰其兆。）余闻五运之数于夫子，夫子之所言，正五气之各主岁尔，首甲定运，余因论之。鬼臾区曰：土主甲己，金主乙庚，水主丙辛，木主丁壬，火主戊癸。子午之上，少阴主之；丑未之上，太阴主之；寅申之上，少阳主之；卯酉之上，阳明主之；辰戌之上，太阳主之；巳亥之上，厥阴主之。不合阴阳，其故何也？首甲，谓六甲之初，则甲子年也。岐伯曰：是明道也，此天地之阴阳也。上古圣人仰观天象，以正阴阳。夫阴阳之道，非不昭然，而人昧宗源，述其本始，则百端疑议，从是而生。黄帝恐至理真宗，便因诬废，愍念黎庶，故启问之。天师知道出从真，必非谬述，故对上曰：是明道也，此天地之阴阳也。《阴阳法》曰：甲己合，乙庚合，丙辛合，丁壬合，戊癸合。盖取圣人仰观天象之义。不然，则十干之位，各在一方，征其离合，事亦寥阔。呜呼远哉！百姓日用而不知尔。故太上立言曰：吾言甚易知，甚易行；天下莫能知，莫能行。此其类也。（【新校正云】详金主乙庚者，乙者庚之柔，庚者乙之刚，大而言之阴与阳，小而言之夫与妇，是刚柔之事也。余并如此。）夫数之可数者，人中之阴阳也，然所合，数之可得者也。夫阴阳者，数之可十，推之可百；数之可千，推之可万。天地阴阳者，不以数推以象之谓也。言智识偏浅，不见原由，虽所指弥远，其知弥近，得其元始，桴鼓非遥。帝曰：愿闻其所始也。岐伯曰：昭乎哉问也！臣览《太始天元册文》，丹天之气经于牛、女戊分，黅天之气经于心、尾己分，苍天之气经于危、室、柳、鬼，素天之气经于亢、氐、昴、毕，玄天之气经于张、翼、娄、胃。所谓戊己分者，奎壁、角轸，则天地之门户也。戊土属乾，己土属巽。《遁甲经》曰：六戊为天门，六己为地户，晨暮占雨，以西北、东南。义取此。雨为土用，湿气生之，故此占焉。夫候之所始，道之所生，不可不通也。帝曰：善。《论》言天地者，万物之上下，左右者，阴阳之道路，未知其所谓也。论，谓《天元纪》及《阴阳应象论》也。岐伯曰：所谓上下者，岁上下见阴阳之所在也。左右者，诸上见厥阴，左少阴右太阳；见少阴，左太阴右厥阴；见太阴，左少阳右少阴；见少阳，左阳明右太阴；见阳明，左太阳右少阳；见太阳，左厥阴右阳明。所谓面北而命其位，言其见也。面向北而言之也。上，南也；下，北也；左，西也；右，东也。帝曰：何谓下？岐伯曰：厥阴在上则少阳在下，左阳明右太阴；少阴在上则阳明在下，左太阳右少阳；太阴在上则太阳在下，左厥阴右阳明；少阳在上则厥阴在下，左少阴右太阳；阳明在上则少阴在下，左太阴右厥阴；太阳在上则太阴在下，左少阳右少阴。所谓面南而命其位，言其见也。主岁者位在南，故面北而言其左右。在下者位在北，故面南而言其左右也。上，天位也；下，地位也。西南，左东也，右西也，上下异而左右殊也。上下相遘，寒暑相临，气相得则和，不相得则病。木火相临，金水相临，水木相临，火土相临，土金相临，为相得也。土木相临，土水相临，水火相临，火金相临，金木相临，为不相得也。上临下为顺，下临土为逆。逆亦郁抑而病生，土临相火君火之类者也。帝曰：气相得而病者何也？岐伯曰：以下临上，不当位也。六位相临，假令土临火，火临木，木临水，水临金，金临上，皆为以下临上，不当位也。父子之义，子为下，父为上，以子临父，不亦逆乎！帝曰：动静何如？言天地之行左右也。岐伯曰：上者右行，下者左行，左右周天，余而复会也。上，天也；下，地也。周天，谓天周地五行之位也。天垂六气，地布五行，天顺地而左回，地承天而东转，木运之后，天气常余，余气不加于君火，却退一步加临相火之上，是以每五岁已，退一位而右迁，故曰左右周天，余而复会。会，遇也，合也。言天地之道，常五岁毕，则以余气迁加，复与五行座位再相会合，而为岁法也。周天，谓天周地位，非周天之六气也。帝曰：余闻鬼臾区曰：应地者静。今夫子乃言下者左行，不知其所谓也，愿闻何以生之乎？诘异也。（【新校正云】按鬼臾区言应地者静，见《天元纪大论》中。）岐伯曰：天地动静，五行迁复，虽鬼臾区其上候而已，犹不能遍明。不能遍明，无求备也。夫变化之用，天垂象，地成形，七曜纬虚，五行丽地。地者，所以载生成之形类也。虚者，所以列应天之精气也。形精之动，犹根本之与枝叶也，仰观其象，虽远可知也。观五星之东转，则地体左行之理，昭然可知也。丽，著也。有形之物，未有不依据物而得全者也。帝曰：地之为下否乎？言转不居，为下乎？为否乎？岐伯曰：地为人之下，太虚之中者也。言人之所居，可谓下矣，征其至理，则是太虚之中一物尔。《易》曰“坤厚载物，德合无疆”，此之谓也。帝曰：冯乎？言太虚无碍，地体何冯而止住？岐伯曰：大气举之也。大气，谓造化之气，任持太虚者也。所以太虚不屈，地久天长者，盖由造化之气任持之也。气化而变，不任持之，则太虚之器亦败坏矣。夫落叶飞空，不疾而下，为其乘气，故势不得速焉。凡之有形，处地之上者，皆有生化之气任持之也。然器有大小不同，坏有迟速之异，及至气不任持，则大小之坏一也。燥以干之，暑以蒸之，风以动之，湿以润之，寒以坚之，火以温之。故风寒在下，燥热在上，湿气在中，火游行其间，寒暑六入，故令虚而生化也。地体之中，凡有六入：一曰燥，二曰暑，三曰风，四曰湿，五曰寒，六曰火。受燥故干性生焉，受暑故蒸性生焉，受风故动性生焉，受温故润性生焉，受寒故坚性生焉，受火故温性生焉，此谓天之六气也。故燥胜则地干，暑胜则地热，风胜则地动，湿胜则地泥，寒胜则地裂，火胜则地固矣。六气之用。帝曰：天地之气，何以候之？岐伯曰：天地之气，胜复之作，不形于诊也。言平气及胜复，皆以形证观察，不以诊知也。《脉法》曰：天地之变，无以脉诊。此之谓也。天地以气不以位，故不当以脉知之。帝曰：间气何如？岐伯曰：随气所在，期于左右。于左右尺寸四部，分位承之，以知应与不应，过与不过。帝曰：期之奈何？岐伯曰：从其气则和，违其气则病，谓当沉不沉，当浮不浮，当涩不涩，当钩不钩，当弦不弦，当大不大之类也。(【新校正云】按《至真要大论》云：厥阴之至其脉弦，少阴之至其脉钩，太阴之至其脉沉，少阳之至大而浮，阳明之至短而涩，太阳之至大而长。至而和则平，至而甚则病，至而反则病，至而不至者病，未至而至者病，阴阳易者危。）不当其位者病，见于他位也。迭移其位者病，谓左见右脉，右见左脉，气差错故尔。失守其位者危，已见于他乡，本宫见贼杀之气，故病危。尺寸反者死，子午卯酉四岁有之。反，谓岁当阴在寸而脉反见于尺，岁当阳在尺而脉反见于寸，尺寸俱乃谓反也。若尺独然，或寸独然，是不应气，非反也。阴阳交者死。寅申巳亥丑未辰戌八年有之。交谓岁当阴在右脉反见左，岁当阳在左脉反见右，左右交见是谓交。若左独然，或右独然，是不应气，非交也。先立其年，以知其气，左右应见，然后乃可以言死生之逆顺。经言岁气备矣。(【新校正云】详此备《六元正纪大论》中。)

帝曰：寒暑燥湿风火，在人合之奈何？其于万物何以生化？合，谓中外相应；生，谓承化而生；化，谓成立众象也。岐伯曰：东方生风，东者日之初，风者教之始，天之使也，所以发号施令，故生自东方也。景霁山昏，苍埃际合，崖谷若一，岩岫之风也。黄白昏埃，晚空如堵，独见天垂，川泽之风也。加以黄黑，白埃承下，山泽之猛、风也。**风生木**，阳升风鼓，草木敷荣，故曰风生木也，此和气之生化也。若风气施化则飘扬敷折，其为变极则木拔草除也。运乘丁卯、丁丑、丁亥、丁酉、丁未、丁巳之岁，则风化不足。若乘壬申、壬午、壬辰、壬寅、壬子、壬戌之岁，则风化有余于万物也。（【新校正云】详王注以丁壬分运之有余不足。或者以丁卯、丁亥、丁巳、壬申、壬寅五岁，为天符、同天符、正岁会，非有余不足，为平木运，以王注为非，是不知大统也。必欲细分，虽除此五岁，亦未为尽。下文火土金水运等，并同此。）**木生酸**，万物味酸者，皆始自木气之生化也。**酸生肝**，酸味入胃，生养于肝藏。**肝生筋**，酸味入肝，自肝藏布化，生成于筋膜也。**筋生心**。酸气荣养筋膜毕已，自筋流化，乃入于心。**其在天为玄**，玄，谓玄冥也。丑之终，东方白。寅之初，天色反黑，太虚皆暗，在天为玄象可见。（【新校正云】详"在天为玄"至"化生气"七句，通言六气五行生化之大法，非东方独有之也。而王注玄谓丑之终寅之初天色黑，则专言在东方，不兼诸方，此注未通。）**在人为道**，正理之道，生养之政化也。**在地为化**。化，生化也。有生化而后有万物，万物无非化气以生成者也。**化生五味**，金玉土石，草木菜果，根茎枝叶，花谷实核，无识之类，皆地化生也。**道生智**，智，正知也，虑远也。知正则不疑于事，虑远则不涉于危，以道处之，理符于智。《灵枢经》曰：因虑而处物谓之智。**玄生神**，神用无方，深微莫测，迹见形隐，物鲜能期。由是则玄冥之中，神明栖据，隐而不见，玄生神明也。**化生气**。飞走蚑行，鳞介毛倮羽，五类变化，内属神机，虽为五味所该，然其生禀则异，故又曰化生气也。此上七句，通言六气五行生化之大法，非东方独有之也。（【新校正云】按《阴阳应象大论》及《天元纪大论》无"化生气"一句。）**神在天为风**，鸣紊启坼，风之化也；振拉摧拔，风之用也。岁属厥阴在上，则风化于天；厥阴在下，则风行于地。**在地为木**，长短曲直，木之体也；干举机发，木之用也。**在体为筋**，维结束络，筋之体也；缧纵卷舒，筋之用也。**在气为柔**，木化宣发，风化所行，则物体柔耎。**在藏为肝**。肝有二布叶，一小叶，如木甲拆之象也。各有支络，脉游于中以宣发阳和之气，魂之宫也。为将军之官，谋虑出焉。乘丁岁，则肝藏及经络先受邪而为病也。胆府同。**其性为暄**，暄，温也，肝木之性也。**其德为和**，敷布和气于万物，木之德也。（【新校正云】按《气交变大论》云：其德敷和。）**其用为动**，风摇而动，无风则万类皆静。（【新校正云】按木之用为动，火太过之政亦为动，盖火木之主暴速，故俱为动。）**其色为苍**，有形之类，乘木之化，则外色皆见薄青之色。今东方之地，草木之上，色皆苍。遇丁岁，则苍物兼白及黄，色不纯也。**其化为荣**，荣，美色也。四时之中，物见华荣，颜色鲜丽者，皆木化之所生也。（【新校正云】按《气交变大论》云：其化生荣。）**其虫毛**，万物发生，如毛在皮。**其政为散**，发散生气于万物。（【新校正云】按《气交变大论》云：其政舒启。详木之政散，平木之政发散，木太过之政散，土不及之气散，金之用散落，木之灾散落。所以为散之异有六，而散之义惟二，一谓发散之散，是木之气也；二谓散落之散，是金之气所为也。）**其令宣发**，阳和之气，舒而散也。**其变摧拉**，摧，拔成者也。（【新校正云】按《气交变大论》云：其变振发。）**其眚为陨**，陨，坠也。大风暴起，草泯木坠。（【新校正云】按《气交变大论》云：其灾散落。）**其味为酸**，夫物之化之变而有酸味者，皆木气之所成败也。今东方之野，生味多酸。**其志为怒**。怒，直声也。怒所以威物。**怒伤肝**，凡物之用极，皆自伤也。怒发于肝，而反伤肝藏。**悲胜怒**；悲发而怒止，胜之信也。（【新校正云】详五志"悲"当为"忧"，盖忧伤意、悲伤魂，故云悲胜怒也。）**风伤肝**，亦犹风之折木也。风生于木而反折之，用极而衰①。（【新校正云】按《阴阳应象大论》云：风伤筋。）**燥胜风**；风自木生，燥为金化，风余则制之以燥，肝盛则治之以凉，凉清所行，金之气也。**酸伤筋**，酸泻肝气，泻甚则伤其气。《灵枢经》曰：酸走筋，筋病无多食酸。以此尔。走筋，谓宣行其气速疾也。气血肉骨同。（【新校正云】详注云《灵枢经》云，乃是《素问·宣明五气篇》文。按《甲乙经》以此为《素问》，王云《灵枢经》者误也。）**辛胜酸**。辛，金味，故胜木之酸，酸余则胜之以辛也。

南方生热，阳盛所生，相火、君火之政也，太虚昏翳，其若轻尘，山川悉然，热之气也。大明不彰，其色如丹，郁热之气也。若行云暴升，嵸然叶积，乍盈乍缩，崖谷之热也。**热生火**，热甚之气，火运盛明，故曰热生火。火者，盛阳之生化也，热气施化则炎暑郁燠，其为变极则燔灼销融。运乘癸酉、癸未、癸巳、癸卯、癸丑、癸亥岁，则热化不足。若乘戊辰、戊寅、戊子、戊戌、戊申、戊午岁，则热化有余。火有君火、相火，故曰热生火，又云火也。**火生苦**，物之味苦者，皆始自火之生化也。甘物遇火，体焦则苦，苦从火化，其可征也。**苦生心**，苦物入胃，化入于心，故诸癸岁则苦化少，诸戊岁则苦化多。**心生血**，苦味自心化已，则布化生血脉。**血生脾**。苦味营血已，自血流化，生养脾也。**其在天为热**，亦神化气也。暄暑郁蒸，热之化也；炎赫沸腾，热之用也。岁属少阴、少阳在上则热化于天，在下则热行于地。**在地为火**，光显炳明，火之体也。燔燎焦然，火之用也。**在体为脉**，流行血气，脉之体也；壅泄虚实，脉之用也。络脉同。**在气为息**，息，长也。**在藏为心**。心形如未敷莲花，中有九空，以导引天真之气，神之宇也。为君主之官，神明出焉。乘癸岁，则心与经络受邪而为病。小肠府亦然。**其性为暑**，暑，热也，心之气性也。**其德为显**，明显见象，定而可取，火之德也。（【新校正云】按《气交变大论》云：其德彰显。）**其用为躁**，火性躁动，不专定也。**其色为赤**，生化之物，乘火化者，悉表备赭丹之色。今南方之地，草木之上，皆兼赤色。乘癸岁，则赤色之物，兼黑及白也。**其化为茂**，茂，蕃盛也。（【新校正云】按《气交变大论》云：其化蕃茂。）**其虫羽**，参差长短，象火之形。**其政为明**，明曜彰见，无所藏匿，火之政也。（【新校正云】按《气交变大论》云：其政明曜。又按

---

① 衰：原作"舒"，据守山阁校刻本改。

火之政明，水之气明。水火异而明同者，火之明明于外，水之明明于内，明虽同而实异也。）**其令郁蒸**，郁，盛也；蒸，热也，言盛热气如蒸也。（【新校正云】详注谓郁为盛，其义未安。按王冰注《五常政大论》云：郁谓郁燠，不舒畅也。当如此解。）**其变炎烁**，热甚炎赫，烁石流金，火之极变也。（【新校正云】按《气交变大论》云：其变销烁。）**其眚燔焫**，燔焫山川，旋及屋宇，火之灾也。（【新校正云】按《气交变大论》云：其灾燔焫。）**其味为苦**，物之化之变而有苦味者，皆火气之所合散也。今南方之野，生物多苦。**其志为喜**。喜，悦乐也，悦以和志。**喜伤心**，言其过也。喜发于心而反伤心，亦犹风之折木也。过则气竭，故见伤也。**恐胜喜**；恐至则喜乐皆泯，胜喜之理，目击道存。恐则水之气也。**热伤气**，天热则气伏不见，人热则气促喘急，热之伤气，理亦可征。此皆谓大热也，小热之气，犹生诸气也。《阴阳应象大论》曰：壮火散气，少火生气。此其义也。**寒胜热**，寒胜则热退，阴盛则阳衰，制热以寒，是求胜也。**苦伤气**，大凡如此尔。苦之伤气，以其燥也，苦加以热，则伤尤甚也。何以明之？饮酒气促，多则喘急，此其信也。苦寒之物，偏服岁久，益火滋甚，亦伤气也。暂以方治，乃同少火，反生气也。（【新校正云】详此论所伤之旨有三：东方曰风伤肝酸伤筋，中央曰湿伤肉甘伤脾，西方曰辛伤皮毛，是自伤者也；南方曰热伤气、苦伤气，北方曰寒伤血咸伤血，是伤己所胜也；西方曰热伤皮毛，是被胜伤己也。凡此五方所伤之例有三，若《太素》则仅云自伤焉。）**咸胜苦**。酒得咸而解，物理昭然。火苦之胜，制以水咸。

中央生湿，中央，土也。高山土湿，泉出地中，水源山限，云生岩谷，则其象也。夫性内蕴，动而为用，则雨降云腾，中央生湿，不远信矣。故历候记土润溽暑于六月，谓是也。**湿生土**，湿气内蕴，土体乃全，湿则土生，干则土死，死则庶类凋丧，生则万物滋荣，此湿气之化尔。湿气施化则土宅而云腾雨降，其为变极则骤注土崩也。运乘己巳、己卯、己丑、己亥、己酉、己未之岁，则湿化不足；乘甲子、甲戌、甲申、甲午、甲辰、甲寅之岁，则湿化有余也。**土生甘**，物之味甘者，皆始自土之生化也。**甘生脾**，甘物入胃，先入于脾，故诸己岁则甘少化，诸甲岁甘多化。**脾生肉**，甘味入脾，自脾藏布化，长生脂肉。**肉生肺**。甘气营肉已，自肉流化，乃生养肺藏也。**其在天为湿**，言神化也。柔润重泽，湿之化也。埃郁云雨，湿之用也。岁属太阴在上则湿化于天，太阴在下则湿化于地。**在地为土**，敦静安镇，聚散复形，群品以生，土之体也。含垢匿秽，静而下民，为变化母，土之德也。（【新校正云】详注云“静而下民，为土之德”。下民之义，恐字误也。）**在体为肉**，覆裹筋骨，气发其间，肉之用也；疏密不时，中外否闭，肉之动也。**在气为充**，土气施化，则万象盈。**在藏为脾**。形象马蹄，内包胃脘，象土形也。经络之气，交归于中，以营运真灵之气，意之舍也。为仓廪之官，化物出焉。乘己岁，则脾及经络受邪而为病。（【新校正云】详肝心肺肾四藏注各言府同，独此注不言胃府同者，阙文也。）**其性静兼**，兼，谓兼寒热暄凉之气也。《白虎通》曰：脾之为言并也，谓四气并之也。其德为濡，津湿润泽，土之德也。（【新校正云】按《气交变大论》云：其德溽蒸。）其用为化，化，谓兼诸四化，并已为五化，所谓风化、热化、燥化、寒化，周万物而为生长化成收藏也。其色为黄，物乘土化，则表见黅黄之色。今中央之地，草木之上，皆兼黄色。乘己岁，则黄色之物，兼苍及黑。其化为盈，盈，满也。土化所及，则万物盈满。（【新校正云】按《气交变大论》云：其化丰备。）其虫倮，倮露皮革，无毛介也。其政为谧，谧，静也。土性安静。（【新校正云】按《气交变大论》云：其政安静。详土之政谧，水太过其政谧者，盖水太过而土下承之，故其政亦谧。）其令云雨，湿气布化之所成。其变动注，动，反静也。地之动则土失性，风摇不安，注雨久下也。久则垣岸复为土矣。（【新校正云】按《气交变大论》云：其变骤注。）其眚淫溃，淫，久雨也。溃，土崩溃也。（【新校正云】按《气交变大论》云：其灾霖溃。）其味为甘，物之化之变而有甘味者，皆土化之所终始也。今中原之地，物味多甘淡。其志为思。思以成务。（【新校正云】按《灵枢经》曰：因志而存变谓之思。）思伤脾，思劳于智，过则伤脾。怒胜思，怒则不思，忿而忘祸，则胜可知矣。思甚不解，以怒制之，调性之道也。湿伤肉，湿甚为水，水盈则肿，水下去已，形肉已消，伤肉之验，近可知矣。风胜湿；风，木气，故胜土湿，湿甚则制之以风。甘伤脾，过节也。（【新校正云】按《阴阳应象大论》云：甘伤肉。）酸胜甘。甘余则制之以酸，所以救脾气也。

西方生燥，阳气已降，阴气复升，气爽风劲，故生燥也。夫岩谷青埃，川源苍翠，烟浮草木，远望氤氲，此金气所生，燥之化也。夜起白朦，轻如微雾，遐迩一色，星月皎如，此万物阴成，亦金气所生，白露之气也。太虚埃昏，气郁黄黑，视不见远，无风自行，从阴之阳，如云如雾，此杀气也，亦金气所生，霜之气也。山谷川泽，浊昏如雾，气郁蓬勃，惨然戚然，咫尺不分，此杀气将用，亦金气所生，运之气也。天雨大霖，和气西起，云卷阳曜，太虚廓清，燥生西方，义可征也。若西风大起，木偃云腾，是为燥与湿争，气不胜也，故当复雨。然西风雨晴，天之常气，假有东风雨止，必有西风复雨，因雨而乃自晴。观是之为，则气有往复，动有燥湿，变化之象，不同其用矣。由此则天地之气，以和为胜，暴发奔骤，气所不胜，则多为复也。燥生金，气劲风切，金鸣声远，燥生之信，视听可知，此则燥化，能令万物坚定也。燥之施化于物如是，其为变极则天地悽惨，肃杀气行，人悉畏之，草木凋落。运乘乙丑、乙卯、乙巳、乙未、乙酉、乙亥之岁，则燥化不足。乘庚子、庚寅、庚辰、庚午、庚申、庚戌之岁，则燥化有余。岁气不同，生化异也。金生辛，物之有辛味者，皆始自金化之所成也。辛生肺，辛物入胃，先入于肺，故诸乙岁则辛少化，诸庚岁则辛多化。肺生皮毛，辛味入肺，自肺藏布化，生养皮毛也。皮毛生肾。辛气自入皮毛，乃流化生气，入肾藏也。其在天为燥，神化也。雾露清劲，燥之化也。肃杀凋零，燥之用也。岁属阳明在上则燥化于天，阳明在下则燥行于地者也。在地为金，从革坚刚，金之体也。锋刃铦利，金之用也。

（【新校正云】按别本“铦”作“括”。）在体为皮毛，柔韧包裹，皮毛之体也；渗泄津液，皮毛之用也。在气为成，物乘金化则坚成。在藏为肺，肺之形似人肩，二布叶，数小叶，中有二千四空，行列以分布诸藏清浊之气，主藏魄也。为相傅之官，治节出焉。乘乙岁，则肺与经络受邪而为病也。大肠府亦然。其性为凉，凉，清也，肺之性也。其德为清，金以清凉为德化。（【新校正云】按《气交变大论》云：其德清洁。）其用为固，固，坚定也。其色为白，物乘金化，则表彰缟素之色，今西方之野，草木之上，色皆兼白。乘乙岁，则白色之物，兼赤及苍也。其化为敛，敛，收也。金化流行则物体坚敛。（【新校正云】按《气交变大论》云：其化紧敛。详金之化为敛，而木不及之气亦敛者，盖木不及而金胜之，故为敛也。）其虫介，介，甲也。外被介甲，金坚之象也。其政为劲，劲，前锐也。（【新校正云】按《气交变大论》云：其政劲切。）其令雾露，凉气化生。其变肃杀，天地惨悽，人所不喜，则其气也。其眚苍落，青干而凋落。其味为辛，夫物之化之变而有辛味者，皆金气之所离合也。今西方之野，草木多辛。其志为忧。忧，虑也，思也。（【新校正云】详王注以忧为思，有害于义。按本论思为脾之志，忧为肺之志，是忧非思明矣。又《灵枢经》曰：愁忧则闭塞而不行。又云愁忧而不解则伤意。若是则忧者，愁也，非思也。）忧伤肺，愁优则气闭塞而不行，肺藏气，故忧伤肺。喜胜忧，神悦则喜，故喜胜忧。热伤皮毛，火有二别，故此再举热伤之形证也。火气薄烁则物焦干，故热气盛则皮毛伤也。寒胜热；以阴消阳，故寒胜热。（【新校正云】按《太素》作“燥伤皮毛，热胜燥”。）辛伤皮毛，过节也。辛热又甚焉。苦胜辛。苦，火味，故胜金之辛。

北方生寒，阳气伏，阴气升，政布而大行，故寒生也。太虚澄净，黑气浮空，天色黯然，高空之寒气也。若气似散麻，本末皆黑，微见黄色，川泽之寒气也。太虚清白，空犹雪映，遐迩一色，山谷之寒气也。太虚白昏，火明不翳，如雾雨气，遐迩肃然，北望色玄，凝雰夜落，此水气所生，寒之化也。太虚凝阴，白埃昏翳，天地一色，远视不分，此寒湿凝结，雪之将至也。地裂水冰，河渠干涸，枯泽浮咸，水敛土坚，是土胜水。水不得自清，水所生，寒之用也。寒生水，寒资阴化，水所由生，此寒气之生化尔。寒气施化则水冰雪雰，其为变极则水涸冰坚。运乘丙寅、丙子、丙戌、丙申、丙午、丙辰之岁，则寒化大行。乘辛未、辛巳、辛卯、辛丑、辛亥、辛酉之岁，则寒化少。水生咸，物之有咸味者，皆始自水化之所成结也。水泽枯涸，卤咸乃蓄，沧海味咸，盐从水化，则咸因水产，其事炳然，煎水味咸，近而可见。咸生肾，咸物入胃，先归于肾，故诸丙岁咸物多化，诸辛岁咸物少化。肾生骨髓，咸味入肾，自肾藏布化，生养骨髓也。髓生肝，咸气自生骨髓，乃流化生气，入肝藏也。其在天为寒，神化也；凝惨冰雪，寒之化也。凛冽霜雹，寒之用也。岁属太阳在上则寒化于天，太阳在下则寒行于地。在地为水，阴气布化，流于地中，则为水泉。澄澈流衍，水之体也。漂荡没溺，水之用也。在体为骨，强干坚劲，骨之体也。包裹髓脑，骨之用也。

在气为坚，柔耎之物，遇寒则坚，寒之化也。在藏为肾。肾藏有二，形如豇豆相并，而曲附于膂筋，外有脂裹，里白表黑，主藏精也。为作强之官，伎巧出焉。乘辛岁，则肾藏及经络受邪而为病。膀胱府同。其性为凛，凛，寒也，肾之性也。其德为寒，水以寒为德化。（【新校正云】按《气交变大论》云：其德凄沧。）其用为藏①，本阙。其色为黑，物禀水成，则表被玄黑之色。今北方之野，草木之上，色皆兼黑。乘辛岁，则黑色之物，兼黄及赤也。其化为肃，肃，静也。（【新校正云】按《气交变大论》云：其化清谧。详水之化为肃，而金之政太过者为肃，平金之政劲肃，金之交肃杀者，何也？盖水之化肃者，肃静也。金之政肃者，肃杀也。文虽同而事异者也。）其虫鳞，鳞，谓鱼蛇之族类。其政为静，水性澄澈而清静。（【新校正云】按《气交变大论》云：其政凝肃。详水之政为静，而平土之政安静，土太过之政亦为静，土不及之政亦为静定，水土异而静同者，非同也。）水之静，清净也；土之静，安静也。其令霰雪②，本阙。其变凝冽，寒甚故致是。（【新校正云】按《气交变大论》云：其变凛冽。）其眚冰雹，非时而有及暴过也。（【新校正云】按《气交变大论》云：其灾冰雪霜雹。）其味为咸，夫物之化之变而有咸味者，皆水化之所凝散也。今北方川泽，地多咸卤。其志为恐。恐以远祸。恐伤肾，恐甚动中则伤肾。《灵枢经》曰：恐惧而不解则伤精。肾藏精，故精伤而伤及于肾也。思胜恐，思见祸机，故无忧恐。思一作忧，非也。寒伤血，明胜心也。寒甚血凝，故伤血也。燥胜寒；寒化则水积，燥用则物坚，燥与寒兼，故相胜也。天地之化，物理之常也。咸伤血，味过于咸，则咽干引饮，伤血之义，断可知矣。甘胜咸，渴饮甘泉，咽干自已，甘为土味，故胜水咸。（【新校正云】详自上“岐伯曰”至此，与《阴阳应象大论》同，小有增损，而注颇异。）五气更立，各有所先，当其岁时，气乃先也。非其位则邪，当其位则正。先立运，然后知非位与当位者也。帝曰：病生之变何如？岐伯曰：气相得则微，不相得则甚。木居火位，火居土位，土居金位，金居水位，水居木位，木居君位，如是者为相得。又木居水位，水居金位，金居土位，土居火位，火居木位，如是者虽为相得，终以子僭居父母之位，下陵其上，犹为小逆也。木居金土位，火居金水位，土居水木位，金居火木位，水居火土位，如是者为不相得，故病甚也。皆先立运气及司天之气，则气之所在，相得与不相得可知矣。帝曰：主岁何如？岐伯曰：气有余，则制己所胜而侮所不胜；其不及，则己所不胜侮而乘之，己所胜轻而侮之。木余，则制土，轻忽于金，以金气不争，故木恃其余而欺侮也。又木少金胜，土反侮木，以木不及，故土妄凌之也。四气率同。侮，谓侮慢而凌忽之也。侮反受邪，或以己强盛，或遇彼衰微，不度卑弱，妄行凌忽，虽侮而求胜，故终必受邪。侮而受邪，寡于畏也。受邪，各谓受己不胜之邪也。然舍己宫观，适他乡邦，外强中干，

① 藏：原缺，据明吴崑《黄帝内经素问吴注》补。
② 霰雪：原缺，据明吴崑《黄帝内经素问吴注》补。

邪盛真弱，寡于敬畏，由是纳邪，故曰寡于畏也。（【新校正云】按《六节藏象论》曰：未至而至，此谓太过，则薄所不胜而乘所胜，命曰气淫。至而不至，此谓不及，则所胜妄行而所生受病，所不胜而薄之，命曰气迫。即此之义也。）帝曰：善。

·六微旨大论篇第六十八·

黄帝问曰：呜呼远哉！天之道也，如迎浮云，若视深渊。视深渊尚可测，迎浮云莫知其极。深渊静滢而澄澈，故视之可测其深浅；浮云飘泊而合散，故迎之莫诣其边涯。言苍天之象，如渊可视乎鳞介；运化之道，犹云莫测其去留。六气深微，其于运化，当知是喻矣。（【新校正云】详此文与《疏五过论》文重。）夫子数言谨奉天道，余闻而藏之，心私异之，不知其所谓也。愿夫子溢志尽言其事，令终不灭，久而不绝，天之道可得闻乎？运化生成之道也。岐伯稽首再拜对曰：明乎哉，问天之道也！此因天之序，盛衰之时也。帝曰：愿闻天道六六之节盛衰何也。六六之节，经已答问，天师未敷其旨，故重问之。岐伯曰：上下有位，左右有纪，上下，谓司天地之气二也。余左右四气，在岁之左右也。故少阳之右，阳明治之；阳明之右，太阳治之；太阳之右，厥阴治之；厥阴之右，少阴治之；少阴之右，太阴治之；太阴之右，少阳治之。此所谓气之标，盖南面而待也。标，末也。圣人南面而立，以阅气之至也。故曰：因天之序，盛衰之时，移光定位，正立而待之。此之谓也。移光，谓日移光；定位，谓面南观气，正立观岁，数气之至，则气可待之也。少阳之上，火气治之，中见厥阴，少阳南方火，故上见火气治之。与厥阴合，故中见厥阴也。阳明之上，燥气治之，中见太阴；阳明西方金，故上燥气治之。与太阴合，故燥气之下，中见太阴也。太阳之上，寒气治之，中见少阴；太阳北方水，故上寒气治之。与少阴合，故寒气之下，中见少阴也。（【新校正云】按《六元正纪大论》云：太阳所至为寒生，中为温。与此义同。）厥阴之上，风气治之，中见少阳；厥阴东方木，故上风气治之。与少阳合，故风气之下，中见少阳也。少阴之上，热气治之，中见太阳；少阴东南方君火，故上热气治之。与太阳合，故热气之下。中见太阳也。（【新校正云】按《六元正纪大论》云：少阴所至为热生，中为寒。与此义同。）太阴之上，湿气治之，中见阳明。太阴西南方土，故上湿气治之。与阳明合，故湿气之下，中见阳明也。所谓本也，本之下，中之见也，见之下，气之标也，本，谓元气也。气则为主，则文言著矣。(【新校正云】详注云“文言著矣”，疑误。) 本标不同，气应异象。本者应之元，标者病之始，病生形用求之标，方施其用求之本，标本不同求之中，见法万全。(【新校正云】按《至真要大论》云：六气标本不同，气有从本者，有从标本者，有不从标本者。少阳太阴从本，少阴太阳从本从标，阳明厥阴不从标本从乎中。故从本者化生于本，从标本者有标本之化，从中者以中气为化。) 帝曰：其有至而至，有至而不至，有至而太过，何也？皆谓天之六气也。初之气，起于立春前十五日。余二三四五终气次至，而分治六十日余八十七刻半。岐伯曰：至而至者和；至而不至，来气不及也；未至而至，来气有余也。时至而气至，和平之应，此则为平岁也。假令甲子岁气有余，于癸亥岁未当至之期，先时而至也。乙丑岁气不足，于甲子岁当至之期，后时而至也。故曰来气不及，来气有余也。言初气之至期如此，岁气有余，六气之至皆先时；岁气不及，六气之至皆后时。先时后至，后时先至，各差三十日而应也。(【新校正云】按《金匮要略》云：有未至而至，有至而不至，有至而不去，有至而太过。冬至之后得甲子，夜半少阳起，少阳之时阳始生，天得温和。以未得甲子，天因温和，此为未至而至也。以得甲子而天未温和，此为至而不至。以得甲子而天寒不解，此为至而不去。以得甲子而天温如盛夏时，此为至而太过。此亦论气应之一端也。) 帝曰：至而不至，未至而至如何？言太过不及岁，当至晚至早之时应也。岐伯曰：应则顺，否则逆，逆则变生，变生则病。当期为应，愆时为否，天地之气生化不息，无止碍也。不应有而有，应有而不有，是造化之气失常，失常则气变，变常则气血纷挠而为病也。天地变而失常，则万物皆病。帝曰：善。请言其应。岐伯曰：物生其应也，气脉其应也。物之生荣有常时，脉之至有常期，有余岁早，不及岁晚，皆依期至也。

帝曰：善。愿闻地理之应六节气位何如？岐伯曰：显明之右，君火之位也；君火之右，退行一步，相火治之；日出谓之显明，则卯地气分春也。自春分后六十日有奇，斗建卯正至于巳正，君火位也。自斗建巳正至未之中，三之气分，相火治之，所谓少阳也。君火之位，所谓少阴，热之分也，天度至此，暄淑大行。居热之分，不行炎暑，君之德也。少阳居之为僭逆，大热早行，疫疠乃生。阳明居之为温凉不时，太阳居之为寒雨间热。厥阴居之为风湿，雨生羽虫。少阴居之为天下疵疫，以其得位，君令宣行故也。太阴居之为时雨。火有二位，故以君火为六气之始也。相火，则夏至日前后各三十日也，少阳之分，火之位也，天度至此，炎热大行。少阳居之，为热暴至，草萎河干，炎亢，湿化晚布。阳明居之为凉气间发。太阳居之为寒气间至，热争冰雹。厥阴居之为风热大行，雨生羽虫。少阴居之为大暑炎亢。太阴居之为云雨雷电。退，谓南面视之，在位之右也。一步，凡六十日又八十七刻半。余气同法。复行一步，土气治之；雨之分也，即秋分前六十日而有奇，斗建未正至酉之中，四之气也，天度至此，云雨大行，湿蒸乃作。少阳居之为炎热沸腾，云雨雷雹。阳明居之为清雨雾露。太阳居之为寒雨害物。厥阴居之为暴风雨摧拉，雨生倮虫。少阴居之为寒热气反用，山泽浮云，暴雨溽蒸。太阴居之为大雨霪霪。复行一步，金气治之；燥之分也，即秋分后六十日而有奇，自斗建酉正至亥之中，五之气也，天度至此，万物皆燥。少阳居之为温清更正，万物乃荣。阳明居之为大凉燥疾。太阳居之为早寒。厥阴居之为凉风大行，雨生介虫。少阴居之为秋湿，热病时行。太阴居之为时雨沉阴。**复行一步，水气治之；**寒之分也，即冬至日前后各三十日，自斗建亥至丑之中，六之气也，天度至此，寒气大行。少阳居之为冬温，蛰虫不藏，流水不冰。阳明居之为燥寒劲切。太阳居之为大寒凝冽。厥阴居之为寒风飘扬，雨生鳞虫。少阴居之为蛰虫出见，流水不冰。太阴居之为凝阴寒雪，地气湿也。**复行一步，木气治之；**风之分也，即春分前六十日而有奇也，自斗建丑正至卯之中，初之气也，天度至此，风气乃行，天地神明号令之始也，天之使也。少阳居之为温疫至。阳明居之为清风，雾露朦昧。太阳居之为寒风切冽，霜雪水冰。厥阴居之为大风发荣，雨生毛虫。少阴居之为热风伤人，时气流行。太阴居之为风雨，凝阴不散。**复行一步，君火治之。**热之分也，复春分始也，自斗建卯正至巳之中，二之气也。凡此六位，终纪一年，六六三百六十日，六八四百八十刻，六七四十二刻，其余半刻积而为三，约终三百六十五度也，余奇细分率之可也。**相火之下，水气承之；**热盛水承，条蔓柔弱，凑润衍溢，水象可见。（【新校正云】按《六元正纪大论》云：少阳所至为火生，终为蒸溽。则水承之义可见。又云：少阳所至为飘风燔燎霜凝。亦下承之水气也。）**水位之下，土气承之；**寒甚物坚，水冰流涸，土象斯见，承下明矣。（【新校正云】按《六元正纪大论》云：太阳所至为寒雪冰雹白埃。则土气承之之义也。）**土位之下，风气承之；**疾风之后，时雨乃零，是则湿为风吹，化而为雨。（【新校正云】按《六元正纪大论》云：太阴所至为湿生，终为注雨。则土位之下，风气承之而为雨也。又云：太阴所至为雷霆骤注烈风。则风承之义也。）**风位之下，金气承之；**风动气清，万物皆燥，金承木下，其象昭然。（【新校正云】按《六元正纪大论》云：厥阴所至为风生，终为肃。则金承之义可见。又云：厥阴所至飘怒大凉。亦金承之义也。）**金位之下，火气承之；**锻金生热，则火流金，乘火之上，理无妄也。（【新校正云】按《六元正纪》云：阳明所至为散落温。则火乘之义也。）**君火之下，阴精承之。**君火之位，大热不行，盖为阴精制承其下也。诸以所胜之气乘于下者，皆折其摽盛，此天地造化之大体尔。（【新校正云】按《六元正纪大论》云：少阴所至为热生，中为寒。则阴承之义可知。又云：少阴所至为大暄寒。亦其义也。又按《六元正纪》云：水发而雹雪，土发而飘骤，木发而毁折，金发而清明，火发而曛昧，何气使然？曰：气有多少，发有微甚，微者当其气，甚者兼其下，征其下气而见可知也。所谓征其下者，即此六承气也。）**帝曰：何也？岐伯曰：亢则害，承乃制，制则生化，外列盛衰，害则败乱，生化大病。**亢，过极也，物恶其极。**帝曰：盛衰何如？岐伯曰：非其位则邪，当其位则正，邪则变甚，正则微。帝曰：何谓当位？岐伯曰：木运临卯，火运临午，土运临四季，金运临酉，水运临子，所谓岁会，气之平也。**非太过，非不及，是谓平运主岁也。平岁之气，物生脉应，皆必合期，无先后也。（【新校正云】详木运临卯，丁卯岁也。火运临午，戊午岁也。土运临四季，甲辰、甲戌、己丑、己未岁也。金运临酉，乙酉岁也。水运临子，丙子岁也。内戊午、己丑、己未、乙酉，又为太一天符。）帝曰：非位何如？岐伯曰：岁不与会也。不与本辰相逢会也。帝曰：土运之岁，上见太阴；火运之岁，上见少阳、少阴；少阴少阳皆火气。金运之岁，上见阳明；木运之岁，上见厥阴；水运之岁，上见太阳，奈何？岐伯曰：天之与会也，天气与运气相逢会也。（【新校正云】详土运之岁，上见太阴，己丑、己未也。火运之岁，上见少阳，戊寅、戊申也；上见少阴，戊子，戊午也。金运之岁，上见阳明，乙卯、乙酉也。木运之岁，上见厥阴，丁巳、丁亥也。水运之岁，上见太阳，丙辰、丙戌也。内己丑、己未、戊午、乙酉，又为太一天符。按《六元正纪大论》云：太过而同天化者三，不及而同天化者亦三。戊子、戊午太徵上临少阴，戊寅、戊申太徵上临少阳，丙辰、丙戌太羽上临太阳，如是者三。丁巳、丁亥少角上临厥阴，乙卯、乙酉少商上临阳明，己丑、己未少宫上临太阴，如是者三。临者太过、不及，皆曰天符。）故《天元册》曰天符。天符岁会何如？岐伯曰：太一天符之会也。是谓三合，一者天会，二者岁会，三者运会也。《天元纪大论》曰：三合为治，此之谓也。（【新校正云】按太一天符之详，具《天元纪大论》注中。）帝曰：其贵贱何如？岐伯曰：天符为执法，岁位为行令，太一天符为贵人。执法犹相辅，行令犹方伯，贵人犹君主。帝曰：邪之中也奈何？岐伯曰：中执法者，其病速而危；执法官人之绳准，自为邪僻，故病速而危。中行令者，其病徐而持；方伯无执法之权，故无速害，病但执持而已。中贵人者，其病暴而死。义无凌犯，故病则暴而死。帝曰：位之易也何如？岐伯曰：君位臣则顺，臣位君则逆。逆则其病近，其害速；顺则其病远，其害微。所谓二火也。相火居君火，是臣居君位，故逆也；君火居相火，是君居臣位，君临臣位，故顺也。远谓里远，近谓里近也。帝曰：善。愿闻其步何如？岐伯曰：所谓步者，六十度而有奇，奇，谓八十七刻又十分刻之五也。故二十四步积盈百刻而成日也。此言天度之余也。夫言周天之度者，三百六十五度四分度之一也。二十四步，正四岁也。四分度之一，二十五刻也。四岁气乘积已盈百刻，故成一日。度，一日也。

帝曰：六气应五行之变何如？岐伯曰：位有终始，气有初中，上下不同，求之亦异也。位，地位也；气，天气也。气与位互有差移，故气之初，天用事，气之中，地主之。地主则气流于地，天用则气腾于天。初与中皆分天步而率刻尔，初中各三十日余四十三刻四分刻之三也。帝曰：求之奈何？岐伯曰：天气始于甲，地气治于子，子甲相合，命曰岁立，谨候其时，气可与期。子甲相合，命曰岁立，则甲子岁也。谨候水刻早晏，则六气悉可与期尔。帝曰：愿闻其岁，六气始终，早晏何如？岐伯曰：明乎哉问也！甲子之岁，初之气，天数始于水下一刻，常起于平明寅初一刻，艮中之南也。（【新校正云】按戊辰、壬申、丙子、庚辰、甲申、戊子、壬辰、丙申、庚子、甲辰、戊申、壬子、丙辰、庚申岁同，此所谓辰申子岁气会同，《阴阳法》以是为三合。）

终于八十七刻半；子正之中，夜之半也。外十二刻半，入二气之初。诸余刻同入也。二之气，始于八十七刻六分，子中之左也。终于七十五刻；戌之后四刻也。外二十五刻，入次三气之初率。三之气，始于七十六刻，亥初之一刻。终于六十二刻半；酉正之中也。外三十七刻半差入后。四之气，始于六十二刻六分，酉中之北。终于五十刻；未后之四刻也。外五十刻差入后。五之气，始于五十一刻，申初之一刻。终于三十七刻半；午正之中，昼之半也。外六十二刻半差入后。六之气，始于三十七刻六分，午中之西。终于二十五刻。辰正之后四刻。外七十五刻差入后。所谓初六，天之数也。天地之数，二十四气乃大会而同，故命此曰初六天数也。乙丑岁，初之气，天数始于二十六刻，巳初之一刻。（【新校正云】按己巳、癸酉、丁丑、辛巳、乙酉、己丑、癸巳、丁酉、辛丑、乙巳、己酉、癸丑、丁巳、辛酉岁同，所谓巳酉丑岁气会同也。）终于一十二刻半；卯正之中。二之气，始于一十二刻六分，卯中之南。终于水下百刻；丑后之四刻。三之气，始于一刻，又寅初之一刻。终于八十七刻半；子正之中。四之气，始于八十七刻六分，子中正东。终于七十五刻，戌后之四刻。五之气，始于七十六刻，亥初之一刻。终于六十二刻半；酉正之中。六之气，始于六十二刻六分，酉中之北。终于五十刻。未后之四刻。所谓六二，天之数也。一六为初六，二六为六二，名次也。丙寅岁，初之气，天数始于五十一刻，申初之一刻。（【新校正云】按庚午、甲戌、戊寅、壬午、丙戌、庚寅、甲午、戊戌、壬寅、丙午、庚戌、甲寅、戊午、壬戌岁同，此所谓寅午戌岁气会同。）终于三十七刻半；午正之中。二之气，始于三十七刻六分，午中之西。终于二十五刻，辰后之四刻。三之气，始于二十六刻，巳初之一刻。终于一十二刻半；卯正之中。四之气，始于一十二刻六分，卯中之南。终于水下百刻；丑后之四刻。五之气，始于一刻，寅初之一刻。终于八十七刻半；子正之中。六之气，始于八十七刻六分，子中之左。终于七十五刻。戌后之四刻。所谓六三，天之数也。丁卯岁，初之气，天数始于七十六刻，亥初之一刻。（【新校正云】按辛未、乙亥、己卯、癸未、丁亥、辛卯、乙未、己亥、癸卯、丁未、辛亥、乙卯、己未、癸亥岁同，此所谓卯未亥岁气会同。）终于六十二刻半；酉正之中。二之气，始于六十二刻六分，酉中之北。终于五十刻；未后之四刻。三之气，始于五十一刻，申初之一刻。终于三十七刻半；午正之中。四之气，始于三十七刻六分，午中之西。终于二十五刻；辰后之四刻。五之气，始于二十六刻，巳初之一刻。终于一十二刻半；卯正之中。六之气，始于一十二刻六分，卯中之南。终于水下百刻。丑后之四刻。所谓六四，天之数也。次戊辰岁，初之气，复始于一刻，常如是无已，周而复始。始自甲子年，终于癸亥岁，常以四岁为一小周，一十五周为一大周，以辰命岁，则气可与期。帝曰：愿闻其岁候何如。岐伯曰：悉乎哉问也！日行一周，天气始于一刻，甲子岁也。日行再周，天气始于二十六刻，乙丑岁也。日行三周，天气始于五十一刻，丙寅岁也。日行四周，天气始于七十六刻，丁卯岁也。日行五周，天气复始于一刻，戊辰岁也。余五十五岁循环，周则复始矣。所谓一纪也。法以四年为一纪，循环不已。余三岁一会同，故有三合也。是故寅午戌岁气会同，卯未亥岁气会同，辰申子岁气会同，巳酉丑岁气会同，终而复始。《阴阳法》以是为三合者，缘其气会同也。不尔，则各在一方，义无由合。帝曰：愿闻其用也。岐伯曰：言天者求之本，言地者求之位，言人者求之气交。本，谓天六气，寒暑燥湿风火也。三阴三阳由是生化，故云本，所谓六元者也。位，谓金木火土水君火也。天地之气，上下相交，人之所处者也。帝曰：何谓气交？岐伯曰：上下之位，气交之中，人之居也。自天之下，地之上，则二气交合之分也。人居地上，故气交合之中，人之居也。是以化生变易，皆在气交之中也。故曰：天枢之上，天气主之；天枢之下，地气主之；气交之分，人气从之，万物由之。此之谓也。天枢，当齐之两傍也，所谓身半矣，伸臂指天，则天枢正当身之半也。三分折之，上分应天，下分应地，中分应气交。天地之气交合之际，所遇寒暑燥湿风火胜复之变之化，故人气从之，万物生化，悉由而合散也。帝曰：何谓初中？岐伯曰：初凡三十度而有奇，中气同法。奇，谓三十日余四十三刻又四十分刻之三十也。初中相合，则六十日余八十七刻半也。以各余四十分刻之三十，故云中气同法也。帝曰：初中何也？岐伯曰：所以分天地也。以是知气高下，生人病主之也。帝曰：愿卒闻之。岐伯曰：初者地气也，中者天气也。气之初，天用事，天用事则地气上腾于太虚之内。气之中，地气主之，地气主则天气下降于有质之中。帝曰：其升降何如？岐伯曰：气之升降，天地之更用也。升，谓上升；降，谓下降。升极则降，降极则升，升降不已，故彰天地之更用也。帝曰：愿闻其用何如？岐伯曰：升已而降，降者谓天；降已而升，升者谓地。气之初，地气升；气之中，天气降。升已而降以下，彰天气之下流；降已而升以上，表地气之上应。天气下降，地气上腾，天地交合，泰之象也。《易》曰：天地交泰。是以天地之气升降，常以三十日半下上，下上不已，故万物生化，无有休息，而各得其所也。天气下降，气流于地；地气上升，气腾于天。故高下相召，升降相因，而变作矣。气有胜复，故变生也。（【新校正云】按《天元纪大论》云：天地之气，盈虚何如？曰：天气不足，地气随之，地气不足，天气从之，运居其中，而常先也。恶所不胜，归所和同，随运归从，而生其病也。故上胜则天气降而下，下胜则地气迁而上，多少而差其分，微者小差，甚者大差，甚则位易气交，易则大变生而病作矣。）

帝曰：善。寒湿相遘，燥热相临，风火相值，其有间乎？岐伯曰：气有胜复，胜复之作，有德有化，有用有变，变则邪气居之。夫抚掌成声，沃火生沸，物之交合，象出其间，万类交合，亦由是矣。天地交合，则八风鼓拆，六气交驰于其间，故气不能正者，反成邪气。帝曰：何谓邪乎？邪者，不正之目也。天地胜复，则寒暑燥湿风火六气互为邪也。岐伯曰：夫物之生从于化，物之极由乎变，变化之相薄，成败之所由也。夫气之有生化也，不见其形，不知其情，莫测其所起，莫究其所止，而万物自生自化，近成无极，是谓天和。见其象，彰其动，震烈刚暴，飘泊骤卒，拉坚摧残，折拆鼓栗，是谓邪气。故物之生也静而化成，其毁也躁而变革，是以生从于化，极由乎变，变化不息，则成败之由常在，生有涯分者，言有终始尔。（【新校正云】按《天元纪大论》云：物生谓之化，物极谓之变也。）故气有往复，用有迟速，四者之有，而化而变，风之来也。天地易位，寒暑移方，水火易处，当动用时，气之迟速往复，故不常在。虽不可究识意端，然微甚之用，而为化为变，风所由来也。人气不胜，因而感之，故病生焉，风匪求胜于人也。帝曰：迟速往复，风所由生，而化而变，故因盛衰之变耳。成败倚伏游乎中，何也？夫倚伏者，祸福之萌也。有祸者，福之所倚也；有福者，祸之所伏也。由是故祸福互为倚伏。物盛则衰，乐极则哀，是福之极，故为祸所倚。否极之泰，未济之济，是祸之极，故为福所伏。然吉凶成败，目击道存，不可以终，自然之理，故无尤也。岐伯曰：成败倚伏生乎动，动而不已，则变作矣。动静之理，气有常运，其微也为物之化，其甚也为物之变。化流于物，故物得之以生，变行于物，故物得之以死。由是成败倚伏，生于动之微甚迟速尔，岂唯气独有是哉，人在气中，养生之道，进退之用，当皆然也。（【新校正云】按《至真要大论》云：阴阳之气，清静则化生治，动则苛疾起。此之谓也。）帝曰：有期乎？岐伯曰：不生不化，静之期也。人之期可见者，二也。天地之期，不可见也。夫二可见者，一曰生之终也，其二曰变易与上同体。然后舍小生化，归于大化，以死后犹化变未已，故可见者二也。天地终极，人寿有分，长短不相及，故人见之者鲜矣。帝曰：不生化乎？言亦有不生不化者乎？岐伯曰：出入废则神机化灭，升降息则气立孤危。出入，谓喘息也；升降，谓化气也。夫毛羽倮鳞介，及飞走蚑行，皆生气根于身中，以神为动静之主，故曰神机也。然金玉土石，镕埏草木，皆生气根于外，假气以成立主持，故曰气立也。《五常政大论》曰：根于中者，命曰神机，神去则机息。根于外者，命曰气立，气止则化绝。此之谓也。故无是四者，则神机与气立者，生死皆绝。（【新校正云】按《易》云：本乎天者亲上，本乎地者亲下。《周礼·大宗伯》有天产、地产，《大司徒》云动物、植物，即此神机、气立之谓也。）故非出入，则无以生长壮老已；非升降，则无以生长化收藏。夫自东自西，自南自北者，假出入息以为化主。因物以全质者，承阴阳升降之气以作生源。若非此道，则无能致是十者也。是以升降出入，无器不有。包藏生气者，皆谓生化之器，触物然矣。夫窍横者，皆有出入去来之气；窍竖者，皆有阴阳升降之气往复于中。何以明之？则壁窗户牖两面伺之，皆承来气冲击于人，是则出入气也。夫阳升则井寒，阴升则水暖，以物投井，及叶坠空中，翩翩不疾，皆升气所碍也。虚管溉满，捻上悬之，水固不泄，为无升气而不能降也。空瓶小口，顿溉不入，为气不出而不能入也。由是观之，升无所不降，降无所不升，无出则不入，无入则不出。夫群品之中，皆出入升降不失常守，而云非化者，未之有也。有识无识，有情无情，去出入，已升降，而云存者，未之有也。故曰升降出入，无器不有。故器者生化之宇，器散则分之，生化息矣。器，谓天地及诸身也。宇，谓屋宇也。以其身形，包藏府藏，受纳神灵，与天地同，故皆名器也。诸身者，小生化之器宇。太虚者，广生化之器宇也。生化之器，自有小大，无不散也。夫小大器，皆生有涯分，散有远近也。故无不出入，无不升降。真生假立，形器者无不有此二者。化有小大，期有近远，近者不见远，谓远者无涯。远者无常见近而叹有其涯矣。既近远不同期，合散殊时节，即有无交竞，异见常乖。及至分散之时，则近远同归于一变。四者之有，而贵常守，四者，谓出入升降也。有出入升降，则为常守。有出无入，有入无出，有升无降，有降无升，则非生之气也。若非胎息道成，居常而生，则未之有屏出入息、泯升降气而能存其生化者，故贵常守。反常则灾害至矣。出入升降，生化之元主，故不可无之。反常之道，则神去其室，生化微绝，非灾害而何哉！故曰：无形无患。此之谓也。夫喜于遂，悦于色，畏于难，惧于祸，外恶风寒暑湿，内繁饥饱爱欲，皆以形无所隐，故常婴患累于人间也。若便想慕滋蔓，嗜欲无厌，外附权门，内丰情伪，则动以牢网，坐招燔焫，欲思释缚，其可得乎！是以身为患阶尔。《老子》曰："吾所以有大患者，为吾有身，及吾无身，吾有何患。"此之谓也。夫身形与太虚释然消散，复未知生化之气，为有而聚耶？为无而灭乎？帝曰：善。有不生不化乎？言人有逃阴阳，免生化，而不生不化，无始无终，同太虚自然者乎？岐伯曰：悉乎哉，问也！与道合同，惟真人也。真人之身，隐见莫测，出入天地内外，顺道至真以生，其为小也入于无间，其为大也过虚空界，不与道如一，其孰能尔乎！帝曰：善。

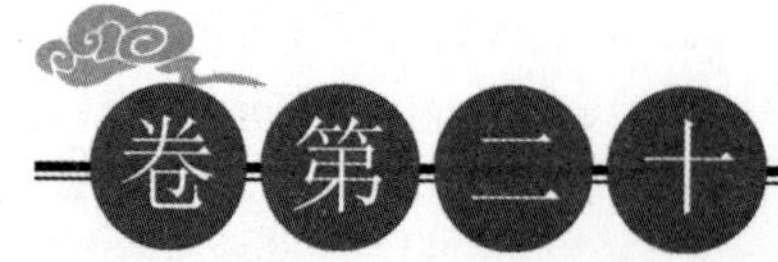

卷第二十

·气交变大论篇第六十九·

【新校正云】详此论专明气交之变，乃五运太过不及、德化政令、灾变胜复为病之事。

黄帝问曰：五运更治，上应天期，阴阳往复，寒暑迎随，真邪相薄，内外分离，六经波荡，五气倾移，太过不及，专胜兼并，愿言其始，而有常名，可得闻乎？期，三百六十五日四分日之一也，专胜，谓五运主岁太过也；兼并，谓主岁之不及也。常名，谓布化于太虚，人身参应，病之形诊也。(【新校正云】按《天元纪大论》云：五运相袭而皆治之，终期之日，周而复始。又云：五气运行，各终期日。《太始天元册文》曰：万物资始，五运终天。即五运更治上应天期之义也。)岐伯稽首再拜对曰：昭乎哉问也！是明道也。此上帝所贵，先师传之，臣虽不敏，往闻其旨。言非己心之生知备闻，先人往古受传之遗旨也。帝曰：余闻得其人不教，是谓失道，传非其人，慢泄天宝。余诚菲德，未足以受至道；然而众子哀其不终，愿夫子保于无穷，流于无极，余司其事，则而行之，奈何？至道者，非传之难，非知之艰，行之难。圣人愍念苍生，同居永寿，故屈身降志，请受于天师。太上贵德，故后己先人，苟非其人，则道无虚授。黄帝欲仁慈惠远，博爱流行，尊道下身，拯乎黎庶，乃曰余司其事，则而行之也。岐伯曰：请遂言之也。《上经》曰：夫道者，上知天文，下知地理，中知人事，可以长久。此之谓也。夫道者，大无不包，细无不入，故天文地理人事咸通。(【新校正云】详夫道者一节，与《著至教论》文重。)帝曰：何谓也？岐伯曰：本气位也。位天者，天文也。位地者，地理也。通于人气之变化者，人事也。故太过者先天，不及者后天，所谓治化而人应之也。三阴三阳，司天司地，以表定阴阳生化之纪，是谓位天位地也。五运居中，司人气之变化，故曰通于人气也。先天后天，谓生化气之变化所主时也。太过岁化先时至，不及岁化后时至。帝曰：五运之化太过，何如？太过，谓岁气有余也。（【新校正云】详太过五化，具《五常政大论》中。）岐伯曰：岁木太过，风气流行，脾土受邪。木余，故土气卑屈。民病飧泄食减，体重烦冤，肠鸣腹支满，上应岁星。飧泄，谓食不化而下出也；脾虚，故食减，体重烦冤，肠鸣腹支满也。岁木气太盛，岁星光明逆守，星属分皆灾也。（【新校正云】按《藏气法时论》云：脾虚则腹满肠鸣，飧泄食不化。）甚则忽忽善怒，眩冒巅疾。凌犯太甚，则遇于金，故自病。（【新校正云】按《玉机真藏论》云：肝脉太过，则令人喜怒，忽忽眩冒巅疾。为肝实而然，则此病不独木太过遇金自病，肝实亦自病也。）化气不政，生气独治，云物飞动，草木不宁，甚而摇落，反胁痛而吐甚，冲阳绝者死不治，上应太白星。诸壬岁也。木余土抑，故不能布政于万物也。生气，木气也，太过故独治而生化也。风不务德，非分而动，则太虚之中，云物飞动，草木不宁，动而不止，金则胜之，故甚则草木摇落也。胁反痛，木乘土也。冲阳，胃脉也，木气胜而土气乃绝，故死也。金复而太白逆守，属星者危也。其灾之发，害于东方。人之内应，则先害于脾，后伤肝也。《书》曰："满招损。"此其类也。（【新校正云】详此太过五化，言星之例有三：木与土运，先言岁镇，后言胜己之星；火与金运，先言荧惑太白，次言胜己之星，后再言荧惑太白；水运先言辰星，次言镇星，后再言辰星兼见己胜之星也。）

岁火太过，炎暑流行，金肺受邪。火不以德，则邪害于金。若以德行，则政和平也。民病疟，少气咳喘，血溢血泄注下，嗌燥耳聋，中热肩背热，上应荧惑星。少气，谓气少不足以息也。血泄，谓血利便血也。血溢，谓血上出于七窍也。注下，谓水利也。中热，谓胸心之中也。背，谓胸中之府，肩接近之，故胸心中及肩背热也。火气太盛，则荧惑光芒逆临，宿属分皆灾也。（【新校正云】详火盛而克金，寒热交争，故为疟。按《藏气法时论》云：肺病者，咳喘。肺虚者，少气不能报息，耳聋嗌干。）甚则胸中痛，胁支满胁痛，膺背肩胛间痛，两臂内痛，（【新校正云】按《藏气法时论》云：心病者，胸中痛，胁支满，胁下痛，膺背肩甲间痛，两臂内痛。）身热骨痛而为浸淫。火无德令，纵热害金，水为复仇，故火自病。（【新校正云】按《玉机真藏论》云：心脉太过，则令人身热而肤痛，为浸淫。此云骨痛者，误也。）收气不行，长气独明，雨水霜寒，今详水字当作冰。上应辰星。金气退避，火气独行，水气折之，故雨零冰雹及遍降霜寒而杀物也。水复于火，天象应之，辰星逆凌，乃寒灾于物也。占辰星者，常在日之前后三十度。其灾之发，当至南方。在人之应，则内先伤肺，后反伤心。（【新校正云】按《五常政大论》，雨水霜寒作雨冰霜雹。）上临少阴少阳，火燔焫，水泉涸，物焦槁，（【新校正云】按《五常政大论》云：赫曦之纪，上徵而收气后。又《六元正纪大论》云：戊子、戊午太徵上临少阴。戊寅、戊申太徵上临少阳。临者太过不及，皆曰天符。）病反谵妄狂越，咳喘息鸣，下甚血溢泄不已，太渊绝者死不治，上应荧惑星。诸戊岁也。戊午、戊子岁少阴上临，戊寅、戊申岁少阳上临，是谓天符之岁也。太渊，肺脉也，火胜而金绝故死。火既太过，又火热上临，两火相合，故形斯候。荧惑逆犯，宿属皆危。（【新校正云】详戊辰、戊戌岁上见太阳，是谓天刑运，故当盛而不得盛，则火化减半，非太过又非不及也。）

岁土太过，雨湿流行，肾水受邪。土无德乃尔。民病腹痛，清厥意不乐，体重烦冤，上应镇星。腹痛，谓大腹、小腹痛也。清厥，谓足逆冷也。意不乐，如有隐忧也。土来刑水，象应之。镇星逆犯，宿属则灾。（【新校正云】按《藏气法时论》云：肾病者，身重。肾虚者，大腹小腹痛，清厥意不乐。）甚则肌肉萎，足痿不收，行善瘈，脚下痛，饮发中满食减，四支不举。脾主肌肉，外应四支。又其脉起于足中指之端，循核骨内侧，斜出络跗。故病如是。（【新校正云】按《藏气法时论》云：脾病者，身重善饥肉痿，足不收，行善瘛，脚下痛。又《玉机真藏论》云：脾太过，则令人四支不举。）变生得位，（【新校正云】详太过五化，独此言变生得位者，举一而四气可知也。又以土王时月难知，故此详言之也。）藏气伏，化气独治之，泉涌河衍，涸泽生鱼，风雨大至，土崩溃，鳞见于陆，病腹满溏泄肠鸣，反下甚而太溪绝者死不治，上应岁星。诸甲岁也。得位，谓季月也。藏，水气也，化，土气也。化太过，故水藏伏匿而化气独治。土胜木复，故风雨大至，水泉涌，河渠溢，干泽生鱼。湿既甚矣，风又鼓之，故土崩溃。土崩溃，谓垣颓岸仆，山落地入也。河溢泉涌，枯泽水滋，鳞物丰盛，故见于陆地也。太溪，肾脉也，土胜而水绝，故死。木来折土，天象逆临，加其宿属，正可忧也。（【新校正云】按《藏气法时论》云：脾虚，则腹满肠鸣，飧泄食不化也。）

岁金太过，燥气流行，肝木受邪。金暴虐乃尔。民病两胁下少腹痛，目赤痛眦疡，耳无所闻。两胁，谓两乳之下，胁之下也。少腹，谓齐下两傍髎骨内也。目赤，谓白睛色赤也。痛，谓惨痛也。眦，谓四际睑睫之本也。肃杀而甚，则体重烦冤，胸痛引背，两胁满且痛引少腹，上应太白星。金气已过，肃杀又甚，木气内畏，感而病生。金盛应天，太白明大，加临宿属，心受灾害。（【新校正云】按《藏气法时论》云：肝病者，两胁下痛引少腹。肝虚，则目䀮䀮无所见，耳无所闻。又《玉机真藏论》云：肝脉不及，则令人胸痛引背，下则两胁胠满也。）甚则喘咳逆气，肩背痛，尻阴股膝髀腨䯒足皆病，上应荧惑星。火气复之，自生病也。天象示应，在荧惑逆，加守宿属，则可忧也。（【新校正云】按《藏气法时论》云：肺病者，喘咳逆气，肩背痛汗出，尻阴股膝髀腨䯒足皆痛。）收气峻，生气下，草木敛，苍干凋陨，病反暴痛，胠胁不可反侧，（【新校正云】详此云反暴痛，不言何所痛者，按《至真要大论》云：心胁暴痛，不可反侧。则此乃心胁暴痛也。）咳逆甚而血溢，太冲绝者死不治，上应太白星。诸庚岁也。金气峻虐，木气被刑，火未来复，则如是也。敛，谓已生枝叶，敛附其身也。太冲，肝脉也，全胜而木绝，故死。当是之候，太白应之，逆守星属，病皆危也。(【新校正云】按庚子、庚午、庚寅、庚申岁，上见少阴、少阳司天，是谓天刑运，金化减半，故当盛而不得盛，非太过又非不及也。)

岁水太过，寒气流行，邪害心火。水不务德，暴虐乃然。民病身热烦心躁悸，阴厥上下中寒，谵妄心痛，寒气早至，上应辰星。悸，心跳动也。谵，乱语也。妄，妄见闻也。天气水盛，辰星莹明，加其宿属，灾乃至。(【新校正云】按阴厥在后金不及，复则阴厥，有注。) 甚则腹大胫肿，喘咳，寝汗出憎风，(【新校正云】按《藏气法时论》云：肾病者，腹大胫肿，喘咳身重，寝汗出憎风。再详太过五化，木言化气不政，生气独治；火言收气不行，长气独明；土言藏气伏，长气独治；金言收气峻，生气下；水当言藏气乃盛，长气失政。今独亡者，阙文也。) 大雨至，埃雾朦郁，上应镇星。水盛不已，为土所乘，故彰斯候。埃雾朦郁，土之气。肾之脉，从足下上行入腹，从肾上贯肝鬲，入肺中，循喉咙，故生是病。肾为阴，故寝则汗出而憎风也。卧寝汗出，即其病也。夫土气胜，折水之强，故镇星明盛，昭其应也。上临太阳，则雨冰雪霜不时降，湿气变物，(【新校正云】按《五常政大论》云：流衍之纪，上羽而长气不化。又《六元正纪大论》云：丙辰、丙戌太羽上临太阳。临者太过不及，皆曰天符。) 病反腹满肠鸣，溏泄食不化，(【新校正云】按《藏气法时论》云：脾虚，则腹满肠鸣，飧泄食不化。) 渴而妄冒，神门绝者死不治，上应荧惑、辰星。诸丙岁也。丙辰、丙戌岁太阳上临，是谓天符之岁也。寒气太甚，故雨化为冰雪，雨冰则雹也。霜不时降，彰其寒也。土复其水，则大雨霖霪。湿气内深，故物皆湿变。神门，心脉也，水胜而火绝，故死。水盛太甚，则荧惑减曜，辰星明莹，加以逆守宿属，则危亡也。(【新校正云】详太过五，独记火水之上临者，火临火，水临水，为天符故也。火临水为逆，水临木为顺，火临土为顺，水临土为运胜天，火临金为天刑运，水临金为逆，更不详出也。又此独言土应荧惑、辰星，举此一例，余从而可知也。)

帝曰：善。其不及何如？谓政化少也。(【新校正云】详不及五化，具《五常政大论》中。) 岐伯曰：悉乎哉问也！岁木不及，燥乃大行，清冷时至，加之薄寒，是谓燥气。燥，金气也。生气失应，草木晚荣，后时之谓失应也。肃杀而甚，则刚木辟著，柔萎苍干，上应太白星，天地凄沧，日见朦昧，谓雨非雨，谓晴非晴，人意惨然，气象凝敛，是为肃杀甚也。刚，劲硬也。辟著，谓辟著枝茎，干而不落也。柔，软也。苍，青也。柔木之叶，青色不变而干卷也。木气不及，金气乘之，太白之明，光芒而照其空也。民病中清，胠胁痛，少腹痛，肠鸣溏泄，凉雨时至，上应太白星，(【新校正云】按不及五化，民病证中，上应之星，皆言运星失色，畏星加临宿属为灾，此独言畏星，不言运星者，经文阙也，当云上应太白星、岁星。) 其谷苍。金气乘木，肝之病也。乘此气者，肠中自鸣而溏泄者，即无胠胁少腹之痛疾也。微者善之，甚者止之，遇夏之气，亦自止也，遇秋之气，而复有之。凉雨时至，谓应时而至也，金土齐化，故凉雨俱行，火气来复，则夏雨少。金气胜木，太白临之，加其宿属分皆灾也。金胜毕岁，火气不复，则苍色之谷不成实也。（【新校正云】详中清，胠胁痛，少腹痛，为金乘木，肝病之状。肠鸣溏泄，乃脾病之证。盖以木少，脾土无畏，侮反受邪之故也。）上临阳明，生气失政，草木再荣，化气乃急，上应太白、镇星，其主苍早。诸丁岁也。丁卯、丁酉岁阳明上临，是谓天刑之岁也。金气承天，下胜于木，故生气失政，草木再荣，生气失政，故木华晚启；金气抑木，故秋夏始荣，结实成熟，以化气急速，故晚结成就也；金气胜木，天应同之，故太白之见，光芒明盛。木气既少，土气无制，故化气生长急速。木少金胜，天气应之，故镇星、太白，润而明也。苍色之物，又早凋落，木少金乘故也。（【新校正云】按不及五化，独纪木上临阳明，土上临厥阴，水上临太阴，不纪木上临厥阴，土上临太阴，金上临阳明者，经之旨各记其甚者也。故于太过运中，只言火临火，水临水。此不及运中，只言木临金，土临木，水临土，故不言厥阴临木，太阴临土，阳明临金也。）复则炎暑流火，湿性燥，柔脆草木焦槁，下体再生，华实齐化，病寒热疮疡疿胗痈痤，上应荧惑、太白，其谷白坚。火气复金，夏生大热，故万物湿性，时变为燥。流火烁物，故柔脆草木及蔓延之类，皆上干死而下体再生。若辛热之草，死不再生也。小热者死少，大热者死多，火大复已，土气间至，则凉雨降，其酸苦甘咸性寒之物，乃再发生，新开之与先结者，齐承化而成熟。火复其金，太白减曜，荧惑上应，则益光芒，加其宿属，则皆灾也。以火反复，故曰白坚之谷，秀而不实。白露早降，收杀气行，寒雨害物，虫食甘黄，脾土受邪，赤气后化，心气晚治，上胜肺金，白气乃屈，其谷不成，咳而鼽，上应荧惑、太白星。阳明上临，金自用事，故白露早降。寒凉大至，则收杀气行。以太阳居土湿之位，寒湿相合，故寒雨害物，少于成实。金行伐木，假途于土，子居母内，虫之象也，故甘物黄物，虫蠹食之。清气先胜，热气后复，复已乃胜，故火赤之气后生化也。赤后化，谓草木赤华及赤实者，皆后时而再荣秀也。其五藏则心气晚王，胜于肺，心胜于肺，则金之白气乃屈退也。金谷，稻也。鼽，鼻中水出也。金为火胜，天象应同，故太白芒减，荧惑益明。

岁火不及，寒乃大行，长政不用，物荣而下，凝惨而甚，则阳气不化，乃折荣美，上应辰星。火少水胜，故寒乃大行。长政不用，则物容卑下。火气既少，水气洪盛，天象出见，辰星益明。民病胸中痛，胁支满，两胁痛，膺背肩胛间及两臂内痛，（【新校正云】详此证与火太过甚则反病之状同，傍见《藏气法时论》。）郁冒朦昧，心痛暴喑，胸腹大，胁下与腰背相引而痛，（【新校正云】按《藏气法时论》云：心虚则胸腹大，胁下与腰背相引而痛。）甚则屈不能伸，髋髀如别，上应荧惑、辰星，其谷丹。诸癸岁也。患以其脉行于是也。火气不行，寒气禁固，髋髀如别，屈不得伸。水行乘火，故荧惑芒减，丹谷不成，辰星临其宿属之分，则皆灾也。复则埃郁，大雨且至，黑气乃辱，病鹜溏腹满，食饮不下，寒中肠鸣，泄注腹痛，暴挛痿痹，足不任身，上应镇星、辰星，玄谷不成。埃郁云雨，土之用也。复寒之气必以湿，湿气内淫则生腹疾身重，故如是也。黑气，水气也；辱，屈辱也。鹜，鸭也。土复于水，故镇星明润，临犯宿属，则民受病灾矣。

岁土不及，风乃大行，化气不令，草木茂荣，飘扬而甚，秀而不实，上应岁星。木无德也。木气专行，故化气不令。生气独擅，故草木茂荣。飘扬而甚，是木不以德。土气薄少，故物实不成。不实，谓秕恶也。土不及，木乘之，故岁星之见，润而明也。民病飧泄霍乱，体重腹痛，筋骨繇复，肌肉瞤酸，善怒，藏气举事，蛰虫早附，咸病寒中，上应岁星、镇星，其谷黅。诸己岁也。风客于胃，故病如是。土气不及，水与齐化，故藏气举事，蛰虫早附于阳气之所，人皆病中寒之疾也。繇，摇也。筋骨摇动，已复常则已繇复也。土抑不伸，若岁星临宿属，则皆灾也。（【新校正云】详此文云筋骨繇复，王氏虽注，义不可解。按《至真要大论》云：筋骨繇并。疑此复字，并字之误也。）复则收政严峻，名木苍凋，胸胁暴痛，下引少腹，善大息，虫食甘黄，气客于脾，黅谷乃减，民食少失味，苍谷乃损，金气复木，故名木苍凋。金入于土，母怀子也，故甘物黄物，虫食其中。金入土中，故气客于脾。金气大来，与土仇复，故黅减实，苍谷不成也。上应太白、岁星。太白芒盛，岁减明也。一经少此六字，缺文耳。上临厥阴，流水不冰，蛰虫来见，藏气不用，白乃不复，上应岁星，民乃康。己亥、己巳岁，厥阴上临，其岁少阳在泉，火司于地。故蛰虫来见，流水不冰也。金不得复，故岁星之象如常，民康不病。（【新校正云】详木不及上临阳明，水不及上临太阴，俱后言复。此先言复而后举上临之候者，盖白乃不复，嫌于此年有复也。）

岁金不及，炎火乃行，生气乃用，长气专胜，庶物以茂，燥烁以行，上应荧惑星。火不务德，而袭金危，炎火既流，则夏生大热。生气举用，故庶物蕃茂。燥烁气至，物不胜之，烁胜之，烁石流金，涸泉焦草，山泽燔烁，雨乃不降。炎火大盛，天象应之，荧惑之见而大明也。民病肩背瞀重，鼽嚏血便注下，收气乃后，上应太白星。其谷坚芒。诸乙岁也。瞀，谓闷也，受热邪故生是病。收，金气也，火先胜，故收气后。火气胜金，金不能盛，若荧惑逆守，宿属之分皆受病。（【新校正云】详其谷坚芒，白色可见，故不云其谷白也。经云上应太白，以前后例相照，经脱“荧惑”二字。及详王注言荧惑逆守之事，益知经中之阙也。）复则寒雨暴至，乃零冰雹霜雪杀物，阴厥且格，阳反上行，头脑户痛，延及囟顶发热，上应辰星，（【新校正云】详不及之运，克我者行胜，我者之子来复，当来复之后，胜星减曜，复星明大。此只言上应辰星，而不言荧惑者，阙文也。当云上应辰星、荧惑。）丹谷不成，民病口疮，甚则心痛。寒气折火，则见冰雹霜雪，冰雹先伤而霜雪后损，皆寒气之常也。其灾害乃伤于赤化也。诸不及而为胜所犯，子气复之者，皆归其方也。阴厥，谓寒逆也。格，至也，亦拒也。水行折火，以救困金，天象应之，辰星明莹。赤色之谷，为霜雹损之。

岁水不及，湿乃大行，长气反用，其化乃速，暑雨数至，上应镇星。湿大行，谓数雨也。化速，谓物早成也。火湿齐化，故暑雨数至。乘水不及，而土胜之，镇星之象，增益光明，逆凌留犯，其又甚矣。民病腹满身重，濡泄寒疡流水，腰股痛发，腘腨股膝不便，烦冤足痿清厥，脚下痛，甚则跗肿，藏气不政，肾气不衡，上应辰星，其谷秬。藏气不能申其政令，故肾气不能内致和平。衡，平也。辰星之应，当减其明，或遇镇星临宿属者乃灾。（【新校正云】详经云上应辰星，注言镇星，以前后例相校，此经阙“镇星”二字。）上临太阴，则大寒数举，蛰虫早藏，地积坚冰，阳光不治，民病寒疾于下，甚则腹满浮肿，上应镇星，（【新校正云】详木不及上临阳明，上应太白镇星，此独言镇星而不言荧惑者，文阙也。盖水不及而又上临太阴，则镇星明盛，以应土气专盛。水既益弱，则荧惑无畏而明大。）其主黅谷。诸辛岁也。辛丑、辛未岁，上临太阴，太阳在泉，故大寒数举也。土气专盛，故镇星益明，黅谷应天岁成也。复则大风暴发，草偃木零，生长不鲜，面色时变，筋骨并辟，肉瞤瘛，目视䀮䀮，物疏璺，肌肉胗发，气并鬲中，痛于心腹，黄气乃损，其谷不登，上应岁星。木复其土，故黄气反损，而黅谷不登也，谓实不成无以登祭器也。木气暴复，岁星下临宿属分者灾。（【新校正云】详此当云上应岁星、镇星尔。）

帝曰：善。愿闻其时也。岐伯曰：悉哉问也！木不及，春有鸣条律畅之化，则秋有雾露清凉之政，春有惨凄残贼之胜，则夏有炎暑燔烁之复，其眚东，化，和气也；胜，金气也；复，火气也。火复于金，悉因其木，故灾眚之作，皆在东方。余眚同。（【新校正云】按木火不及，先言春夏之化秋冬之政者，先言木火之政化，次言胜复之变也。）其藏肝，其病内舍胠胁，外在关节。东方，肝之主也。火不及，夏有炳明光显之化，则冬有严肃霜寒之政；夏有惨凄凝冽之胜，则不时有埃昏大雨之复。其眚南，化，火德也；胜，水虐也；复，土变也；南方，火也。其藏心，其病内合膺胁，外在经络。南方，心之主也。土不及，四维有埃云润泽之化，则春有鸣条鼓拆之政；四维发振拉飘腾之变，则秋有肃杀霖霪之复。其眚四维，东南、东北、西南、西北方也。维，隅也，谓日在四隅月也。（【新校正云】详土不及，亦先言政化，次言胜复。）其藏脾，其病内舍心腹，外在肌肉四支。四维中央，脾之主也。金不及，夏有光显郁蒸之令，则冬有严凝整肃之应；夏有炎烁燔燎之变，则秋有冰雹霜雪之复。其眚西，其藏肺，其病内舍膺胁肩背，外在皮毛。西方，肺之主也。水不及，四维有湍润埃云之化，则不时有和风生发之应；四维发埃昏骤注之变，则不时有飘荡振拉之复。其眚北，飘荡振拉，大风所作。

(【新校正云】详金水不及，先言火土之化令与应，故不当秋冬而言也。次言者，火土胜复之变也。与木火土之例不同者，互文也。）其藏肾，其病内舍腰脊骨髓，外在溪谷踹膝。肉之大会为谷，肉之小会为溪。肉分之间，溪谷之会，以行荣卫，以会大气。夫五运之政，犹权衡也，高者抑之，下者举之，化者应之，变者复之，此生长、化成、收藏之理，气之常也，失常则天地四塞矣。失常之理，则天地四时之气闭塞，而无所运行。故动必有静，胜必有复，乃天地阴阳之道。故曰：天地之动静，神明为之纪，阴阳之往复，寒暑彰其兆。此之谓也。(【新校正云】按"故曰"已下，与《五运行大论》同，上两句又与《阴阳应象大论》文重，彼云：阴阳之升降，寒暑彰其兆也。）

帝曰：夫子之言五气之变，四时之应，可谓悉矣。夫气之动乱，触遇而作，发无常会，卒然灾合，何以期之？岐伯曰：夫气之动变，固不常在，而德化政令灾变，不同其候也。帝曰：何谓也？岐伯曰：东方生风，风生木，其德敷和，其化生荣，其政舒启，其令风，其变振发，其灾散落。敷，布也。和，和气也。荣，滋荣也。舒，展也。启，开也。振，怒也。发，出也。散，谓物飘零而散落也。(【新校正云】按《五运行大论》云：其德为和，其化为荣，其政为散，其令宣发，其变摧拉，其眚为陨。义与此通。）南方生热，热生火，其德彰显，其化蕃茂，其政明曜，其令热，其变销烁，其灾燔焫。(【新校正云】详《五运行大论》云：其德为显，其化为茂，其政为明，其令郁蒸，其变炎烁，其眚燔焫。）中央生湿，湿生土，其德溽蒸，其化丰备，其政安静，其令湿，其变骤注，其灾霖溃。溽，湿也；蒸，热也；骤注，急雨也；霖，久雨也；溃，烂泥也。(【新校正云】按《五运行大论》云：其德为濡，其化为盈，其政为谧，其令云雨，其变动注，其眚淫溃。）西方生燥，燥生金，其德清洁，其化紧敛，其政劲切，其令燥，其变肃杀，其灾苍陨。紧，缩也。敛，收也。劲，锐也。切，急也。燥，干也。肃杀，谓风动草树，声若干也。杀气太甚，则木青干而落也。(【新校正云】按《五运行大论》云：其德为清，其化为敛，其政为劲，其令雾露，其变肃杀，其眚苍落。）北方生寒，寒生水，其德凄沧，其化清谧，其政凝肃，其令寒，其变凛冽，其灾冰雪霜雹。凄沧，薄寒也。谧，静也。肃，中外严整也。凛冽，甚寒也。冰雪霜雹，寒气凝结所成，水复火则非时而有也。(【新校正云】按《五运行大论》云：其德为寒，其化为肃，其政为静，其变凝冽，其眚冰雹。）是以察其动也，有德有化，有政有令，有变有灾，而物由之，而人应之也。夫德化政令，和气也，其动静胜复，施于万物，皆悉生成。变与灾，杀气也，其出暴速，其动骤急，其行损伤，虽皆天地自为动静之用，然物有不胜其动者，且损且病且死焉。帝曰：夫子之言岁候，不及其太过[①]，而上应五星。今夫德化政令，灾眚变易，非常而有也，卒然而动，其亦为之变乎？岐伯曰：承天而行之，故无妄动，无不应也。卒然而动者，气之交变也，其不应焉。故曰：应常不应卒。此之谓也。德化政令，气之常也。灾眚变易，气卒交会而有胜负者也。常，谓岁四时之气不差晷刻者，不常不久也。帝曰：其应奈何？岐伯曰：各从其气化也。岁星之化，以风应之。荧惑之化，以热应之。镇星之化，以湿应之。太白之化，以燥应之。辰星之化，以寒应之。气变则应，故各从其气化也。上文言复胜皆上应之，今经言应常不应卒，所谓无大变易而不应。然其胜复，当色有枯燥润泽之异，无见小大以应之。帝曰：其行之徐疾逆顺何如？岐伯曰：以道留久，逆守而小，是谓省下。以道，谓顺行。留久，谓过应留之日数也。省下，谓察天下人君之有德有过者也。以道而去，去而速来，曲而过之，是谓省遗过也。顺行已去，已去辄逆行而速，委曲而经过，是谓遗其过而辄省察之也。行急行缓，往多往少，盖谓罪之有大有小，按其遗而断之。久留而环，或离或附，是谓议灾与其德也。环，谓如环之绕，盘回而不去也。火议罪，金议杀，土木水议德也。应近则小，应远则大。近，谓犯星常在。远，谓犯星去久。大小，谓喜庆及罚罪事。芒而大倍常之一，其化甚；大常之二，其眚即发也[②]。甚，谓政令大行也。发，谓起也，即至也，金火有之。小常之一，其化减；小常之二，是谓临视，省下之过与其德也。省，谓省察万国人吏侯王有德有过者也。故侯王人吏，安可不深思诚慎邪！德者福之，过者伐之。有德，则天降福以应之。有过者，天降祸以淫之。则知祸福无门，惟人所召尔。是以象之见也，高而远则小，下而近则大，见物之理也。故大则喜怒迩，小则祸福远。象见高而小，既未即祸，亦未即福。象见下而大，福既不远，祸亦未遥。但当修德省过，以候厥终。苟未能慎祸，而务求福祐，岂有是者哉！岁运太过，则运星北越，火运火星，木运木星之类也。北越，谓北而行也。运气相得，则各行以道。无克伐之嫌，故守常而各行于中道。故岁运太过，畏星失色而兼其母，木失色而兼玄，火失色而兼苍，土失色而兼赤，金失色而兼黄，水失色而兼白，是谓兼其母也。不及，则色兼其所不胜。木兼白色，火兼玄色，土兼苍色，金兼赤色，水兼黄色，是谓兼不胜也。肖者瞿瞿，莫知其妙，闵闵之当，孰者为良，（【新校正云】详"肖者"至"为良"，与《兰灵秘典论》重，彼有注。）妄行无征，示畏侯王。不识天意，心私度之，妄言灾咎，卒无征验，适足以示畏之兆于侯王，荧惑于庶民矣。帝曰：其灾应何如？岐伯曰：亦各从其化也，故时至有盛衰，凌犯有逆顺，留守有多少，形见有善恶，宿属有胜负，征应有吉凶矣。五星之至，相王为盛，囚死为衰。东行凌犯为顺，灾轻，西行凌犯为逆，灾重。留守

① 不及其：守山阁校刻本作"其不及"，疑是。

② 发：原无，据守山阁校刻本补。

日多则灾深，留守日少则灾浅，星喜润则为见善，星怒燥忧丧则为见恶①。宿属，谓所生月之属二十八宿，及十二辰相，分所属之位也。命胜星不灾不害，不胜星为灾小重，命与星相得虽灾无害。灾者，狱讼疾病之谓也。虽五星凌犯之事，时遇星之囚死时月，虽灾不成。然火犯留守逆临，则有诬谮狱讼之忧；金犯，则有刑杀气郁之忧；木犯，则有震惊风鼓之忧；土犯，则有中满下利跗肿之忧；水犯，则有寒气冲稸之忧；故日征应有吉凶也。帝曰：其善恶何谓也？岐伯曰：有喜有怒，有忧有丧，有泽有燥，此象之常也，必谨察之。夫五星之见也，从夜深见之。人见之喜，星之喜也，见之畏，星之怒也。光色微曜，乍明乍暗，星之忧也；光色迥然，不彰不莹，不与众同，星之丧也；光色圆明，不盈不缩，怡然莹然，星之喜也；光色勃然临人，芒彩满溢，其象懔然，星之怒也。泽，洪润也。燥，干枯也。帝曰：六者高下异乎？岐伯曰：象见高下，其应一也，故人亦应之。观象睹色，则中外之应，人天咸一矣。帝曰：善。其德化政令之动静损益皆何如？岐伯曰：夫德化政令灾变，不能相加也。天地动静，阴阳往复，以德报德，以化报化，政令灾眚及动复亦然，故曰不能相加也。胜复盛衰，不能相多也。胜盛复盛，胜微复微，不应以盛报微，以化报变，故曰不能相多也。往来小大，不能相过也。胜复日数，多少皆同，故曰不能相过也。用之升降，不能相无也。木之胜，金必报，火土金水皆然，未有胜而无报者，故气不能相使无也。各从其动而复之耳。动必有复，察动以言复也。《易》曰：吉凶悔吝者生乎动。此之谓欤。天虽高不可度，地虽广不可量，以气动复言之，其犹视其掌矣。帝曰：其病生何如？岐伯曰：德化者气之祥，政令者气之章，变易者复之纪，灾眚者伤之始，气相胜者和，不相胜者病，重感于邪则甚也。祥，善应也。章，程也，式也。复纪，谓报复之纲纪也。重感，谓年气已不及，天气又见克杀之气，是为重感。重，谓重累也。帝曰：善。所谓精光之论，大圣之业，宣明大道，通于无穷，究于无极也。余闻之，善言天者，必应于人，善言古者，必验于今，善言气者，必彰于物，善言应者，同天地之化，善言化言变者，通神明之理，非夫子孰能言至道欤！太过不及，岁化无穷，气交迁变，流于无极。然天垂象，圣人则之以知吉凶。何者？岁太过而星大或明莹，岁不及而星小或失色，故吉凶可指而见也。吉凶者何？谓物禀五常之气以生成，莫不上参应之，有否有宜，故曰吉凶斯至矣。故曰善言天者，必应于人也。言古之道，而今必应之，故曰善言古者，必验于今也。化气生成，万物皆禀，故言气应者，以物明之，故曰善言应者，必彰于物也。彰，明也。气化之应，如四时行，万物备，故善言应者，必同天地之造化也。物生谓之化，物极谓之变，言万物化变终始，必契于神明运为，故言化变者，通神明之理。圣人智周万物，无所不通，故言必有发，动无不应之也。乃择良兆而藏之灵室，每旦读之，命曰《气交变》，非斋戒不敢发，慎传也。灵室，谓灵兰室，黄帝之书府也。（【新校正云】详此文与《六元正纪大论》末同。）

① 燥：原作“操”，据守山阁校刻本改。

· 五常政大论篇第七十 ·

【新校正云】详此篇统论五运有平气、不及、太过之事，次言地理有四方高下阴阳之异，又言岁有不病而藏气不应为天气制之而气有所从之说，仍言六气五类相制胜而岁有胎孕不育之理，而后明在泉六化五味有薄厚之异，而以治法终之。此篇之大概如此，而专名《五常政大论》者，举其所先者言也。

黄帝问曰：太虚寥廓，五运回薄，衰盛不同，损益相从，愿闻平气何如而名？何如而纪也？岐伯对曰：昭乎哉问也！木曰敷和，敷布和气，物以生荣。火曰升明，火气高明。土曰备化，广被化气，损于群品。金曰审平，金气清，审平而定。水曰静顺。水体清静，顺于物也。帝曰：其不及奈何？岐伯曰：木曰委和，阳和之气，委屈而少用也。火曰伏明，明曜之气，屈伏不申。土曰卑监，土虽卑少，犹监万物之生化也。金曰从革，从顺革易，坚成万物。水曰涸流。水少，故流注干涸。帝曰：太过何谓？岐伯曰：木曰发生，宣发生气，万物以荣。火曰赫曦，盛明也。土曰敦阜，敦，厚也。阜，高也。土余，故高而厚。金曰坚成，气爽风劲，坚成庶物。水曰流衍。衍，泮衍也，溢也。

帝曰：三气之纪，愿闻其候。岐伯曰：悉乎哉问也！（【新校正云】按此论与《五运行大论》及《阴阳应象大论》《金匮真言论》相通。）敷和之纪，木德周行，阳舒阴布，五化宣平。自当其位，不与物争，故五气之化，各布政令于四方，无相干犯。（【新校正云】按王注太过不及，各纪年辰。此平木运注不纪年辰者，平气之岁，不可以定纪也。或者欲补注云谓丁巳、丁亥、壬寅、壬申岁者，是未达也。）其气端，端，直也，丽也。其性随，顺于物化。其用曲直，曲直材干，皆应用也。其化生荣，木化宣行，则物生荣而美。其类草木，木体坚高，草形卑下，然各有坚脆刚柔，蔓结条屈者。其政发散，春气发散，物禀以生，木之化也。其候温和，和，春之气也。其令风，木之令，行以和风。其藏肝，五藏之气与肝同。肝其畏清，清，金令也。木性暄，故畏清。《五运行大论》曰：木，其性暄。又曰：燥胜风。其主目，阳升明见，目与同也。其谷麻，色苍也。（【新校正云】按《金匮真言论》云：其谷麦。与此不同。）其果李，味酸也。其实核，中有坚核者。其应春，四时之中，春化同。其虫毛，木化宣行，则毛虫生。其畜犬，如草木之生，无所避也。（【新校正云】按《金匮真言论》云：其畜鸡。）其色苍，木化宣行，则物浮苍翠。其养筋，酸入筋。其病里急支满，木气所生。（【新校正云】按《金匮真言论》云：是以知病之在筋也。）其味酸，木化敷和，则物酸味厚。其音角，调而直也。其物中坚，象土中之有木也。其数八。成数也。

升明之纪，正阳而治，德施周普，五化均衡，均，等也；衡，平也。其气高，火炎上。其性速，火性躁疾。其用燔灼，灼，烧也。燔之与灼，皆火之用。其化蕃茂，长气盛，故物大。其类火，五行之气，与火类同。其政明曜，德合高明，火之政也。其候炎暑，气之至也，以是候之。其令热，热至乃令行。其藏心，心气应之。心其畏寒，寒，水令也。心性暑热，故畏寒。《五运行大论》曰：心，其性暑。又曰：寒胜热。其主舌，火以烛幽，舌申明也。其谷麦，色赤也。（【新校正云】按《金匮真言论》云：其谷黍。又《藏气法时论》云：麦也。）其果杏，味苦也。其实络，中有支络者。其应夏，四时之气，夏气同。其虫羽，羽，火象也。火化宣行，则羽虫生。其畜马，健决躁速，火类同。（【新校正云】按《金匮真言论》云：其畜羊。）其色赤，色同火明。其养血，其病瞤瘛，火之性动也。（【新校正云】按《金匮真言论》云：是以知病之在脉也。）其味苦，外明气化，则物苦味纯。其音徵，和而美。其物脉，中多支脉，火之化也。其数七。成数也。

备化之纪，气协天休，德流四政，五化齐修，土之德静，分助四方，赞成金木水火之政。土之气厚，应天休和之气，以生长收藏，终而复始，故五化齐修。其气平，土之生也，平而正。其性顺，应顺群品，悉化成也。其用高下，田土高下，皆应用也。其化丰满，丰满万物，非土化不可也。其类土，五行之化，土类同。其政安静，土体厚，土德静，故政化亦然。其候溽蒸，溽，湿也。蒸，热也。其令湿，湿化不绝竭，则土令延长。其藏脾，脾气同。脾其畏风，风，木令也。脾性虽四气兼并，然其所主，犹畏木也。《五运行大论》云：脾，其性静兼。又曰：风胜湿。其主口，土体包容，口主受纳。其谷稷，色黄也。（【新校正云】按《金匮真言论》作“稷”，《藏气法时论》作“粳”。）其果枣，味甘也。其实肉，中有肌肉者。其应长夏，长夏，谓长养之夏。（【新校正云】按王注《藏气法时论》云：夏为土母，土长于中，以长而治，故云长夏。又注《六节藏象论》云：所谓长夏者，六月也。土生于火，长在夏中，既长而王，故云长夏。）其虫倮，无毛羽鳞甲，土形同。其畜牛，成彼稼穑，土之用也。牛之应用，其缓而和。其色黄，土同也。其养肉，所养者，厚而静。其病否，土性拥碍。（【新校正云】按《金匮真言论》云：病在舌本，是以知病之在肉也。）其味甘，备化气丰，则物味甘厚。其音宫，大而重。其物肤，物禀备化之气，则多肌肉。其数五。生数也，正土不虚加故也。

审平之纪，收而不争，杀而无犯，五化宣明。犯，谓刑犯于物也。收而不争，杀而无犯，匪审平之德，何以能为是哉！其气洁，金气以洁白莹明为事。其性刚，性刚，故摧缺于物。其用散落，金用，则万物散落。其化坚敛，收敛坚强，金之化也。其类金，审平之化，金类同。其政劲肃，化急速而整肃也。劲，锐也。其候清切，清，大凉也。切，急也。风声也。其令燥，燥，干也。其藏肺，肺气之用，同金化也。肺其畏热，热，火令也。肺性凉，故畏火热。《五运行大论》曰：肺，其性凉。其主鼻，肺藏气，鼻通息也。其谷稻，色白也。(【新校正云】按《金匮真言论》作“稻”，《藏气法时论》作“黄黍”。) 其果桃，味辛也，其实壳，外有坚壳者。其应秋，四时之化，秋气同。其虫介，外被坚甲者。其畜鸡，性善斗伤，象金用也。(【新校正云】按《金匮真言论》云：其畜马。) 其色白，色同也。其养皮毛，坚同也。其病咳，有声之病，金之应也。(【新校正云】按《金匮真言论》云：病在背，是以知病之在皮毛也。) 其味辛，审平化治，则物辛味正。其音商，和利而扬。其物外坚，金化宣行，则物体外坚。其数九。成数也。

静顺之纪，藏而勿害，治而善下，五化咸整，治，化也。水之性下，所以德全。江海所以能为百谷主者，以其善下之也。其气明，清净明昭，水气所主。其性下，归流于下。其用沃衍，用非净事，故沫生而流溢。沃，沫也。衍，溢也。其化凝坚，藏气布化，则水物凝坚。其类水，净顺之化，水同类。其政流演，井泉不竭，河流不息，则流演之义也。其候凝肃，凝，寒也。肃，静也。寒来之气候。其令寒，水令宣行，则寒司物化。其藏肾，肾藏之用，同水化也。肾其畏湿，湿，土气也。肾性凛，故畏土湿。《五运行大论》曰：肾，其性凛。其主二阴，流注应同。(【新校正云】按《金匮真言论》曰：北方黑色，入通于肾，开窍于二阴。) 其谷豆，色黑也。(【新校正云】按《金匮真言论》及《藏气法时论》同。) 其果栗，味咸也。其实濡，中有津液也。其应冬，四时之化，冬气同。其虫鳞，鳞，水化生。其畜彘，善下也。彘，豕也。其色黑，色同也。其养骨髓，气入也。其病厥，厥，气逆也，凌上也，倒行不顺也。(【新校正云】按《金匮真言论》云：病在溪。是以知病之在骨也。) 其味咸，味同也。其音羽，深而和也。其物濡，水化丰洽，庶物濡润。其数六。成数也。故生而勿杀，长而勿罚，化而勿制，收而勿害，藏而勿抑，是谓平气。生气主岁，收气不能纵其杀；长气主岁，藏气不能纵其罚；化气主岁，生气不能纵其制。收气主岁，长气不能纵其害；藏气主岁，化气不能纵其抑。夫如是者，皆天气平，地气正，五化之气，不以胜克为用，故谓曰平和气也。

委和之纪，是谓胜生。丁卯、丁丑、丁亥、丁酉，丁未、丁巳之岁。生气不政，化气乃扬，木少，故生气不政。土宽，故化气乃扬。长气自平，收令乃早。火无忤犯，故长气自平。木气既少，故收令乃早。凉雨时降，风云并兴，凉，金化也。雨，湿气也。风，木化也。云，湿气也。草木晚荣，苍干凋落，金气有余，木不能胜故也。（【新校正云】详委和之纪，木不及而金气乘之，故苍干雕落。非金气有余，木不能胜也，盖木不足而金胜之也。）物秀而实，肤肉内充。岁生虽晚，成者满实，土化气速，故如是也。其气敛，收敛，兼金气故。其用聚，不布散也。其动緛戾拘缓，緛，缩短也；戾，了戾也；拘，拘急也；缓，不收也。其发惊骇，大屈卒伸，惊骇象也。其藏肝。内应肝，其果枣李，枣，土；李，木实也。（【新校正云】详李木实也，按火土金水不及之果，李当作桃，王注亦非。）其实核壳，核，木；壳，金主。其谷稷稻，金土谷也。其味酸辛，味酸之物熟，兼辛也。其色白苍，苍色之物熟，兼白也。其畜犬鸡，木从金畜。其虫毛介，毛从介。其主雾露凄沧，金之化也。其声角商，角从商。其病摇动注恐，木受邪也。从金化也。木不自政，故化从金。少角与判商同，少角木不及，故半与商金化同。判，半也。（【新校正云】按火土金水之文，判作少。则此当云少角与少商同，不云少商者，盖少角之运共有六年，而丁巳、丁亥上角与正角同，丁卯、丁酉上商与正商同，丁未、丁丑上宫与正宫同，是六年者各有所同，与火土金水之少运不同，故不云同少商，只大约而言半从商化也。）上角与正角同，上见厥阴，与敷和岁化同，谓丁亥、丁巳岁，上之所见者也。上商与正商同。上见阳明，则与平金岁化同，丁卯、丁酉，岁上见阳明。其病支废、痈肿、疮疡，金刑木也。其甘虫，子在母中。邪伤肝也。虽化悉与金同，然其所伤，则归于肝木也。上宫与正宫同。土盖其木，与未出等也。木未出土，与无木同。土自用事，故与正运岁化同也。上见太阴，是谓上宫。丁丑、丁未，岁上见太阴，司天化之也。萧飋肃杀则炎赫沸腾，萧飋肃杀，金无德也；炎赫沸腾，火之复也。眚于三，火为木复，故其眚在东。三，东方也。此言金之物胜也。（【新校正云】按《六元正纪大论》云：灾三宫也。）所谓复也，复，报复也。共主飞蠹蛆雉，飞，羽虫也；蠹，内生虫也；蛆，蝇之生者，此则物内自化尔。雉，鸟耗也。乃为雷霆。雷，谓大声生于太虚云暝之中也；霆，谓迅雷，卒如火之爆者，即霹雳也。

伏明之纪，是谓胜长。藏气胜长也，谓癸酉、癸未、癸巳、癸卯、癸丑、癸亥之岁也。长气不宣，藏气反布；火之长气不能施化，故水之藏气反布于时。收气自政，化令乃衡；金土之义，与岁气素无干犯，故金自行其政，土自平其气也。寒清数举，暑令乃薄；火气不用故。承化物生，生而不长，火令不振，故承化生之物皆不长也。成实而稚，遇化已老，物实成熟，苗尚稚短，及遇化气，未长极而气已老矣。阳气屈伏，蛰虫早藏；阳不用而阴胜也。若上临癸卯、癸酉岁，则蛰反不藏。（【新校正云】详癸巳、癸亥之岁，蛰亦不藏。）其气郁，郁燠不舒畅。其用暴，速也。其动彰伏变易，彰，明也；伏，隐也；变易，谓不常其象见也。其发痛，痛由心所生。其藏心，岁运之气通于心。其果栗桃，栗，水；桃，金果也。其实络濡，络，支脉也；濡，有汁也。其谷豆稻，豆，水；稻，金谷也。其味苦咸，苦兼咸也。其色玄丹，色丹之物熟，兼玄也。其畜马彘，火从水畜。其虫羽鳞，羽从鳞。其主冰雪霜寒，水之气也。其声徵羽，徵从羽。其病昏惑悲忘，火之躁动，不拘常律，阴冒阳火，故昏惑不治。心气不足，故喜悲善忘也。从水化也。火弱水强，故伏明之纪，半从水之政化。少徵与少羽同，火少故半同水化。（【新校正云】详少徵运六年内，癸卯、癸酉同正商，癸巳、癸亥同岁会外，癸未、癸丑二年，少徵与少羽同，故不云判羽也。）上商与正商同，岁上见阳明，则与平金岁化同也。癸卯及癸酉，岁上见阳明。（【新校正云】详此不言上宫上角者，盖宫角于火无大克罚，故经不备云。）邪伤心也。受病者心。凝惨凓冽则暴雨霖霪，凝惨凓冽，水无德也；暴雨霖霪，土之复也。眚于九。九，南方也。（【新校正云】按《六元正纪大论》云：灾九宫。）其主骤注雷霆震惊，天地气争而生是变，气交之内，害及粢盛，及伤鳞类。沉黅淫雨。沉阴淫雨，湿变所生也。黅，音阴。

卑监之纪，是谓减化。谓化气减少，己巳、己卯、己丑、己亥、己酉、己未之岁也。化气不令，生政独彰，土少而木专其用。长气整，雨乃愆，收气平，不相干犯，则平整。化气减，故雨愆期。风寒并兴，草木荣美，风，木也；寒，水也。土少故寒气得行，生气独彰，故草木敷荣而端美。秀而不实，成而秕也；荣秀而美，气生于木。化气不满，故物实中空，是以秕恶。其气散，气不安静，水且乘之，从木之风，故施散也。其用静定，虽不能专政于时物，然或举用，则终归土德而静定。其动疡涌分溃痈肿，疡，疮也；涌，呕吐也。分，裂也。溃，烂也。痈肿，脓疮也。其发濡滞，土性也。濡，湿也。其藏脾，主藏病。其果李栗，李，木。栗，水果也。其实濡核，濡，中有汁者；核，中坚者。（【新校正云】详前后濡实主水，此“濡”字当作“肉”，王注亦非。）其谷豆麻，豆，水；麻，木谷也。其味酸甘，甘味之物熟，兼酸也。其色苍黄，色黄之物，外兼苍也。其畜牛犬，土从木畜。其虫倮毛，倮从毛。其主飘怒振发，木之气用也。其声宫角，宫从角。其病留满否塞，土气拥碍故。从木化也；不胜，故从他化。少宫与少角同，土少，故半从木化也。（【新校正云】详少宫之运六年内，除己丑、己未与正宫同，己巳、己亥与正角同外，有己卯、己酉二年，少宫与少角同，故不云判角也。）上宫与正宫同，上见太阴，则与平土运生化同也。己丑、己未其岁见也。上角与正角同。上见厥阴，则悉是敷和之纪也。己亥、己巳其岁见也。其病飧泄，风之胜也。邪伤脾也。

纵诸气金病即自伤脾。（【新校正云】详此不言上商者，土与金无相克罚，故经不纪之也。又注云：纵诸气金病即自伤脾也，“金”字疑误。）振拉飘扬则苍干散落，振拉飘扬，木无德也；苍干散落，金之复也。其眚四维。东南、西南、东北、西北，土之位也。（【新校正云】按《六元正纪大论》云：灾五宫。）其主败折虎狼，虎狼猴豺豹鹿马獐麂，诸四足之兽，害于粢盛及生命也。清气乃用，生政乃辱。金气行，则木气屈。

从革之纪，是谓折收。火折金收之气也，谓乙丑、乙亥、乙酉、乙未、乙巳、乙卯之岁也。收气乃后，生气乃扬，后，不及时也。收气不能以时而行，则生气自应布扬而用之也。长化合德，火政乃宣，庶类以蕃。火土之气，同生化也。宣，行也。其气扬，顺火也。其用躁切，少虽后用，用则切急，随火躁也。其动铿禁瞀厥，铿，咳声也。禁，谓二阴禁止也。瞀，闷也。厥，谓气上逆也。其发咳喘，咳，金之有声。喘，肺藏气也。其藏肺，主藏病。其果李杏，李，木；杏，火果也。其实壳络，外有壳，内有支络之实也。其谷麻麦，麻，木；麦，火谷也。麦色赤也。其味苦辛，苦味胜辛，辛兼苦也。其色白丹，赤加白也。其畜鸡羊，金从火土之兼化。（【新校正云】详火畜马，土畜牛。今言羊，故王注云从火土之兼化为羊也。或者当去注中之“土”字，甚非。）其虫介羽，介从羽。其主明曜炎烁，火之胜也。其声商徵，商从徵。其病嚏咳鼽衄，金之病也。从火化也。火气来胜，故屈己以从之。少商与少徵同，金少，故半同火化也。（【新校正云】详少商运六年内，除乙卯、乙酉同正商，乙巳、乙亥同正角外，乙未、乙丑二年，为少商同少徵，故不云判徵也。）上商与正商同，上见阳明，则与平金运生化同，乙卯、乙酉其岁上见也。上角与正角同，上见厥阴，则与平木运生化同，乙巳、乙亥其岁上见也。（【新校正云】详金土无相胜克，故经不言上宫与正宫同也。）邪伤肺也。有邪之胜则归肺。炎光赫烈，则冰雪霜雹，炎光赫烈，火无德也。冰雪霜雹，水之复也。水复之作，雹形如半珠。（【新校正云】详注云“雹形如半珠”，“半”字疑误。）眚于七。七，西方也。（【新校正云】按《六元正纪大论》云：灾七宫。）其主鳞伏彘鼠，突戾潜伏，岁主纵之，以伤赤实及羽类也。岁气早至，乃生大寒。水之化也。

涸流之纪，是谓反阳。阴气不及，反为阳气代之，谓辛未、辛巳、辛卯、辛酉、辛亥、辛丑之岁也。藏令不举，化气乃昌，少水而土盛。长气宣布，蛰虫不藏，太阳在泉，经文背也。厥阴阳明司天，乃如经谓也。土润水泉减，草木条茂，荣秀满盛。长化之气，丰而厚也。其气滞，从土也。其用渗泄，不能流也。其动坚止，谓便泻也。水少不濡，则干而坚止。藏气不能固，则注下而奔速。其发燥槁，阴少而阳盛故尔。其藏肾，主藏病也。其果枣杏，枣，土；杏，火果也。其实濡肉，濡，水；肉，土化也。

其谷黍稷，黍，火。稷，土谷也。（【新校正云】按本论上文麦为火之谷，今言黍者，疑“麦”字误为“黍”也。虽《金匮真言论》作“黍”，然本论作麦，当从本篇之文也。）其味甘咸，甘入于咸，味甘美也。其色黅玄，黄加黑也。其畜㹀牛，水从土畜。其虫鳞倮，鳞从倮。其主埃郁昏翳，土之胜也。其声羽宫，羽从宫。其病痿厥坚下，水土参并，故如是。从土化也。不胜于土，故从他化。少羽与少宫同，水土各半化也。（【新校正云】详少羽之运六年内，除辛壬、辛未与正宫同外，辛卯、辛酉、辛巳、辛亥四岁为同少宫，故不言判宫也。）上宫与正宫同。上见太阴，则与平土运生化同，辛丑辛未岁上见之。（【新校正云】详此不言上角、上商者，盖水于金木无相克罚故也。）其病癃闷，癃，小便不通；闷，大便干涩不利也。邪伤肾也。邪胜则归肾。埃昏骤雨则振拉摧拔，埃昏骤雨，土之虐也。振拉摧拔，木之复也。眚于一。一，北方也。诸谓方者，国郡州县境之方也。（【新校正云】按《六元正纪大论》云：灾一宫。）其主毛显狐狢，变化不藏。毛显，谓毛虫麋鹿獐麃猯兔虎狼显见，伤于黄实，兼害倮虫之长也；变化，谓为魅狐狸当之；不藏，谓害粢盛，鼠猯兔狸狢当之，所谓毛显不藏也。故乘危而行，不速而至，暴虐无德，灾反及之，微者复微，甚者复甚，气之常也。通言五行气少而有胜复之大凡也。乘彼孤危，恃乎强盛，不召而往，专肆威刑。怨祸自招，又谁咎也！假令木弱，金气来乘，暴虐苍卒，是无德也。木被金害，火必仇之，金受火燔，则灾及也。夫如是者，刑甚则复甚，刑微则复微，气动之常，固其宜也，五行之理，咸迭然乎！（【新校正云】按五运不及之详，具《气交变大论》中。）

发生之纪，是谓启敕。物乘木气，以发生而启陈其容质也。是谓壬申、壬午、壬辰、壬寅、壬子、壬戌之六岁化也。敕，古陈字。土疏泄，苍气达，生气上发，故土体疏泄。木之专政，故苍气上达。达，通也，出也，行也。阳和布化，阴气乃随，少阳先生，发于万物之表。厥阴次随，营运于万象之中也。生气淳化，万物以荣。岁木有余，金不来胜，生令布化，故物以舒荣。其化生，其气美，木化宣行，则物容端美。其政散，布散生荣，无所不至。其令条舒，条，直也，理也；舒，启也。端直舒启，万物随之，发生之化，无非顺理者也。其动掉眩巅疾，掉，摇动也；眩，旋转也；巅，上首也；疾，病气也。（【新校正云】详王不解其动之义。按后敦阜之纪，其动濡积并稸。王注云：动，谓变动。又坚成之纪，其动暴折疡疰。王注云：动以生病。盖谓气既变，因动以生病也。则木火土金水之动义皆同也。又按王注《脉要精微论》云：巅疾，上巅疾也。又注《奇病论》云：巅，谓上巅，则头首也。此注云：巅，上首也。疾，病气也。“气”字为衍。）其德鸣靡启坼，风气所生。（【新校正云】按《六元正纪大论》云：其化鸣紊启拆。）其变振拉摧拔。振，谓振怒。拉，谓中折；摧，谓仆落；拔，谓出本。（【新校正云】按《六元正纪大论》同。）其谷麻稻，木化齐金。其畜鸡犬，齐鸡孕也。其果李桃，李齐桃实也。其色青黄白，青加于黄白，自正也。其味酸甘辛，酸入于甘辛，齐化也。其象春，如春之气，布散阳和。其经足厥阴、少阳，厥阴，肝脉；少阳，胆脉。其藏肝脾，肝胜脾。其虫毛介，木余，故毛齐介育。其物中坚外坚，中坚有核之物，齐等于皮壳之类也。其病怒，木余故。太角与上商同。太过之木气，与金化齐等。（【新校正云】按太过五运，独太角言与上商同，余四运并不言者，疑此文为衍。）上徵则其气逆，其病吐利，上见少阴、少阳，则其气逆行。壬子、壬午，岁上见少阴；壬寅、壬申，岁上见少阳。木余遇火，故气不顺。（【新校正云】按《五运行大论》云：气相得而病者，以下临上，不当位也。不云上羽者，水临木为相得故也。）不务其德则收气复，秋气劲切，甚则肃杀，清气大至，草木凋零，邪乃伤肝。恃己太过，凌犯于土，土气屯极，金为复仇，金行杀令，故邪伤肝木也。

赫曦之纪，是谓蕃茂。物遇太阳，则蕃而茂，是谓戊辰、戊寅、戊子、戊戌、戊申、戊午之岁也。（【新校正云】按或者云：注中"太阳"，当作"太徵"。详木土金水之太过，注俱不言角宫商羽等运，而水太过注云阴气大行，此火太过，是物遇太阳也，安得谓之太徵乎。）阴气内化，阳气外荣，阴阳之气，得其序也。炎暑施化，物得以昌。长气多故尔。其化长，其气高，长化行，则物容大；高气达，则物色明。其政动，革易其象不常也。其令鸣显，火之用而有声，火之燔而有焰，象无所隐，则其信也。显，露也。其动炎灼妄扰，妄，谬也；扰，挠也。其德暄暑郁蒸，热化所生，长于物也。（【新校正云】按《六元正纪大论》云：其化暄嚣郁燠。又作暄曜。）其变炎烈沸腾，胜复之有，极于是也。其谷麦豆，火齐水化也。其畜羊彘，齐孕育也。（【新校正云】按本论上文马为火之畜，今言羊者，疑"马"字误为"羊"。《金匮真言论》及《藏气法时论》俱作羊，然本论作马，当从本论之文也。）其果杏栗，等实也。其色赤白玄，赤色加白黑，自正也。其味苦辛咸，辛物兼苦与咸，化齐成也。其象夏，如夏气之热也。其经手少阴、太阳，少阴，心脉；太阳，小肠脉。手厥阴、少阳，厥阴，心包脉；少阳，三焦脉。其藏心、肺，心胜肺。其虫羽鳞，火余，故鳞羽齐化。其物脉濡，脉，火物；濡，水物。水火齐也。（【新校正云】详脉即络也，文虽殊而义同。）其病笑疟疮疡血流狂妄目赤。火盛故。上羽与正徵同。其收齐，其病痓，上见太阳，则天气且制，故太过之火，反与平火运生化同也，戊辰、戊戌岁上见之。若平火运同，则五常之气无相凌犯，故金收之气生化同等。上徵而收气后也，上见少阴、少阳，则其生化自政，金气不能与之齐化。戊子、戊午岁上见少阴，戊寅、戊申岁上见少阳。火盛，故收气后化。（【新校正云】按《气交变大论》云：岁火太过，上临少阴、少阳火，燔焫水泉，涸物焦槁。）暴烈其政，藏气乃复，时见凝惨，甚则雨水霜雹切寒，邪伤心也。不务其德，轻侮致之也。（【新校正云】按《气交变大论》云：雨冰霜寒。与此互文也。）

敦阜之纪，是谓广化。土余，故化气广被于物也，是谓甲子、甲戌、甲申、甲午、甲辰、甲寅之岁也。厚德清静，顺长以盈，土性顺用，无与勿争，故德厚而不躁。顺火之长育，使万物化气盈满也。至阴内实，物化充成。至阴，土精气也。夫万物所以化成者，皆以至阴之灵气，生化于中也。烟埃朦郁，见于厚土，厚土，山也；烟埃，土气也。大雨时行，湿气乃用，燥政乃辟。湿气用则燥政辟，自然之理尔。其化圆，其气丰，化气丰圆，以其清静故也。其政静，静而能久，故政常存。其令周备，气缓故周备。其动濡积并稸，动，谓变动。其德柔润重淖，静而柔润，故厚德常存。（【新校正云】按《六元正纪大论》云：其化柔润重泽。）其变震惊飘骤崩溃，震惊，雷霆之作也；飘骤，暴风雨至也。大雨暴注，则山崩土溃，随水流注。其谷稷麻，土木齐化。其畜牛犬，齐孕育也。其果枣李，土齐木化。其色黅玄苍，黄色加黑苍，自正也。其味甘咸酸，甘入于咸酸，齐化也。其象长夏，六月之气生化同。其经足太阴、阳明，太阴，脾脉。阳明，胃脉。其藏脾、肾，脾胜肾。其虫倮毛，土余，故毛倮齐化。其物肌核。肌，土；核，木化也。其病腹满四支不举，土性静，故病如是。（【新校正云】详此不云上羽上徵者，徵羽不能亏盈于土，故无他候也。）大风迅至，邪伤脾也。木盛怒，故土脾伤。

坚成之纪，是谓收引。引，敛也。阳气收，阴气用，故万物收敛，谓庚午、庚辰、庚寅、庚子、庚戌、庚申之岁也。天气洁，地气明，秋气高洁，金气同。阳气随，阴治化，阳顺阴而生化。燥行其政，物以司成，燥气行化万物，专司其成熟，无遗略也。收气繁布，化洽不终。收杀气早，土之化不得终其用也。（【新校正云】详"繁"字疑误。）其化成，其气削，削，减也。其政肃，肃，清也，静也。其令锐切，气用不屈，劲而急。其动暴折疡疰，动以病生。其德雾露萧飋，燥之化也。萧飋，风声也。静为雾露，用则风生。（【新校正云】按《六元正纪大论》"德"作"化"。）其变肃杀凋零，陨坠于物。其谷稻黍，金火齐化也。（【新校正云】按本论上文麦为火之谷，当言其谷稻麦。）其畜鸡马，齐孕育也。其果桃杏，金火齐实。其色白青丹，白加于青丹，自正也。其味辛酸苦，辛入酸苦齐化。其象秋，气爽清洁，如秋之化。其经手太阴、阳明，太阴，肺脉；阳明，大肠脉。其藏肺、肝，肺胜肝。其虫介羽，金余，故介羽齐育。其物壳络，壳，金；络，火化也。其病喘喝胸凭仰息。金气余故。上徵与正商同。其生齐，其病咳。上见少阴、少阳，则天气见抑，故其生化与平金岁同。庚子、庚午岁上见少阴，庚寅、庚申岁上见少阳。上火制金，故生气与之齐化。火乘金肺，故病咳。（【新校正云】详此不言上羽者，水与金非相胜克故也。）政暴变则名木不荣，柔脆焦首，长气斯救，大火流，炎烁且至，蔓将槁，邪伤肺也。变，谓太甚也。政太甚则生气抑，故木不荣，草首焦死。政暴不已则火气发怒，故火流炎烁至，柔条蔓草之类皆干死也。火乘金气，故肺伤也。

流衍之纪，是谓封藏。阴气大行，则天地封藏之化也，谓丙寅、丙子、丙戌、丙申、丙午、丙辰之岁。寒司物化，天地严凝，阴之气也。藏政以布，长令不扬。藏气用则长化止，故令不发扬。其化凛，其气坚，寒气及物则坚定。其政谧，谧，静也。其令流注，水之象也。其动漂泄沃涌，沃，沫也；涌，溢也。其德凝惨寒雰，寒之化也。（【新校正云】按《六元正纪大论》作“其化凝惨凓冽”。）其变冰雪霜雹，非时而有。其谷豆稷，水齐土化。其畜彘牛，齐孕育也。其果栗枣，水土齐实。其色黑丹黅，黑加于丹黄，自正也。其味咸苦甘，咸入于苦甘，化齐焉。其象冬，气序凝肃，似冬之化。其经足少阴、太阳，少阴，肾脉；太阳，膀胱脉也。其藏肾、心，肾胜心。其虫鳞倮，水余，故鳞倮齐育。其物濡满，濡，水；满，土化也。（【新校正云】按土不及作肉，土太过作肌，此作满，互相成也。）其病胀，水余也。上羽而长气不化也。上见太阳，则火不能布化以长养也，丙辰、丙戌之岁，上见天符水运也。（【新校正云】按《气交变大论》云：上临太阳，则雨冰雪霜不时降，湿气变物。不云上徵者，运所胜也。）政过则化气大举，而埃昏气交，大雨时降，邪伤肾也。暴寒数举，是谓政过。火被水凌，土来仇复，故天地昏翳，土水气交，大雨斯降，而邪伤肾也。故曰：不恒其德，则所胜来复，政恒其理，则所胜同化。此之谓也。不恒，谓恃已有余，凌犯不胜；恒，谓守常之化，不肆威刑。如是则克己之气，岁同治化也。（【新校正云】详五运太过之说，具《气交变大论》中。）

帝曰：天不足西北，左寒而右凉，地不满东南，右热而左温，其故何也？面巽言也。岐伯曰：阴阳之气，高下之理，太少之异也。高下，谓地形。太少，谓阴阳之气盛衰之异。今中原地形，西北方高，东南方下，西方凉，北方寒，东方温，南方热，气化犹然矣。东南方，阳也，阳者其精降于下，故右热而左温。阳精下降，故地以温而知之于下矣。阳气生于东而盛于南，故东方温而南方热，气之多少明矣。西北方，阴也，阴者其精奉于上，故左寒而右凉。阴精奉上，故地以寒而知之于上矣。阴气生于西而盛于北，故西方凉北方寒，君面巽而言，臣面乾而对也。（【新校正云】详天地不足阴阳之说，亦具《阴阳应象大论》中。）是以地有高下，气有温凉，高者气寒，下者气热，（【新校正云】按《六元正纪大论》云：至高之地，冬气常在。至下之地，春气常在。）故适寒凉者胀，之温热者疮，下之则胀已，汗之则疮已，此腠理开闭之常，太少之异耳。西北、东南，言其大也。夫以气候验之，中原地形所居者，悉以居高则寒，处下则热。尝试观之，高山多雪，平川多雨，高山多寒，平川多热，则高下寒热可征见矣。中华之地，凡有高下之大者，东西、南北各三分也。其一者自汉蜀江南至海也，二者自汉江北至平遥县也，三者自平遥北山北至蕃界北海也。故南分大热，中分寒热兼半，北分大寒。南北分外，寒热尤极。大热之分其寒微，大寒之分其热微。然其登陟极高山顶，则南面北面，寒热悬殊，荣枯倍异也。又东西高下之别亦三矣，其一者自汧源县西至沙州，二者自开封县西至汧源县，三者自开封县东至沧海也。故东分大温，中分温凉兼半，西分大凉。大温之分，其寒五分之二；大凉之分，其热五分之二。温凉分外，温凉尤极，变为大暄大寒也。约其大凡如此。然九分之地，寒极于西北①，热极于东南②。九分之地，其中有高下不同，地高处则燥③，下处则湿④，此一方之中小异也。若大而言之，是则高下之有二也。何者？中原地形，西高北高，东下南下。今百川满凑，东之沧海，则东南西北高下可知。一为地形高下，故寒热不同；二则阴阳之气有少有多，故表温凉之异尔。今以气候验之，乃春气西行，秋气东行，冬气南行，夏气北行。以中分校之，自开封至汧源，气候正与历候同。以东行校之，自开封至沧海，每一百里，秋气至晚一日，春气发早一日。西行校之，自汧源县西至蕃界碛石，其以南向及西北东南者，每四十里，春气发晚一日，秋气至早一日；北向及东北西南者，每一十五里，春气发晚一日，秋气至早一日。南行校之，川形有北向及东北西南者，每五百里，（【新校正云】按别本作“十五里”。）阳气行晚一日⑤，阴气行早一日⑥；南向及东南西北川，每一十五里，热气至早一日，寒气至晚一日；广平之地，则每五十里⑦，阳气发早一日，寒气至晚一日。北行校之，川形有南向及东南西北者，每二十五里，阳气行晚一日，阴气行早一日；北向及东北西南川，每一十五里，寒气至早一日，热气至晚一日；广平之地，则每二十里，热气行晚一日，寒气至早一日。大率如此。然高处峻处，冬气常在，平处下处，夏气常在，观其雪零草茂，则可知矣。然地土固有弓形川、蛇行川、月形川，地势不同，生杀荣枯，地同而天异。凡此之类，有离向丙向巽向乙向震向艮向处⑧，则春气早至，秋气晚至，早晚校十五日，有丁向坤向庚向兑向辛向乾向坎向处⑨，则秋气早至，春气晚至，早晚亦校二十日，是所谓带山之地也。审观向背，气候可知。寒凉之地，腠理开少而闭多，闭多则阳气不散，故适寒凉腹必胀也；湿热之地，腠理开多而闭少，开多则阳发散，故往温热皮必疮也。下之则中气不余，故胀已。汗之则阳气外泄，故疮愈。帝曰：其放寿夭何如？言土地居人之寿夭。岐伯曰：阴精所奉其人寿，阳精所降其人夭。阴精所奉，高之地也；阳精所降，下之地也。阴方之地，阳不妄泄，寒气外持，邪不数中而正气坚守，故寿延；阳方之地，阳气耗散，发泄无度，风湿数中，真气倾竭，故夭折。即事验之，今中原之境，西北方众人寿，东南方众人夭，其中犹各有

---

① 西：原作“东”，据守山阁校刻本改。
② 东：原作“西”，据守山阁校刻本改。
③ 燥：原作“湿”，据守山阁校刻本改。
④ 湿：原作“燥”，据守山阁校刻本改。
⑤ 晚：原作“早”，据守山阁校刻本改。
⑥ 早：原作“晚”，据守山阁校刻本改。
⑦ 五：原作“二”，据守山阁校刻本改。
⑧ 艮向：原无，据守山阁校刻本补。
⑨ 坎向：此下原有“艮向”二字，据守山阁校刻本删。

微甚尔，此寿夭之大异也，方者审之乎！帝曰：善。其病也，治之奈何？岐伯曰：西北之气散而寒之，东南之气收而温之，所谓同病异治也。西方北方人皮肤腠理密，人皆食热，故宜散宜寒；东方南方人皮肤疏，腠理开，人皆食冷，故宜收宜温。散，谓温浴，使中外条达；收，谓温中，不解表也。今土俗皆反之，依而疗之则反甚矣。（【新校正云】详分方为治，亦具《异法方宜论》中。）故曰：气寒气凉，治以寒凉，行水渍之。气温气热，治以温热，强其内守。必同其气，可使平也，假者反之。寒方以寒，热方以热，温方以温，凉方以凉，是正法也，是同气也。行水渍之，是汤漫渍也。平，谓平调也。若西方北方有冷病，假热方温方以除之，东方南方有热疾，须凉方寒方以疗者，则反上正法以取之。帝曰：善。一州之气，生化寿夭不同，其故何也？岐伯曰：高下之理，地势使然也。崇高则阴气治之，污下则阳气治之。阳胜者先天，阴胜者后天，先天，谓先天时也。后天，谓后天时也；悉言土地生荣枯落之先后也。物既有之，人亦如然。此地理之常，生化之道也。帝曰：其有寿夭乎？岐伯曰：高者其气寿，下者其气夭，地之小大异也，小者小异，大者大异。大，谓东南西北相远万里许也；小，谓居所高下相近，二十三十里或百里许也。地形高下悬倍不相计者，以近为小，则十里二十里；高下平慢气相接者，以远为小，则三百里二百里。地气不同乃异也。故治病者，必明天道地理，阴阳更胜，气之先后，人之寿夭，生化之期，乃可以知人之形气矣。不明天地之气，又昧阴阳之候，则以寿为夭，以夭为寿，虽尽上圣救生之道，毕经脉药石之妙，犹未免世中之诬斥也。

帝曰：善。其岁有不病，而藏气不应不用者，何也？岐伯曰：天气制之，气有所从也。从，谓从事于彼，不及营于私应用之。帝曰：愿卒闻之。岐伯曰：少阳司天，火气下临，肺气上从，白起金用，草木眚，火见燔焫，革金且耗，大暑以行，咳嚏鼽衄鼻窒，曰疡，寒热胕肿。寅申之岁候也。临，谓临御于下。从，谓从事于上。起，谓价高于市。用，谓用行刑罚也。临、从、起用同之。革，谓皮革，亦谓革易也。金，谓器属也。耗，谓费用也。火气燔灼，故曰生疮。疮，身疮也；疡，头疮也。寒热，谓先寒而后热，则疟疾也。肺为热害，水且救之，水守肺中，故为胕肿。胕肿，谓肿满，按之不起。此天气之所生也。（【新校正云】详注云：故曰生疮，疮，身疮也。疡，头疮也。今经只言曰疡，疑经脱一“疮”字。别本“曰”字作“口”。）风行于地，尘沙飞扬，心痛胃脘痛，厥逆鬲不通，其主暴速。厥阴在泉，故风行于地。风淫所胜，故是病生焉。少阳厥阴，其化急速，故病气起发，疾速而为，故云其主暴速。此地气不顺而生是也。（【新校正云】详厥阴与少阳在泉，言其主暴速，其发机速，故不言甚则某病也。）阳明司天，燥气下临，肝气上从，苍起木用而立，土乃眚，凄沧数至，木伐草萎，胁痛目赤，掉振鼓栗，筋痿不能久立。卯酉之岁候也。木用，亦谓木功也。凄沧，大凉也。此病之起，天气生焉。暴热至，土乃暑，阳气郁发，小便变，寒热如疟，甚则心痛，火行于稿，流水不冰，蛰虫乃见。少阴在泉，热监于地而为是也①，病之所有，地气生焉。太阳司天，寒气下临，心气上从，而火且明，（【新校正云】详“火且明”三字，当作“火用”二字。）丹起金乃眚，寒清时举，胜则水冰，火气高明，心热烦，嗌干善渴，鼽嚏，喜悲数欠，热气妄行，寒乃复，霜不时降，善忘，甚则心痛。辰戌之岁候也。寒清时举。太阳之令也。火气高明，谓燔焫于物也。不时，谓太早及偏害，不循时令，不普及于物也。病之所起，天气生焉。土乃润，水丰衍，寒客至，沉阴化，湿气变物，水饮内稸，中满不食，皮痹肉苛，筋脉不利，甚则胕肿身后痈。太阴在泉，湿监于地，而为是也。病之源始，地气生焉。（【新校正云】详“身后痈”，当作“身后难”。）厥阴司天，风气下临，脾气上从，而土且隆，黄起水乃眚，土用革，体重肌肉萎，食减口爽，风行太虚，云物摇动，目转耳鸣。巳亥之岁候也。土隆、土用革，谓土气有用而革易其体，亦谓土功事也。云物摇动，是谓风高。此病所生，天之气也。火纵其暴，地乃暑，大热消烁，赤沃下，蛰虫数见，流水不冰，少阳在泉，火监于地，而为是也。病之宗兆，地气生焉。其发机速。少阳、厥阴之气，变化卒急，其为疾病，速若发机，故曰其发机速。少阴司天，热气下临，肺气上从，白起金用，草木眚，喘呕寒热，嚏鼽衄鼻窒，大暑流行，子午之岁候也。热司天气，故是病生，天气之作也。甚则疮疡燔灼，金烁石流。天之交也。地乃燥清，凄沧数至，胁痛善太息，肃杀行，草木变。变，谓交易容质也。胁痛太息，地气生也。太阴司天，湿气下临，肾气上从，黑起水变，（【新校正云】详前后文，此少“火乃眚”三字。）埃冒云雨，胸中不利，阴痿气大衰，而不起不用。（【新校正云】详“不用”二字，当作“水用”。）当其时反腰脽痛，动转不便也，丑未之岁候也。水变，谓甘泉变咸也。埃，土雾也。冒，不分远也。云雨，土化也。脽，谓臀肉也。病之有者，天气生焉。厥逆。（【新校正云】详“厥逆”二字，疑当连上文。）地乃藏阴，大寒且至，蛰虫早附，心下否痛，地裂冰坚，少腹痛，时害于食，乘金则止水增，味乃咸，行水减也。止水，井泉也。行水，河渠流注者也。止水虽长，乃变常甘美而为咸味也。病之有者，地气生焉。（【新校正云】详太阴司天之化，不言甚则病某，而云当其时，又云乘金则云云者，与前条互相发明也。）

帝曰：岁有胎孕不育，治之不全，何气使然？岐伯曰：六气五类，有相胜制也，同者盛之，异者衰之，此天地之道，生化之常也。故厥阴司天，毛

① 监：守山阁校刻本作“盛”。

虫静，羽虫育，介虫不成；谓乙巳、丁巳、己巳、辛巳、癸巳、乙亥、丁亥、己亥、辛亥、癸亥之岁也。静，无声也，亦谓静退，不先用事也。羽为火虫，气同地也。火制金化，故介虫不成，谓白色有甲之虫少孕育也。在泉，毛虫育，倮虫耗，羽虫不育。地气制土，黄倮耗损，岁乘木运，其又甚也。羽虫不育，少阳自抑之，是则五寅五申岁也。凡称不育不成，皆谓少，非悉无也。少阴司天，羽虫静，介虫育，毛虫不成；谓甲子、丙子、戊子、庚子、壬子、甲午、丙午、戊午、庚午、壬午之岁也。静，谓胡越燕、百舌鸟之类也。是岁黑色毛虫孕育少成。在泉，羽虫育，介虫耗不育。地气制金，白介虫不育，岁乘火运，斯复甚焉，是则五卯五酉岁也。（【新校正云】详介虫耗，以少阴在泉，火克金也。介虫不育，以阳明在天，自抑之也。）太阴司天，倮虫静，鳞虫育，羽虫不成；谓乙丑、丁丑、己丑、辛丑、癸丑、乙未、丁未、己未、辛未、癸未之岁也。倮虫，谓人及虾蟆之类也；羽虫，谓青绿色者，则鹦鹉、翠鸟、翠碧鸟之类，诸青绿色之有羽者也。岁乘金运，其复甚焉。在泉，倮虫育，鳞虫（【新校正云】详此少一“耗”字。）不成。地气制水，黑鳞不育，岁乘土运，而又甚乎，是则五辰五戌岁也。少阳司天，羽虫静，毛虫育，倮虫不成；谓甲寅、丙寅、戊寅、庚寅、壬寅、甲申、丙申、戊申、庚申、壬申之岁也。倮虫，谓青绿色者也；羽虫，谓黑色诸有羽翼者，则越燕、百舌鸟之类是也。在泉，羽虫育，介虫耗，毛虫不育。地气制金、白介耗损，岁乘火运，其又甚也。毛虫不育，天气制之。是则五巳五亥岁也。阳明司天，介虫静，羽虫育，介虫不成；谓乙卯、丁卯、辛卯、己卯、癸卯、乙酉、丁酉、己酉、辛酉、癸酉岁也。羽为火虫，故蕃育也。介虫，诸有赤色甲壳者也。赤介不育，天气制之也。在泉，介虫育，毛虫耗，羽虫不成。地气制木，黑毛虫耗，岁乘金运，损复甚焉，是则五子五午岁也。羽虫不就，以上见少阴也。太阳司天，鳞虫静，倮虫育；谓甲辰、丙辰、戊辰、庚辰、壬辰、甲戌、丙戌、戊戌、庚戌、壬戌之岁也。倮虫育，地气同也。鳞虫静，谓黄鳞不用也。是岁雷霆少举，以天气抑之也。（【新校正云】详此当云鳞虫不成。）在泉，鳞虫耗，倮虫不育。天气制胜，黄黑鳞耗，是则五丑五未岁也。（【新校正云】详此当为鳞虫育，羽虫耗倮虫不育。注中“鳞”字亦当作“羽”。）诸乘所不成之运，则甚也。乘木之运，倮虫不成。乘火之运，介虫不成。乘土之运，鳞虫不成。乘金之运，毛虫不成。乘水之运，羽虫不成。当是岁者，与上文同，悉少能孕育也。斯并运与气同者，运乘其胜，复遇天符及岁会者，十孕不全一二也。故气主有所制，岁立有所生，地气制己胜，天气制胜己，天制色，地制形，天气随己不胜者制之，谓制其色也。地气随己所胜者制之，谓制其形也。故又曰天制色，地制形焉。是以天地之间，五类生化，互有所胜，互有所化，互有所生，互有所制矣。五类衰盛，各随其气之所宜也。宜则蕃息。故有胎孕不育，治之不全，此气之常也，天地之间，有生之物，凡此五类也。五，谓毛羽倮鳞介也。故曰：毛虫三百六十，麟为之长；羽虫三百六十，凤为之长；倮虫三百六十，人为之长；鳞虫三百六十，龙为之长；介虫三百六十，龟为之长。凡诸有形，跂行飞走，喘息胎息，大小高下，青黄赤白黑，身被毛羽鳞介者，通而言之，皆谓之虫矣。不具是四者，皆为倮虫。凡此五物，皆有胎生、卵生、湿生、化生也。因人致问，言及五类也。所谓中根也。生气之根本，发自身形之中，中根也。非是五类，则生气根系，悉因外物以成立，去之则生气绝矣。根于外者亦五，谓五味五色类也。然木火土金水之形类，悉假外物色藏，乃能生化。外物既去，则生气离绝，故皆是根于外也。（【新校正云】详注中“色藏”二字，当作“已成”。）故生化之别，有五气五味五色五类五宜也。然是二十五者，根中根外悉有之。五气，谓臊焦香腥腐也；五味，谓酸苦辛咸甘也；五色，谓青黄赤白黑也。五类有二矣，其一者谓毛羽倮鳞介，其二者谓燥湿液坚耎也。夫如是等，于万物之中互有所宜。帝曰：何谓也？岐伯曰：根于中者，命曰神机，神去则机息；根于外者，命曰气立，气止则化绝。诸有形之类，根于中者，生源系天，其所动静，皆神气为机发之主，故其所为也，物莫之知，是以神舍去，则机发动用之道息矣；根于外者，生源系地，故其所生长化成收藏，皆为造化之气所成立，故其所出也，亦物莫之知，是以气止息，则生化结成之道绝灭矣。其木火土金水，燥湿液坚柔，虽常性不易，及乎外物去，生气离，根化绝止，则其常体性颜色，皆必小变移其旧也。（【新校正云】按《六微旨大论》云：出入废则神机化灭，升降息则气立孤危。故非出入，则无以生长壮老已；非升降，则无以生长化收藏。）故各有制，各有胜，各有生，各有成。根中根外悉如是。故曰：不知年之所加，气之同异，不足以言生化。此之谓也。（【新校正云】按《六节藏象论》云：不知年之所加，气之盛衰，虚实之所起，不可以为工矣。）

帝曰：气始而生化，气散而有形，气布而蕃育，气终而象变，其致一也。始，谓始发动；散，谓流散于物中；布，谓布化于结成之形；终，谓终极于收藏之用也。故始动而生化，流散而有形，布化而成结，终极而万象皆变也。即事验之，天地之间，有形之类，其生也柔弱，其死也坚强。凡如此类，皆谓变易生死之时形质，是谓气之终极。（【新校正云】按《天元纪大论》云：物生谓之化，物极谓之变。又《六微旨大论》云：物之生从于化，物之极由乎变，变化相薄，成败之所由也。）然而五味所资，生化有薄厚，成熟有少多，终始不同，其故何也？岐伯曰：地气制之也，非天不生，地不长也。天地虽无情于生化，而生化之气自有异同尔。何者？以地体之中有六入故也。气有同异，故有生有化，有不生有不化，有少生少化，有广生广化矣。故天地之间，无必生必化，必不生必不化，必少生少化，必广生广化也。各随其气分所好所恶所异所同也。帝曰：愿闻其道。岐伯曰：寒热燥湿，不同其化也。举寒热燥湿四气不同，则温清异化可知之矣。故少阳在泉，寒毒不生，其味辛，其治苦酸，其谷苍丹。巳亥岁气化也。夫毒者，皆五行标盛暴烈之气所为也。今火在地中，其气正热，寒毒之物，气与地殊，生死不同，故生少也。火制金气，故味辛者不化也。少阳之气上奉厥阴，故其岁化苦与酸也。六气主岁，唯此岁通和，木火相承，故无间气也。苦丹地气所化，酸苍天气所生矣。余所生化，悉有上下胜克，故皆有间气矣。阳明在泉，湿毒不生，其味酸，其气湿，（【新校正云】详在泉云，唯阳明与太阴在泉之岁，云其气湿其气热，盖以湿燥未见寒温之气，故再云其气也。）其治辛苦甘，其谷丹素。子午岁气化也。燥在地中，其气凉清，故湿温毒药少生化也。金木相制，故味酸者少化也。阳明之气上奉少阴，故其岁化辛与苦也。辛素，地气也；苦丹，天气也；甘，间气也，所以间金火之胜克，故兼治甘。太阳在泉，热毒不生，其味苦，其治淡咸，其谷黅秬。丑未岁气化也。寒在地中与热殊化，故其岁物热毒不生。水胜火，味故当苦也。太阳之气上奉太阴，故其岁化生淡咸也。太阴土气上主于天，气远而高，故甘之化薄而为淡也。味以淡亦属甘，甘之类也。淡黅，天化也。咸秬，地化也。黅，黄也。（【新校正云】详注云"味故当苦"，当作"故味苦者不化"，传写误也。）厥阴在泉，清毒不生，其味甘，其治酸苦，其谷苍赤，寅申岁气化也。温在地中与清殊性，故其岁物清毒不生。木胜其土，故味甘少化也。厥阴之气上合少阳，所合之气既无乖忤，故其治化酸与苦也。酸苍，地化也；苦赤，天化也。气无胜克，故不间气以甘化也。其气专，其味正。厥阴少阳在泉之岁，皆气化专一，其味纯正。然余岁悉上下有胜克之气，故皆有间气间味矣。少阴在泉，寒毒不生，其味辛，其治辛苦甘，其谷白丹。卯酉岁气化也。热在地中与寒殊化，故其岁药寒毒甚微。火气烁金，故味辛少化也。少阴阳明主天主地，故其所治苦与辛焉。苦丹为地气所育，辛白为天气所生。甘，间气也，所以间止克伐也。太阴在泉，燥毒不生，其味咸，其气热，其治甘咸，其谷黅秬。辰戌岁气化也。地中有湿与燥不同，故干毒物不生化也。土制于水，故味咸少化也。太阴之气上承太阳，故其岁化甘与咸也。甘黅，地化也。咸秬，天化也。寒湿不为大忤，故间气同而气热者应之。化淳则咸守，气专则辛化而俱治。淳，和也。化淳，谓少阳在泉之岁也，火来居水而反能化育，是水咸自守不与火争化也。气专，谓厥阴在泉之岁也，木居于水而复下化，金不受害，故辛复生化，与咸俱王也。唯此两岁，上下之气无克伐之嫌，故辛得与咸同应王而生化也。余岁皆上下有胜克之变，故其中间甘味兼化以缓其制。抑余苦咸酸三味不同其生化也，故天地之间，药物辛甘者多也。故曰：补上下者从之，治上下者逆之，以所在寒热盛衰而调之。上谓司天，下谓在泉也。司天地气太过，则逆其味以治之。司天地气不及，则顺其味以和之。从，顺也。故曰：上取下取，内取外取，以求其过。能毒者以厚药，不胜毒者以薄药。此之谓也。上取，谓以药制有过之气也，制而不顺则吐之；下取，谓以迅疾之药除下病，攻之不去则下之；内取，谓食及以药内之，审其寒热而调之；外取，谓药熨令所病气调适也。当寒反热，以冷调之，当热反寒，以温和之，上盛不已，吐而脱之，下盛不已，下而夺之，谓求得气过之道也。药厚薄，谓气味厚薄者也。（【新校正云】按《甲乙经》云：胃厚色黑大骨肉肥者，皆胜毒。其瘦而薄胃者，皆不胜毒。又按《异法方宜论》云：西方之民，陵居而多风，水土刚强，不衣而褐荐，华食而脂肥，故邪不能伤其形体，其病生于内，其治宜毒药。）气反者，病在上，取之下；病在下，取之上；病在中，傍取之。

下取，谓寒逆于下，而热攻于上，不利于下，气盈于上，则温下以调之；上取，谓寒积于下，温之不去，阳藏不足，则补其阳也；傍取，谓气并于左，则药熨其右，气并于右，则熨其左以和之，必随寒热为适。凡是七者，皆病无所逃，动而必中，斯为妙用矣。治热以寒，温而行之；治寒以热，凉而行之；治温以清，冷而行之；治清以温，热而行之。气性有刚柔，形证有轻重，方用有大小，调制有寒温。盛大则顺气性以取之，小耎则逆气性以伐之，气殊则主必不容，力倍则攻之必胜，是则谓汤饮调气之制也。（【新校正云】按《至真要大论》云：热因寒用，寒因热用，必伏其所主，而先其所因，其始则同，其终则异，可使破积，可使溃坚，可使气和，可使必已者也。）故消之削之，吐之下之，补之泻之，久新同法。量气盛虚而行其法，病之新久无异道也。帝曰：病在中而不实不坚，且聚且散，奈何？岐伯曰：悉乎哉问也！无积者求其藏，虚则补之，随病所在，命其藏以补之。药以祛之，食以随之，食以无毒之药，随汤丸以迫逐之，使其尽也。行水渍之，和其中外，可使毕已。中外通和，气无流碍，则释然消散，真气自平。帝曰：有毒无毒，服有约乎？岐伯曰：病有久新，方有大小，有毒无毒，固宜常制矣。大毒治病，十去其六；下品药毒，毒之大也。常毒治病，十去其七；中品药毒，次于下也。小毒治病，十去其八；上品药毒，毒之小也。无毒治病，十去其九，上品中品下品无毒药，悉谓之平。谷肉果菜，食养尽之，无使过之，伤其正也。大毒之性烈，其为伤也多；小毒之性和，其为伤也少。常毒之性，减大毒之性一等，加小毒之性一等，所伤可知也。故至约必止之，以待来证尔。然无毒之药，性虽平和，久而多之，则气有偏胜，则有偏绝，久攻之则藏气偏弱，既弱且困，不可长也，故十去其九而止。服至约已，财以五谷五肉五果五菜，随五藏宜者食之，以尽其余病，药食兼行亦通也。（【新校正云】按《藏气法时论》云：毒药攻邪，五谷为养，五果为助，五畜为益，五菜为充。）不尽，行复如法，法，谓前四约也。余病不尽，然再行之，毒之大小，至约而止，必无过也。必先岁气，无伐天和。岁有六气分主，有南面北面之政，先知此六气所在，人脉至尺寸应之。太阴所在其脉沉，少阴所在其脉钩，厥阴所在其脉弦，太阳所在其脉大而长，阳明所在其脉短而涩，少阳所在其脉大而浮。如是六脉，则谓天和，不识不知，呼为寒热。攻寒令热，脉不变而热疾已生，制热令寒，脉如故而寒病又起。欲求其适，安可得乎！夭枉之来，率由于此。无盛盛，无虚虚，而遗人夭殃；不察虚实，但思攻击，而盛者转盛，虚者转虚，万端之病，从兹而甚，真气日消，病势日侵，殃咎之来，苦夭之兴，难可逃也，悲夫！无致邪，无失正，绝人长命。所谓伐天和也。攻虚谓实，是则致邪。不识藏之虚，斯为失正。正气既失，则为死之由矣。帝曰：其久病者，有气从不康，病去而瘠，奈何？从，谓顺也。岐伯曰：昭乎哉圣人之问也！化不可代，时不可违。化，谓造化也。代大匠斫，犹伤其手，况造化之气，人能以力代之乎！夫生长收藏，各应四时之化，虽巧智者亦无能先时而致之，明非人力所及。由是观之，则物之生长收藏化，必待其时也。物之成败理乱，亦待其时也。物既有之，人亦宜然。或言力必可致，而能代造化、违四时者，妄也。夫经络以通，血气以从，复其不足，与众齐同，养之和之，静以待时，谨守其气，无使倾移，其形乃彰，生气以长，命曰圣王。故《大要》曰：无代化，无违时，必养必和，待其来复。此之谓也。帝曰：善。《大要》，上古经法也。引古之要旨，以明时化之不可违，不可以力代也。

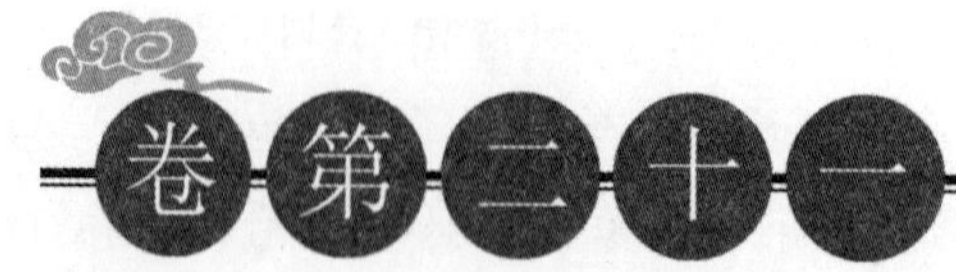

卷第二十一

·六元正纪大论篇第七十一·

黄帝问曰：六化六变，胜复淫治，甘苦辛咸酸淡先后，余知之矣。夫五运之化，或从五气，（【新校正云】详“五气”疑作“天气”，则与下文相协。）或逆天气，或从天气而逆地气，或从地气而逆天气，或相得，或不相得，余未能明其事。欲通天之纪，从地之理，和其运，调其化，使上下合德，无相夺伦，天地升降，不失其宜，五运宣行，勿乖其政，调之正味，从逆奈何？气同谓之从，气异谓之逆，胜制为不相得，相生为相得。司天地之气更淫胜复，各有主治法则。欲令平调气性，不违忤天地之气，以致清静和平也。岐伯稽首再拜对曰：昭乎哉问也！此天地之纲纪，变化之渊源，非圣帝孰能穷其至理欤！臣虽不敏，请陈其道，令终不灭，久而不易。气主循环，同于天地，太过不及，气序常然。不言永定之制，则久而更易，去圣辽远，何以明之。帝曰：愿夫子推而次之，从其类序，分其部主，别其宗司，昭其气数，明其正化，可得闻乎？部主，谓分六气所部主者也。宗司，谓配五气运行之位也。气数，谓天地五运气更用之正数也。正化，谓岁直气味所宜，酸苦甘辛咸，寒温冷热也。岐伯曰：先立其年以明其气，金木水火土运行之数，寒暑燥湿风火临御之化，则天道可见，民气可调，阴阳卷舒，近而无惑，数之可数者，请遂言之。遂，尽也。帝曰：太阳之政奈何？岐伯曰：辰戌之纪也。

太阳　太角　太阴　壬辰　壬戌　其运风，其化鸣紊启拆，（【新校正云】按《五常政大论》云：其德鸣靡启拆。）其变振拉摧拔，（【新校正云】详此其运其化其变，从太角等运起。）其病眩掉目瞑。（【新校正云】详此病证，以运加司天地为言。）

太角初正　少徵　太宫　少商　太羽终

太阳　太徵　太阴　戊辰　戊戌同正徵。(【新校正云】按《五常政大论》云：赫曦之纪，上羽与正徵同。) 其运热，其化暄暑郁燠，(【新校正云】按《五常政大论》"燠"作"蒸"。) 其变炎烈沸腾，其病热郁。

太徵　少宫　太商　少羽终　少角初

太阳　太宫　太阴　甲辰岁会同天符　甲戌岁会同天符。(【新校正云】按《天元纪大论》云：承岁为岁直。又《六微旨大论》云：木运临卯，火运临午，土运临四季，金运临酉，水运临子，所谓岁会，气之平也。王冰云：岁直亦曰岁会。此甲为太宫，辰戌为四季，故曰岁会。又云同天符者，按本论下文云：太过而加同天符。是此岁，一为岁会，又为同天符也。) 其运阴埃，(【新校正云】详太宫三运，两曰阴雨，独此曰阴埃，"埃"疑作"雨"。) 其化柔润重泽，(【新校正云】按《五常政大论》"泽"作"淖"。) 其变震惊飘骤，其病湿下重。

太宫　少商　太羽终　太角初　少徵

太阳　太商　太阴　庚辰　庚戌　其运凉，其化雾露萧飋，其变肃杀凋零，其病燥背瞀胸满。

太商　少羽终　少角初　太徵　少宫

太阳　太羽(【新校正云】按《五常政大论》云：上羽而长气不化。) 太阴　丙辰天符　丙戌天符。(【新校正云】按《天元纪大论》云：应天为天符。又《六微旨大论》云：土运之岁，上见太阴；火运之岁，上见少阳、少阴；金运之岁，上见阳明；木运之岁，上见厥阴；水运之岁，上见太阳，曰天与之会，故曰天符。又本论下文云：五运行同天化者，命曰天符。又云：临者太过不及，皆曰天符。) 其运寒，(【新校正云】详太羽三运，此为上羽，少阳少阴司天为上徵。而少阳司天，运言寒肃，此与少阴司天，运言其运寒者，疑此太阳司天，运合太羽，当言其运寒肃。少阳、少阴司天，适当云其运寒也。) 其化凝惨凓冽，(【新校正云】按《五常政大论》作"凝惨寒雰"。) 其变冰雪霜雹，其病大寒留于溪谷。

太羽终　太角初　少徵　太宫　少商

凡此太阳司天之政，气化运行先天，六步之气，生长化成收藏，皆先天时而应至也。余岁先天同之也。天气肃，地气静，寒临太虚，阳气不令，水土合德，上应辰星镇星。明而大也。其谷玄黅，天地正气之所生长化成也。黅，黄也。其政肃，其令徐。寒政大举，泽无阳焰，则火发待时。寒甚则火郁，待四气乃发，暴为炎热也。少阳中治，时雨乃涯，止极雨散，还于太阴，云朝北极，湿化乃布，北极，雨府也。泽流万物，寒敷于上，雷动于下，寒湿之气，持于气交。岁气之大体也。民病寒湿，发肌肉萎，足痿不收，濡泻血溢。（【新校正云】详血溢者，火发待时所为之病也。）初之气，地气迁，气乃大温，畏火致之。草乃早荣，民乃厉，温病乃作，身热头痛呕吐，肌腠疮疡。赤斑也，是为肤腠中疮，在皮内也。二之气，大凉反至，民乃惨，草乃遇寒，火气遂抑，民病气郁中满，寒乃始。因凉而反之于寒气，故寒气始来近人也。三之气，天政布，寒气行，雨乃降。民病寒，反热中，痈疽注下，心热瞀闷，不治者死。当寒反热，是反天常，热起于心，则神之危亟，不急扶救，神必消亡，故治者则生，不治则死。四之气，风湿交争，风化为雨，乃长乃化乃成。民病大热少气，肌肉萎足痿，注下赤白。五之气，阳复化，草乃长乃化乃成，民乃舒。大火临御，故万物舒荣。终之气，地气正，湿令行，阴凝太虚，埃昏郊野，民乃惨凄，寒风以至，反者孕乃死。故岁宜苦以燥之温之，（【新校正云】详“故岁宜苦以燥之温之”九字，当在“避虚邪以安其正”下，错简在此。）必折其郁气，先资其化源，化源，谓九月，迎而取之，以补心火。（【新校正云】详水将胜也，先于九月迎取其化源，先泻肾之源也。盖以水王十月，故先于九月迎而取之，泻水所以补火也。）抑其运气，扶其不胜，太角岁脾不胜，太徵岁肺不胜，太宫岁肾不胜，太商岁肝不胜，太羽岁心不胜，岁之宜也如此。然太阳司天五岁之气，通宜先助心，后扶肾气。无使暴过而生其疾，食岁谷以全其真，避虚邪以安其正。木过则脾病生，火过则肺病生，土过则肾病生，金过则肝病生，水过则心病生，天地之气过亦然也。岁谷，谓黄色黑色；虚邪，谓从冲后来之风也。适气同异，多少制之，同寒湿者燥热化，异寒湿者燥湿化，太宫太商太羽岁同寒湿，宜治以燥热化。太角太徵岁异寒湿，宜治以燥湿化也。故同者多之，异者少之，多，谓燥热；少，谓燥湿。气用少多，随其岁也。用寒远寒，用凉远凉，用温远温，用热远热，食宜同法。有假者反常，反是者病，所谓时也。时，谓春夏秋冬及间气所在，同则远之，即离其时。若六气临御，假寒热温凉以除疾病者，则勿远之。如太阳司天寒为病者，假热以疗，则用热不远夏，余气例同，故曰有假反常也。食同药法尔。若无假反法，则为病之媒，非方制养生之道。

（【新校正云】按用寒远寒及有假者反常等事，下文备矣。）

帝曰：善。阳明之政奈何？岐伯曰：卯酉之纪也。

阳明　少角　少阴　清热胜复同，同正商。清胜少角，热复清气，故曰清热胜复同也。余少运皆同也。同正商者，上见阳明，上商与正商同，言岁木不及也。余准此。（【新校正云】按《五常政大论》云：委和之纪，上商与正商同。）丁卯岁会　丁酉　其运风清热。不及之运，常兼胜复之气言之。风，运气也；清，胜气也。热，复气也。余少运悉同。

少角初正　太徵　少宫　太商　少羽终

阳明　少徵　少阴　寒雨胜复同，同正商。（【新校正云】按伏明之纪，上商与正商同。）癸卯同岁会　癸酉同岁会。（【新校正云】按本论下文云：不及而加同岁会。此运少徵为不及，下加少阴，故云同岁会。）其运热寒雨。

少徵　太宫　少商　太羽终　太角初

阳明　少宫　少阴　风凉胜复同。己卯　己酉　其运雨风凉。

少宫　太商　少羽终　少角初　太徵

阳明　少商　少阴　热寒胜复同，同正商。（【新校正云】按《五常政大论》云：从革之纪，上商与正商同。）乙卯天符　乙酉岁会，太一天符。（【新校正云】按《天元纪大论》云：三合为治。又《六微旨大论》云：天符岁会曰太一天符。王冰云：是谓三合，一者天会，二者岁会，三者运会。或云：此岁三合曰太一天符，不当更曰岁会者，甚不然也。乙酉本为岁会，又为太一天符，岁会之名不可去也。或云：己丑、己未、戊午，何以不连言岁会，而单言太一天符？曰：举一隅不以三隅反，举一则三者可知，去之则是太一天符，不为岁会，故曰不可去也。）其运凉热寒。

少商　太羽终　太角初　少徵　太宫

阳明　少羽　少阴　雨风胜复同，同少宫。（【新校正云】按《五常政大论》

云：五运不及，除同正角正商正宫外，癸丑、癸未当云少徵与少羽同，己卯、乙酉少宫与少角同，乙丑、乙未少商与少徵同，辛卯、辛酉、辛巳、辛亥少羽与少宫同，合有十年。今此论独于此言同少宫者，盖以癸丑、癸未、丑未为土，故不更同少羽。己卯、己酉为金，故不更同少角。辛巳、辛亥为太徵，不更同少宫，乙丑、乙未下见太阳为水，故不更同少徵。又除此八年外，只有辛卯、辛酉二年为少羽同少宫也。）辛卯　辛酉　其运寒雨风。

少羽终　少角初　太徵　少宫　太商

凡此阳明司天之政，气化运行后天，六步之气，生长化成，庶务运静，皆后天时而应。余少岁同。天气急，地气明，阳专其令，炎暑大行，物燥以坚，淳风乃治，风燥横运，流于气交，多阳少阴，云趋雨府，湿化乃敷。雨府，太阴之所在也。燥极而泽，燥气欲终，则化为雨泽，是谓三气之分也。其谷白丹，天地正气所化生也。间谷命太者，命太者，谓前文太角商等气之化者，间气化生，故云间谷也。（【新校正云】按《玄珠》云：岁谷与间谷者何？即在泉为岁谷，及在泉之左右间者皆为岁谷。其司天及运间而化者，名间谷。又别有一名间谷者，是地化不及，即反有所胜而生者，故名间谷。即邪气之化，又名并化之谷也，亦名间谷。与王注颇异。）其耗白甲品羽，白色甲虫，多品羽类，有羽异者耗散粢盛，虫鸟甲兵，岁为灾以耗竭物类。金火合德，上应太白荧惑。见大而明。其政切，其令暴，蛰虫乃见，流水不冰，民病咳嗌塞，寒热发，暴振溧癃闷，清先而劲，毛虫乃死，热后而暴，介虫乃殃，其发躁，胜复之作，扰而大乱，金先胜，木已承害，故毛虫死；火后胜，金不胜，故介虫复殃。胜而行杀，羽者已亡，复者后来，强者又死，非大乱气，其何谓也？清热之气，持于气交。初之气，地气迁，阴始凝，气始肃，水乃冰，寒雨化。其病中热胀，面目浮肿，善眠，鼽衄嚏欠呕，小便黄赤，甚则淋。太阴之化。（【新校正云】详气肃水冰，疑非太阴之化。）二之气，阳乃布，民乃舒，物乃生荣。厉大至，民善暴死。臣位君故尔。三之气，天政布，凉乃行，燥热交合，燥极而泽，民病寒热。寒热，疟也。四之气，寒雨降，病暴仆，振栗谵妄，少气嗌干引饮，及为心痛痈肿疮疡疟寒之疾，骨痿血便。骨痿，无力。五之气，春令反行，草乃生荣，民气和。终之气，阳气布，候反温，蛰虫来见，流水不冰，民乃康平，其病温。君之化也。故食岁谷以安其气，食间谷以去其邪，岁宜以咸以苦以辛，汗之清之散之，安其运气，无使受邪，折其郁气，资其化源。化源，谓六月，迎而取之也。（【新校正云】按金王七月，故逆于六月泻金气。）以寒热轻重少多其制，同热者多天化，同清者多地化，少角少徵岁同热，用方多以天清之化治之。少宫少商少羽岁同清，用方多以地热之化治之。火在地，故同清者多地化。金在天，故同热者多天化。用凉远凉，用热远热，用寒远寒，用温远温，食宜同法。有假者反之，此其道也。反是者，乱天地之经，扰阴阳之纪也。

帝曰：善。少阳之政奈何？岐伯曰：寅申之纪也。

少阳　太角（【新校正云】按《五常政大论》云：上徵则其气逆。）厥阴　壬寅同天符　壬申同天符　其运风鼓，（【新校正云】详风火合势，故其运风鼓。少阴司天太角运亦同。）其化鸣紊启坼，（【新校正云】按《五常政大论》云：其德鸣靡启坼。）其变振拉摧拔，其病掉眩支胁惊骇。

太角初正　少徵　太宫　少商　太羽终

少阳　太徵（【新校正云】按《五常政大论》云：上徵而收气后。）厥阴　戊寅天符　戊申天符　其运暑，其化暄嚣郁燠，（【新校正云】按《五常政大论》作"暄暑郁燠"，此变"暑"为"嚣"者，以上临少阳故也。）其变炎烈沸腾，其病上热，郁血，溢血，泄心痛。

太徵　少宫　太商　少羽终　少角初

少阳　太宫　厥阴　甲寅　甲申　其运阴雨，其化柔润重泽，其变震惊飘骤，其病体重胕肿痞饮。

太宫　少商　太羽终　太角初　少徵

少阳　太商　厥阴　庚寅　庚申　同正商（【新校正云】按《五常政大论》云：坚成之纪，上徵与正商同。）其运凉，其化雾露清切，（【新校正云】按《正常政大论》云：雾露萧飔。又太商三运，两言萧飔，独此言清切。详此下加厥阴，当云萧飔。）其变肃杀凋零，其病肩背胸中。

太商　少羽终　少角初　太徵　少宫

少阳　太羽　厥阴　丙寅　丙申　其运寒肃，（【新校正云】详此运不当言寒肃，已注太阳司天太羽运中。）其化凝惨凓冽，（【新校正云】按《五常政大论》作“凝惨寒雰”。）其变冰雪霜雹，其病寒浮肿。

太羽终　太角初　少徵　太宫　少商

凡此少阳司天之政，气化运行先天，天气正，（【新校正云】详少阳司天，厥阴司地，正得天地之正。又厥阴、少阳司地，各云得其正者，以地主生荣为言也。本或作天气止者，少阳火之性用动躁，云止义不通也。）地气扰，风乃暴举，木偃沙飞，炎火乃流，阴行阳化，雨乃时应，火木同德，上应荧惑岁星。见明而大。（【新校正云】详六气惟少阳厥阴司天司地为上下通和，无相胜克，故言火木同德。余气皆有胜克，故言合德。）其谷丹苍，其政严，其令扰。故风热参布，云物沸腾，太阴横流，寒乃时至，凉雨并起。民病寒中，外发疮疡，内为泄满。故圣人遇之，和而不争。往复之作，民病寒热疟泄，聋瞑呕吐，上怫肿色变。初之气，地气迁，风胜乃摇，寒乃去，候乃大温，草木早荣。寒来不杀，温病乃起，其病气怫于上，血溢目赤，咳逆头痛，血崩今详“崩”字当作“崩”。胁满，肤腠中疮。少阴之化。二之气，火反郁，太阴分故尔。白埃四起，云趋雨府，风不胜湿，雨乃零，民乃康。其病热郁于上，咳逆呕吐，疮发于中，胸嗌不利，头痛身热，昏愦脓疮。三之气，天政布，炎暑至，少阳临上，雨乃涯。民病热中，聋瞑血溢，脓疮咳呕，鼽衄渴嚏欠，喉痹目赤，善暴死。四之气，凉乃至，炎暑间化，白露降，民气和平，其病满身重。五之气，阳乃去，寒乃来，雨乃降，气门乃闭，（【新校正云】按王注《生气通天论》：气门，玄府也。所以发泄经脉荣卫之气，故谓之气门。）刚木早凋，民避寒邪，君子周密。终之气，地气正，风乃至，万物反生，霿雾以行。其病关闭不禁，心痛，阳气不藏而咳。抑其运气，赞所不胜，必折其郁气，先取化源，化源，年之前十二月，迎而取之。（【新校正云】详王注资取化源，俱注云取，其意有四等：太阳司天取九月，阳明司天取六月，是二者先取在天之气也；少阳司天取年前十二月，太阴司天取九月，是二者乃先时取在地之气也。少阴司天取年前十二月，厥阴司天取四月，义不可解。按《玄珠》之说则不然，太阳阳明之月与王注合，少阳少阴俱取三月，太阴取五月，厥阴取年前十二月。《玄珠》之义可解，王注之月疑有误也。）暴过不生，苛疾不起。苛，重也。（【新校正云】详此不言食岁谷间谷者，盖此岁天地气正，上下通和，故不言也。）故岁宜咸辛宜酸，渗之泄之，渍之发之，观气寒温以调其过，同风热者多寒化，异风热者少寒化，太角太徵岁同风热，以寒化多之。太宫太商太羽岁异风热，以凉调其过也。用热远热，用温远温，用寒远寒，用凉远凉，食宜同法，此其道也。有假者反之，反是者病之阶也。

帝曰：善。太阴之政奈何？岐伯曰：丑未之纪也。

太阴　少角　太阳　清热胜复同，同正宫。（【新校正云】按《五常政大论》云：委和之纪，上宫与正宫同。）丁丑　丁未　其运风清热。

少角初正　太徵　少宫　太商　少羽终

太阴　少徵　太阳　寒雨胜复同。　癸丑　癸未　其运热寒雨。

少徵　太宫　少商　太羽终　太角

太阴　少宫　太阳　风清胜复同，同正宫。（【新校正云】按《五常政大论》云：卑监之纪，上宫与正宫同。）己丑太一天符　己未太一天符　其运雨风清。

少宫　太商　少羽终　少角初　太徵

太阴　少商　太阳　热寒胜复同。　乙丑　乙未　其运凉热寒。

少商　太羽终　太角初　少徵　太宫

太阴　少羽　太阳　雨风胜复同，同正宫。（【新校正云】按《五常政大论》云：涸流之纪，上宫与正宫同。或以此二岁为同岁会，为平水运，欲去“同正宫”三字者，非也。盖此岁有二义，而辄去其一，甚不可也。）　辛丑同岁会　辛未同岁会　其运寒雨风。

少羽终　少角初　太徵　少宫　太商

凡此太阴司天之政，气化运行后天，万物生长化成，皆后天时而生成也。阴专其政，阳气退辟，大风时起，（【新校正云】详此太阴之政，何以言大风时起？盖厥阴为初气，居木位春气，正风乃来，故言大风时起。）天气下降，地气上腾，原野昏雺，白埃四起，云奔南极，寒雨数至，物成于差夏。南极，雨府也。差夏，谓立秋之后三十日也。民病寒湿，腹满身䐜愤胕肿，痞逆寒厥拘急。湿寒合德，黄黑埃昏，流行气交，上应镇星辰星。见而大明。其政肃，其令寂，其谷黅玄。正气所生成也。故阴凝于上，寒积于下，寒水胜火，则为冰雹，阳光不治，杀气乃行。黄黑昏埃，是谓杀气，自北及西，流行于东及南也。故有余宜高，不及宜下，有余宜晚，不及宜早，土之利，气之化也，民气亦从之，间谷命其太也。以间气之大者，言其谷也。初之气，地气迁，寒乃去，春气正，风乃来，生布万物以荣，民气条舒，风湿相薄，雨乃后。民病血溢，筋络拘强，关节不利，身重筋痿。二之气，大火正，物承化，民乃和，其病温厉大行，远近咸若，湿蒸相薄，雨乃时降。应顺天常，不愆时候，谓之时雨。（【新校正云】详此以少阴居君火之位，故言大火正也。）三之气，天政布，湿气降，地气腾，雨乃时降，寒乃随之。感于寒湿，则民病身重胕肿，胸腹满。四之气，畏火临，溽蒸化，地气腾，天气否隔，寒风晓暮，蒸热相薄，草木凝烟，湿化不流，则白露阴布，以成秋令。万物得之以成。民病腠理热，血暴溢疟，心腹满热胪胀，甚则胕肿。五之气，惨令已行，寒露下，霜乃早降，草木黄落，寒气及体，君子周密，民病皮腠。终之气，寒大举，湿大化，霜乃积，阴乃凝，水坚冰，阳光不治。感于寒，则病人关节禁固，腰脽痛，寒湿推于气交而为疾也。必折其郁气，而取化源，九月化源，迎而取之，以补益也。益其岁气，无使邪胜，食岁谷以全其真，食间谷以保其精。故岁宜以苦燥之温之，甚者发之泄之。不发不泄，则湿气外溢，肉溃皮拆而水血交流。必赞其阳火，令御甚寒，冬之分，其用五步，量气用之也。从气异同，少多其制也，通言岁运之同异也。同寒者以热化，同湿者以燥化，少宫、少商、少羽岁同寒，少宫岁又同湿，湿过故宜燥，寒过故宜热，少角、少徵岁，平和处之也。异者少之，同者多之，用凉远凉，用寒远寒，用温远温，用热远热，食宜同法。假者反之，此其道也，反是者病也。

帝曰：善。少阴之政奈何？岐伯曰：子午之纪也。

少阴　太角（【新校正云】按《五常政大论》云：上徵则其气逆。）阳明　壬子　壬午　其运风鼓，其化鸣紊启拆，（【新校正云】按《五常政大论》云：其德鸣靡启拆。）其变振拉摧拔。其病支满。

太角初正　少徵　太宫　少商　太羽终

少阴　太徵（【新校正云】按《五常政大论》云：上徵而收气后。）阳明　戊子天符　戊午太一天符　其运炎暑，（【新校正云】详太徵运太阳司天曰热，少阳司天曰暑，少阴司天曰炎暑，兼司天之气而言运也。）其化暄曜郁燠，（【新校正云】按《五常政大论》作"暄暑郁燠"，此变"暑"为"曜"者，以上临少阴故也。）其变炎烈沸腾，其病上热血溢。

太徵　少宫　太商　少羽终　少角初

少阴　太宫　阳明　甲子　甲午　其运阴雨，其化柔润时雨，（【新校正云】按《五常政大论》云："柔润重淖。"又太宫三运，两作"柔润重泽"，此"时雨"二字疑误。）其变震惊飘骤，其病中满身重。

太宫　少商　太羽终　太角初　少徵

少阴　太商　阳明　庚子同天符　庚午同天符　同正商（【新校正云】按《五常政大论》云：坚成之纪，上徵与正商同。）其运凉劲，（【新校正云】详此以运合在泉，故云凉劲。）其化雾露萧飔，其变肃杀凋零，其病下清。

太商　少羽终　少角初　太徵　少宫

少阴　太羽　阳明　丙子岁会　丙午　其运寒，其化凝惨凓冽，（【新校正云】按《五常政大论》作"凝惨寒雰"。）其变冰雪霜雹，其病寒下。

太羽终　太角初　少徵　太宫　少商

凡此少阴司天之政，气化运行先天，地气肃，天气明，寒交暑者，热加燥，（【新校正云】详此云寒交暑，谓前岁终之气少阳，今岁初之气太阳，太阳寒交前岁少阳之暑也。热加燥者，少阴在上而阳明在下也。）云驰雨府，湿化乃行，时雨乃降，金火合德，上应荧惑太白。见而明大。其政明，其令切，其谷丹白。水火寒热持于气交而为病始也，热病生于上，清病生于下，寒热凌犯而争于中，民病咳喘，血溢血泄鼽嚏，目赤眦疡，寒厥入胃，心痛腰痛，腹大嗌干肿上。初之气，地气迁，燥将去，（【新校正云】按阳明在泉之前岁为少阳，少阳者暑，暑往而阳明在地。太阳初之气，故上文寒交暑，是暑去而寒始也。此“燥”字乃是“暑”字之误也。）寒乃始，蛰复藏，水乃冰，霜复降，风乃至，（【新校正云】按王注《六微旨大论》云：太阳居木位，为寒风切冽。此“风乃至”当作“风乃冽”。）阳气郁，民反周密，关节禁固，腰脽痛。炎暑将起，中外疮疡。二之气，阳气布，风乃行，春气以正，万物应荣，寒气时至，民乃和。其病淋，目瞑目赤，气郁于上而热。三之气，天政布，大火行，庶类番鲜，寒气时至。民病气厥心痛，寒热更作，咳喘目赤。四之气，溽暑至，大雨时行，寒热互至。民病寒热，嗌干黄瘅，鼽衄饮发。五之气，畏火临，暑反至，阳乃化，万物乃生乃长荣，民乃康，其病温。终之气，燥令行，余火内格，肿于上，咳喘，甚则血溢。寒气数举，则霿雾翳，病生皮腠，内舍于胁，下连少腹而作寒中，地将易也。气终则迁，何可长也。必抑其运气，资其岁胜，折其郁发，先取化源，先于年前十二月，迎而取之。无使暴过而生其病也。食岁谷以全真气，食间谷以辟虚邪。岁宜咸以耎之，而调其上，甚则以苦发之；以酸收之，而安其下，甚则以苦泄之。适气同异而多少之，同天气者以寒清化，同地气者以温热化，太角、太徵岁同天气，宜以寒清治之。太宫、太商、太羽岁同地气，宜以温热治之。化，治也。用热远热，用凉远凉，用温远温，用寒远寒，食宜同法。有假则反，此其道也，反是者病作矣。

帝曰：善。厥阴之政奈何？岐伯曰：巳亥之纪也。

厥阴　少角　少阳　清热胜复同，同正角。（【新校正云】按《五常政大论》云：委和之纪，上角与正角同。）丁巳天符　丁亥天符　其运风清热。

少角初正　太徵　少宫　太商　少羽终

厥阴　少徵　少阳　寒雨胜复同。癸巳同岁会　癸亥同岁会　其运热寒雨。

少徵　太宫　少商　太羽终　太角初

厥阴　少宫　少阳　风清胜复同，同正角。（【新校正云】按《五常政大论》云：卑监之纪，上角与正角同。）己巳　己亥　其运雨风清。

少宫　太商　少羽终　少角初　太徵

厥阴　少商　少阳　热寒胜复同，同正角。（【新校正云】按《五常政大论》云：从革之纪，上角与正角同。）乙巳　乙亥　其运凉热寒。

少商　太羽终　太角初　少徵　太宫

厥阴　少羽　少阳　雨风胜复同。辛巳　辛亥　其运寒雨风。

少羽终　少角初　太徵　少宫　太商

凡此厥阴司天之政，气化运行后天，诸同正岁，气化运行同天，太过岁运化气行先天时，不及岁化生成后天时，同正岁化生成与天二十四气迟速同，无先后也。（【新校正云】详此注云同正岁与二十四气同，疑非。恐是与大寒日交司气候同。）天气扰，地气正，风生高远，炎热从之，云趋雨府，湿化乃行，风火同德，上应岁星、荧惑。其政挠，其令速，其谷苍丹，间谷言太者，其耗文角品羽。风燥火热，胜复更作，蛰虫来见，流水不冰，热病行于下，风病行于上，风燥胜复形于中。初之气，寒始肃，杀气之至，民病寒于右之下。二之气，寒不去，华雪水冰，杀气施化，霜乃降，名草上焦，寒雨数至，阳复化，民病热于中。三之气，天政布，风乃时举，民病泣出耳鸣掉眩。四之气，溽暑湿热相薄，争于左之上，民病黄瘅而为胕肿。五之气，燥湿更胜，沉阴乃布，寒气及体，风雨乃行。终之气，畏火司令，阳乃大化，蛰虫出见，流水不冰，地气大发，草乃生，人乃舒，其病温厉。必折其郁气，资其化源，化源，四月也，迎而取之。赞其运气，无使邪胜。岁宜以辛调上，以咸调下，畏火之气，无妄犯之。（【新校正云】详此运何以不言适气同异少多之制者，盖厥阴之政与少阳之政同，六气分政，惟厥阴与少阳之政，上下无克罚之异，治化惟一，故不再言同风热者多寒化，异风热者少寒化也。）用温远温，用热远热，用凉远凉，用寒远寒，食宜同法。有假反常，此之道也，反是者病。

帝曰：善。夫子之言可谓悉矣，然何以明其应乎？岐伯曰：昭乎哉问也！夫六气者，行有次，止有位，故常以正月朔日平旦视之，睹其位而知其所在矣。阴之所在，天应以云；阳之所在，天应以清净。自然分布，象见不差。运有余，其至先；运不及，其至后。先后，皆寅时之先后也。先则丑后，后则卯初。此天之道，气之常也。天道昭然，当期必应，见无差失，是气之常。运非有余非不足，是谓正岁，其至当其时也。当时，谓当寅之正也。帝曰：胜复之气，其常在也，灾眚时至，候也奈何？岐伯曰：非气化者，是谓灾也。十二变备矣。帝曰：天地之数，终始奈何？岐伯曰：悉乎哉问也！是明道也。数之始，起于上而终于下。岁半之前，天气主之；岁半之后，地气主之。岁半，谓立秋之日也。（【新校正云】详初气交司在前岁大寒日，岁半当在立秋前一气十五日，不得云立秋日也。）上下交互，气交主之，岁纪毕矣。交互，互体也。上体下体之中，有二互体也。故曰：位明气月可知乎，所谓气也。大凡一气，主六十日而有奇，以立位数之位，同一气则月之节气中气可知也。故言天地气者以上下体，言胜复者以气交，言横运者以上下互，皆以节气准之，候之灾眚，变复可期矣。帝曰：余司其事，则而行之，不合其数，何也？岐伯曰：气有多少，化治有盛衰，衰盛多少，同其化也。帝曰：愿闻同化何如。岐伯曰：风温春化同，热曛昏火夏化同，胜与复同，燥清烟露秋化同，云雨昏暝埃长夏化同，寒气霜雪冰冬化同，此天地五运六气之化，更用盛衰之常也。帝曰：五运行同天化者，命曰天符，余知之矣。愿闻同地化者何谓也。岐伯曰：太过而同天化者三，不及而同天化者亦三，太过而同地化者三，不及而同地化者亦三，此凡二十四岁也。六十年中，同天地之化者，凡二十四岁，余悉随己多少。帝曰：愿闻其所谓也。岐伯曰：甲辰、甲戌太宫下加太阴，壬寅、壬申太角下加厥阴，庚子、庚午太商下加阳明，如是者三。癸巳、癸亥少徵下加少阳，辛丑、辛未少羽下加太阳，癸卯、癸酉少徵下加少阴，如是者三。戊子、戊午太徵上临少阴，戊寅，戊申太徵上临少阳，丙辰、丙戌太羽上临太阳，如是者三。丁巳、丁亥少角上临厥阴，乙卯、乙酉少商上临阳明，己丑、己未少宫上临太阴，如是者三。除此二十四岁，则不加不临也。帝曰：加者何谓？岐伯曰：太过而加同天符，不及而加同岁会也。帝曰：临者何谓？岐伯曰：太过不及，皆曰天符，而变行有多少，病形有微甚，生死有早晏耳。帝曰：夫子言用寒远寒，用热远热，余未知其然也，愿闻何谓远。岐伯曰：热无犯热，寒无犯寒，从者和，逆者病，不可不敬畏而远之，所谓时兴六位也。四时气王之月，药及食衣寒热温凉同者皆宜避之。若四时同犯，则以水济水，以火助火，病必生也。帝曰：温凉何如？温凉减于寒热，可轻犯之乎？

岐伯曰：司气以热，用热无犯；司气以寒，用寒无犯；司气以凉，用凉无犯；司气以温，用温无犯；间气同其主无犯，异其主则小犯之，是谓四畏，必谨察之。帝曰：善。其犯者何如？须犯者。岐伯曰：天气反时，则可依时，反甚为病，则可依时。及胜其主则可犯，夏寒甚①，则可以热犯热；寒气不甚，则不可犯之。以平为期，而不可过，气平则止，过则病生；过而病生，与犯同也。是谓邪气反胜者。气动有胜是谓邪，客胜于主，不可不御也。六步之气，于六位中应寒反热，应热反寒，应温反凉，应凉反温，是谓六步之邪胜也。若冬反温，若夏反冷，若秋反热，若春反凉，是谓四时之邪胜也。胜则反其气以平之。故曰：无失天信，无逆气宜，无翼其胜，无赞其复，是谓至治。天信，谓至时必定。翼、赞，皆佐之。谨守天信。是谓至真妙理也。

帝曰：善。五运气行主岁之纪，其有常数乎？岐伯曰：臣请次之。

甲子　甲午岁

上少阴火　中太宫土运　下阳明金　热化二，（【新校正云】详对化从标成数，正化从本生数。甲子之年，热化七，燥化九。甲午之年，热化二，燥化四。）雨化五，（【新校正云】按本论正文云：太过不及，其数何如？太过者其数成，不及者其数生，土常以生也。甲年太宫，土运太过，故言雨化五。五，土数也。）燥化四，所谓正化日也。正气，化也。其化上咸寒，中苦热，下酸热，所谓药食宜也。（【新校正云】按《玄珠》云：下苦热。又按《至真要大论》云：热淫所胜，平以咸寒；燥淫于内，治以苦温。此云“下酸热”，疑误也。）

乙丑　乙未岁

上太阴土　中少商金运　下太阳水　热化寒化胜复同，所谓邪气化日也。灾七宫。（【新校正云】详七宫、西室兑位，天柱司也。灾之方，以运之当方言。）湿化五，（【新校正云】详太阴正司于未，对司于丑，其化皆五，以生数也。不以成数者，土王四季，不得正方，又天有九宫，不可至十。）清化四，（【新校正云】按本论下文云：不及者其数生。乙年少商，金运不及，故言清化四。四，金生数也。）寒化六，（【新校正云】详乙丑，寒化六。乙未，寒化一。）所谓正化日也。其化上苦热，中酸和，下甘热，

① 寒：原作“热”，据守山阁校刻本改。

所谓药食宜也。(【新校正云】按《玄珠》云：上酸平，下甘温。又按《至真要大论》云：湿淫所胜，平以苦热；寒淫于内，治以甘热。)

丙寅　丙申岁（【新校正云】详丙申之岁，申金生水，水化之令转盛，司天相火为病减半。)

上少阳相火　中太羽水运　下厥阴木　火化二，(【新校正云】详丙寅，火化二。丙申，火化七。）寒化六，风化三，(【新校正云】详丙寅，风化八。丙申，风化三。）所谓正化日也。其化上咸寒，中咸温，下辛温，所谓药食宜也。(【新校正云】按《玄珠》云：下辛凉。又按《至真要大论》云：火淫所胜，平以咸冷；风淫于内，治以辛凉。)

丁卯岁会　丁酉岁（【新校正云】详丁年正月壬寅为午德符，便为平气，胜复不至，运同正角，金不胜木，木亦不灾土；又丁卯年，得卯木佐之，即上阳明不能灾之。)

上阳明金　中少角木运　下少阴火　清化热化胜复同，所谓邪气化日也。灾三宫。(【新校正云】详三宫，东室震位，天冲司。）燥化九（【新校正云】详丁卯，燥化九；丁酉，燥化四。）风化三，热化七，(【新校正云】详丁卯，热化二；丁酉，热化七。）所谓正化日也。其化上苦小温，中辛和，下咸寒，所谓药食宜也。(【新校正云】按《至真要大论》云：燥淫所胜，平以苦温；热淫于内，治以咸寒。又《玄珠》云：上苦热也。)

戊辰　戊戌岁

上太阳水　中太徵火运（【新校正云】详此上见太阳，火化减半。）下太阴土　寒化六，(【新校正云】详戊辰，寒化六；戊戌，寒化一。）热化七，湿化五，所谓正化日也。其化上苦温，中甘和，下甘温，所谓药食宜也。(【新校正云】按《至真要大论》云：寒淫所胜，平以辛热；湿淫于内，治以苦热。又《玄珠》云：上甘温，下酸平。)

己巳　己亥岁

上厥阴木　中少宫土运（【新校正云】详至九月甲戌月，已得甲戌，方还正宫。)

下少阳相火　风化清化胜复同，所谓邪气化日也。灾五宫。（【新校正云】按《五常政大论》云：其眚四维。又按《天元玉册》云：中室天禽司，非维宫，同正宫寄位二宫坤位。）风化三，（【新校正云】详己巳，风化八。己亥，风化三。）湿化五，火化七，（【新校正云】详己巳，热化七；己亥，热化二。）所谓正化日也。其化上辛凉，中甘和，下咸寒，所谓药食宜也。（【新校正云】按《至真要大论》云：风淫所胜，平以辛凉；火淫于内，治以咸冷。）

庚午同天符　庚子岁同天符

上少阴火　中太商金运（【新校正云】详庚午年金令减半，以上见少阴君火，年午亦为火故也。庚子年，子是水，金气相得，与庚午年又异。）下阳明金　热化七，（【新校正云】详庚午年，热化二，燥化四；庚子年，热化七，燥化九。）清化九，燥化九，所谓正化日也。其化上咸寒，中辛温，下酸温，所谓药食宜也。（【新校正云】按《玄珠》云：下苦热。又按《至真要大论》云：燥淫于内，治以苦热。）

辛未同岁会　辛丑岁同岁会

上太阴土　中少羽水运，（【新校正云】详此至七月丙申月，水还正羽。）下太阳水　雨化风化胜复同，所谓邪气化日也。灾一宫。（【新校正云】详一宫，北室坎位，天玄司。）雨化五，寒化一，（【新校正云】详此以运与在泉俱水，故只言寒化一。寒化一者，少羽之化气也。若太阳在泉之化，则辛未寒化一，辛丑寒化六。）所谓正化日也。其化上苦热，中苦和，下苦热，所谓药食宜也。（【新校正云】按《玄珠》云：上酸和，下甘温。又按《至真要大论》云：湿淫所胜，平以苦热；寒淫于内，治以甘热。）

壬申同天符　壬寅岁同天符

上少阳相火　中太角木运　下厥阴木　火化二，（【新校正云】详壬申热化七，壬寅热化二。）风化八，（【新校正云】详此以运与在泉俱木，故只言风化八。风化八，乃太角之运化也。若厥阴在泉之化，则壬申风化三，壬寅风化八。）所谓正化日也。其化上咸寒，中酸和，下辛凉，所谓药食宜也。

癸酉同岁会　癸卯岁同岁会

上阳明金　中少徵火运（【新校正云】详此五月遇戊午月，火还正徵。）下少阴火　寒化雨化胜复同，所谓邪气化日也。灾九宫。（【新校正云】详九宫，离位南室，天英司也。）燥化九，（【新校正云】详癸酉燥化四，癸卯燥化九。）热化二，（【新校正云】详此以运与在泉俱火，故只言热化二。热化二者，少徵之运化也。若少阴在泉之化，癸酉热化七，癸卯热化二。）所谓正化日也。其化上苦小温，中咸温，下咸寒，所谓药食宜也。（【新校正云】按《玄珠》云：上苦热。）

甲戌岁会同天符　甲辰岁岁会同天符

上太阳水　中太宫土运　下太阴土　寒化六，（【新校正云】详甲戌寒化一，甲辰寒化六。）湿化五，（【新校正云】详此以运与在泉俱土，故只言湿化五。）正化日也。其化上苦热，中苦温，下苦温，药食宜也。（【新校正云】按《玄珠》云：上甘温，下酸平。又按《至真要大论》云：寒淫所胜，平以辛热；湿淫于内，治以苦热。）

乙亥　乙巳岁

上厥阴木，中少商金运，（【新校正云】详乙亥年三月得庚辰月，早见干德符，即气还正商。火未得王而先平，火不胜则水不复，又亥是水得力年，故火不胜也。乙巳岁火来小胜，巳为火，佐于胜也。即于二月中气君火时化日，火来行胜，不待水复，遇三月庚辰月，乙见庚而气自全，金还正商。）下少阳相火，热化寒化胜复同，邪气化日也。灾七宫。风化八，（【新校正云】详乙亥风化三，乙巳风化八。）清化四，火化二，（【新校正云】详乙亥热化二，乙巳热化七。）正化度也。度，谓日也。其化上辛凉，中酸和，下咸寒，药食宜也。

丙子岁会　丙午岁

上少阴火　中太羽水运　下阳明金　热化二，（【新校正云】详丙子岁热化七，金之灾得其半，以运水太过，胜于天令，天令减半。丙午热化二，午为火，少阴君火司天，运虽水，一水不能胜二火，故异于丙子岁。）寒化六，清化四，（【新校正云】详丙子燥化九，丙午燥化四。）正化度也。其化上咸寒，中咸热，下酸温，药食宜也。（【新校正云】按《玄珠》云：下苦热。又按《至真要大论》云：燥淫于内，治以酸温。）

丁丑　丁未岁

上太阴土（【新校正云】详此木运平气上刑，天令减半。）　中少角木运（【新校正云】详丁年正月壬寅为干德符，为正角。）下太阳水　清化热化胜复同，邪气化度也。灾三宫。雨化五，风化三，寒化一，（【新校正云】详丁丑寒化六，丁未寒化一。）正化度也。其化上苦温，中辛温，下甘热，药食宜也。（【新校正云】按《玄珠》云：上酸平，下甘温。又按《至真要大论》云：湿淫所胜，平以苦热；寒淫于内，治以甘热。）

戊寅　戊申岁天符（【新校正云】详戊申年与戊寅年小异，申为金，佐于肺，肺受火刑，其气稍实，民病得半。）

上少阳相火　中太徵火运　下厥阴木　火化七，（【新校正云】详天符司天与运合，故只言火化七。火化七者，太徵之运气也。若少阳司天之气，则戊寅火化二，戊申火化七。）风化三。（【新校正云】详戊寅风化八，戊申风化三。）正化度也。其化上咸寒，中甘和，下辛凉，药食宜也。

己卯（【新校正云】详己卯金与运土相得，子临父位为逆。）　己酉岁

上阳明金　中少宫土运（【新校正云】详复罢土气未正，后九月甲戌月上还正宫。己酉之年。木胜火微。）下少阴火　风化清化胜复同，邪气化度也。灾五宫。清化九，（【新校正云】详己卯燥化九，己酉燥化四。）雨化五，热化七，（【新校正云】详己卯热化二，己酉热化七。）正化度也。其化上苦小温，中甘和，下咸寒，药食宜也。

庚辰　庚戌岁

上太阳水　中太商金运　下太阴土　寒化一，（【新校正云】详庚辰寒化六，庚戌寒化一。）清化九，雨化五，正化度也。其化上苦热，中辛温，下甘热，药食宜也。（【新校正云】按《玄珠》云：上甘温，下酸平。又按《至真要大论》云：寒淫所胜，平以辛热；湿淫于内，治以苦热。）

辛巳　辛亥岁

上厥阴木　中少羽水运（【新校正云】详辛巳年木复土罢，至七月丙申月水还正羽。辛亥年为水平气，以亥为水，相佐为正羽，与辛巳年小异。）下少阳相火　雨化风化胜复同，邪气化度也。灾一宫，风化三，（【新校正云】详辛巳风化八，辛亥风化三。）寒化一，火化七，（【新校正云】详辛巳热化七，辛亥热化二。）正化度也。其化上辛凉，中苦和，下咸寒，药食宜也。

壬午　壬子岁

上少阴火　中太角木运　下阳明金　热化二，（【新校正云】详壬午热化二，壬子热化七。）风化八，清化四。（【新校正云】详壬午燥化四，壬子燥化九。）正化度也。其化上咸寒，中酸凉，下酸温，药食宜也。（【新校正云】按《玄珠》云：下苦热。又按《至真要大论》云：燥淫于内，治以苦热。）

癸未　癸丑岁

上太阴土　中少徵火运（【新校正云】详癸未癸丑，左右二火为间相佐，又五月戊午干德符，癸见戊而气全，水未行胜，为正徵。）下太阳水　寒化雨化胜复同，邪气化度也。灾九宫。雨化五，火化二，寒化一。（【新校正云】详癸未寒化一，癸丑寒化六。）正化度也。其化上苦温，中咸温，下甘热，药食宜也。（【新校正云】按《玄珠》云：上酸和，下甘温。又按《至真要大论》云：湿淫所胜，平以苦热；寒淫于内，治以甘热。）

甲申　甲寅岁

上少阳相火　中太宫土运（【新校正云】详甲寅之岁，小异于甲申，以寅木可刑土气之平也。）下厥阴木　火化二，（【新校正云】详甲申火化七，甲寅火化二。）雨化五，风化八，（【新校正云】详甲申风化三，甲寅风化八。）正化度也。其化上咸寒，中咸和，下辛凉，药食宜也。

乙酉太一天符　乙卯岁天符

上阳明金　中少商金运（【新校正云】按乙酉为正商，以酉金相佐，故得平气。乙卯之年，二之气君火分中，火来行胜，水未行复，其气未平①；以三月庚辰，乙得庚合，金运正商，其气乃平。）下少阴火　热化寒化胜复同，邪气化度也。灾七宫。燥化四。（【新校正云】详乙酉燥化四，乙卯燥化九。）清化四，热化二，（【新校正云】详乙酉热化七，乙卯热化二。）正化度也。其化上苦小温，中苦和，下咸寒，药食宜也。

丙戌天符　丙辰岁天符

上太阳水　中太羽水运　下太阴土　寒化六，（【新校正云】详此以运与司天俱水运，故只言寒化六。寒化六者，太羽之运化也。若太阳司天之化，则丙戌寒化一，丙辰寒化六。）雨化五，正化度也。其化上苦热，中咸温，下甘热，药食宜也。（【新校正云】按《玄珠》云：上甘温，下酸平。又按《至真要大论》云：寒淫所胜，平以辛热；湿淫于内，治以苦热。）

丁亥天符　丁巳岁天符

上厥阴木　中少角木运（【新校正云】详丁年正月壬寅。丁得壬合，为干德符，为正角平气。）下少阳相火　清化热化胜复同，邪所化度也。灾三宫。风化三，（【新校正云】详此运与司天俱木，故只言风化三。风化三者，少角之运化也。若厥阴司天之化，则丁亥风化三，丁巳风化八。）火化七，（【新校正云】详丁亥热化二，丁巳热化七。）正化度也。其化上辛凉，中辛和，下咸寒，药食宜也。

戊子天符　戊午岁太一天符

上少阴火　中太徵火运　下阳明金　热化七，（【新校正云】详此运与司天俱火，故只言热化七。热化七者，太徵之运化也。若少阴司天之化，则戊子热化七，戊午热化二。）清化九，（【新校正云】详戊子清化九，戊午清化四。）正化度也。其化上咸寒，中甘寒，下酸温，药食宜也。（【新校正云】按《玄珠》云：下苦热。又按《至真要大论》云：燥淫于内，治以苦温。）

---

①　未：原作“以”，据守山阁校刻本改。

己丑太一天符　己未岁太一天符

上太阴土　中少宫土运（【新校正云】详是岁木得初气而来胜，脾乃病久，土至危，金乃来复，至九月甲戌月，己得甲合，土还正宫。）下太阳水　风化清化胜复同，邪气化度也。灾五宫。雨化五，（【新校正云】详此运与司天俱土，故只言雨化五。）寒化一，（【新校正云】详己丑寒化六，己未寒化一。）正化度也。其化上苦热，中甘和，下甘热，药食宜也。（【新校正云】按《玄珠》云：上酸平。又按《至真要大论》云：湿淫所胜，平以苦热。）

庚寅　庚申岁

上少阳相火　中太商金运（【新校正云】详庚寅岁为正商得平气，以上见少阳相火，下克于金运，不能太过。庚申之岁，申金佐之，乃为太商。）下厥阴木　火化七，（【新校正云】详庚寅热化二，庚申热化七。）清化九，风化三，（【新校正云】详庚寅风化八，庚申风化三。）正化度也。其化上咸寒，中辛温，下辛凉，药食宜也。

辛卯　辛酉岁

上阳明金　中少羽水运（【新校正云】详此岁七月丙申，水还正羽。）下少阴火　雨化风化胜复同，邪气化度也。灾一宫。清化九。（【新校正云】详辛卯燥化九，辛酉燥化四。）寒化一，热化七，（【新校正云】详辛卯热化二，辛酉热化七。）正化度也。其化上苦小温，中苦和，下咸寒，药食宜也。

壬辰　壬戌岁

上太阳水　中太角木运　下太阴土　寒化六，（【新校正云】详壬辰寒化六，壬戌寒化一。）风化八，雨化五，正化度也。其化上苦温，中酸和。下甘温，药食宜也。（【新校正云】按《玄珠》云：上甘温，下酸平。又按《至真要大论》云：寒淫所胜，平以辛热；湿淫于内，治以苦热。）

癸巳同岁会　癸亥同岁会

上厥阴木　中少徵火运（【新校正云】详癸巳正徵火气平，一谓巳为火，亦名岁会，二谓水未得化，三谓五月戊午月，癸得戊合，故得平气。癸亥之岁，亥为水，水得年力，便来行胜，至五月戊午，火还正徵，其气始平。）下少阳相火　寒化雨化胜复同，邪气化度也。灾九宫。风化八，（【新校正云】详癸巳风化八，癸亥风化三。）火化二，（【新校正云】详此运与在泉俱火，故只言火化二。火化二者，少徵火运之化也。若少阳在泉之化，则癸巳热化七，癸亥热化二。）正化度也。其化上辛凉，中咸和，下咸寒，药食宜也。

凡此定期之纪，胜复正化，皆有常数，不可不察。故知其要者，一言而终，不知其要，流散无穷，此之谓也。

帝曰：善。五运之气，亦复岁乎？复，报也。先有胜制，则后必复也。岐伯曰：郁极乃发，待时而作也。待，谓五及差分位也。大温发于辰巳，大热发于申未，大凉发于戌亥，大寒发于丑寅。上件所胜临之，亦待间气而发，故曰待时也。（【新校正云】详注"及"字疑作"气"。）帝曰：请问其所谓也。岐伯曰：五常之气，太过不及，其发异也。岁太过，其发早；岁不及，其发晚。帝曰：愿卒闻之。岐伯曰：太过者暴，不及者徐。暴者为病甚，徐者为病持。持，谓相执持也。帝曰：太过不及，其数何如？岐伯曰：太过者其数成，不及者其数生，土常以生也。数，谓五常化行之数也。水数一，火数二，木数三，金数四，土数五。成数，谓水数六，火数七，木数八，金数九，土数五也。故曰土常以生也。数生者，各取其生数多少以占，故政令德化胜复之休作日，及尺寸分毫，并以准之，此盖都明诸用者也。帝曰：其发也何如？岐伯曰：土郁之发，岩谷震惊，雷殷气交，埃昏黄黑，化为白气，飘骤高深。郁，谓郁抑天气之甚也，故虽天气亦有涯也，分终则衰，故虽郁者怒发也。土化不行，炎亢无雨，木盛过极，故郁怒发焉。土性静定，至动也雷雨大作，而木土相持之气乃休解也。《易》曰："雷雨作，解。"此之谓也。土虽独怒，木尚制之，故但震惊于气交之中，而声尚不能高远也，故曰雷殷气交。气交，谓土之上，尽山之高也。《诗》云"殷其雷"也。所谓雷雨生于山中者，土既郁抑，天木制之，平川土薄，气常干燥，故不能先发也；山原土厚，湿化丰深，土厚气深，故先怒发也。击石飞空，洪水乃从，川流漫衍，田牧土驹。疾气骤雨，岸落山化，大水横流，石迸势急，高山空谷，击石先飞，而洪水随至也。洪，大也。巨川衍溢，流漫平陆，漂荡瘗没于粢盛。大水去已，石土危然，若群驹散牧于田野。凡言土者，沙石同也。化气乃敷，善为时雨，始生始长，始化始成。化，土化也。上被制，化气不敷。否极则泰，屈极则伸，处怫之时，化气因之，乃能敷布于庶类，以时而雨，滋泽草木而成也。

善，谓应时也。化气既少，长气已过，故万物始生始长，始化始成。言是四始者，明万物化成之晚也。故民病心腹胀，肠鸣而为数后，甚则心痛胁䐜，呕吐霍乱，饮发注下，胕肿身重。脾热之生。云奔雨府，霞拥朝阳，山泽埃昏，其乃发也，以其四气。雨府，太阴之所在也。埃，白气似云而薄也。埃固有微甚，微者如纱縠之腾，甚者如薄云雾也。甚者发近，微者发远。四气，谓夏至后三十一日起，尽至秋分日也。云横天山，浮游生灭，怫之先兆。天际云横，山犹冠带，岩谷丛薄，乍灭乍生，有土之见，怫兆已彰，皆平明占之。浮游，以午前候望也。金郁之发，天洁地明，风清气切，大凉乃举，草树浮烟，燥气以行，霿雾数起，杀气来至，草木苍干，金乃有声。大凉，次寒也。举，用事也。浮烟，燥气也。杀气，霜氛。正杀气者，以丑时至，长者亦卯时辰时也。其气之来，色黄赤黑杂而至也。物不胜杀，故草木苍干。苍，薄青色也。故民病咳逆，心胁满引少腹，善暴痛，不可反侧，嗌干面尘色恶。金胜而木病也。山泽焦枯，土凝霜卤，怫乃发也，其气五。夏火炎亢，时雨既愆，故山泽焦枯，土上凝白咸卤，状如霜也。五气，谓秋分后，至立冬后十五日内也。夜零白露，林莽声凄，怫之兆也。夜濡白露，晓听风凄，有是乃为金发徵也。水郁之发，阳气乃辟，阴气暴举，大寒乃至，川泽严凝，寒雰结为霜雪，雰音纷。寒雰，白气也，其状如雾而不流行，坠地如霜雪，得日晞也。甚则黄黑昏翳，流行气交，乃为霜杀，水乃见祥。黄黑，亦浊恶气，水气也。祥，妖祥，亦谓泉出平地。故民病寒客心痛，腰脽痛，大关节不利，屈伸不便，善厥逆，痞坚腹满。阴胜阳故。阳光不治，空积沉阴，白埃昏暝，而乃发也。其气二火前后。阴精与水，皆上承火，故其发也，在君相二火之前后，亦犹辰星迎随日也。太虚深玄，气犹麻散，微见而隐，色黑微黄，怫之先兆也。深玄，言高远而黯黑也。气似散麻，薄微可见之也。寅后卯时候之，夏月兼辰前之时亦可候也。木郁之发，太虚埃昏，云物以扰，大风乃至，屋发折木，木有变。屋发，谓发鸱吻。折木，谓大树摧拔折落，悬竿中拉也。变，谓土生异木奇状也。故民病胃脘当心而痛，上支两胁，鬲咽不通，食饮不下，甚则耳鸣眩转，目不识人，善暴僵仆。筋骨强直而不用，卒倒而无所知也。太虚苍埃，天山一色，或气浊色，黄黑郁若，横云不起雨，而乃发也，其气无常。气如尘如云，或黄黑郁然，犹在太虚之间，而特异于常，乃其候也。长川草偃，柔叶呈阴，松吟高山，虎啸岩岫，怫之先兆也。草偃，谓无风而自低。柔叶，谓白杨叶也。无风而叶皆背见，是谓呈阴。如是皆通微甚，甚者发速，微者发徐也。山行之候，则以松虎期之，原行亦以麻黄为候，秋冬则以梧桐蝉叶候之。火郁之发，太虚肿翳，大明不彰，肿翳，谓赤气也。大明，日也。（【新校正云】详经注中"肿"字疑误。）炎火行，大暑至，山泽燔燎，材木流津，广厦腾烟，土浮霜卤，止水乃减，蔓草焦黄，风行惑言，湿化乃后。太阴太阳在上，寒湿流于太虚，心火应天，郁抑而莫能彰显，寒湿盛已，火乃与行，阳气火光，故山泽燔燎，井水减少，妄作讹言，雨已愆期也。湿化乃后，谓阳亢主时，气不争长，故先旱而后雨也。故民病少气，疮疡痈肿，胁腹胸背，面首四支，䐜愤胪胀，疡痱呕逆，瘛疭骨痛，节乃有动，注下温疟，腹中暴痛，血溢流注，精液乃少，目赤心热，甚则瞀闷懊侬，善暴死。火郁而怒，为土水相持，客主皆然，悉无深犯，则无咎也。但热已胜寒，则为摧敌，而热从心起，是神气孤危，不速救之，天真将竭，故死。火之用速，故善暴死。刻终大温，汗濡玄府，其乃发也，其气四。刻终，谓昼夜水刻之终尽时也。大温，次热也。玄府，汗空也。汗濡玄府，谓早行而身蒸热也。刻尽之时，阴盛于此，反无凉气，是阴不胜阳，热既已萌，故当怒发也。（【新校正云】详二火俱发四气者何？盖火有二位，为水发之所，又大热发于申未，故火郁之发在四气也。）动复则静，阳极反阴，湿令乃化乃成。火怒烁金，阳极过亢，畏火求救土中，土救热金，发为飘骤，继为时雨，气乃和平，故万物由是乃生长化成。壮极则反，盛亦何长也。华发水凝，山川冰雪，焰阳午泽，怫之先兆也。谓君火王时有寒至也。故岁君火发亦待时也。有怫之应而后报也，皆观其极而乃发也，木发无时，水随火也。应为先兆，发必后至，故先有应而后发也。物不可以终壮，观其壮极则怫气作焉，有郁则发，气之常也。谨候其时，病可与期，失时反岁，五气不行，生化收藏，政无恒也。人失其时，则候无期准也。帝曰：水发而雹雪，土发而飘骤，木发而毁折，金发而清明，火发而曛昧，何气使然？岐伯曰：气有多少，发有微甚。微者当其气，甚者兼其下，徵其下气而见可知也。六气之下，各有承气也。则如火位之下，水气承之。水位之下，土气承之。土位之下，木气承之。木位之下，金气承之。金位之下，火气承之。君位之下，阴精承之。各徵其下，则象可见矣。故发兼其下，则与本气殊异。帝曰：善。五气之发，不当位者何也？言不当其正月也。岐伯曰：命其差。谓差四时之正月位也。（【新校正云】按《至真要大论》云：胜复之作，动不当位，或后时而至，其故何也？岐伯曰：夫气之生化，与其衰盛异也。寒暑温凉盛衰之用，其在四维。故阳之动，始于温，盛于暑；阴之动，始于清，盛于寒，春夏秋冬，各差其分。故《大要》曰：彼春之暖，为夏之暑，彼秋之忿，为冬之怒。谨按，四维，斥候皆归，其终可见，其始可知。彼论胜复之不当位，此论五气之发不当位，所论胜复五发之事则异，而命其差之义则同也。）帝曰：差有数乎？言日数也。岐伯曰：后皆三十度而有奇也。后，谓四时之后也。差三十日余八十七刻半，气犹来去而甚盛也。度，日也。四时之后今常尔。（【新校正云】详注云八十七刻半，当作四十三刻又四十分刻之三十。）帝曰：气至而先后者何？谓未应至而至太早，应至而至反太迟之类也。正谓气至在期前后。岐伯曰：运太过则其至先，运不及则其至后，此候之常也。帝曰：当时而至者何也？岐伯曰：非太过非不及，则至当时，非是者眚也。当时，谓应日刻之期也。非应先后至而有先后至者，皆为灾。眚，灾也。帝曰：善。气有非时而化者何也？岐伯曰：太过者当其时，不及者归其已胜也。冬雨春凉秋热夏寒之类，皆为归己胜也。帝曰：四时之气，至有早晏高下左右，其候何如？岐伯曰：行有逆顺，至有迟速，故太过者化先天，不及者化后天。气有余，故化先。气不足，故化后。帝曰：愿闻其行何谓也？岐伯曰：春气西行，夏气北行，秋气东行，冬气南行。观万物生长收藏，如斯言。故春气始于下，秋气始于上，夏气始于中，冬气始于标。春气始于左，秋气始于右，冬气始于后，夏气始于前。此四时正化之常。察物以明之，可知也。故至高之地，冬气常在，至下之地，春气常在，高山之巅，盛夏冰雪，污下川泽，严冬草生，长在之义足明矣。（【新校正云】按《五常政大论》云：地有高下，气有温凉，高者气寒，下者气热。）必谨察之。帝曰：善。天地阴阳，视而可见，何必思诸冥昧，演法推求，智极心劳而无所得邪！

黄帝问曰：五运六气之应见，六化之正，六变之纪何如？岐伯对曰：夫六气正纪，有化有变，有胜有复，有用有病，不同其候，帝欲何乎？帝曰：愿尽闻之。岐伯曰：请遂言之。遂，尽也。夫气之所至也，厥阴所至为和平，初之气，木之化。少阳所至为暄，二之气，君火也。太阴所至为埃溽，四之气，土之化。少阴所至为炎暑，三之气，相火也。阳明所至为清劲，五之气，金之化。太阳所至为寒雰，终之气，水之化。时化之常也。四时气正化之常候。厥阴所至为风府为璺启，璺，微裂也。启，开坼也。少阴所至为火府为舒荣，太阴所至为雨府为员盈，物承土化，质员盈满，又雨界地绿，文见如环，为员化明矣。少阳所至为热府为行出，藏热者，出行也。阳明所至为司杀府为庚苍，庚，更也。更，代也，易也。太阳所至为寒府为归藏，物寒，故归藏也。司化之常也。厥阴所至为生为风摇，木之化也。少阴所至为荣为形见，火之化也。太阴所至为化为云雨，土之化也。少阳所至为长为蕃鲜，火之化也。阳明所至为收为雾露，金之化也。太阳所至为藏为周密，水之化也。气化之常也。厥阴所至为风生，终为肃；风化以生，则风生也。肃，静也。（【新校正云】按《六微旨大论》云：风位之下，金气承之。故厥阴为风生而终为肃也。）少阴所至为热生，中为寒；热化以生，则热生也，阴精承上，故中为寒也。（【新校正云】按《六微旨大论》云：少阴之上，热气治之，中见太阳。故为热生而中为寒也。又云：君位之下，阴精承之。亦为寒之义也。）太阴所至为湿生，终为注雨；湿化以生，则湿生也。太阴在上，故终为注雨。（【新校正云】按《六微旨大论》云：土位之下，风气承之。王注云：疾风之后，时雨乃零，湿为风吹，化而为雨。故太阴为湿生而终为注雨也矣。）少阳所至为火生，终为蒸溽；火化以生，则火生也。阳在上，故终为蒸溽。

（【新校正云】按《六微旨大论》云：相火之下，水气承之。故少阳为火生而终为蒸溽也矣。）阳明所至为燥生，终为凉；燥化以生，则燥生也。阴在上故终为凉。（【新校正云】详此六气俱先言本化，次言所反之气，而独阳明之化言燥生终为凉，未见所反之气。再寻上下文义，当云阳明所至为凉生终为燥，方与诸气之同贯。盖以金位之下，火气承之，故阳明为清生而终为燥也。）太阳所至为寒生，中为温。寒化以生，则寒生也。阳在内，故中为温。（【新校正云】按《五运行大论》云：太阳之上，寒气治之，中见少阴，故为寒生而中为温。）德化之常也。风生毛形，热生翮形，湿生倮形，火生羽形，燥生介形，寒生鳞形，六化皆为主岁及间气所在而各化生，常无替也，非德化则无能化生也。厥阴所至为毛化，形之有毛者。少阴所至为羽化，有羽翼飞行之类也。太阴所至为倮化，无毛羽鳞甲之类也。少阳所至为羽化，薄明羽翼，蜂蝉之类，非翎羽之羽也。阳明所至为介化，有甲之类。太阳所至为鳞化，身有鳞也。德化之常也。厥阴所至为生化，温化也。少阴所至为荣化，暄化也。太阴所至为濡化，湿化也。少阳所至为茂化，热化也。阳明所至为坚化，凉化也。太阳所至为藏化，寒化也。布政之常也。厥阴所至为飘怒大凉，飘怒，木也。大凉，下承之金气也。少阴所至为大暄寒，大暄，君火也。寒，下承之阴精也。太阴所至为雷霆骤注烈风，雷霆骤注，土也。烈风，下承之水气也。少阳所至为飘风燔燎霜凝，飘风，旋转风也。霜凝，下承之水气也。阳明所至为散落温，散落，金也。温，下承之火气也。太阳所至为寒雪冰雹白埃，霜雪冰雹，水也，白埃，下承之土气也。气变之常也。变，谓变常平之气而为甚用也，甚用不已，则下承之气兼行，故皆非本气也。厥阴所至为挠动为迎随，风之性也。少阴所至为高明焰，为曛。焰，阳焰也。曛，赤黄色也。太阴所至为沉阴为白埃为晦暝，暗蔽不明也。少阳所至为光显为彤云为曛，光显，电也，流光也，明也；彤，赤色也。少阴气同。阳明所至为烟埃为霜为劲切为凄鸣。杀气也。太阳所至为刚固为坚芒为立，寒化也。令行之常也。令行则庶物无违。厥阴所至为里急，筋缓缩，故急。少阴所至为疡胗身热，火气生也。太阴所至为积饮否隔，土碍也。少阳所至为嚏呕为疮疡，火气生也。阳明所至为浮虚，浮虚，薄肿按之复起也。太阳所至为屈伸不利，病之常也。厥阴所至为支痛，支柱，妨也。少阴所至为惊惑恶寒战慄谵妄，谵，乱言也。今详“慄”字当作“栗”字。太阴所至为畜满，少阳所至为惊躁瞀昧暴病，阳明所至为鼽、尻阴股膝髀腨骺足病，太阳所至为腰痛，病之常也。厥阴所至为緛戾，少阴所至为悲妄衄衊，衊，污血，亦脂也。太阴所至为中满、霍乱吐下，少阳所至为喉痹耳鸣呕涌，涌，谓溢食不下也。阳明所至为皴揭，身皮麸象。太阳所至为寝汗痉，寝汗，谓睡中汗发于胸嗌颈掖之间也，俗误呼为盗汗。病之常也。厥阴所至为胁痛呕泄，泄，谓利也。少阴所至为语笑，太阴所至为重胕肿，胕肿，谓肉泥按之不起也。少阳所至为暴注瞤瘛暴死，阳明所至为鼽嚏，太阳所至为流泄禁止，病之常也。凡此十二变者，报德以德，报化以化，报政以政，报令以令，气高则高，气下则下，气后则后，气前则前，气中则中，气外则外，位之常也。气报德报化，谓天地气也。高下前后中外，谓生病所也。手之阴阳其气高，足之阴阳其气下，足太阳气在身后，足阳明气在身前，足太阴、少阴、厥阴气在身中，足少阳气在身侧，各随所在言之，气变生病象也。故风胜则动，动不宁也。(【新校正云】详“风胜则动”至“温胜则濡泄”五句，与《阴阳应象大论》文重，而两注不同。) 热胜则肿，热胜气则为丹熛，胜血则为痈脓，胜骨肉则为胕肿，按之不起。燥胜则干，干于外则皮肤皴拆，干于内则精血枯涸，干于气及津液，则肉干而皮著于骨。寒胜则浮，浮，谓浮起按之处见也。湿胜则濡泄，甚则水闭胕肿，濡泄，水利也，胕肿，肉泥按之陷而不起也。水闭，则逸于皮中也。随气所在，以言其变耳。帝曰：愿闻其用也。岐伯曰：夫六气之用，各归不胜而为化，用，谓施其化气。故太阴雨化，施于太阳；太阳寒化，施于少阴；(【新校正云】详此当云“少阴少阳”。) 少阴热化，施于阳明；阳明燥化，施于厥阴；厥阴风化，施于太阴。各命其所在以征之也。帝曰：自得其位何如？岐伯曰：自得其位，常化也。帝曰：愿闻所在也。岐伯曰：命其位而方月可知也。随气所在，以定其方，六分占之，则日及地分无差矣。

帝曰：六位之气盈虚何如？岐伯曰：太少异也。太者之至徐而常，少者暴而亡。力强而作，不能久长，故暴而无也。亡，无也。帝曰：天地之气，盈虚何如？岐伯曰：天气不足，地气随之，地气不足，天气从之，运居其中而常先也。运，谓木火土金水各主岁者也。地气胜则岁运上升，天气胜则岁气下降，上升下降，运气常先迁降也。恶所不胜，归所同和，随运归从而生其病也。非其位则变生，变生则病作。故上胜则天气降而下，下胜则地气迁而上，胜，谓多也。上多则自降，下多则自迁，多少相移，气之常也。(【新校正云】按《六微旨大论》云：升已而降，降者谓天；降已而升，升者谓地。天气下降，气流于地；地气上升，气腾于天。故高下相召，升降相因，而变作矣，此亦升降之义也矣。) 多少而差其分，多则迁降多，少则迁降少，多少之应，有微有甚，异之也。微者小差，甚者大差。甚则位易，气交易，则大变生而病作矣。《大要》曰：甚纪五分，微纪七分，其差可见。此之谓也。以其五分七分之纪，所以知天地阴阳过差矣。帝曰：善。《论》言热无犯热，寒无犯寒。余欲不远寒，不远热，奈何？岐伯曰：悉乎哉问也！发表不远热，攻里不远寒。汗泄故用热不远热，下利故用寒不远寒，皆以其不住于中也。如是则夏可用热，冬可用寒。不发不泄而无畏忌，是谓妄远，法所禁也。皆谓不获已而用之也。春秋亦同。(【新校正云】按

《至真要大论》云：发不远热，无犯温凉。）帝曰：不发不攻而犯寒犯热，何如？岐伯曰：寒热内贼，其病益甚。以水济水，以火济火，适足以更生病，岂唯本病之益甚乎！帝曰：愿闻无病者如何。岐伯曰：无者生之，有者甚之。无病者犯禁，犹能生病，况有病者而求轻减，不亦难乎！帝曰：生者何如？岐伯曰：不远热则热至，不远寒则寒至。寒至则坚否腹满，痛急下利之病生矣；食已不饥，吐利腥秽，亦寒之疾也。热至则身热，吐下霍乱，痈疽疮疡，瞀郁注下，瞤瘛肿胀，呕鼽衄头痛，骨节变，肉痛，血溢血泄，淋闷之病生矣。暴喑冒昧，目不识人，躁扰狂越，妄见妄闻，骂詈惊痫，亦热之病。帝曰：治之奈何？岐伯曰：时必顺之，犯者治以胜也。春宜凉，夏宜寒，秋宜温，冬宜热，此时之宜，不可不顺。然犯热治以寒，犯寒治以热，犯春宜用凉，犯秋宜用温，是以胜也。犯热治以咸寒，犯寒治以甘热，犯凉治以苦温，犯温治以辛凉，亦胜之道也。黄帝问曰：妇人重身，毒之何如？岐伯曰：有故无殒，亦无殒也。故，谓有大坚癥瘕，痛甚不堪，则治以破积愈癥之药，是谓不救，必乃尽死，救之盖存其大也，虽服毒不死也。上无殒，言母必全；亦无殒，言子亦不死也。帝曰：愿闻其故何谓也？岐伯曰：大积大聚，其可犯也，衰其太半而止，过者死。衰其太半，不足以害生，故衰太半则止其药。若过禁待尽，毒气内余，无病可攻，以当毒药，毒攻不已，则败损中和，故过则死。（【新校正云】详此妇人身重一节，与上下文义不接，疑他卷脱简于此。）帝曰：善。郁之甚者，治之奈何？天地五行应运，有郁抑不申之甚者。岐伯曰：木郁达之，火郁发之，土郁夺之，金郁泄之，水郁折之，然调其气，达，谓吐之，令其条达也；发，谓汗之，令其疏散也；夺，谓下之，令无拥碍也；泄，谓渗泄之，解表利小便也；折，谓抑之，制其冲逆也。通是五法，乃气可平调，后乃观其虚盛而调理之也。过者折之，以其畏也，所谓泻之。过，太过也。太过者，以其味泻之，以咸泻肾，酸泻肝，辛泻肺，甘泻脾，苦泻心。过者畏泻，故谓泻为畏也。帝曰：假者何如？岐伯曰：有假其气，则无禁也。正气不足，临气胜之，假寒热温凉，以资四正之气，则可以热犯热，以寒犯寒，以温犯温，以凉犯凉也。所谓主气不足，客气胜也。客气，谓六气更临之气。主气，谓五藏应四时，正王春夏秋冬也。帝曰：至哉圣人之道！天地大化，运行之节，临御之纪，阴阳之政，寒暑之令，非夫子孰能通之！请藏之灵兰之室，署曰《六元正纪》，非斋戒不敢示，慎传也。（【新校正云】详此与《气交变大论》末文同。）

·刺法论篇第七十二亡·

·本病论篇第七十三亡·

【新校正云】详此二篇，亡在王注之前。按《病能论》篇末王冰注云世本既阙第七二篇，谓此二篇也。而今世有《素问亡篇》及《昭明隐旨论》以谓此三篇，仍托名王冰为注，辞理鄙陋，无足取者。旧本此篇名在《六元正纪篇》后列之，为后人移于此。若以《尚书》亡篇之名皆在前篇之末，则旧本为得。

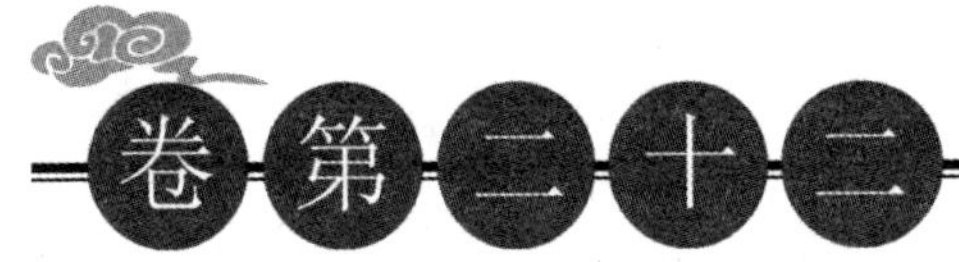

卷第二十二

·至真要大论篇第七十四·

黄帝问曰：五气交合，盈虚更作，余知之矣。六气分治，司天地者，其至何如？五行主岁，岁有少多，故曰盈虚更作也。《天元纪大论》曰：其始也，有余而往，不足随之，不足而往，有余从之。则其义也。天分六气散主太虚，三之气司天，终之气监地，天地生化，是为大纪，故言司天地者，余四可知矣。岐伯再拜对曰：明乎哉问也！天地之大纪，人神之通应也。天地变化，人神运为，中外虽殊，然其通应则一也。帝曰：愿闻上合昭昭，下合冥冥，奈何？岐伯曰："此道之所主，工之所疑也。"不知其要，流散无穷。帝曰：愿闻其道也。岐伯曰：厥阴司天，其化以风；飞扬鼓拆，和气发生，万物荣枯，皆因而化变成败也。少阴司天，其化以热；炎蒸郁燠，故庶类蕃茂。太阴司天，其化以湿；云雨润泽，津液生成。少阳司天，其化以火；炎炽赫烈，以烁寒灾。阳明司天，其化以燥；干化以行，物无湿败。太阳司天，其化以寒。对阳之化也。（【新校正云】详注云"对阳之化"，"阳"字疑误。）以所临藏位，命其病者也。肝木位东方，心火位南方，脾土位西南方及四维，肺金位西方，肾水位北方，是五藏定位。然六气所御，五运所至，气不相得则病，相得则和，故先以六气所临，后言五藏之病也。帝曰：地化奈何？岐伯曰：司天同候，间气皆然。六气之本，自有常性，故虽位易，而化治皆同。帝曰："间气何谓？"岐伯曰："司左右者，是谓间气也。"六气分化，常以二之气司天地，为上下吉凶胜复客主之事，岁中悔吝从而明之，余四气散居左右也。故《阴阳应象大论》曰：天地者，万物之上下；左右者，阴阳之道路。此之谓也。帝曰：何以异之？岐伯曰：主岁者纪岁，间气者纪步也。岁三百六十五日四分日之一。步，六十日余八十七刻半也。积步之日而成岁也。帝曰：善。岁主奈何？

岐伯曰：厥阴司天为风化，巳亥之岁，风高气远，云飞物扬，风之化也。在泉为酸化，寅申之岁，木司地气，故物化从酸。司气为苍化，木运之气，丁壬之岁化。苍，青也。间气为动化。偏主六十日余八十七刻半也。（【新校正云】详丑未之岁厥阴为初之气，子午之岁为二之气，辰戌之岁为四之气，卯酉之岁为五之气。）少阴司天为热化，子午之岁，阳光熠耀，暄暑流行，热之化也。在泉为苦化，卯酉之岁，火司地气，故物以苦生。不司气化，君不主运。（【新校正云】按《天元纪大论》云：君火以名，相火以位。谓君火不主运也。）居气为灼化。六十日余八十七刻半也。居本位君火为居，不当间之也。（【新校正云】详少阴不曰间气而云居气者，盖尊君火无所不居，不当间之也，王注云居本位为居不当间之，则居他位不为居而可间也。寅申之岁为初之气，丑未之岁为二之气，巳亥之岁为四之气，辰戌之岁为五之气也。）太阴司天为湿化，丑未之岁，埃郁蒙昧，云雨润泽，湿之化也。在泉为甘化，辰戌之岁也，土司地气，故甘化生焉。司气为黅化，土运之气，甲巳之岁。黅，黄也。间气为柔化。湿化行，则庶物柔耎。（【新校正云】详太阴卯酉之岁为初之气，寅申之岁为二之气，子午之岁为四之气，巳亥之岁为五之气。）少阳司天为火化，寅申之岁也。炎光赫烈，燔灼焦然，火之化也。在泉为苦化，巳亥之岁也。火司地气，故苦化先焉。司气为丹化，火运之气，戊癸岁也。间气为明化。明，炳明也，亦谓霞烧。（【新校正云】详少阳辰戌之岁为初之气，卯酉之岁为二之气，寅申之岁为四之气，丑未之岁为五之气。）阳明司天为燥化，卯酉之岁，清切高明，雾露萧飔，燥之化也。在泉为辛化，子午之岁也，金司地气，故辛化先焉。司气为素化，金运之气，乙庚岁也。间气为清化。风生高劲，草木清冷，清之化也。（【新校正云】详阳明巳亥之岁为初之气，辰戌之岁为二之气，寅申之岁为四之气，丑未之岁为五之气。）太阳司天为寒化，辰戌之岁，严肃峻整，惨栗凝坚，寒之化也。在泉为咸化，丑未之岁，水司地气，故化从咸。司气为玄化，水运之气，丙辛岁也。间气为藏化。阴凝而冷，庶物敛容，岁之化也。（【新校正云】详子午之岁，太阳为初之气，巳亥之岁为二之气，卯酉之岁为四之气。寅申之岁为五之气也。）故治病者，必明六化，分治五味五色所生，五藏所宜，乃可以言盈虚病生之绪也。学不厌备习也。帝曰：厥阴在泉而酸化先，余知之矣。风化之行也何如？岐伯曰：风行于地，所谓本也，余气同法。厥阴在泉，风行于地；少阴在泉，热行于地；太阴在泉，湿行于地；少阳在泉，火行于地；阳明在泉，燥行于地；太阳在泉，寒行于地。故曰余气同法也。本，谓六气之上元气也。本乎天者，天之气也；本乎地者，地之气也。化于天者为天气，化于地者为地气。（【新校正云】按《易》曰："本乎天者亲上，本乎地者亲下。"此之谓也。）天地合气，六节分而万物化生矣。万物居天地之间，悉为六气所生化，阴阳之用，未尝有逃生化出阴阳也。故曰：谨候气宜，无失病机。此之谓也。病机，下文具矣。帝曰：其主病何如？言采药之岁也。岐伯曰：司岁备物，则无遗主矣。谨候司天地所生化者，则其味正当其岁也。故彼药工，专司岁气，所收药物，则一岁二岁，其所主用无遗略也。今详“则”字当作“用”。帝曰：先岁物何也？岐伯曰：天地之专精也。专精之气。药物肥脓，又于使用，当其正气味也。（【新校正云】详“先岁”疑作“司岁”。）帝曰：司气者何如？司运气也。岐伯曰：司气者主岁同，然有余不足也。五运主岁者，有余不足，比之岁物，恐有薄，有余之岁药专精也。帝曰：非司岁物何谓也？岐伯曰：散也，非专精则散气，散气则物不纯也。故质同而异等也，形质虽同，力用则异，故不尚之。气味有薄厚，性用有躁静，治保有多少，力化有浅深，此之谓也。物与岁不同者何？以此尔。帝曰：岁主藏害何谓？岐伯曰：以所不胜命之，则其要也。木不胜金，金不胜火之类是也。帝曰：治之奈何？岐伯曰：上淫于下，所胜平之，外淫于内，所胜治之。淫，谓行所不胜己者也。上淫于下，天之气也；外淫于内，地之气也。随所制胜而以平治之也。制胜，谓五味寒热温凉随胜用之，下文备矣。（【新校正云】详天气主岁，虽有淫胜，但当平调之，故不曰治而曰平也。）帝曰：善，平气何如？平，谓诊平和之气。岐伯曰：谨察阴阳所在而调之，以平为期，正者正治，反者反治。知阴阳所在，则知尺寸应与不应；不知阴阳所在，则以得为失，以逆为从。故谨察之也。阴病阳不病，阳病阴不病，是为正病，则正治之，谓以寒治热，以热治寒也；阴位已见阳脉，阳位又见阴脉，是谓反病，则反治之，谓以寒治寒，以热治热也。诸方之制，咸悉不然，故曰反者反治也。帝曰：夫子言察阴阳所在而调之，论言人迎与寸口相应，若引绳小大齐等，命曰平，（【新校正云】详“论言”至“曰平”，本《灵枢经》之文，今出《甲乙经》，云寸口主中，人迎主外，两者相应，俱往俱来，若引绳小大齐等，春夏人迎微大，秋冬寸口微大者，故名曰平也。）阴之所在寸口何如？阴之所在，脉沉不应，引绳齐等，其候颇乖，故问以明之。岐伯曰：视岁南北，可知之矣。帝曰：愿卒闻之。岐伯曰：北政之岁，少阴在泉，则寸口不应；木火金水运，面北受气，凡气之在泉者，脉悉不见，唯其左右之气脉可见之。在泉之气，善则不见，恶者可见，病以气及客主淫胜名之。在天之气，其亦然矣。厥阴在泉，则右不应；少阴在右故。太阴在泉，则左不应。少阴在左故。南政之岁，少阴司天，则寸口不应；土运之岁，面南行令，故少阴司天。则二手寸口不应也。厥阴司天，则右不应；太阴司天，则左不应。亦左右义也。诸不应者，反其诊则见矣。不应皆为脉沉，脉沉下者仰手而沉，复其手则沉为浮，细为大也。帝曰：尺候何如？岐伯曰：北政之岁，三阴在下，则寸不应；三阴在上，则尺不应。司天曰上，在泉曰下。南政之岁，三阴在天，则寸不应；三阴在泉，则尺不应。左右同。天不应寸，左右悉与寸不应义同。故曰：知其要者，一言而终；不知其要，流散无穷。此之谓也。要，谓知阴阳所在也。知则用之不惑，不知则尺寸之气，沉浮小大，常三岁一差。欲求其意，犹绕树问枝，虽白首区区，尚未知所诣，况其旬月而可知乎！

帝曰：善。天地之气，内淫而病何如？岐伯曰：岁厥阴在泉，风淫所胜，则地气不明，平野昧，草乃早秀。民病洒洒振寒，善伸数欠，心痛支满，两胁里急，饮食不下，鬲咽不通，食则呕，腹胀善噫，得后与气，则快然如衰，身体皆重。谓甲寅、丙寅、戊寅、庚寅、壬寅、甲申、丙申、戊申、庚申、壬申岁也。气不明，谓天围之际，气色昏暗。风行地上，故平野皆然。昧，谓暗也。胁，谓两乳之下及胠外也。伸，谓以欲伸努筋骨也。（【新校正云】按《甲乙经》洒洒振寒，善伸数欠，为胃病。食则呕，腹胀善噫，得后与气，则快然如衰，身体皆重，为脾病。饮食不下，鬲咽不通，邪在胃脘也。盖厥阴在泉之岁，木王而克脾胃，故病如是。又按《脉解》云：所谓食则呕者，物盛满而上溢，故呕也。所谓得后与气则快然如衰者，十二月阴气下衰而阳气且出，故曰得后与气则快然如衰也。）岁少阴在泉，热淫所胜，则焰浮川泽，阴处反明。民病腹中常鸣，气上冲胸，喘不能久立，寒热皮肤痛，目瞑齿痛䪼肿，恶寒发热如疟，少腹中痛腹大，蛰虫不藏。谓乙卯、丁卯、己卯、辛卯、癸卯、乙酉、丁酉、己酉、辛酉、癸酉岁也。阴处，北方也。不能久立，足无力也。腹大，谓心气不足也。金火相薄而为是也。（【新校正云】按《甲乙经》齿痛䪼肿，为大肠病。腹中雷鸣，气常冲胸，喘不能久立，邪在大肠也。盖少阴在泉之岁，火克金，故大肠病也。）岁太阴在泉，草乃早荣，（【新校正云】详此四字疑衍。）湿淫所胜，则埃昏岩谷，黄反见黑，至阴之交。民病饮积，心痛，耳聋，浑浑焞焞，嗌肿喉痹，阴病血见，少腹痛肿，不得小便，病冲头痛，目似脱，项似拔，腰似折，髀不可以回，腘如结，腨如别。谓甲辰、丙辰、戊辰、庚辰、壬辰、甲戌、丙戌、戊戌、庚戌、壬戌岁也。太阴为土，色见应黄于天中，而反见于北方黑处也。水土同见，故曰至阴之交，合其气色也。冲头痛，谓脑后眉间痛也。腘，谓膝后曲脚之中也。腨，骱后软肉处也。（【新校正云】按《甲乙经》：耳聋，浑浑焞焞，嗌肿喉痹，为三焦病。病冲头痛，目似脱，项似拔，腰似折，髀不可以回，腘如结，南腨如裂，为膀胱足太阳病。又少腹肿痛，不得小便，邪在三焦。盖太阴在泉之岁，土正克太阳，故病如是也。）岁少阳在泉，火淫所胜，则焰明郊野，寒热更至。民病注泄赤白，少腹痛，溺赤，甚则血便。少阴同候。谓乙巳、丁巳、己巳、辛巳、癸巳、乙亥、丁亥、己亥、辛亥、癸亥岁也。处寒之时，热更其气，热气既往，寒气后来，故云更至也。余候与少阴在泉正同。岁阳明在泉，燥淫所胜，则霿雾清暝。民病喜呕，呕有苦，善大息，心胁痛不能反侧，甚则嗌干面尘，身无膏泽，足外反热。谓甲子、丙子、戊子、庚子、壬子、甲午、丙午、戊午、庚午、壬午岁也。霿雾，谓雾暗不分，似雾也。清，薄寒也。言雾起霿暗，不辨物形而薄寒也。心胁痛，谓心之傍，胁中痛也。面尘，谓面上如有触冒尘土之色也。（【新校正云】按《甲乙经》：病喜呕，呕有苦，善大息，心胁痛不能反侧，甚则面尘，身无膏泽，足外反热，为胆病。嗌干面尘，为肝病。盖阳明在泉之岁，金王克木，故病如是。又按《脉解》云：少阳所谓心胁痛者，言少阳盛也，盛者心之所表也，九月阳气尽而阴气盛，故心胁痛。所谓不可反侧者，阴气藏物也，物藏则不动，故不可反侧也。）岁太阳在泉，寒淫所胜，则凝肃惨栗。民病少腹控睾，引腰脊，上冲心痛，血见，嗌痛颔肿。谓乙丑、丁丑、己丑、辛丑、癸丑、乙未、丁未、己未、辛未、癸未岁也。凝肃，谓寒气霭空，凝而不动，万物静肃其仪形也。惨栗，寒甚也。控，引也。睾，阴丸也。颔，颊车前牙之下也。（【新校正云】按《甲乙经》嗌痛颔肿，为小肠病。又少腹控睾，引腰脊，上冲心肺，邪在小肠也。盖太阳在泉之岁，水克火，故病如是。）帝曰：善。治之奈何？岐伯曰：诸气在泉，风淫于内，治以辛凉，佐以苦，以甘缓之，以辛散之。风性喜温而恶清，故治之凉，是以胜气治之也。佐以苦，随其所利也。木苦急，则以甘缓之。苦抑，则以辛散之。《藏气法时论》曰：肝苦急，急食甘以缓之。肝欲散，急食辛以散之。此之谓也。食亦音饲，己曰食，他曰饲也。大法正味如此，诸为方者不必尽用之，但一佐二佐，病已则止，余气皆然。热淫于内，治以咸寒，佐以甘苦，以酸收之，以苦发之。热性恶寒，故治以寒也。热之盛甚于表者，以苦发之，不尽复寒制之，寒制不尽，复苦发之，以酸收之。甚者再方，微者一方，可使必已。时发时止，亦以酸收之。湿淫于内，治以苦热，佐以酸淡，以苦燥之，以淡泄之。湿与燥反，故治以苦热，佐以酸淡也。燥除湿，故以苦燥其湿也。淡利窍，故以淡渗泄也。《藏气法时论》曰：脾苦湿，急食苦以燥之。《灵枢经》曰：淡利窍也。《生气通天论》曰：味过于苦，脾气不濡，胃气乃厚。明苦燥也。（【新校正云】按《六元正纪大论》曰：下太阴，其化下甘温。）火淫于内，治以咸冷，佐以苦辛，以酸收之，以苦发之。火气大行心腹，心怒之所生也，咸性柔耎，故以治之，以酸收之。大法候其须汗者，以辛佐之，不必要资苦味令其汗也。欲柔耎者，以咸治之。《藏气法时论》曰：心欲耎，急食咸以耎之。心苦缓，急食酸以收之。此之谓也。燥淫于内，治以苦温，佐以甘辛，以苦下之。温利凉性，故以苦治之。下，谓利之使不得也。（【新校正云】按《藏气法时论》曰：肺苦气上逆，急食苦以泄之。用辛泻之，酸补之。又按下文司天燥淫所胜，佐以酸辛。此云甘辛者，“甘”字疑当作“酸”。《六元正纪大论》云：下酸热。与苦温之治又异。又云：以酸收之而安其下，甚则以苦泄之也。）寒淫于内，治以甘热，佐以苦辛，以咸泻之，以辛润之，以苦坚之。以热治寒，是为摧胜，折其气用，令不滋繁也。苦辛之佐，通事行之。（【新校正云】按《藏气法时论》曰：肾苦燥，急食辛以润之；肾欲坚，急食苦以坚之，用苦补之，咸泻之。旧注引此在“湿淫于内”之下，无义，今移于此矣。）

帝曰：善。天气之变何如？岐伯曰：厥阴司天，风淫所胜，则太虚埃昏，云物以扰，寒生春气，流水不冰。民病胃脘当心而痛，上支两胁，鬲咽不通，饮食不下，舌本强，食则呕，冷泄腹胀，溏泄瘕水闭，蛰虫不去，病本于脾。谓乙巳、丁巳、己巳、辛巳、癸巳、乙亥、丁亥、己亥、辛亥、癸亥岁也。是岁民病集于中也。风自天行，故太虚埃起。风动飘荡，故云物扰也。埃，青尘也。不分远物，是为埃昏。土之为病，其善泄利。若病水，则小便闭而不下。若大泄利，则经水亦多闭绝也。（【新校正云】按《甲乙经》舌本强，食则呕。腹胀溏泄瘕水闭，为脾病。又胃病者，腹䐜胀，胃脘当心而痛，上支两胁，膈咽不通，食饮不下。盖厥阴司天之岁，木胜土，故病如是也。）冲阳绝，死不治。冲阳在足跗上动脉应手，胃之气也。冲阳脉微则食饮减少，绝则药食不入，亦下嗌还出也。攻之不入，养之不生，邪气日强，真气内绝，故其必死，不可复也。少阴司天，热淫所胜，怫热至，火行其政。民病胸中烦热，嗌干，右胠满，皮肤痛，寒热咳喘，大雨且至，唾血血泄，鼽衄嚏呕，溺色变，甚则疮疡胕肿，肩背臂臑及缺盆中痛，心痛肺䐜，腹大满，膨膨而喘咳，病本于肺。谓甲子、丙子、戊子、庚子、壬子、甲午、丙午、戊午、庚午、壬午岁也。怫热至，是火行其政乃尔。是岁民病集于右，盖以小肠通心故也。病自肺生，故曰病本于肺也。（【新校正云】按《甲乙经》溺色变，肩背臂臑及缺盆中痛，肺胀满膨膨而喘咳，为肺病。鼽衄，为大肠病。盖少阴司天之岁，火克金，故病如是。又王注民病集于右，以小肠通心故。按《甲乙经》小肠附脊左环，回肠附脊在环①。所说不应，得非火胜克金而大肠病欤。）尺泽绝，死不治。尺泽在肘内廉大文中，动脉应手，肺之气也。火烁于金，承天之命，金气内绝，故必危亡，尺泽不至，肺气已绝，荣卫之气，宣行无主，真气内竭，生之何有哉！太阴司天，湿淫所胜，则沉阴且布，雨变枯槁，胕肿骨痛阴痹，阴痹者按之不得，腰脊头项痛，时眩，大便难，阴气不用，饥不欲食，咳唾则有血，心如悬，病本于肾。谓乙丑、丁丑、己丑、辛丑、癸丑、乙未、丁未、己未、辛未、癸未岁也。沉，久也。肾气受邪，水无能润，下焦枯涸，故大便难也。（【新校正云】按《甲乙经》饥不用食，咳唾则有血，心悬如饥状，为肾病。又邪在肾，则骨痛阴痹，阴痹者按之而不得，腹胀腰痛，大便难，肩背颈项强痛，时眩。盖太阴司天之岁，土克水，故病如是矣。）太溪绝，死不治。太溪在足内踝后跟骨上，动脉应手，肾之气也。土邪胜水而肾气内绝，邪甚正微，故方无所用矣。少阳司天，火淫所胜。则温气流行，金政不平。民病头痛，发热恶寒而疟，热上皮肤痛，色变黄赤，传而为水，身面胕肿，腹满仰息，泄注赤白，疮疡咳唾血，烦心胸中热，甚则鼽衄，病本于肺。谓甲寅、丙寅、戊寅、庚寅、壬寅、甲申、丙申、戊申、庚申、壬申岁也。火来用事，则金气受邪，故曰金政不平也。火炎于上，金肺受邪，客热内燔，水无能救，故化生诸病也。制火之客则已矣。（【新校正云】按《甲乙经》邪在肺，则皮肤痛，发寒热。盖少阳司天之岁，火克金，故病如是也。）天府绝，死不治。天府在肘后内侧上，掖下同身寸之三寸，动脉应手，肺之气也。火胜而金脉绝，故死。阳明司天，燥淫所胜，则木乃晚荣，草乃晚生，筋骨内变，民病左胠胁

① 在：守山阁校刻本作“右”。

痛，寒清于中，感而疟，大凉革候，咳，腹中鸣，注泄鹜溏，名木敛，生菀于下，草焦上首，心胁暴痛，不可反侧，嗌干面尘腰痛，丈夫㿗疝，妇人少腹痛，目眛眦，疡疮痤痈，蛰虫来见，病本于肝。谓乙卯、丁卯、己卯、辛卯、癸卯、乙酉、丁酉、己酉、辛酉、癸酉岁也。金胜，故草木晚生荣也。配于人身，则筋骨内应而不用也。大凉之气，变易时候，则人寒清发于中，内感寒气，则为痎疟也。大肠居右，肺气通之，今肺气内淫，肝居于左，故左胠胁痛，如刺割也。其岁民自注泄，则无淫胜之疾也。大凉，次寒也。大凉且甚，阳气不行，故木容收敛，草荣悉晚。生气已升，阳不布令，故闭积生气而稸于下也。在人之应，则少腹之内，痛气居之。发疾于仲夏，疮疡之疾犹及秋中，疮痤之类生于上，痈肿之患生于下，疮色虽赤，中心正白，物气之常也。（【新校正云】按《甲乙经》腰痛不可以俯仰，丈夫㿗疝，妇人少腹肿，甚则嗌干面尘，为肝病。又胸满洞泄，为肝病。又心胁痛不能反侧，目锐眦痛，缺盆中肿痛，掖下肿马刀挟瘿，汗出振寒疟，为胆病。盖阳明司天之岁，金克木，故病如是。又按《脉解》云：厥阴所谓㿗疝妇人少腹肿者，厥阴者辰也，三月阳中之阴，邪在中，故曰㿗疝少腹肿也。）太冲绝，死不治。太冲在足大指本节后二寸，脉动应手，肝之气也。金来伐木，肝气内绝，真不胜邪，死其宜也。太阳司天，寒淫所胜，则寒气反至，水且冰，血变于中，发为痈疡，民病厥心痛，呕血血泄鼽衄，善悲时眩仆。运火炎烈，雨暴乃雹。胸腹满，手热肘挛掖肿，心澹澹大动，胸胁胃脘不安，面赤目黄，善噫嗌干，甚则色炲，渴而欲饮，病本于心。谓甲辰、丙辰、戊辰、庚辰、壬辰、甲戌、丙戌、戊戌、庚戌、壬戌岁也。太阳司天，寒气布化，故水且冰，而血凝皮肤之间，卫气结聚，故为痈也。若乘火运而火热炎烈，与水交战，故暴雨半珠形雹也。心气为噫，故善噫。是岁民病集于心胁之中也；阳气内郁，湿气下蒸，故心厥痛而呕血血泄鼽衄，面赤目黄，善噫，手热肘挛掖肿，嗌干。甚则寒气胜阳，水行凌火，火气内郁，故渴而欲饮也。病始心生，为阴凌犯，故云病本于心也。（【新校正云】按《甲乙经》手热肘挛掖肿，甚则胸胁支满，心澹澹大动，面赤目黄，为手心主病。又邪在心，则病心痛善悲，时眩仆。盖太阳司天之岁，水克火，故病如是。）神门绝，死不治。神门在手之掌后锐骨之端，动脉应手，真心气也。水行乘火，而心气内结，神气已亡，不死何待，善知其诊，故不治也。所谓动气，知其藏也。所以诊视而知死者何？以皆是藏之经脉动气，知神藏之存亡尔。帝曰：善。治之奈何？谓可攻治者。岐伯曰：司天之气，风淫所胜，平以辛凉，佐以苦甘，以甘缓之，以酸泻之。厥阴之气，未为盛热，故曰凉药平之。夫气之用也，积凉为寒，积温为热，以热少之，其则温也。以寒少之，其则凉也。以温多之，其则热也。以凉多之，其则寒也。各当其分，则寒寒也，温温也，热热也，凉凉也，方书之用，可不务乎！故寒热温凉，迁降多少①，善为方者，意必精通，余气皆然，从其制也。（【新校正云】按本论上文云：上淫于下，所胜平之。外淫于内，所胜治之。故在泉

---

① 迁：原作“商”，据守山阁校刻本改。

曰治，司天曰平也。）热淫所胜，平以咸寒，佐以苦甘，以酸收之。热气已退，时发动者，是为心虚，气散不敛，以酸收之。虽以酸收，亦兼寒助，乃能殄除其源本矣。热见太甚，则以苦发之。汗已便凉，是邪气尽，勿寒水之。汗已犹热，是邪气未尽，则以酸收之。已又热，则复汗之。已汗复热，是藏虚也，则补其心可矣。法则合尔，诸治热者，亦未必得再三发三治，况四变而反复者乎。湿淫所胜，平以苦热，佐以酸辛，以苦燥之，以淡泄之。湿气所淫，皆为肿满，但除其湿，肿满自衰。因湿生病不肿不满者，亦尔治之。湿气在上，以苦吐之，湿气在下，以苦泄之，以淡渗之，则皆燥也。泄，谓渗泄，以利水道下小便为法。然酸虽热，亦用利小便，去伏水也。治湿之病，不下小便，非其法也。（【新校正云】按湿淫于内，佐以酸淡。此云酸辛者，"辛"疑当作"淡"。）湿上甚而热，治以苦温，佐以甘辛，以汗为故而止。身半以上，湿气余，火气复郁，郁湿相薄，则以苦温甘辛之药，解表流汗而祛之，故云以汗为除病之故而已也。火淫所胜，平以酸冷，佐以苦甘，以酸收之，以苦发之，以酸复之，热淫同。同热淫义，热亦如此法，以酸复其本气也。不复其气，则淫气空虚，招其损。燥淫所胜，平以苦湿，佐以酸辛，以苦下之。制燥之胜，必以苦湿，是以火之气味也。宜下必以苦，宜补必以酸，宜泻必以辛。清甚生寒，留而不去，则以苦湿下之。气有余，则以辛泻之。诸气同。（【新校正云】按上文燥淫于内，治以苦温。此云苦湿者，"湿"当为"温"，文注中"湿"字三，并当作"温"。又按《六元正纪大论》亦作苦小温。）寒淫所胜，平以辛热，佐以甘苦，以咸泻之。淫散止之，不可过也。（【新校正云】按上文寒淫于内，治以甘热，佐以苦辛。此云平以辛热，佐以甘苦者，此文为误。又按《六元正纪大论》云：太阳之政，岁宜苦以燥之也。）帝曰：善。邪气反胜，治之奈何？不能淫胜于他气，反为不胜之气为邪以胜之。岐伯曰：风司于地，清反胜之，治以酸温，佐以苦甘，以辛平之。厥阴在泉，则风司于地，谓五寅岁、五申岁。邪气胜盛，故先以酸泻，佐以苦甘。邪气退则正气虚，故以辛补养而平之。热司于地，寒反胜之，治以甘热，佐以苦辛，以咸平之。少阴在泉，则热司于地，谓五卯、五酉之岁也。先泻其邪，而后平其正气也。湿司于地，热反胜之。治以苦冷，佐以咸甘，以苦平之。太阴在泉，则湿司于地，谓五辰、五戌岁也。补泻之义，余气皆同。火司于地，寒反胜之，治以甘热，佐以苦辛，以咸平之。少阳在泉，则火司于地，谓五巳、五亥岁也。燥司于地，热反胜之，治以平寒，佐以苦甘，以酸平之，以和为利。阳明在泉，则燥司于地，谓五子、五午岁也。燥之性，恶热亦畏寒，故以冷热和平为方制也。寒司于地，热反胜之，治以咸冷，佐以甘辛，以苦平之。太阳在泉，则寒司于地，谓五丑、五未岁也。此六气方治，与前淫胜法殊贯。云治者，泻客邪之胜气也。云佐者，皆所利所宜也；云平者，补已弱之正气也。帝曰：其司天邪胜何如？岐伯曰：风化于天，清反胜之，治以酸温，佐以甘苦。亥巳岁也。热化于天，寒反胜之，治以甘温，佐以苦酸辛。子午岁也。湿化于天，热反胜之，治以苦寒，佐以苦酸。丑未岁也。火化于天，寒反胜之，治以甘热，佐以苦辛。寅申岁也。燥化于天，热反胜之，治以辛寒，佐以苦甘。卯酉岁也。寒化于天，热反胜之，治以咸冷，佐以苦辛。辰戌岁也。

帝曰：六气相胜奈何？先举其用为胜。岐伯曰：厥阴之胜，耳鸣头眩，愦愦欲吐，胃鬲如寒，大风数举，倮虫不滋，胠胁气并，化而为热，小便黄赤，胃脘当心而痛，上支两胁，肠鸣飧泄，少腹痛，注下赤白，甚则呕吐，鬲咽不通。五巳、五亥岁也。心下齐上，胃之分。胃鬲，谓胃脘之上，及大鬲之下，风寒气生也。气并，谓偏著一边。鬲咽，谓食饮入而复出也。(【新校正云】按《甲乙经》胃病者，胃脘当心而痛，上支两胁，鬲咽不通也。）少阴之胜，心下热善饥，齐下反动，气游三焦，炎暑至，木乃津，草乃萎，呕逆躁烦，腹满痛溏泄，传为赤沃。五子、五午岁也。沃，沫也。太阴之胜，火气内郁，疮疡于中，流散于外，病在胠胁，甚则心痛热格，头痛喉痹项强，独胜则湿气内郁，寒迫下焦，痛留顶，互引眉间，胃满，雨数至，燥化乃见，少腹满，腰脽重强，内不便，善注泄，足下温，头重足胫胕肿，饮发于中，胕肿于上。五丑、五未岁也。湿胜于上，则火气内郁。胜于中，则寒迫下焦。水溢河渠，则鳞虫离水也。脽，谓臀肉也。不便，谓腰重内强直，屈伸不利也。独胜，谓不兼郁火也。脽肿于上，谓首面也。足胫肿，是火郁所生也。(【新校正云】详注云：水溢河渠，则鳞虫离水也。王作此注，于经文无所解。又按太阴之复云：大雨时行，鳞见于陆。则此文于“雨数至”下，脱少“鳞见于陆”四字。不然，则王注无因为解也。）少阳之胜，热客于胃，烦心心痛，目赤欲呕，呕酸善饥，耳痛溺赤，善惊谵妄，暴热消烁。草萎水涸，介虫乃屈，少腹痛，下沃赤白。五寅、五申岁也。热暴甚，故草萎水涸，阴气消烁。介虫，金化也，火气大胜，故介虫屈伏。酸，醋水也。阳明之胜，清发于中，左胠胁痛溏泄，内为嗌塞，外发㿗疝，大凉肃杀，华英改容，毛虫乃殃，胸中不便，嗌塞而咳。五卯、五酉岁也。大凉肃杀，金气胜木，故草木华英，为杀气损削，改易形容，而焦其上首也。毛虫木化，气不宜金，故金政大行，而毛虫死耗也。肝木之气，下主于阴，故大凉行而㿗疝发也。胸中不便，谓呼吸回转，或痛或缓急，而不利便也。气太盛，故嗌塞而咳也。嗌，谓喉之下，接连胸中，肺两叶之间者也。太阳之胜，凝溧且至，非时水冰，羽乃后化，痔疟发，寒厥入胃，则内生心痛，阴中乃疡，隐曲不利，互引阴股，筋肉拘苛，血脉凝泣，络满色变，或为血泄，皮肤否肿，腹满食减，热反上行，头项囟顶脑户中痛，目如脱，寒入下焦，传为濡泻。五辰、五戌岁也。寒气凌逼，阳不胜之，故非寒时而止水冰结也。水气大胜，阳火不行，故诸羽虫生化而后也。拘，急也。苛，重也。络，络脉也。太阳之气，标在于巅，故热反上行于头也。以其脉起于目内眦，上额交巅上，入络脑，还出别下项，故囟顶及脑户中痛，目如欲脱也。濡，谓水利也。（【新校正云】按《甲乙经》痔疟，头项囟顶脑户中痛，目如脱，为太阳经病。）帝曰：治之奈何？岐伯曰：厥阴之胜，治以甘清，佐以苦辛，以酸泻之，少阴之胜，治以辛寒，佐以苦咸，以甘泻之。太阴之胜，治以咸热，佐以辛甘，以苦泻之。少阳之胜，治以辛寒，佐以甘咸，以甘泻之。阳明之胜，治以酸温，佐以辛甘，以苦泄之。太阳之胜，治以甘热，佐以辛酸，以咸泻之。六胜之至，皆先归其不胜己者，故不胜者当先泻之以通其道，次泻所胜之气，令其退释也。治诸胜而不泻遣之，则胜气浸盛而内生诸病也。（【新校正云】详此为治，皆先泻其不胜，而后泻其来胜，独太阳之胜治以甘热为异，疑“甘”字“苦”之误也，若云治以苦热，则六胜之治皆一贯也。）帝曰：六气之复何如？复，谓报复，报其胜也。凡先有胜，后必有复。（【新校正云】按《玄珠》云：六气分正化对化，厥阴正司于亥，对化于巳。少阴正司于午，对化于子。太阳正司于未，对化于丑。少阳正司于寅，对化于申。阳明正司于酉，对化于卯。太阳正司于戌，对化于辰。正司化令之实，对司化令之虚。对化胜而有复，正化胜而不复。此注云：凡先有胜，后必有复。似未然。）岐伯曰：悉乎哉问也！厥阴之复，少腹坚满，里急暴痛，偃木飞沙，倮虫不荣，厥心痛，汗发呕吐，饮食不入，入而复出，筋骨掉眩清厥，甚则入脾，食痹而吐。里，腹胁之内也。木偃沙飞，风之大也。风为木胜，故土不荣。气厥，谓气冲胸胁而凌及心也，胃受逆气而上攻心痛也。痛甚，则汗发泄。掉，谓肉中动也。清厥，手足冷也。食痹，谓食已心下痛阴阴然，不可名也，不可忍也，吐出乃止，此为胃气逆而不下流也。食饮不入，入而复出，肝乘脾胃，故令尔也。冲阳绝，死不治。冲阳，胃脉气也。少阴之复，燠热内作，烦躁鼽嚏，少腹绞痛，火见燔焫，嗌燥，分注时止，气动于左，上行于右，咳，皮肤痛，暴喑心痛，郁冒不知人，乃洒淅恶寒，振栗谵妄，寒已而热，渴而欲饮，少气骨痿，隔肠不便，外为浮肿，哕噫，赤气后化，流水不冰，热气大行，介虫不复，病痱胗疮疡，痈疽痤痔，甚则入肺，咳而鼻渊。火热之气，自小肠从齐下之左入大肠，上行至左胁，甚则上行于右而入肺，故动于左，上行于右，皮肤痛也。分注，谓大小俱下也。骨痿，言骨弱而无力也。隔肠，谓肠如隔绝而不便泻也，寒热甚则然。阳明先胜，故赤气后化。流水不冰，少阴之本司于地也。在人之应，则冬脉不凝。若高山穷谷，已是至高之处，水亦当冰，平下川流，则如经矣。火气内蒸，金气外拒，阳热内郁，故为痱胗疮疡。胗甚，亦为疮也。热少则外生痱胗，热多则内结痈痤，小肠有热则中外为痔，其复热之变，皆病于身后及外侧也。疮疡痱胗生于上，痈疽痤痔生于下，反其处者皆为逆也。天府绝，死不治。天府，肺脉气也。（【新校正云】按上文少阴司天，热淫所胜，尺泽绝，死不治。少阳司天，火淫所胜，天府绝，死不治。此云少阴之复，天府绝，死不治。下文少阳之复，尺泽绝，死不治，文如相反者，盖尺泽、天府，俱手太阴脉之所发动，故此互文也。）太阴之复，湿变乃举，体重中满，食饮不化，阴气上厥，胸中不便，饮发于中，咳喘有声。大雨时行，鳞见于陆，头顶痛重，而掉瘛尤甚，呕而密默，唾吐清液，甚则入肾，窍泻无度。湿气内逆，寒气不行，太阳上流，故为是病。头顶痛重，则脑中掉瘛尤甚。肠胃寒湿，热无所行，重灼胸府，故胸中不便，食饮不化。呕而密默，欲静定也。喉中恶冷，故唾吐冷水也。寒气易位，上入肺喉，则息道不利，故咳喘而喉中有声也。水居平泽，则鱼游于市。头顶囟痛，女人亦兼痛于眉间也。(【新校正云】按上文太阴在泉，头痛项似拔。又太阴司天云头项痛。此云头顶痛，“顶”疑当作“项”。）太溪绝，死不治。太溪，肾脉气也。少阳之复，大热将至，枯燥燔爇，介虫乃耗，惊瘛咳衄，心热烦躁，便数憎风，厥气上行，面如浮埃，目乃瞤瘛，火气内发，上为口糜呕逆，血溢血泄，发而为疟，恶寒鼓栗，寒极反热，嗌络焦槁，渴引水浆，色变黄赤，少气脉萎，化而为水，传为胕肿，甚则入肺，咳而血泄。火气专暴，枯燥草木，燔焰自生，故燔爇也。爇，音焫。火内炽，故惊瘛咳衄，心热烦躁，便数憎风也。火炎于上，则庶物失色，故如尘埃浮于面，而目瞤动也。火烁于内，则口舌糜烂呕逆，及为血溢血泄。风火相薄，则为温疟。气蒸热化，则为水病，传为胕肿。胕，谓皮肉俱肿，按之陷下，泥而不起也。如是之证，皆火气所生也。尺泽绝，死不治。尺泽，肺脉气也。阳明之复，清气大举，森木苍干，毛虫乃厉，病生胠胁，气归于左，善太息，甚则心痛否满，腹胀而泄，呕苦咳哕烦心，病在鬲中头痛，甚则入肝，惊骇筋挛。杀气大举，木不胜之，故苍青之叶，不及黄而干燥也。厉，谓疵厉，疾疫死也。清甚于内，热郁于外故也。太冲绝，死不治。太冲，肝脉气也。太阳之复，厥气上行，水凝雨冰，羽虫乃死，心胃生寒，胸膈不利，心痛否满，头痛善悲，时眩仆，食减，腰脽反痛，屈伸不便，地裂冰坚，阳光不治，少腹控睾，引腰脊，上冲心，唾出清水，及为哕噫，甚则入心，善忘善悲。雨冰，谓雹也。寒而遇雹，死亦其宜。寒化于地，其上复土，故地体分裂，水积冰坚，久而不释，是阳光之气，不治寒凝之物也。太阳之复，与不相持，上湿下寒，火无所往，心气内郁，热由是生，火热内燔，故生斯病。(【新校正云】详注云与不相持，“不”字疑作“土”。）神门绝，死不治。神门，真心脉气。帝曰：善。治之奈何？复气倍胜，故先问以治之。岐伯曰：厥阴之复，治以酸寒，佐以甘辛，以酸泻之，以甘缓之。不大缓之，夏犹不已，复重于胜，故治以辛寒也。(【新校正云】按别本“治以酸寒”作“治以辛寒也”。）少阴之复，治以咸寒，佐以苦辛，以甘泻之，以酸收之，辛苦发之，以咸耎之。不大发汗，以寒攻之，持至仲秋，热内伏结而为心热，少气少力而不能起矣。热伏不散，归于骨矣。太阴之复，治以苦热，佐以酸辛，以苦泻之，燥之，泄之。不燥泄之，久而为身肿腹满，关节不利，腨及伏兔怫满内作。膝腰胫内侧胕肿病。少阳之复，治以咸冷，佐以苦辛，以咸耎之，以酸收之，辛苦发之。发不远热，无犯温凉，少阴同法。不发汗以夺盛阳，则热内淫于四支，而为解㑊不可名也。谓热不甚，谓寒不甚，谓强不甚，谓弱不甚，不可以名言，故谓之解㑊。粗医呼为鬼气恶病也。久久不已，则骨热髓涸齿干，乃为骨热病也。发汗夺阳，故无留热。故发汗者，虽热生病夏月，及差亦用热药以发之。当春秋时，纵火热胜，亦不得以热药发汗，汗不发而药热内甚，助病为疟，逆伐神灵，故曰无犯温凉，少阴气热，为疗则同、故云与少阴同法也。数夺其汗，则津竭涸，故以酸收，以咸润也。（【新校正云】按《六元正纪大论》云：发表不远热。）阳明之复，治以辛温，佐以苦甘，以苦泄之，以苦下之，以酸补之。泄，谓渗泄，汗及小便汤浴皆是也。秋分前后则亦发之，春有胜则依胜法，或不已，亦汤渍和其中外也。怒复之后，其气皆虚，故补之以安全其气。余复治同。太阳之复，治以咸热，佐以甘辛，以苦坚之。不坚则寒气内变，止而复发，发而复止，绵历年岁，生大寒疾。治诸胜复，寒者热之，热者寒之，温者清之，清者温之，散者收之，抑者散之，燥者润之，急者缓之，坚者耎之，脆者坚之，衰者补之。强者泻之，各安其气，必清必静，则病气衰去，归其所宗，此治之大体也。太阳气寒，少阴少阳气热，厥阴气温，阳明气清，太阴气湿，有胜复则各倍其气以调之，故可使平也。宗，属也。调不失理，则余之气自归其所属，少之气自安其所居，胜复衰已，则各补养而平定之，必清必静，无妄挠之，则六气循环，五神安泰。若运气之寒热，治之平之，亦各归司天地气也。

帝曰：善。气之上下何谓也？岐伯曰：身半以上，其气三矣，天之分也，天气主之。身半以下，其气三矣，地之分也，地气主之。以名命气，以气命处，而言其病。半，所谓天枢也。身之半，正谓齐中也。或以腰为身半，是以居中为义，过天中也。中原之人悉如此矣。当伸臂指天，舒足指地，以绳量之，中正当齐也，故又曰半，所谓天枢也，天枢，正当齐两傍同身寸之二寸也。其气三者，假如少阴司天，则上有热中有太阳兼之三也。六气皆然。司天者其气三，司地者其气三，故身半以上三气，身半以下三气也。以名言其气，以气言其处，以气处寒热，而言其病之形证也。则如足厥阴气，居足及股胫之内侧，上行于少腹循胁。足阳明气，在足之上，胻之外，股之前，上行腹齐之傍，循胸乳上面。足太阳气，起于目，上额络头，下项背过腰，横过髀枢股后，下行人腘贯腨，出外踝之后，足小指外侧。足太阴气，循足及股胫之内侧，上行腹胁之前。足少阴同之。足少阳气，循胫外侧，上行腹胁之侧，循颊耳至目锐眦。在首之侧。此足六气之部主也。手厥阴、少阴、太阴气，从心胸横出，循臂内侧，至中指小指大指之端。手阳明、少阳、太阳气，并起手表，循臂外侧，上肩及甲上头。此手六气之部主也。欲知病诊，当随气所在以言之，当阴之分，冷病归之，当阳之分，热病归之，故胜复之作，先言病生寒热者，必依此物理也。（【新校正云】按《六微旨大论》云：天枢之上，天气主之；天枢之下，地气主之。气交之分，人气从之也。）故上胜而下俱病者，以地名之；下胜而上俱病者，以天名之。彼气既胜，此未能复，抑郁不畅而无所行，进则困于仇嫌，退则穷于怫塞，故上胜至则下与俱病，下胜至则上与俱病。上胜下病，地气郁也，故从地郁以名地病；下胜上病，天气塞也，故从天塞以名天病。夫以天名者，方顺天气为制，逆地气而攻之。以地名者，方从天气为制则可。假如阳明司天，少阴在泉，上胜而下俱病者，是怫于下而生也，天气正胜，天可逆之，故顺天之气，方同清也。少阴等司天上下胜同法。(【新校正云】按《六元正纪大论》云：上胜则天气降而下，下胜则地气迁而上。此之谓也。）所谓胜至，报气屈伏而未发也。复至则不以天地异名，皆如复气为法也。胜至未复而病生，以天地异名为式。复气已发，则所生无问上胜下胜，悉皆依复气为病，寒热之主也。帝曰：胜复之动，时有常乎？气有必乎？岐伯曰：时有常位，而气无必也。虽位有常，而发动有无，不必定之也。帝曰：愿闻其道也。岐伯曰：初气终三气，天气主之，胜之常也。四气尽终气，地气主之，复之常也。有胜则复，无胜则否。帝曰：善。复已而胜何如？岐伯曰：胜至则复，无常数也，衰乃止耳。胜微则复微，故复已而又胜；胜甚则复甚，故复已则少有再胜者也。假有胜者，亦随微甚而复之尔，然胜复之道虽无常数，至其衰谢，则胜复皆自止也。复已而胜，不复则害，此伤生也。有胜无复，是复气已衰，衰不能复，是天真之气已伤败甚而生意尽。帝曰：复而反病何也？岐伯曰：居非其位，不相得也。大复其胜则主胜之，故反病也。舍己宫观，适于他邦，己力已衰，主不相得，怨随其后，唯便是求，故力极而复，主反袭之，反自病者也。所谓火燥热也。少阳，火也；阳明，燥也；少阴，热也。少阴少阳在泉，为火居水位，阳明司天，为金居火位。金复其胜，则火主胜之。火复其胜，则水主胜之。余气胜复，则无主胜之病气也，故又曰所谓火燥热也。帝曰：治之何如？岐伯曰：夫气之胜也，微者随之，甚者制之，气之复也，和者平之，暴者夺之。皆随胜气，安其屈伏，无问其数，以平为期，此其道也。随，谓随之。安，谓顺胜气以和之也。制，谓制止。平，谓平调。夺，谓夺其盛气也。治此者，不以数之多少，但以气平和为准度尔。帝曰：善。客主之胜复奈何？客，谓天之六气；主，谓五行之位也。气不宜否，故各有胜复之者。岐伯曰：客主之气，胜而无复也。客主自有多少，以其为胜与常胜殊。帝曰：其逆从何如？岐伯曰：主胜逆，客胜从，天之道也。客承天命，部统其方，主为之下，固宜只奉天命，不顺而胜，则天命不行，故为逆也。客胜于主，承天而行理之道，故为顺也。帝曰：其生病何如？岐伯曰：厥阴司天，客胜则耳鸣掉眩，甚则咳；主胜则胸胁痛，舌难以言。五巳、五亥岁也。少阴司天，客胜则鼽嚏，颈项强，肩背瞀热，头痛少气，发热耳聋目瞑，甚则胕肿血溢，疮疡咳喘；主胜则心热烦躁，甚则胁痛支满。五子、五午岁也。太阴司天，客胜则首面胕肿，呼吸气喘；主胜则胸腹满，食已而瞀。五丑、五未岁也。少阳司天，客胜则丹胗外发，及为丹熛疮疡，呕逆喉痹，头痛嗌肿，耳聋血溢，内为瘛疭；主胜则胸满咳仰息，甚而有血，手热。五寅、五申岁也。阳明司天，清复内余，则咳衄嗌塞，心鬲中热，咳不止而白血出者死。复，谓复旧居也。白血，谓咳出浅红色血，似肉似肺者。五卯、五酉岁也。（【新校正云】详此不言客胜主胜者，以金居火位，无客胜之理，故不言也。）太阳司天，客胜则胸中不利，出清涕，感寒则咳；主胜则喉嗌中鸣。五辰、五戌岁也。厥阴在泉，客胜则大关节不利，内为痉强拘瘛，外为不便；主胜则筋骨繇并，腰腹时痛。五寅、五申岁也。大关节，腰膝也。少阴在泉，客胜则腰痛，尻股膝髀腨胻足病，瞀热以酸，胕肿不能久立，溲便变；主胜则厥气上行，心痛发热鬲中，众痹皆作，发于胠胁，魄汗不藏，四逆而起。五卯、五酉岁也。太阴在泉，客胜则足痿下重，便溲不时，湿客下焦，发而濡泻，及为肿隐曲之疾；主胜则寒气逆满，食饮不下，甚则为疝。五辰、五戌岁也。隐曲之疾，谓隐蔽委曲之处病也。少阳在泉，客胜则腰腹痛而反恶寒，甚则下白溺白；主胜则热反上行而客于心，心痛发热，格中而呕。少阴同候。五巳、五亥岁也。阳明在泉，客胜则清气动下，少腹坚满而数便泻；主胜则腰重腹痛，少腹生寒，下为鹜溏，则寒厥于肠，上冲胸中，甚则喘不能久立。五子、五午岁也。鹜，鸭也，言如鸭之后也。太阳在泉，寒复内余，则腰尻痛，屈伸不利，股胫足膝中痛。五丑、五未岁也。（【新校正云】详此不言客主胜者，盖太阳以水居水位，故不言也。）帝曰：善。治之奈何？岐伯曰：高者抑之，下者举之，有余折之，不足补之，佐以所利，和以所宜，必安其主客，适其寒温，同者逆之，异者从之。高者抑之，制其胜也。下者举之，济其弱也。有余折之，屈其锐也。不足补之，全其气也。虽制胜扶弱，而客主须安。一气失所，则矛楯更作，榛棘互兴，各伺其便，不相得志，内淫外并，而危败之由作矣。同，谓寒热温清，气相比和者。异，谓水火木金土，不比和者。气相得者，则逆所胜之气以治之。不相得者，则顺所不胜气以治之。治火胜负，欲益者以其味，欲泻者亦以其味，胜与不胜，皆折其气也。何者？以其性躁动也。治热亦然。帝曰：治寒以热，治热以寒，气相得者逆之，不相得者从之，余以知之矣。其于正味何如？岐伯曰：木位之主，其泻以酸，其补以辛。木位春分前六十一日，初之气也。火位之主，其泻以甘，其补以咸。君火之位，春分之后六十一日，二之气也。相火之位，夏至前后各三十日，三之气也。二火之气则殊，然其气用则一矣。土位之主，其泻以苦，其补以甘。土之位，秋分前六十一日，四之气也。金位之主，其泻以辛，其补以酸。金之位，秋分后六十一日，五之气也。水位之主，其泻以咸，其补以苦。水之位，冬至前后各三十日，终之气也。厥阴之客，以辛补之，以酸泻之，以甘缓之。少阴之客，以咸补之，以甘泻之，以咸收之。（【新校正云】按《藏气法时论》云：心苦缓，急食酸以收之；心欲耎，急食咸以耎之。此云以咸收之者，误也。）太阴之客，以甘补之，以苦泻之，以甘缓之。少阳之客，以咸补之，以甘泻之，以咸耎之。阳明之客，以酸补之，以辛泻之，以苦泄之。太阳之客，以苦补之，以咸泻之，以苦坚之，以辛润之，开发腠理，致津液通气也。客之部主，各六十一日，居无常所，随岁迁移。客胜则泻客而补主，主胜则泻主而补客，应随当缓当急以治之。帝曰：善。愿闻阴阳之三也，何谓？岐伯曰：气有多少，异用也。太阴为正阴，太阳为正阳，次少者为少阴，次少者为少阳，又次为阳明，又次为厥阴。厥阴为尽，义具《灵枢·系日月论》中。（【新校正云】按《六元纪大论》云：何谓气有多少？鬼臾区曰：阴阳之气，各有多少，故曰三阴三阳也。）帝曰：阳明何谓也？岐伯曰：两阳合明也。《灵枢·系日月论》曰：辰者三月，主左足之阳明，巳者四月，主右足之阳明，两阳合于前，故曰阳明也。帝曰：厥阴何也？岐伯曰：两阴交尽也。《灵枢·系日月论》曰：戌者九月，主右足之厥阴；亥者十月，主左足之厥阴。两阴交尽，故曰厥阴也。

帝曰：气有多少，病有盛衰，（【新校正云】按《六元纪大论》曰：形有盛衰。）治有缓急，方有大小，愿闻其约奈何？岐伯曰：气有高下，病有远近，证有中外，治有轻重，适其至所为故也。藏位有高下，府气有远近，病证有表里，药用有轻重，调其多少，和其紧慢，令药气至病所为，故勿太过与不及也。《大要》曰：君一臣二，奇之制也；君二臣四，偶之制也；君二臣三，奇之制也；君三臣六，偶之制也。奇，谓古之单方。偶，谓古之复方也。单复一制皆有小大，故奇方云君一臣二、君二臣三，偶方云君二臣四、君二臣六也。病有小大，气有远近，治有轻重所宜，故云制也。故曰：近者奇之，远者偶之，汗者不以奇，下者不以偶，补上治上制以缓，补下治下制以急，急则气味厚，缓则气味薄，适其至所，此之谓也。汗药不以偶方，气不足以外发泄。下药不以奇制，药毒攻而致过。治上补上，方迅急则止不住而迫下。治下补下，方缓慢则滋道路而力又微。制急方而气味薄，则力与缓等。制缓方而气味厚，则势与急同。如是为缓不能缓，急不能急，厚而不厚，薄而不薄。则大小非制，轻重无度。则虚实寒热，藏府纷挠，无由致理，岂神灵而可望安哉！病所远而中道气味之者，食而过之，无越其制度也。假如病在肾而心之气味，饲而令足①，仍急过之。不饲以气味，肾药凌心，心复益衰。余上下远近例同。是故平气之道，近而奇偶，制小其服也。远而奇偶，制大其服也。大则数少，小则数多。多则九之，少则二之。汤丸多少，凡如此也。近远，谓府藏之位也。心肺为近，肾肝为远，脾胃居中。三阳胞膻胆亦有远近，身三分之上为近，下为远也。或识见高远，权以合宜，方奇而分两偶，方偶而分两奇，如是者近而偶制，多数服之，远而奇制，少数服之，则肺服九，心服七，脾服五，肝服三，肾服二②，为常制矣。故曰小则数多，大则数少。（【新校正云】详注云“三阳胞膻胆”，一本作“三肠胞膻胆”。）再详三阳无义，三肠亦未为得。肠有大小，并膻肠为三，今已云胞膻，则

① 令：原作“冷”，据顾观光《素问校勘记》改。
② 二：守山阁校刻本作“一”。

不得云三肠，“三”当作“二”。奇之不去则偶之，是谓重方。偶之不去，则反佐以取之。所谓寒热温凉，反从其病也。方与其重也宁轻，与其毒也宁善，与其大也宁小。是以奇方不去，偶方主之，偶方病在，则反其佐，以同病之气而取之也。夫热与寒背，寒与热违。微小之热，为寒所折，微小之冷，为热所消。甚大寒热，则必能与违性者争雄，能与异气者相格。声不同不相应，气不同不相合，如是则且惮而不敢攻之，攻之则病气与声气抗行①，而自为寒热以关闭固守矣。是以圣人反其佐以同其气，令声气应合，复令寒热参合，使其终异始同，燥润而败，坚刚必折，柔脆自消尔。帝曰：善。病生于本，余知之矣。生于标者，治之奈何？岐伯曰：病反其本，得标之病；治反其本，得标之方。言少阴、太阳之二气。余四气标本同。帝曰：善。六气之胜，何以候之？岐伯曰：乘其至也，清气大来，燥之胜也，风木受邪，肝病生焉。流于胆也。热气大来，火之胜也，金燥受邪，肺病生焉。流于回肠大肠。（【新校正云】详注云回肠大肠，按《甲乙经》“回肠”即“大肠”。）寒气大来，水之胜也。火热受邪，心病生焉。流于三焦小肠。湿气大来，土之胜也，寒水受邪，肾病生焉。流于膀胱。风气大来，木之胜也，土湿受邪，脾病生焉。流于胃。所谓感邪而生病也。外有其气而内恶之，中外不喜，因而遂病，是谓感也。乘年之虚，则邪甚也。年木不足，外有清邪。年火不足，外有寒邪。年土不足，外有风邪。年金不足，外有热邪。年水不足，外有湿邪。是年之虚也。岁气不足，外邪凑甚。失时之和，亦邪甚也。六气临统，与位气相克，感之而病，亦随所不胜而与内藏相应，邪复甚也。遇月之空，亦邪甚也。谓上弦前、下弦后，月轮中空也。重感于邪，则病危矣。年已不足，邪气大至，是一感也。年已不足，天气克之，此时感邪，是重感也。内气召邪，天气不祐，病不危可乎！有胜之气，其必来复也。天地之气，不能相无，故有胜之气，其必来复也。帝曰：其脉至何如？岐伯曰：厥阴之至其脉弦，耎虚而滑。端直以长，是谓弦。实而强则病，不实而微亦病，不端直长亦病，不当其位亦病，位不能弦亦病。少阴之至其脉钩，来盛去衰如偃带钩，是谓钩。来不盛去反盛则病，来盛去盛亦病，来不盛去不盛亦病，不偃带钩亦病，不当其位亦病，位不能钩亦病。太阴之至其脉沉，沉，下也。按之乃得，下诸位脉也。沉甚则病，不沉亦病，不当其位亦病，位不能沉亦病。也少阳之至大而浮，浮，高也。大，谓稍大诸位脉也。大浮甚则病，浮而不大亦病，大而不浮亦病，不大不浮亦病，不当其位亦病，位不能大浮亦病。阳明之至短而涩，往来不利是谓涩也。往来不远，是谓短也。短甚则病，涩甚则病，不短不涩亦病，不当其位亦病，位不能短涩亦病。太阳之至大而长。往来远是谓长。大甚则病，长甚则病，长而不大亦病，大而不长亦病，不当其位亦病，位不能长大亦病。至而和则平，去太甚则为平调。不弱不强，是为和也。至而甚则病，弦似张弓

① 声气：守山阁校刻本作“药气”。

弦，滑如连珠，沉而附骨，浮高于皮，涩而止住，短如麻黍，大如帽簪，长如引绳，皆谓至而太甚也。至而反者病，应弦反涩，应大反细，应沉反浮，应浮反沉，应短涩反长滑，应耎虚反强实，应细反大，是皆为气反常平之候，有病乃如此见也。至而不至者病，气位已至，而脉气不应也。未至而至者病，按历占之，凡得节气，当年六位之分，当如南北之岁，脉象改易而应之。气序未移而脉先变易，是先天而至，故病。阴阳易者危。不应天常，气见交错，失其恒位，更易见之，阴位见阳脉，阳位见阴脉，是易位而见也，二气之乱，故气危。(【新校正云】按《六微旨大论》云："帝曰：其有至而至，有至而不至，有至而太过，何也？岐伯曰：至而至者和；至而不至，来气不及也；未至而至，来气有余也。帝曰：至而不至，未至而至，何如？岐伯曰：应则顺，否则逆，逆则变生，变生则病。帝曰：请言其应。岐伯曰：物生其应也，气脉其应也。"所谓脉应，即此脉应也。)

帝曰：六气标本，所从不同，奈何？岐伯曰：气有从本者，有从标本者，有不从标本者也。帝曰：愿卒闻之。岐伯曰：少阳、太阴从本，少阴、太阳从本从标，阳明、厥阴不从标本，从乎中也。少阳之本火，太阴之本湿，本末同，故从本也；少阴之本热，其标阴，太阳之本寒，其标阳，本末异，故从本从标；阳明之中太阴，厥阴之中少阳，本末与中不同，故不从标本从乎中也。从本从标从中，皆以其为化主之用也。故从本者化生于本，从标本者有标本之化，从中者以中气为化也。化，谓气化之元主也。有病以元主气用寒热治之。(【新校正云】按《六微旨大论》云：少阳之上，火气治之，中见阳明；厥阴之上，燥气治之，中见太阴；太阳之上，寒气治之，中见少阴；厥阴之上，风气治之，中见少阳；少阴之上，热气治之，中见太阳；太阴之上，湿气治之，中见阳明。所谓本也，本之下，中之见也，见之下气之标也。本标不同，气应异象，此之谓也。)帝曰：脉从而病反者，其诊何如？岐伯曰：脉至而从，按之不鼓，诸阳皆然。言病热而脉数，按之不动，乃寒盛格阳而致之，非热也。帝曰：诸阴之反，其脉何如？岐伯曰：脉至而从，按之鼓甚而盛也。形证是寒，按之而脉气鼓击于手下盛者，此为热盛拒阴而生病，非寒也。是故百病之起，有生于本者，有生于标者，有生于中气者，有取本而得者，有取标而得者，有取中气而得者，有取标本而得者，有逆取而得者，有从取而得者。反佐取之，是为逆取。奇偶取之，是为从取。寒病治以寒，热病治以热，是为逆取。从，顺也。逆，正顺也。若顺，逆也。寒盛格阳，治热以热，热盛拒阴，治寒以寒之类，皆时谓之逆，外虽用逆，中乃顺也，此逆乃正顺也。若寒格阳而治以寒，热拒寒而治以热，外则虽顺，中气乃逆，故方若顺，是逆也。故曰：知标与本，用之不殆，明知逆顺，正行无问。此之谓也。不知是者，不足以言诊，足以乱经。故《大要》曰：粗工嘻嘻，以为可知，言热未已，寒病复始，同气异形，迷诊乱经。此之谓也。嘻嘻，悦也。言心意怡悦，以为知道终尽也。六气之用，粗之与工，得其半也。厥阴之化，粗以为寒，其乃是温。太阳之化，粗以为热，其乃是寒。由此差互，用失其道，故其学问识用，不达工之道半矣。夫太阳、少阴，各有寒化热，量其标本应用则正反矣。何以言之？太阳本为寒，标为热；少阴本为热，标为寒，方之用亦如是也。厥阴、阳明中气亦尔。厥阴之中气为热，阳明之中气为湿，此二气亦反，其类太阳、少阴也。然太阳与少阴有标本，用与诸气不同，故曰同气异形也。夫一经之标本，寒热既殊，言本当究其标，论标合寻其本。言气不究其标本，论病未辨其阴阳，虽同一气而生，且阻寒温之候，故心迷正理，治益乱经，呼曰粗工，允膺其称尔。夫标本之道，要而博，小而大，可以言一而知百病之害。言标与本，易而勿损，察本与标，气可令调，明知胜复，为万民式，天之道毕矣。天地变化，尚可尽知，况一人之诊，而云冥昧，得经之要，持法之宗，为天下师，尚卑其道，万民之式，岂曰大哉。（【新校正云】按《标本病传论》云：有其在标而求之于标，有其在本而求之于本，有其在本而求之于标，有其在标而求之于本。故治有取标而得者，有取本而得者，有逆取而得者，有从取而得者。故知逆与从，正行无问。知标本者，万举万当；不知标本，是为妄行。夫阴阳逆从标本之为道也，小而大，言一而知百病之害；少而多，浅而博，可以言一而知百也。以浅而知深，察近而知远，言标与本，易而勿及。治反为逆，治得为从。先病而后逆者治其本，先逆而后病者治其本，先寒而后生病者治其本，先热而后生病者治其本，先热而后生中满者治其标，先病而后泄者治其本，先泄而后生他病者治其本，必且调之，乃治其他病。先病而后生中满者治其标，先中满而后烦心者治其本。人有客气，有同气。小大不利治其标，小大利治其本。病发而有余，本而标之，先治其本，后治其标；病发而不足，标而本之，先治其标，后治其本。谨察间甚，以意调之，间者并行，甚者独行。先小大不利而后生病者治其本。此经论标本尤详。）帝曰：胜复之变，早晏何如？岐伯曰：夫所胜者，胜至已病，病已愠愠，而复已萌也。复心之愠，不远而有。夫所复者，胜尽而起，得位而甚，胜有微甚，复有少多，胜和而和，胜虚而虚，天之常也。帝曰：胜复之作，动不当位，或后时而至，其故何也？言阳盛于夏，阴盛于冬，清盛于秋，温盛于春，天之常候。然其胜复气用，四序不同，其何由哉？岐伯曰：夫气之生，与其化衰盛异也。寒暑温凉盛衰之用，其在四维。故阳之动始于温，盛于暑；阴之动始于清，盛于寒。春夏秋冬，各差其分。言春夏秋冬四正之气，在于四维之分也。即事验之，春之温正在辰巳之月，夏之暑正在午未之月，秋之凉正在戌亥之月，冬之寒正在寅丑之月。春始于仲春，夏始于仲夏，秋始于仲秋，冬始于仲冬。故丑之月，阴结层冰于厚地；未之月，阳焰电掣于天垂；戌之月，霜清肃杀而庶物坚成；辰之月，风扇和舒而陈柯荣秀。此则气差其分，昭然而不可蔽也。然阴阳之气，生发收藏，与常法相会；征其气化及在人之应，则四时每差其日数，与常法相违。从差法，乃正当之也。故《大要》曰：彼春之暖，为夏之暑，彼秋之忿，为冬之怒。谨按四维，斥候皆归，其终可见，其始可知。此之谓也。言气之少壮也。阳之少为暖，其壮也为暑；阴之少为忿，其壮也为怒。此悉谓少壮之异气，证用之盛衰，但立盛衰于四维之位，则阴阳终始应用皆可知矣。帝曰：差有数乎？岐伯曰：又凡三十度也。度者，日也。（【新校正云】按《六元正纪大论》曰：差有数乎？曰：后皆三十度而有奇也。此云三十度也者，此文为略。）帝曰：其脉应皆何如？岐伯曰：差同正法，待时而去也。脉亦差，以随气应也。待差日足，应王气至而乃去也。《脉要》曰：春不沉，夏不弦，冬不涩，秋不数，是谓四塞。天地四时之气，闭塞而无所运行也。沉甚曰病，弦甚曰病，涩甚曰病，数甚曰病，但应天和气，是则为平。形见太甚，则为力致，以力而致，安能久乎！故甚皆病。参见曰病，复见曰病，未去而去曰病，去而不去曰病，参见①，谓参和诸气来见。复见，谓再见已衰已死之气也。去，谓王已而去者也。日行之度未出于差，是为天气未去。日度过差，是谓天气已去，而脉尚在，既非得应，故曰病也。反者死。夏见沉，秋见数，冬见缓，春见涩，是谓反也。犯违天命，生其能久乎！（【新校正云】详上文秋不数是谓四塞，此注云秋见数是谓反，盖以脉差只在仲月，差之度尽而数不去，谓秋之季月而脉尚数，则为反也。）故曰：气之相守司也，如权衡之不得相失也。权衡，秤也。天地之气，寒暑相对，温清相望，如持秤也。高者否，下者否，两者齐等，无相夺伦，则清静而生化各得其分也。夫阴阳之气，清静则生化治，动则苛疾起，此之谓也。动，谓变动常平之候而为灾眚也。苛，重也。（【新校正云】按《六微旨大论》云：成败倚伏生乎动，动而不已，则变作矣。）帝曰：幽明何如？岐伯曰：两阴交尽故曰幽，两阳合明故曰明。幽明之配，寒暑之异也。两阴交尽于戌亥，两阳合明于辰巳。《灵枢·系日月论》云：亥十月，左足之厥阴。戌九月，右足之厥阴。此两阴交尽，故曰厥阴。辰三月，左足之阳明。巳四月，右足之阳明。此两阳合于前，故曰阳明。然阴交则幽，阳合则明，幽明之象，当由是也。寒暑位西南、东北，幽明位西北、东南。幽明之配，寒暑之位，诚斯异也。（【新校正云】按《太始天元册文》云：幽明既位，寒暑弛张。）帝曰：分至何如？岐伯曰：气至之谓至，气分之谓分，至则气同，分则气异，所谓天地之正纪也。因幽明之问，而形斯义也。言冬夏二至是天地气主岁至其所在也。春秋二分，是间气初二四五四气各分其政于主岁左右也，故曰至则气同，分则气异也。所言二至二分之气配者，此所谓是天地气之正纪也。帝曰：夫子言春秋气始于前，冬夏气始于后，余已知之矣。然六气往复，主岁不常也，其补泻奈何？以分至明六气分位，则初气四气，始于立春立秋前各一十五日为纪法。三气六气，始于立夏立冬后各一十五日为纪法。由是四气前后之纪，则三气六气之中，正当二至日也。故曰春秋气始于前，冬夏气始于后也。然以三百六十五日易一气，一岁已往，气则改新，新气既来，旧气复去，所宜之味，天地不同，补泻之方，应知先后，故复以问之也。岐伯曰：上下所主，随其攸利，正其味，则其要也。左右同法。《大要》曰：少阳之主，先

① 参见：原无“见”字。按正文作“参见”，且其下注文亦为释“参见”之义，据补。

甘后咸；阳明之主，先辛后酸；太阳之主，先咸后苦；厥阴之主，先酸后辛；少阴之主，先甘后咸；太阴之主，先苦后甘。佐以所利，资以所生，是谓得气。主，谓主岁。得，谓得其性用也。得其性用，则舒卷由人，不得性用，则动生乖忤，岂祛邪之可望乎！适足以伐天真之妙气尔。如是先后之味，皆谓有病先泻之而后补之也。

帝曰：善。夫百病之生也，皆生于风寒暑湿燥火，以之化之变也。风寒暑湿燥火，天之六气也。静而顺者为化，动而变者为变，故曰之化之变也。经言盛者泻之，虚者补之，余锡以方士，而方士用之尚未能十全，余欲令要道必行，桴鼓相应，犹拔刺雪汙，工巧神圣，可得闻乎？针曰工巧，药曰神圣。（【新校正云】按《难经》云：望而知之谓之神，闻而知之谓之圣，问而知之谓之工，切脉而知之谓之巧。以外知之曰圣，以内知之曰神。）岐伯曰：审察病机，无失气宜，此之谓也。得其机要，则动小而功大，用浅而功深也。帝曰：愿闻病机何如？岐伯曰：诸风掉眩，皆属于肝。风性动，木气同之。诸寒收引，皆属于肾。收，谓敛也。引，谓急也。寒物收缩，水气同也。诸气膹郁，皆属于肺。高秋气凉，雾气烟集，凉至则气热，复甚则气殚，征其物象，属可知也。膹，谓膹满。郁，谓奔迫也。气之为用，金气同之。诸湿肿满，皆属于脾。土薄则水浅，土厚则水深，土平则干，土高则湿，湿气之有，土气同之。诸热瞀瘛，皆属于火。火象徵。诸痛痒疮，皆属于心。心寂则痛微，心躁则痛甚，百端之起，皆自心生，痛痒疮疡，生于心也。诸厥固泄，皆属于下。下，谓下焦肝肾气也。夫守司于下，肾之气也，门户束要，肝之气也，故厥固泄皆属下也。厥，谓气逆也。固，谓禁固也。诸有气逆上行，及固不禁，出入无度，燥湿不恒，皆由下焦之主守也。诸痿喘呕，皆属于上。上，谓上焦心肺气也。炎热薄烁，心之气也，承热分化，肺之气也，热郁化上，故病属上焦。（【新校正云】详痿之为病，似非上病，王注不解所以属上之由，使后人疑议。今按《痿论》云：五藏使人痿者，因肺热叶焦，发为痿躄。故云属于上也。痿又谓肺痿也。）诸禁鼓栗，如丧神守，皆属于火。热之内作。诸痉项强，皆属于湿。太阳伤湿。诸逆冲上，皆属于火。炎上之性用也，诸胀腹大，皆属于热。热郁于内，肺胀所生。诸躁狂越，皆属于火。热盛于胃，及四末也。诸暴强直，皆属于风。阳内郁而阴行于外。诸病有声，鼓之如鼓，皆属于热。谓有声也。诸病胕肿，疼酸惊骇，皆属于火。热气多也。诸转反戾，水液浑浊，皆属于热。反戾，筋转也。水液，小便也。诸病水液，澄澈清冷，皆属于寒。上下所出，及吐出溺出也。诸呕吐酸，暴注下迫，皆属于热。酸，酸水及味也。故《大要》曰：谨守病机，各司其属，有者求之，无者求之，盛者责之，虚者责之，必先五胜，疏其血气，令其调达，而致和平，此之谓也。深乎圣人之言，理宜然也。有无求之，虚盛责之，言悉由也。夫如大寒而甚，热之不热，是无火也；热来复去，昼见夜伏，夜发昼止，时节而动，是无火也，当助其心。又如大热而甚，寒之不寒，是无水也；热动复止，倏忽往来，时动时止，是无水也，当助其肾。内格呕逆，食不得入，是有火也。病呕而吐，食久反出，是无火也。暴速注下，食不及化，是无水也。溏泄而久，止发无恒，是无火也①。故心盛则生热，肾盛则生寒。肾虚则寒动于中，心虚则热收于内。又热不得寒，是无水也②。寒不得热，是无火也③。夫寒之不寒，责其无水。热之不热，责其无火。热之不久，责心之虚。寒之不久，责肾之少。有者泻之，无者补之，虚者补之，盛者泻之，居其中间④，疏其壅塞⑤，令上下无碍，气血通调，则寒热自和，阴阳调达矣。是以方有治热以寒，寒之而水食不入，攻寒以热，热之而昏躁以生，此则气不疏通，壅而为是也。纪于水火，余气可知。故曰有者求之，无者求之，盛者责之，虚者责之，令气通调，妙之道也。五胜，谓五行更胜也，先以五行寒暑温凉湿，酸咸甘辛苦相胜为法也。

帝曰：善。五味阴阳之用何如？岐伯曰：辛甘发散为阳，酸、苦涌泄为阴，咸味涌泄为阴，淡味渗泄为阳。六者或收或散，或缓或急，或燥或润，或耎或坚，以所利而行之，调其气使其平也。涌，吐也；泄，利也；渗泄，小便也。言水液自回肠泌别汁，渗入膀胱之中，自胞气化之，而为溺以泄出也。（【新校正云】按《藏气法时论》云：辛散，酸收，甘缓，苦坚，咸耎。又云：辛酸甘苦咸，各有所利，或散或收，或缓或急，或坚或耎，四时五藏，病随五味所宜也。）帝曰：非调气而得者，治之奈何？有毒无毒，何先何后？愿闻其道。夫病生之类，其有四焉，一者始因气动而内有所成，二者不因气动而外有所成，三者始因气动而病生于内，四者不因气动而病生于外。夫因气动而内成者，谓积聚癥瘕，瘤气瘿起⑥，结核癫痫之类也。外成者，谓痈肿疮疡，痂疥疽痔，掉瘛浮肿，目赤瘭胗，胕肿痛痒之类也。不因气动而病生于内者，谓留饮澼食，饥饱劳损，宿食霍乱，悲恐喜怒，想慕忧结之类也。生于外者，谓瘴气贼魅，虫蛇蛊毒，蜚尸鬼击，冲薄坠堕，风寒暑湿，斫射刺割棰朴之类也。如是四类，有独治内而愈者，有兼治内而愈者，有独治外而愈者，有兼治外而愈者，有先治内后治外而愈者，有先治外后治内而愈者，有须齐毒而攻击者，有须无毒而调引者。凡此之类，方法所施，或重或轻，或缓或急，或收或散，或润或燥，或耎或坚，方士之用，见解不同，各擅己心，好丹非素，故复问之者也。岐伯曰：有毒无毒，所治为主，适大小为制也。言但能破积愈疾，解急脱死，则为良方。非必要言以先毒为是，后毒为非，无毒为非，有毒为是，必量病轻重，大小制之者也。帝曰：

① 火：原作“水”，据守山阁校刻本改。
② 水：原作“火”，据守山阁校刻本改。
③ 火：原作“水”，据守山阁校刻本改。
④ 居其中间：守山阁校刻本作“适其中外”。
⑤ 其：原作“者”，据守山阁校刻本改。
⑥ 起：守山阁校刻本作“气”。

请言其制。岐伯曰：君一臣二，制之小也；君一臣三佐五，制之中也；君一臣三佐九，制之大也。寒者热之，热者寒之，微者逆之，甚者从之，夫病之微小者，犹人火也，遇草而焫，得木而燔，可以湿伏，可以水灭，故逆其性气以折之攻之。病之大甚者，犹龙火也，得湿而焰，遇水而燔。不知其性，以水湿折之，适足以光焰诣天，物穷方止矣。识其性者，反常之理，以火逐之，则燔灼自消，焰光扑灭。然逆之，谓以寒攻热，以热攻寒。从之，谓攻以寒热，虽从其性，用不必皆同。是以下文曰：逆者正治，从者反治，从少从多，观其事也。此之谓乎。(【新校正云】按《神农》云：药有君、臣、佐、使，以相宣摄，合和宜用一君二臣三佐五使，又可一君二臣九佐使也。)坚者削之，客者除之，劳者温之，结者散之，留者攻之，燥者濡之，急者缓之，散者收之，损者温之，逸者行之，惊者平之，上之下之，摩之浴之，薄之劫之，开之发之，适事为故。量病证候，适事用之。帝曰：何谓逆从？岐伯曰：逆者正治，从者反治，从少从多，观其事也。言逆者，正治也；从者，反治也。逆病气而正治，则以寒攻热，以热攻寒。虽从顺病气，乃反治法也。从少，谓一同而二异；从多，谓二同而三异也。言尽同者，是奇制也。帝曰：反治何谓？岐伯曰：热因寒用，寒因热用，塞因塞用，通因通用，必伏其所主，而先其所因，其始则同，其终则异，可使破积，可使溃坚，可使气和，可使必已。夫大寒内结，稸聚疝瘕，以热攻除，除寒格热反纵，反纵之则痛发尤甚，攻之则热不得前。方以蜜煎乌头，佐之以热，蜜多其药，服已便消，是则张公从此，而以热因寒用也。有火气动，服冷已过，热为寒格，而身冷呕哕，嗌干口苦，恶热好寒，众议攸同，咸呼为热，冷治则甚，其如之何？逆其好则拒治，顺其心则加病，若调寒热逆，冷热必行，则热物冷服。下嗌之后，冷体既消，热性便发，由是病气随愈，呕哕皆除，情且不违，而致大益，醇酒冷饮，则其类矣，是则以热因寒用也。所谓恶热者，凡诸食余气主于王者①，(【新校正云】详“王”字疑误。)上见之已呕也。又病热者，寒攻不入，恶其寒胜，热乃消除。从其气则热增，寒攻之则不入。以豉豆诸冷药酒渍或煴而服之，酒热气同，固无违忤，酒热既尽，寒药已行，从其服食，热便随散，此则寒因热用也。或以诸冷物，热齐和之，服之食之，热复围解，是亦寒因热用也。又热食猪肉及粉葵乳，以椒姜橘热齐和之，亦其类也。又热在下焦，治亦然。假如下气虚乏，中焦气拥，胠胁满甚，食已转增，粗工之见无能断也。欲散满则恐虚其下，补下则满甚于中，散气则下焦转虚，补虚则中满滋甚，医病参议，言意皆同，不救其虚，且攻其满，药入则减，药过依然，故中满下虚，其病常在。乃不知疏启其中，峻补于下，少服则资壅，多服则宣通，由是而疗，中满自除，下虚斯实，此则塞因塞用也。又大热内结，注泄不止，热宜寒疗，结复须除，以寒下之。结散利止，此则通因通用也。又大热凝内，久利溏泄，愈而复发，绵历岁年，以热下之，寒去利止，亦其类也。投寒以热，凉而行之，投热以寒，温而行之，始同终异，斯之谓也。诸如此等，其徒实繁，略举宗兆，犹是反治之道，斯其类也。(【新校正云】按《五常政大论》云：治热以寒，温而行之；

---

① 王：原作“生”，据下文改。

治寒以热，凉而行之。亦热因寒用、寒因热用之义也。）帝曰：善。气调而得者何如？岐伯曰：逆之从之，逆而从之，从而逆之，疏气令调，则其道也。逆，调逆病气以正治。从，谓从病气而反疗。逆其气以正治，使其从顺，从其病以反取，令彼和调，故曰逆从也。不疏其气令道路开通，则气感寒热而为变，始生化多端也。帝曰：善。病之中外何如？岐伯曰：从内之外者，调其内；从外之内者，治其外；各绝其源。从内之外而盛于外者，先调其内而后治其外；从外之内而盛内者，先治其外而后调其内；皆谓先除其根属，后削其枝条也。中外不相及，则治主病。中外不相及，自各一病也。帝曰：善。火热复，恶寒发热，有如疟状，或一日发，或间数日发，其故何也？岐伯曰：胜复之气，会遇之时，有多少也。阴气多而阳气少，则其发日远；阳气多而阴气少，则其发日近。此胜复相薄，盛衰之节。疟亦同法。阴阳齐等，则一日之中，寒热相半。阳多阴少，则一日一发而但热不寒。阳少阴多，则隔日发而先寒后热。虽胜复之气，若气微则一发后六七日乃发，时谓之愈而复发，或频三日发而六七日止，或隔十日发而四五日止者，皆由气之多少，会遇与不会遇也。俗见不远，乃谓鬼神暴疾，而又祈祷避匿，病势已过，旋至其毙，病者殒殁，自谓其分。致令冤魂塞于冥路，夭死盈于旷野。仁爱鉴兹，能不伤楚！习俗既久，难卒厘革，非复可改，末如之何，悲哉悲哉！帝曰：《论》言治寒以热，治热以寒，而方士不能废绳墨而更其道也。有病热者寒之而热，有病寒者热之而寒，二者皆在，新病复起，奈何治？谓治之而病不衰退，反因药寒热而随生寒热，病之新者也。亦有止而复发者，亦有药在而除、药去而发者，亦有全不息者。方士若废此绳墨，则无更新之法，欲依标格，则病势不除，舍之则阻彼凡情，治之则药无能验。心迷意惑，无由通悟，不知其道，何恃而为。因药病生，新旧相对，欲求其愈，安可奈何？岐伯曰：诸寒之而热者取之阴，热之而寒者取之阳，所谓求其属也。言益火之源，以消阴翳，壮水之主，以制阳光，故曰求其属也。夫粗工褊浅，学未精深，以热攻寒，以寒疗热，治热未已而冷疾已生，攻寒日深而热病更起，热起而中寒尚在，寒生而外热不除，欲攻寒则惧热不前，欲疗热则思寒又止，进退交战，危亟已臻。岂知藏府之源，有寒热温凉之主哉。取心者不必齐以热，取肾者不必齐以寒，但益心之阳，寒亦通行，强肾之阴，热之犹可。观斯之故，或治热以热，治寒以寒，万举万全，孰知其意。思方智极，理尽辞穷，呜呼！人之死者，岂谓命，不谓方士愚昧而杀之耶？帝曰：善。服寒而反热，服热而反寒，其故何也？岐伯曰：治其王气，是以反也。物体有寒热，气性有阴阳，触王之气，则强其用也。夫肝气温和，心气暑热，肺气清凉，肾气寒冽，脾气兼并之，故春以清治肝而反温，夏以冷治心而反热，秋以温治肺而反清，冬以热治肾而反寒，盖由补益王气太甚也。补王太甚，则藏之寒热气自多矣。帝曰：不治王而然者，何也？岐伯曰：悉乎哉问也！不治五味属也。夫五味入胃，各归所喜，故酸先入肝①，苦先入心，甘先入脾，辛先入肺，咸先入肾，（【新校正云】按《宣明五气篇》云：五味所入：酸入肝，辛入肺，苦入心，咸入肾，甘入脾，是谓五入也。）久而增气，物化之常也。气增而久，夭之由也。夫入肝为温，入心为热，入肺为清，入肾为寒，入脾为至阴而四气兼之，皆为增其味而益其气，故各从本藏之气用尔。故久服黄连苦参而反热者，此其类也。余味皆然。但人疏忽，不能精候矣。故曰久而增气，物化之常也。气增不已，益以岁年则藏气偏胜，气有偏胜则有偏绝，藏有偏绝则有暴夭者。故曰气增而久，夭之由也。是以《正理观化药集》商较服饵曰：药不具五味，不备四气，而久服之，虽且获胜益，久必致暴夭。此之谓也。绝粒服饵，则不暴亡，斯何由哉？无五谷味资助故也。复令食谷，其亦夭焉。帝曰：善。方制君臣，何谓也？岐伯曰：主病之谓君，佐君之谓臣，应臣之谓使，非上下三品之谓也。上药为君，中药为臣，下药为佐使，所以异善恶之名位，服饵之道，当从此为法。治病之道，不必皆然，以主病者为君，佐君者为臣，应臣之用者为使，皆所以赞成方用也。帝曰：三品何谓？岐伯曰：所以明善恶之殊贯也。三品，上中下品，此明药善恶不同性用也。（【新校正云】按《神农》云：上药为君，主养命以应天；中药为臣，养性以应人；下药为佐使，主治病以应地也。）帝曰：善。病之中外何如？前问病之中外，谓调气之法，今此未尽，故复问之。此下对，当次前“求其属也”之下，应古之错简也。岐伯曰：调气之方，必别阴阳，定其中外，各守其乡，内者内治，外者外治，微者调之，其次平之，盛者夺之，汗者下之，寒热温凉，衰之以属，随其攸利，病有中外，治有表里。在内者，以内治法和之；在外者，以外治法和之；气微不和，以调气法调之；其次大者，以平气法平之；盛甚不已，则夺其气，令其衰也。假如小寒之气，温以和之；大寒之气，热以取之；甚寒之气，则下夺之；夺之不已，则逆折之；折之不尽，则求其属以衰之。小热之气，凉以和之；大热之气，寒以取之；甚热之气，则汗发之；发之不尽，则逆制之；制之不尽，则求其属以衰之。故曰汗之下之，寒热温凉，衰之以属，随其攸利。攸，所也。谨道如法，万举万全，气血正平，长有天命。守道以行，举无不中，故能驱役草石，召遣神灵，调御阴阳，蠲除众疾，血气保平和之候，天真无耗竭之由。夫如是者，盖以舒卷在心，去留从意，故精神内守，寿命灵长。帝曰：善。

① 故：原作“攻”，据守山阁校刻本改。

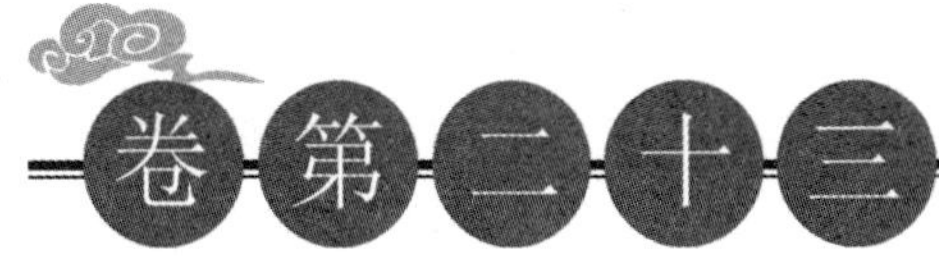

卷第二十三

·著至教论篇第七十五·

【新校正云】按全元起本在《四时病类论》篇末。

黄帝坐明堂，召雷公而问之曰：子知医之道乎？明堂，布政之宫也，八窗四闼，上圆下方，在国之南，故称明堂。夫求民之瘼，恤民之隐，大圣之用心，故召引雷公，问拯济生灵之道也。雷公对曰：诵而未能解①，解而未能别，别而未能明，明而未能彰，言所知解，但得法守数而已，犹未能深尽精微之妙用也。（【新校正云】按杨上善云：习道有五：一诵，二解，三别，四明，五彰。）足以治群僚，不足治②侯王。公不敢自高其道，然则布衣与血食，主疗亦殊矣。愿得受树天之度，四时阴阳合之，别星辰与日月光，以彰经术，后世益明，树天之度，言高远不极。四时阴阳合之，言顺气序也。别星辰与日月光，言别学者二明大小异也。（【新校正云】按《太素》"别"作"列"字。）上通神农，著至教疑于二皇。公欲其经法明著，通于神农，使后世见之，疑是二皇并行之教。（【新校正云】按全元起本及《太素》"疑"作"拟"。）帝曰：善。无失之，此皆阴阳表里上下雌雄相输应也，而道上知天文，下知地理，中知人事，可以长久，以教众庶，亦不疑殆，医道论篇，可传后世，可以为宝。以明著故。雷公曰：请受道，讽诵用解。诵，亦谕也。讽谕者，所以比切近而令解也。帝曰：子不闻《阴阳传》乎？曰：不知。曰：夫三阳天为业，天为业，言三阳之气，在人身形，所行居上也。《阴阳传》，上古书名也。（【新校正云】按《太素》"天"作

① 未：原作"颇"，据守山阁校刻本改。
② 治：原作"至"，据守山阁校刻本改。

"太"。）上下无常，合而病至，偏害阴阳。上下无常，言气乖通，不定在上下也。合而病至，谓手足三阳气相合而为病至也。阳并至则精气微，故偏损害阴阳之用也。雷公曰：三阳莫当，请闻其解。莫当，言气并至而不可当。帝曰：三阳独至者，是三阳并至，并至如风雨，上为巅疾，下为漏病。并至，谓手三阳、足三阳气并合而至也。足太阳脉起于目内眦，上额交巅上；其支别者，从巅至耳上角；其直行者，从巅入络脑，还出别下项，从肩髆内夹脊抵腰中，入循膂络肾属膀胱。手太阳脉起于手，循臂上行交肩上，入缺盆络心，循咽下鬲抵胃属小肠。故上为巅疾，下为漏病也。漏，血脓出。所谓并至如风雨者，言无常准也。故下文曰。（【新校正云】按杨上善云：漏病，谓膀胱漏泄，大小便数，不禁守也。）外无期，内无正，不中经纪，诊无上下，以书别。言三阳并至，上下无常，外无色气可期，内无正经常尔。所至之时，皆不中经脉纲纪。所病之证，又复上下无常，以书记铨量，乃应分别尔。雷公曰：臣治疏愈，说意而已。雷公言，臣之所治，稀得痊愈，请言深意而已疑心。已，止也，谓得说则疑心乃止。帝曰：三阳者，至阳也，六阳并合，故曰至盛之阳也。积并则为惊，病起疾风，至如礔砺，九窍皆塞，阳气滂溢，干嗌喉塞。积，谓重也，言六阳重并，洪盛莫当，阳愤郁惟盛，是为滂溢无涯，故干窍塞也。并于阴，则上下无常，薄为肠澼。阴，谓藏也。然阳薄于藏为病，亦上下无常定之诊。若在下为病，便数赤白。此谓三阳直心，坐不得起，卧者便身全，三阳之病。足太阳脉，循脊下至腰，故坐不得起，卧便身全也。所以然者，起则阳盛鼓，故常欲得卧，卧则经气均，故身安全。（【新校正云】按《甲乙经》"便身全"作"身重也"。）且以知天下，何以别阴阳，应四时，合之五行，言知未备也。雷公曰：（【新校正云】按自此至篇末，全元起本别为一篇，名《方盛衰》也。）阳言不别，阴言不理，请起受解，以为至道。帝未许为深知，故重请也。帝曰：子若受传，不知合至道以惑师教，语子至道之要。不知其要，流散无穷，后世相习，去圣久远，而学者各自是其法，则惑乱于师氏之教旨矣。病伤五藏，筋骨以消，子言不明不别，是世主学尽矣。言病之深重，尚不明别，然轻微者，亦何开愈令得遍知耶？然由是不知，明世主学教之道从斯尽矣。肾且绝，惋惋日暮，从容不出，人事不殷。举藏之易知者也。然肾脉且绝，则心神内烁，筋骨脉肉日晚酸空也。暮，晚也。若以此之类，诸藏气俱少不出者，当人事萎弱，不复殷多。所以尔者，是则肾不足，非伤损故也。（【新校正云】按《太素》作"肾且绝死，死日暮也"。）

·示从容论篇第七十六·

【新校正云】按全元起本在第八卷，名《从容别白黑》。

黄帝燕坐，召雷公而问之曰：汝受术诵书者，若能览观杂学，及于比类，通合道理，为余言子所长。五藏六府，胆、胃、大小肠、脾胞、膀胱、脑、髓，涕唾哭泣悲哀，水所从行，此皆人之所生，治之过失，《五藏别论》：黄帝问曰：余闻方士或以髓脑为藏，或以肠胃为藏，或以为府，敢问更相反，皆自谓是，不知其道，愿闻其说。岐伯曰：脑、髓、骨、脉、胆、女子胞，此六者地气所生也，皆藏于阴而象于地，故藏而不泻，名曰奇恒之府。夫胃、大肠、小肠、三焦、膀胱，此五者天气之所生也，其气象天，泻而不藏，此受五藏浊气，故名曰传化之府。是以古之治病者，以为过失也。子务明之，可以十全。即不能知，为世所怨。不能知之，动伤生者，故人闻议论，多有怨咎之心焉。雷公曰：臣请诵《脉经》上、下篇，甚众多矣，别异比类，犹未能以十全，又安足以明之？言臣所请诵《脉经》两篇众多，别异比类例，犹未能以义而会见十全，又何足以心明至理乎？安，犹何也。帝曰：子别试通五藏之过，六府之所不和，针石之败，毒药所宜，汤液滋味，具言其状，悉言以对，请问不知。过，谓过失，所谓不率常候而生病者也。毒药攻邪，滋味充养，试公之问，知与不知尔。（【新校正云】按《太素》“别试”作“诚别而已”。）雷公曰：肝虚肾虚脾虚，皆令人体重烦冤，当投毒药、刺灸、砭石、汤液，或已或不已，愿闻其解。公以帝问。使言五藏之过，毒药汤液滋味，故问此病也。帝曰：公何年之长而问之少，余真问以自谬也。言问之不相应也。以问不相应，故言余真发问以自招谬误之对也。吾问子窈冥，子言上、下篇以对，何也？窈冥，谓不可见者，则形气荣卫也。《八正神明论》：岐伯对黄帝曰：观其冥冥者，言形气荣卫之不形于外，而工独知之，以日之寒温，月之虚盛，四时气之浮沉，参伍相合而调之，工常先见之，然而不形于外，故曰观于冥冥焉。由此，帝故曰“吾问子窈冥”也。然肝虚肾虚脾虚，则上、下篇之旨，帝故曰“子言上、下篇以对何也”耳。夫脾虚浮似肺，肾小浮似脾，肝急沉散似肾，此皆工之所时乱也，然从容得之。脾虚脉浮候则似肺，肾小浮上候则似脾，肝急沉散候则似肾者，何以然？以三藏相近，故脉象参差而相类也，是以工惑乱之，为治之过失矣。虽尔乎，犹宜从容安缓，审比类之，而得三藏之形候矣。何以取之？然浮而缓曰脾，浮而短曰肺，小浮而滑曰心，急紧而散曰肝，搏沉而滑曰肾，不能比类，则疑乱弥甚。若夫三藏土木水参居，此童子之所知，问之何也？脾合土，肝合木，肾合水，三藏皆在鬲下，居止相近也。雷公曰：于此有人，头痛筋挛骨重，怯然少气，哕噫腹满，时惊不嗜卧，此何藏之发也？脉浮而弦，切之石坚，不知其解，复问所以三藏者，以知其比类也。脉有浮弦石坚，故云问所以三藏者，以知其比类也。帝曰：夫从容之谓也。言比类也。夫年长则求之于府，年少则求之于经，年壮则求之于藏。年之长者甚于味，年之少者劳于使，年之壮者过于内，过于内则耗伤精气，劳于使则经中风邪，恣于求则伤于府①，故求之异也。今子所言皆失。八风菀熟，五藏消烁，传邪相受。夫浮而弦者，是肾不足也。脉浮为虚，弦为肝气，以肾气不足，故脉浮弦也。沉而石者，是肾气内著也。石之言坚也。著，谓肾气内薄，著而不行也。怯然少气者。是水道不行，形气消索也。肾气不足，故水道不行。肺藏被冲，故形气消散。索，尽也。咳嗽烦冤者，是肾气之逆也。肾气内著，上归于母也。一人之气，病在一藏也。若言三藏俱行，不在法也。经不然也。雷公曰：于此有人，四支解惰，喘咳血泄，而愚诊之，以为伤肺，切脉浮大而紧，愚不敢治，粗工下砭石，病愈多出血，血止身轻。此何物也？帝曰：子所能治，知亦众多，与此病失矣。以为伤肺而不敢治，是乃狂见，法所失也。譬以鸿飞，亦冲于天。鸿飞冲天，偶然而得，岂其羽翮之所能哉！粗工下砭石，亦犹是矣。夫圣人之治病，循法守度，援物比类，化之冥冥，循上及下，何必守经。经，谓经脉，非经法也。今夫脉浮大虚者，是脾气之外绝，去胃外归阳明也。足太阴络支别者，入络肠胃，是以脾气外绝，不至胃外归阳明也。夫二火不胜三水，是以脉乱而无常也。二火，谓二阳藏；三水，谓三阴藏。二阳藏者，心肺也，以在鬲上故。三阴藏者，肝脾肾也，以在鬲下故。然三阴之气，上胜二阳，阳不胜阴，故脉乱而无常也。四支解惰，此脾精之不行也。土主四支，故四支解惰。脾精不化，故使之然。喘咳者，是水气并阳明也。肾气逆入于胃，故水气并于阳明。血泄者，脉急血无所行也。泄，谓泄出也。然脉气数急，血溢于中，血不入经，故为血泄。以脉奔急而血溢，故曰血无所行也。若夫以为伤肺，由失以狂也。不引比类，是知不明也。言所识不明，不能比类，以为伤肺，犹失狂言耳。夫伤肺者，脾气不守，胃气不清，经气不为使，真藏坏决，经脉傍绝，五藏漏泄，不衄则呕，此二者不相类也。肺气伤则脾外救，故云脾气不守。肺藏损则气不行，不行则胃满，故云胃气不清。肺者主行荣卫阴阳，故肺伤则经脉不能为之行使也。真藏，谓肺藏也。若肺藏损坏，皮膜决破，经脉傍绝而不流行，五藏之气上溢而漏泄者，不衄血则呕血也。何者？肺主鼻，胃应口也。然口鼻者，气之门户也。今肺藏已损，胃气不清，不上衄则血下流于胃中，故不衄出则呕出也。然伤肺伤脾，衄血泄血，标出且异，本归亦殊，故此二者不相类也。譬如

① 恣于求：守山阁校刻本作“甚于味”。

天之无形，地之无理，白与黑相去远矣。言伤肺伤脾，形证悬别，譬天地之相远，如黑白之异象也。是失吾过矣，以子知之，故不告子，是，犹此也，言雷公子之此见病疏者，是吾不告子比类之道，故自谓过也。明引《比类》《从容》，是以名曰诊轻，（【新校正云】按《太素》“轻”作“经”。）是谓至道也。明引形证，比量类例，合从容之旨，则轻微之者亦不失矣。所以然者何哉？以道之至妙而能尔也。《从容》，上古经篇名也。何以明之？《阴阳类论》：雷公曰：臣悉尽意，受传经脉，颂得从容之道，以合《从容》。明古文有《从容》矣。

·疏五过论篇第七十七·

【新校正云】按全元起本在第八卷，名《论过失》。

黄帝曰：呜呼远哉！闵闵乎若视深渊，若迎浮云。视深渊尚可测，迎浮云莫知其际。呜呼远哉，叹至道之不极也。闵闵乎，言妙用之不穷也。深渊清澄，见之必定，故可测。浮云漂寓，际不守常，故莫知。（【新校正云】详此文与《六微旨论》文重。）圣人之术，为万民式，论裁志意，必有法则。循经守数，按循医事，为万民副，故事有五过四德，汝知之乎？慎五过，则敬顺四时之德气矣。然德者，道之用，生之主，故不可不敬顺之也。《上古天真论》曰：所以能年皆度百岁而动作不衰者，以其德全不危故也。《灵枢经》曰：天之在我者德也。由此则天降德气，人赖而生，主气抱神，上通于天。《生气通天论》曰：夫自古通天者，生之本。此之谓也。（【新校正云】按“为万民副”，杨上善云：副，助也。）雷公避席再拜曰：臣年幼小，蒙愚以惑，不闻五过与四德，比类形名，虚引其经，心无所对。经未师受，心匪生知，功业微薄，故卑辞也。帝曰：凡未诊病者，必问尝贵后贱，虽不中邪，病从内生，名曰脱营。神屈故也，贵之尊荣，贱之屈辱，心怀眷慕，志结忧惶①，故虽不中邪，而病从内生，血脉虚减，故曰脱营。尝富后贫，名曰失精，五气留连，病有所并。富而从欲，贫夺丰财，内结忧煎，外悲过物。然则心从想慕，神随往计，荣卫之道，闭以迟留，气血不行，积并为病。医工诊之，不在藏府，不变躯形，诊之而疑，不知病名。言病之初也。病由想恋所为，故未居藏府。事因情念所起，故不变躯形。医不悉之，故诊而疑也。身体日减，气虚无精，言病之次也。气血相逼，形肉消烁，故身体日减。《阴阳应象大论》曰：气归精，

① 惶：原作“惺”，据顾观光《素问校勘记》改。

精食气。今气虚不化，精无所滋故也。病深无气，洒洒然时惊，言病之深也。病气深，谷气尽，阳气内薄，故恶寒而惊。洒洒，寒貌。病深者，以其外耗于卫，内夺于荣。血为忧煎，气随悲减，故外耗于卫，内夺于荣，病深者何？以此耗夺故尔也。（【新校正云】按《太素》：病深者，以其作病深以甚也。）良工所失，不知病情，此亦治之一过也。失，谓失问其所始也。凡欲诊病者，必问饮食居处，饮食处居，其有不同，故问之也。《异法方宜论》曰：东方之域，天地之所始生，鱼盐之地，海滨傍水，其民食鱼而嗜咸，皆安其处，美其食。西方者，金玉之域，沙石之处，天地之所收引，其民陵居而多风，水土刚强，其民不衣而褐荐，其民华食而脂肥。北方者，天地所闭藏之域，其地高陵居，风寒冰冽，其民乐野处而乳食。南方者，天地所长养，阳之所盛处，其地下，水土弱，雾露之所聚，其民嗜酸而食胕。中央者，其地平以湿，天地所以生万物也众，其民食杂而不劳。由此则诊病之道，当先问焉。故圣人杂合以法，各得其所宜，此之谓矣。暴乐暴苦，始乐后苦，（【新校正云】《太素》作"始苦"。）皆伤精气，精气竭绝，形体毁沮。喜则气缓，悲则气消。然悲哀动中者，竭绝而失生，故精气竭绝，形体残毁，心神沮丧矣。暴怒伤阴，暴喜伤阳，怒则气逆，故伤阴。喜则气缓，故伤阳。厥气上行，满脉去形。厥，气逆也。逆气上行，满于经络，则神气惮散，去离形骸矣。愚医治之，不知补泻，不知病情，精华日脱，邪气乃并，此治之二过也。不知喜怒哀乐之殊情，概为补泻而同贯，则五藏精华之气日脱，邪气薄蚀而乃并于正真之气矣。善为脉者，必以《比类》《奇恒》《从容》知之，为工而不知道，此诊之不足贵，此治之三过也。奇恒，谓气候奇异于恒常之候也。从容，谓分别藏气虚实，脉见高下，几相似也。《示从容论》曰："脾虚浮似肺，肾小浮似脾，肝急沉散似肾，此皆工之所时乱，然从容分别而得之矣。诊有三常，必问贵贱，封君败伤，及欲侯王。贵则形乐志乐，贱则形苦志苦，苦乐殊贯，故先问也。封君败伤，降君之位，封公卿也。及欲侯王，谓情慕尊贵，而妄为不已也。（【新校正云】按《太素》"欲"作"公"。）故贵脱势，虽不中邪，精神内伤，身必败亡。忧惶煎迫，怫结所为。始富后贫，虽不伤邪，皮焦筋屈，痿躄为挛。以五藏气留连，病有所并而为是也。医不能严，不能动神，外为柔弱，乱至失常，病不能移，则医事不行，此治之四过也。严，谓戒，所以禁非也。动，所以令从命也。外为柔弱，言委随而顺从也。然戒不足以禁非，动不足以从令。委随任物，乱失天常，病且不移，何医之有！凡诊者，必知终始，有知余绪，切脉问名，当合男女。终始，谓气色也。《脉要精微论》曰：知外者终而始之。明知五气色象，终而复始也。余绪，谓病发端之余绪也。切，谓以指按脉也。问名，谓问病证之名也。男子阳气多而左脉大为顺，女子阴气多而右脉大为顺，故宜以候，常先合之也。离绝菀结，忧恐喜怒，五藏空虚，血气离守，工不能知，何术之语！离，谓离间亲爱。绝，谓绝念所怀。菀，谓菀积思虑。结，谓结固余怨。夫间亲爱者魂游，绝所怀者意丧，积所虑者神劳，结余怨者志苦，忧愁者闭塞而不行，恐惧者荡惮而失守，盛忿者迷惑而不治，喜乐者惮散而不藏，由是八者，故五藏空虚，血气离守，工不思晓，又何言哉！（【新校正云】按“荡惮而失守”，《甲乙经》作“不收”。）尝富大伤，斩筋绝脉，身体复行，令泽不息。斩筋绝脉，言非分之过损也。身体虽已复旧而行，且令津液不为滋息也。何者？精气耗减也。泽者，液也。故伤败结，留薄归阳，脓积寒炅。阳，谓诸阳脉及六府也。炅，谓热也。言非分伤败筋脉之气，血气内结，留而不去，薄于阳脉，则化为脓，久积腹中，则外为寒热也。粗工治之，亟刺阴阳，身体解散，四支转筋，死日有期。不知寒热为脓积所生，以为常热之疾，概施其法，数刺阴阳经脉，气夺病甚，故身体解散而不用，四支废运而转筋，如是故知死日有期，岂谓命不谓医耶？医不能明，不问所发，唯言死日，亦为粗工，此治之五过也。言粗工，不必谓解不备学者，纵备尽三世经法，诊不备三常，疗不慎五过，不求余绪，不问持身，亦足为粗略之医尔。凡此五者，皆受术不通，人事不明也。言是五者，但名受术之徒，未足以通悟精微之理，人间之事尚犹懵然。故曰：圣人之治病也，必知天地阴阳，四时经纪，五藏六府，雌雄表里，刺灸砭石，毒药所主，从容人事，以明经道，贵贱贫富，各异品理，问年少长，勇怯之理，审于分部，知病本始，八正九候，诊必副矣。圣人之备识也如此，工宜勉之。治病之道，气内为宝，循求其理，求之不得，过在表里。工之治病，必在于形气之内求有过者，是为圣人之宝也。求之不得，则以藏府之气阴阳表里而察之。（【新校正云】按全元起本及《太素》作“气内为实”。杨上善云：天地间气为外气，人身中气为内气。外气裁成万物，是为外实；内气荣卫裁生，故为内实。治病能求内气之理，是治病之要也。）守数据治，无失俞理，能行此术，终身不殆。守数，谓血气多少及刺深浅之数也。据治，谓据穴俞所治之旨而用之也。但守数据治而用之，则不失穴俞之理矣。殆者，危也。不知俞理，五藏菀熟，痈发六府。菀，积也。熟，热也。五藏积热，六府受之，阳热相薄，热之所过则为痈矣。诊病不审，是谓失常，谓失常经术正用之道也。谨守此治，与经相明，谓前气内循求俞会之理也。《上经》《下经》揆度阴阳，奇恒五中，决以明堂，审于终始，可以横行。所谓上经者，言气之通天也；下经者，言病之变化也。言此二经，揆度阴阳之气，奇恒五中，皆决于明堂之部分也。揆度者，度病之深浅也。奇恒者，言奇病也。五中者，谓五藏之气色也。夫明堂者，所以视万物，别白黑，审长短，故曰决以明堂也。审于终始者，谓审察五色囚王，终而复始也。夫道循如是，应用不穷，目牛无全，万举万当，由斯高远，故可以横行于世间矣。

·征四失论篇第七十八·

【新校正云】按全元起本在第八卷，名《方论得失明著》。

黄帝在明堂，雷公侍坐，黄帝曰：夫子所通书受事众多矣，试言得失之意，所以得之，所以失之。雷公对曰：循经受业，皆言十全，其时有过失者，请闻其事解也。言循学经师，受传事业，皆谓十全于人庶，及乎施用正术，宜行至道，或得失之于世中，故请闻其解说也。帝曰：子年少智未及邪？将言以杂合耶？言谓年少智未及而不得十全耶？为复且以言而杂合众人之用耶？帝疑先知而反问也。夫经脉十二，络脉三百六十五，此皆人之所明知，工之所循用也。谓循学而用也。所以不十全者，精神不专，志意不理，外内相失，故时疑殆。外，谓色。内，谓脉也。然精神不专于循用，志意不从于条理，所谓粗略，揆度失常，故色脉相失而时自疑殆也。诊不知阴阳逆从之理，此治之一失矣。《脉要精微论》曰：冬至四十五日，阳气微上，阴气微下。夏至四十五日，阴气微上，阳气微下。阴阳有时，与脉为期。又曰：微妙在脉，不可不察，察之有纪，从阴阳始。由此故诊不知阴阳逆从之理，为一失矣。受师不卒，妄作杂术。谬言为道，更名自功，（【新校正云】按《太素》“功”作“巧”。）妄用砭石，后遗身咎，此治之二失也。不终师术，惟妄是为，易古变常，自功循己，遗身之咎，不亦宜乎！故为失二也。《老子》曰：“无遗身殃，是谓袭常。”盖嫌其妄也。不适贫富贵贱之居，坐之薄厚，形之寒温，不适饮食之宜，不别人之勇怯，不知比类，足以自乱，不足以自明。此治之三失也。贫贱者劳，富贵者佚。佚则邪不能伤，易伤以劳，劳则易伤以邪。其于劳也，则富者处贵者之半。其于邪也，则贫者居贱者之半。例率如此。然世禄之家，或此殊矣。夫勇者难感，怯者易伤，二者不同，盖以其神气有壮弱也。观其贫贱富贵之义，则坐之薄厚，形之寒温，饮食之宜，理可知矣。不知比类，用必乖衰，则适足以汩乱心绪，岂通明之可望乎！故为失三也。诊病不问其始，忧患饮食之失节，起居之过度，或伤于毒。不先言此，卒持寸口，何病能中，妄言作名，为粗所穷，此治之四失也。忧，谓忧惧也。患，谓患难也。饮食失节，言甚饱也。起居过度，言溃耗也。或伤于毒，谓病不可拘于藏府相乘之法而为疗也。卒持寸口，谓不先持寸口之脉和平与不和平也。然工巧备识，四术犹疑，故诊不能中病之形名，言不能合经而妄作，粗略医者，尚能穷妄谬之违背，况深明者见而不谓非乎！故为失四也。是以世人之语者，驰千里之外；不明尺寸之论，诊无人事。言工之得失毁誉，在世人之言语，皆可至千里之外，然其不明尺寸之诊论，当以何事知见于人耶！治数之道，从容之葆，治，王也。葆，平也。言诊数当王之气，皆以气高下而为比类之原本也。故下文曰。坐持寸口，诊不中五脉，百病所起，始以自怨，遗师其咎。自不能深学道术，而致诊差违，始上申怨谤之词，遗过咎于师氏者，未之有也。是故治不能循理，弃术于市，妄治时愈，愚心自得。不能修学至理，乃炫卖于市廛，人不信之，谓乎虚谬，故云弃术于市也。然愚者百虑而一得，何自功之有耶！（【新校正云】按全元起本作"自巧"，《太素》作"自功"。）呜呼！窈窈冥冥，熟知其道！今详"熟"当作"孰"。道之大者，拟于天地，配于四海，汝不知道之谕，受以明为晦。呜呼，叹也。窈窈冥冥，言玄远也。至道玄远，谁得知之！孰，谁也。拟于天地，言高下之不可量也。配于四海，言深广之不可测也。然不能晓谕于道，则受明道而成暗昧也。晦，暗也。

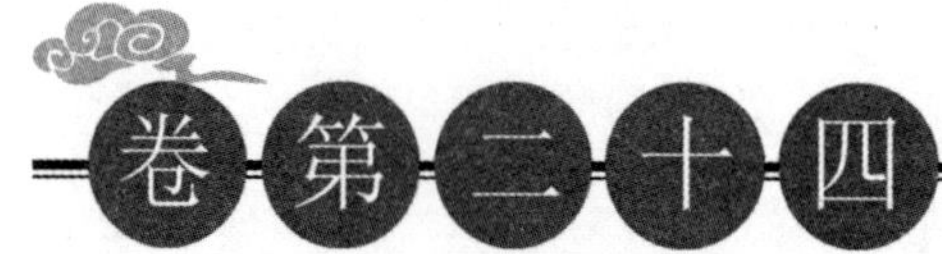

卷第二十四

·阴阳类论篇第七十九·

【新校正云】按全元起本在第八卷。

孟春始至，黄帝燕坐，临观八极，正八风之气，而问雷公曰：阴阳之类，经脉之道，五中所主，何藏最贵？孟春始至，谓立春之日也。燕，安也。观八极，谓视八方远际之色，正八风，谓候八方所至之风，朝会于太一者也。五中谓五藏。（【新校正云】详八风朝太一，具《天元玉册》中。又按杨上善云：夫天为阳，地为阴，人为和。阴无其阳，衰杀无已；阳无其阴，生长不止。生长不止则伤于阴，阴伤则阴灾起；衰杀不已则伤于阳，阳伤则阳祸生矣。故须圣人在天地间，和阴阳气，令万物生也。和气之道，谓先修身为德则阴阳气和，阴阳气和则八节风调，八节风调则八虚风止。于是疵疠不起，嘉祥竟集，此亦不知所以然而然也。故黄帝问身之经脉贵贱，依之调摄，修德于身，以正八风之气。）雷公对曰：春甲乙青，中主肝，治七十二日，是脉之主时，臣以其藏最贵。东方甲乙，春气主之，自然青色内通肝也。《金匮真言论》曰：东方青色，入通于肝。故曰青中主肝也。然五行之气，各王七十二日，五积而乘之，则终一岁之数三百六十日，故云治七十二日也。夫四时之气，以春为始，五藏之应，肝藏合之，公故以其藏为最贵。"藏"或为"道"，非也。帝曰：却念上下经阴阳从容，子所言贵，最其下也。从容，谓安缓比类也。帝念《脉经》上、下篇阴阳比类形气，不以肝藏为贵，故谓公之所贵，最其下也。雷公致斋七日，旦复侍坐。悟非，故斋以洗心；愿益，故坐而复请。帝曰：三阳为经，二阳为维，一阳为游部，经，谓经纶，所以济成务。维，谓维持，所以系天真。游，谓游行。部，谓身形部分也。故主气者济成务，化谷者系天真，主色者散布精微，游行诸部也。（【新校正云】按杨上善云：三阳，足太阳脉也，从目内眦上头，分为四道下项，并正别脉上下六道以行于背，与身为经。二阳，足阳明脉也，从鼻而起，下咽分为四道，并正别脉六道，上下行腹，纲维于身。一阳，足少阳脉也。起目外眦络头，分为四道，下缺盆，并正别脉六道上下，主经营百节，流气三部，故曰游部。）此知五藏终始。观其经纶维系游部之义，则五藏之终始可知矣。三阳为表，二阴为里，三阳，太阳；二阴，少阴也。少阴与太阳为表里，故曰三阳为表，二阴为里。一阴至绝作朔晦，却具合以正其理。一阴，厥阴也。厥，犹尽也。《灵枢经》曰：亥为左足之厥阴，戌为右足之厥阴，两阴俱尽，故曰厥阴。夫阴尽为晦，阴生为朔。厥阴者，以阴尽为义也，征其气生则朔，言其气尽则晦，既见其朔；又当其晦，故曰一阴至绝作朔晦也。然征彼俱尽之阴，合此发生之木，以正应五行之理，而无替循环，故云却具合以正其理也。（【新校正云】按注言阴尽为晦，阴生为朔，疑是“阳生为朔”。）雷公曰：受业未能明。言未明气候之应见。帝曰：所谓三阳者，太阳为经，阳气盛大，故曰太阳，三阳脉至手太阴，弦浮而不沉，决以度，察以心，合之阴阳之论。太阴，谓寸口也。寸口者，手太阴也，脉气之所行，故脉皆至于寸口也。太阳之脉，洪大以长，今弦浮不沉，则当约以四时高下之度而断决之，察以五藏异同之候而参合之，以应阴阳之论，知其藏否耳。所谓二阳者，阳明也，《灵枢经》曰：辰为左足之阳明，巳为右足之阳明。两阳合明，故曰二阳者阳明也。至手太阴。弦而沉急不鼓，炅至以病皆死。鼓，谓鼓动。炅，热也。阳明之脉，浮大而短，今弦而沉急不鼓者，是阴气胜阳，木来乘土也。然阴气胜阳，木来乘土，而反热病至者，是阳气之衰败也，犹灯之焰欲灭反明，故皆死也。一阳者，少阳也，阳气未大，故曰少阳。至手太阴，上连人迎，弦急悬不绝，此少阳之病也，人迎，谓结喉两傍同身寸之一寸五分，脉动应手者也。弦为少阳之脉，今急悬不绝，是经气不足，故曰少阳之病也。悬者，谓如悬物之动摇也。专阴则死。专，独也。言其独有阴气而无阳气，则死。三阴者，六经之所主也，三阴者，太阴也。言所以诸脉皆至手太阴者何耶？以是六经之主故也。六经，谓三阴三阳之经脉也。所以至手太阴者何？以肺朝百脉之气，皆交会于气口也。故下文曰。交于太阴，此正发明肺朝百脉之义也。《经脉别论》曰：肺朝百脉。伏鼓不浮，上空志心。脉伏鼓击而不上浮者，是心气不足，故上控引于心而为病也。志心，谓小心也。《刺禁论》曰：七节之傍，中有小心。此之谓也。（【新校正云】按杨上善云：肺脉浮涩，此为平也。今见伏鼓，是肾脉也。足少阴脉，贯脊属肾，上入肺中，从肺出络心。肺气下入肾志，上入心神也。王氏谓志心为小心，义未通。）二阴至肺，其气归膀胱，外连脾胃。二阴，谓足少阴肾之脉。少阴之脉，别行者，入跟中，以上至股内后廉，贯脊属肾络膀胱；其直行者，从肾上贯肝鬲，入肺中。故上至于肺，其气归于膀胱，外连于脾胃。一阴独至，经绝，气浮不鼓，钩而滑。若一阴独至肺，经气内绝则气浮不鼓于手，若经不内绝则钩而滑。（【新校正云】按杨上善云：一阴，厥阴也。）此六脉者，乍阴乍阳，交属相并，缪通五藏，合于阴阳，或阴见阳脉，阳见阴脉，故云：乍阴乍阳也。所以然者，以气交会故尔，当审比类，以知阴阳也。先至为主，后至为客。脉气乍阴见阳，乍阳见阴，何以别之？当以先至为主，后至为客也。至，谓至寸口也。雷公曰：臣悉尽意，受传经脉，颂得从容之道，以合《从容》，不知阴阳，不知雌雄。颂，今为诵也。公言臣所颂诵今从容之妙道，以合上古《从容》，而比类形名，犹不知阴阳尊卑之次，不知雌雄殊目之义，请言其旨，以明著至教，阴阳雌雄相输应也。帝曰：三阳为父，父，所以督济群小，言高尊也。二阳为卫，卫，所以却御诸邪，言扶生也。一阳为纪。纪，所以纲纪形气，言其平也。三阴为母，母，所以育养诸子，言滋生也。二阴为雌，雌者，阴之目也。一阴为独使。一阴之藏，外合三焦，三焦主谒导诸气，名为使者，故云独使也。二阳一阴，阳明主病，不胜一阴，耎而动，九窍皆沉。一阴，厥阴肝木气也；二阳，阳明胃土气也。木土相薄，故阳明主病也，木伐其土，土不胜木，故云不胜一阴。脉软而动者，耎为胃气，动谓木形，土木相持，则胃气不转，故九窍沉滞而不通利也。三阳一阴，太阳脉胜，一阴不能止，内乱五藏，外为惊骇。三阳，足太阳之气，故曰太阳胜也。木生火，今盛阳燔木，木复受之，阳气洪盛，内为狂热，故内乱五藏也。肝主惊骇，故外形惊骇之状也。二阴二阳，病在肺，少阴脉沉，胜肺伤脾，外伤四支。二阴，谓手少阴心之脉也。二阳，亦胃脉也。心胃合病，邪上下并，故内伤脾，外胜肺也。所以然者？胃为脾府，心火胜金故尔。脾主四支，故脾伤则外伤于四支矣。少阴脉，谓手掌后同身寸之五分，当小指神门之脉也。（【新校正云】详此二阳，乃手阳明大肠，肺之府也。少阴心火，胜金之府，故云病在肺。王氏以二阳为胃，义未甚通。况下又见胃病肾之说，此乃是心病肺也。又全元起本及《甲乙经》《太素》等，并云二阴一阳。）二阴二阳皆交至，病在肾，骂詈妄行，癫疾为狂。二阴为肾，水之藏也。二阳为胃，土之府也。土气刑水，故交至而病在肾也。以水肾不胜，故胃盛而颠为狂。二阴一阳，病出于肾，阴气客游于心，脘下空窍，堤闭塞不通，四支别离。一阳，谓手少阳三焦，心主火之府也。水上干火，故火病出于肾，阴气客游于心也。何者？肾之脉，从肾上贯肝鬲入肺中，其支别者；从肺中出络心注胸中，故如是也。然空窍阴客上游，胃不能制，胃不能制是土气衰，故脘下空窍皆不通也。言堤者，谓如堤堰不容泄漏。胃脉循足，心脉络手，故四支如别离而不用也。（【新校正云】按王氏云：胃脉循足，按此二阴一阳，病出于肾，胃当作肾。）一阴一阳代绝，此阴气至心，上下无常，出入不知，喉咽干燥，病在土脾。一阴，厥阴脉。一阳，少阳脉。并木之气也。代绝者，动而中止也。以其代绝，故为病也。木气生火，故病生而阴气至心也。夫肝胆之气，上至头首，下至腰足，中主腹胁，故病发上下无常处也。若受纳不知其味、窍泻不知其度，而喉咽干燥者，喉咙之后属咽，为胆之使，故病则咽喉干燥。虽病在脾土之中，盖由肝胆之所为尔。二阳三阴，至阴皆在，阴不过阳，阳气不能止阴，阴阳并绝，浮为血瘕，沉为脓胕。二阳，阳明。三阴，手太阴。至阴，脾也。故曰至阴皆在也。然阴气不能过越于阳，阳气不能制心，今阴阳相薄，故脉并绝断，而不相连续也。脉浮为阳气薄阴，故为血瘕。脉沉为阴气薄阳，故为脓聚而胕烂也。阴阳皆壮，下至阴阳，若阴阳皆壮而相薄不已者，渐下至于阴阳之内，为大病矣。阴阳者，男子为阳道，女子为阴器者，以其能盛受故也。上合昭昭，下合冥冥，昭昭，谓阳明之上。冥冥，谓至阴之内，幽暗之所也。诊决死生之期，遂合岁首。谓下短期之旨。雷公曰：请问短期。黄帝不应。欲其复问而宝之也。雷公复问，黄帝曰：在经论中。上古经之中也。（【新校正云】按全元起本，自雷公已下别为一篇，名《四时病类》。）雷公曰：请闻短期。黄帝曰：冬三月之病，病合于阳者，至春正月脉有死征，皆归出春。病合于阳，谓前阴合阳而为病者也。虽正月脉有死征，阳已发生，至王不死，故出春三月而至夏初也。冬三月之病，在理已尽，草与柳叶皆杀，里。谓二阴，肾之气也。然肾病而正月脉有死征者，以枯草尽青。柳叶生出而皆死也。理，里也。已，以也。古用同。春阴阳皆绝，期在孟春。立春之后而脉阴阳皆悬绝者，期死不出正月。（【新校正云】《太素》无“春”字。）春三月之病，曰阳杀，阳病，不谓伤寒温热之病，谓非时病热，脉洪盛数也。然春三月中，阳气尚少，未当全盛，而反病热脉应夏气者，经云脉不再见，夏脉当洪数，无阳外应，故必死于夏至也。以死于夏至阳气杀物之时，故云阳杀也。阴阳皆绝，期在草干。若不阳病，但阴阳之脉皆悬绝者，死在于霜降草干之时也。夏三月之病，至阴不过十日，谓热病也。脾热病则五藏危。土成数十，故不过十日也。阴阳交，期在溓水。《评热病论》曰：温病而汗出，辄复热而脉躁疾，不为汗衰，狂言不能食者，病名曰阴阳交。六月病暑，阴阳复交，二气相持，故乃死于立秋之候也。（【新校正云】按全元起本云：溓水者，七月也，建申，水生于申，阴阳逆也。杨上善云：溓，廉检反。水静也。七月，水生时也。）秋三月之病，三阳俱起，不治自已。秋阳气衰，阴气渐出，阳不胜阴，故自已也。阴阳交合者，立不能坐，坐不能起。以气不由其正用故尔。三阳独至，期在石水。有阳无阴，故云独至也。《著至教论》曰：三阳独至者，是三阳并至。由此则但有阳而无阴也。石水者，谓冬月水冰如石之时，故云石水也。火墓于戌，冬阳气微，故石水而死也。（【新校正云】详石水之解，本全元起之说，王氏取之。）二阴独至，期在盛水。亦所谓并至而无阳也。盛水，谓雨雪皆解为水之时，则正谓正月中气也。（【新校正云】按全元起本“二阴”作“三阴”。）

·方盛衰论篇第八十·

【新校正云】按全元起本在第八卷。

雷公请问：气之多少，何者为逆？何者为从？黄帝答曰：阳从左，阴从右，阳气之多少皆从左，阴气之多少皆从右。从者为顺，反者为逆，《阴阳应象大论》曰：左右者，阴阳之道路也。老从上，少从下。老者谷衰，故从上为顺。少者欲甚，故从下为顺。是以春夏归阳为生，归秋冬为死。归秋冬，谓反归阴也。归阴则顺杀伐之气故也。反之，则归秋冬为生，反之，谓秋冬。秋冬则归阴为生也。是以气多少逆皆为厥。阳气之多少反从右，阴气之多少反从左，是为不顺，故曰气少多逆也。如是从左从右之不顺者，皆为厥。厥，谓气逆。故曰皆为厥也。问曰：有余者厥耶？言少之不顺者为逆，有余者则成厥逆之病乎？答曰：一上不下，寒厥到膝，少者秋冬死，老者秋冬生。一经之气厥逆上而阳气不下者，何以别之？寒厥到膝是也。四支者，诸阳之本，当温而反寒上，故曰寒厥也。秋冬，谓归阴，归阴则从右发生其病也。少者以阳气用事，故秋冬死。老者以阴气用事，故秋冬生。（【新校正云】按杨上善云：虚者，厥也。阳气一上于头，不下于足，足胫虚，故寒厥至膝。）气上不下，头痛巅疾，巅，谓身之上。巅疾，则头首之疾也。求阳不得，求阴不审，五部隔无征，若居旷野，若伏空室，绵绵乎属不满日。谓之阳乃脉似阴盛，谓之阴又脉似阳盛，故曰求阳不得，求阴不审也。五部，谓五藏之部。隔，谓隔远。无征犹无可信验也。然求阳不得其热，求阴不审是寒，五藏部分又隔远而无可信验，故曰求阳不得，求阴不审，五部隔无征也。夫如是者，乃从气久逆所作，非由阴阳寒热之气所为也。若居旷野，言心神散越。若伏空室，谓志意沉潜。散越以气逆而痛甚未止，沉潜以痛定而复恐再来也。绵绵乎，谓动息微也。身虽绵绵乎且存，然其心所属望，将不得终其尽日也，故曰绵绵乎属不满日也。（【新校正云】按《太素》云：若伏空室，为阴阳之一。有此五字，疑此脱漏。）是以少气之厥，令人妄梦，其极至迷。气之少有厥逆，则令人妄为梦寐。其厥之盛极，则令人梦至迷乱。三阳绝，三阴微，是为少气。三阳之脉悬绝，三阴之诊细微，是为少气之候也。（【新校正云】按《太素》云：至阳绝阴，是为少气。）是以肺气虚则使人梦见白物，见人斩血藉藉，白物，是象金之色也，斩者，金之用也。藉藉，梦死状也。得其时则梦见兵战。得时，谓秋三月也。金为兵革，故梦见兵战也。肾气虚则使人梦见舟船溺人，舟船溺人，皆水之用，肾象水，故梦形之。得其时则梦伏水中，若有畏恐。冬三月也。肝气虚则梦见菌香生草，菌香草生，草木之类也。肝合草木，故梦见之。（【新校正云】按全元起本云菌香是桂。）得其时则梦伏树下不敢起。春三月也。心气虚则梦救火阳物，心合火，故梦之。阳物，亦火之类。得其时则梦燔灼。夏三月也。脾气虚则梦饮食不足，脾纳水谷，故梦饮食不足。得其时则梦筑垣盖屋。得其时，谓辰戌丑未之月各王十八日。筑垣盖屋，皆土之用也。此皆五藏气虚，阳气有余，阴气不足，府者阳气，藏者阴气。合之五诊，调之阴阳，以在《经脉》。《灵枢经》备有调阴阳合五诊，故引之曰以在经脉也。《经脉》则《灵枢》之篇目也。诊有十度，度人脉度、藏度、肉度、筋度、俞度。度各有其二，故二五为十度也。阴阳气尽，人病自具。诊备尽阴阳虚盛之理，则人病自具知之。脉动无常，散阴颇阳，脉脱不具，诊无常行，诊必上下，度民君卿。脉动无常数者，是阴散而阳颇调理也。若脉诊脱略而不具备者，无以常行之诊也，察候之，则当度量民及君卿三者，调养之殊异尔。何者？忧乐苦分，不同其秩故也。受师不卒，使术不明，不察逆从，是为妄行。持雌失雄，弃阴附阳，不知并合，诊故不明。皆谓学不该备。传之后世，反论自章。章，露也。以不明而授与人，反古之迹，自然章露也。至阴虚，天气绝；至阳盛，地气不足。至阴虚，天气绝而不降，至阳盛，地气微而不升，是所谓不交通也。至，谓至盛也。阴阳并交，至人之所行。交，谓交通也。唯至人乃能调理使行也。阴阳并交者，阳气先至，阴气后至。阴阳之气并行而交通于一处者，则当阳气先至，阴气后至。何者？阳速而阴迟也。《灵枢经》曰：所谓交通者。并行一数也。由此则二气亦交会于一处也。是以圣人持诊之道，先后阴阳而持之。奇恒之势乃六十首，诊合微之事，追阴阳之变，章五中之情。其中之论，取虚实之要，定五度之事，知此乃足以诊。《奇恒势》六十首，今世不传。是以切阴不得阳，诊消亡，得阳不得阴，守学不湛，知左不知右，知右不知左，知上不知下，知先不知后，故治不久。知丑知善，知病知不病，知高知下，知坐知起，知行知止，用之有纪，诊道乃具，万世不殆。圣人持诊之明诫也。起所有余，知所不足，《宝命全形论》曰：内外相得，无以形先。言起己身之有余，则当知病人之不足也。度事上下，脉事因格。度事上下之宜，脉事因而至于微妙矣。格，至也。是以形弱气虚死，中外俱不足也。形气有余，脉气不足死，藏衰，故脉不足也。脉气有余，形气不足生。藏盛，故脉气有余。是以诊有大方，坐起有常，坐起有常，则息力调适，故诊之方法，必先用之。出入有行，以转神明，言所以贵坐起有常者何？以出入行运，皆神明随转也。必清必净，上观下观，司八正邪，别五中部，按脉动静，上观，谓气色；下观，谓形气也。八正，谓八节之正候。五中，谓五藏之部分。然后按寸尺之动静而定死生矣。循尺滑涩，寒温之意，视其大小，合之病能，逆从以得，复知病名，诊可十全，不失人情。故诊之或视息视意，故不失条理，数息之长短，候脉之至数，故诊之法①，或视喘息也。知息合脉，病处必知，圣人察候条理，斯皆合也。道甚明察，故能长久。不知此道，失经绝理，妄言妄期②，此谓失道。谓失精微至妙之道也。

---

① 诊：原作“胗”，据文渊阁《四库全书》本改。

② 妄：原作“亡”，据文渊阁《四库全书》本改。

·解精微论篇第八十一·

【新校正云】按全元起本在第八卷，名《方论解》。

黄帝在明堂，雷公请曰：臣授业传之，行教以经论，从容形法。阴阳刺灸，汤药所滋。行治有贤不肖，未必能十全。言所自授，用可十全，然传所教习，未能必尔也。贤，谓心明智远。不肖，谓拥造不法。若先言悲哀喜怒，燥湿寒暑，阴阳妇女，请问其所以然者。卑贱富贵，人之形体所从，群下通使，临事以适道术，谨闻命矣。皆以先闻圣旨，犹未究其意端。请问有毚愚仆漏之问，不在经者，欲闻其状。言不智狡见，顿问多也。漏，脱漏也。谓经有所未解者也。毚，狡也。愚，不智见也。仆，犹顿也，犹不渐也。（【新校正云】按全元起本"仆"作"朴"。）帝曰：大矣。人之所大要也。公请问：哭泣而泪不出者，若出而少涕，其故何也？言何藏之所为而致是乎，帝曰：在经有也。《灵枢经》有悲哀涕泣之义。复问：不知水所从生，涕所从出也。复问，谓重问也。欲知水涕所生之由也。帝曰：若问此者，无益于治也。工之所知，道之所生也。言涕水者，皆道气之所生，问之何也。夫心者，五藏之专精也，专，任也。言五藏精气，任心之所使，以为神明之府，是故能焉。目者其窍也，神内守，明外鉴，故目其窍也。华色者其荣也，华色，其神明之外饰。是以人有德也，则气和于目，有亡，忧知于色。德者，道之用，人之生也。《老子》曰："道生之，德畜之。"气者，生之主，神之舍也。天布德，地化气，故人因之以生也。气和则神安，神安则外鉴明矣。气不和则神不守，神不守则外荣减矣。故曰人有德也气和于目，有亡也忧知于色也。（【新校正云】按《太素》"德"作"得"。）是以悲哀则泣下，泣下水所由生。水宗者积水也，（【新校正云】按《甲乙经》"水宗"作"众精"。）积水者至阴也，至阴者肾之精也。宗精之水所以不出者，是精持之也，辅之裹之，故水不行也。夫水之精为志，火之精为神，水火相感，神志俱悲，是以目之水生也。目为上液之道，故水火相感，神志俱悲，水液上行，方生于目。故谚言曰：心悲名曰志悲。志与心精，共凑于目也。水火相感，故曰心悲名曰志悲。神志俱升，故志与心神共奔凑于目。是以俱悲则神气传于心精，上不传于志而志独悲，故泣出也。泣涕者脑也，脑者阴也，《五藏别论》以脑为地气所生，皆藏于阴而象于地。故言脑者阴，阳上铄也，铄则消也。（【新校正云】按全元起本及《甲乙经》《太素》，

“阴”作“阳”。）髓者骨之充也，充，满也，言髓填于骨，充而满也。故脑渗为涕。鼻窍通脑，故脑渗为涕，流于鼻中矣。志者骨之主也，是以水流而涕从之者，其行类也。类谓同类。夫涕之与泣者，譬如人之兄弟，急则俱死，生则俱生，同源，故生死俱。（【新校正云】按《太素》“生则俱生”作“出则俱亡”。）其志以早悲，是以涕泣俱出而横行也。行，恐当为“流”。夫人涕泣俱出而相从者，所属之类也。所属，谓于脑也。何者？上文云涕泣者脑也。雷公曰：大矣。请问人哭泣而泪不出者，若出而少，涕不从之，何也？怪其所属同，而行出异也。帝曰：夫泣不出者，哭不悲也。不泣者，神不慈也。神不慈则志不悲，阴阳相持，泣安能独来。泣不出者，谓泪也。不泣者，泣谓哭也。水之精为志，火之精为神，水为阴，火为阳，故曰阴阳相持，安能独来也。夫志悲者惋，惋则冲阴，冲阴则志去目，志去则神不守精，精神去目，涕泣出也。惋，谓内烁也。冲，犹升也。神志相感，泣由是生，故内烁则阳气升于阴也。阴，脑也。去目，谓阴阳不守目也。志去于目，故神亦浮游。夫志去目则光无内照。神失守则精不外明，故曰精神去目，涕泣出也。且子独不诵不念夫经言乎，厥则目无所见。夫人厥则阳气并于上，阴气并于下。并，谓各并于本位也。阳并于上，则火独光也；阴并于下，则足寒，足寒则胀也。夫一水不胜五火，故目眦盲。眦，视也。一水，目也。五火，谓五藏之厥阳也。（【新校正云】按《甲乙经》无“盲”字。）是以冲风，泣下而不止。夫风之中目也，阳气内守于精，是火气燔目，故见风则泣下也。风迫阳伏不发，故内燔也。有以比之，夫火疾风生乃能雨，此之类也。故阳并，则火独光盛于上，不明于下。是故目者，阳之所生，系于藏，故阴阳和则精明也。阳厥则光不上，阴厥则足冷而胀也。言一水不可胜五火者，是手足之阳为五火，下一阴者肝之气也。冲风泣下而不止者，言风之中于目也，是阳气内守于精，故阳气盛而火气燔于目，风与热交故泣下。是故火疾而风生乃能雨，以阳火之热而风生于泣，以此譬之类也。（【新校正云】按《甲乙经》无“火”字。《太素》云：“天之疾风乃能雨。”无“生”字。）

附遗篇

·刺法论篇第七十二[①]·

黄帝问曰：升降不前，气交有变，即成暴郁，余已知之，如何预救生灵，可得却乎？岐伯稽首再拜对曰：昭乎哉问！臣闻夫子言，既明《天元》，须穷刺法，可以折郁扶运，补弱全真，泻盛蠲余，令除斯苦。帝曰：愿卒闻之。岐伯曰：升之不前，即有甚凶也。木欲升而天柱窒抑之，木欲发郁亦须待时，当刺足厥阴之井。火欲升而天蓬窒抑之，火欲发郁亦须待时，君火相火同刺包络之荥。土欲升而天冲窒抑之，土欲发郁亦须待时，当刺足太阴之俞。金欲升而天英窒抑之，金欲发郁亦须待时，当刺手太阴之经。水欲升而天芮窒抑之，水欲发郁亦须待时，当刺足少阴之合。

帝曰：升之不前，可以预备，愿闻其降，可以先防。岐伯曰：既明其升，必达其降也。升降之道，皆可先治也。木欲降而地晶窒抑之，降而不入，抑之郁发，散而可得位。降而郁发，暴如天间之待时也，降而不下，郁可速矣，降可折其所胜也，当刺手太阴之所出，刺手阳明之所入。火欲降而地玄窒抑之，降而不入，抑之郁发，散而可矣。当折其所胜，可散其郁，当刺足少阴之所出，刺足太阳之所入。土欲降而地苍窒抑之，降而不下，抑之郁发，散而可入，当折其土，可散其郁，当刺足厥阴之所出，刺足少阳之所入。金欲降而地彤窒抑之，降而不下，抑之郁发，散而可入，当折其胜，可

① 《刺法论篇》第七十二、《本病论篇》第七十三原已散佚，唐以后人托名补写（有人认为宋刘温舒作）。

散其郁，当刺心包络所出，刺手少阳所入也。水欲降而地阜窒抑之，降而不下，抑之郁发，散而可入，当折其土，可散其郁，当刺足太阴之所出，刺足阳明之所入。

帝曰：五运之至，有前后与升降往来，有所承抑之，可得闻乎刺法？岐伯曰：当取其化源也。是故太过取之，不及资之。太过取之，次抑其郁，取其运之化源，令折郁气；不及扶资，以扶运气，以避虚邪也。资取之法令出《密语》。

黄帝问曰：升降之刺，以知其要，愿闻司天未得迁正，使司化之失其常政，即万化之或其皆妄。然与民为病，可得先除，欲济群生，愿闻其说。岐伯稽首再拜曰：悉乎哉问！言其至理。圣念慈悯，欲济群生，臣乃尽陈斯道，可申洞微。太阳复布，即厥阴不迁正。不迁正气塞于上，当泻足厥阴之所流。厥阴复布，少阴不迁正，不迁正即气塞于上，当刺心包络脉之所流。少阴复布，太阴不迁正，不迁正即气留于上，当刺足太阴之所流。太阴复布，少阳不迁正，不迁正则气塞未通，当刺手少阳之所流。少阳复布，则阳明不迁正，不迁正则气未通上，当刺手太阴之所流。阳明复布，太阳不迁正，不迁正则复塞其气，当刺足少阴之所流。

帝曰：迁正不前，以通其要，愿闻不退，欲折其余，无令过失，可得明乎？岐伯曰：气过有余，复作布正，是名不退位也。使地气不得后化，新司天未可迁正，故复布化令如故也。巳亥之岁天数有余，故厥阴不退位也，风行于上，木化布天，当刺足厥阴之所入。子午之岁，天数有余，故少阴不退位也，热行于上，火余化布天，当刺手厥阴之所入。丑未之岁，天数有余，故太阴不退位也，湿行于上，雨化布天，当刺足太阴之所入。寅申之岁，天数有余，故少阳不退位也，热行于上，火化布天，当刺手少阳之所入。卯酉之岁，天数有余，故阳明不退位也，金行于上，燥化布天，当刺手太阴之所入。辰戌之岁，天数有余，故太阳不退位也，寒行于上，凛水化布天，当刺足少阴之所入。故天地气逆，化成民病，以法刺之，预可平痾。

黄帝问曰：刚柔二干，失守其位，使天运之气皆虚乎？与民为病，可得平乎？岐伯曰：深乎哉问！明其奥旨。天地迭移，三年化疫，是谓根之可见，必有逃门。假令甲子刚柔失守，刚未正，柔孤而有亏，时序不令，即音律非从，如此三年，变大疫也。详其微甚，察其浅深，欲至而可刺，刺之，当先补肾俞，次三日，可刺足太阴之所注。又有下位己卯不至，而甲子孤立者，次三年作土疠，其法补泻，一如甲子同法也。其刺以毕，又不须夜行及远行，令七日洁，清净斋戒。所有自来肾有久病者，可以寅时面向南，净神不乱，思闭气不息七遍，以引颈咽气顺之，如咽甚硬物，如此七遍后，饵舌下津令无数。

假令丙寅刚柔失守，上刚干失守，下柔不可独主之，中水运非太过，不可执法而定之，布天有余，而失守上正，天地不合，即律吕音异，如此即天运失序，后三年变疫。详其微甚，差有大小，徐至即后三年，至甚即首三年，当先补心俞，次五日，可刺肾之所入。又有下位地甲子，辛巳柔不附刚，亦名失守，即地运皆虚，后三年变水疠，即刺法皆如此矣。其刺如毕，慎其大喜欲情于中，如不忌，即其气复散也。令静七日，心欲实，令少思。

假令庚辰刚柔失守，上位失守，下位无合，乙庚金运，故非相招，布天未退，中运胜来，上下相错，谓之失守，姑洗林钟，商音不应也。如此则天运化易，三年变大疫。详其天数，差有微甚，微即微，三年至，甚即甚，三年至，当先补肝俞，次三日，可刺肺之所行。刺毕，可静神七日，慎勿大怒。怒必真气却散之。又或在下地甲子乙未失守者，即乙柔干，即上庚独治之，亦名失守者，即天运孤主之，三年变疠，名曰金疠，其至待时也。详其地数之等差，亦推其微甚，可知迟速尔。诸位乙庚失守，刺法同，肝欲平，即勿怒。

假令壬午刚柔失守，上壬未迁正，下丁独然，即虽阳年，亏及不同，上下失守，相招其有期，差之微甚，各有其数也。律吕二角，失而不和，同音有日，微甚如见。三年大疫，当刺脾之俞，次三日，可刺肝之所出也。刺毕，静神七日，勿大醉歌乐，其气复散。又勿饱食，勿食生物，欲令脾实，气无滞饱。无久坐，食无太酸，无食一切生物，宜甘宜淡。又或地下甲子，丁酉失守其位，未得中司，即气不当位，下不与壬奉合者，亦名失守，非名合德，故柔不附刚，即地运不合，三年变疠，其刺法一如木疫之法。

假令戊申刚柔失守，戊癸虽火运，阳年不太过也，上失其刚，柔地独主，其气不正，故有邪干，迭移其位，差有浅深，欲至将合，音律先同。如此天运失时，三年之中，火疫至矣，当刺肺之俞。刺毕，静神七日，勿大悲伤也，悲伤即肺动，而真气复散也。人欲实肺者，要在息气也。又或地下甲子，癸亥失守者，即柔失守位也，即上失其刚也，即亦名戊癸不相合德者也，即运与地虚，后三年变疠，即名火疠。

是故立地五年，以明失守，以穷法刺，于是疫之与疠，即是上下刚柔之名也，穷归一体也。即刺疫法，只有五法，即总其诸位失守，故只归五行而统之也。

黄帝曰：余闻五疫之至，皆相染易，无问大小，病状相似，不施救疗，如何可得不相移易者？岐伯曰：不相染者，正气存内，邪不可干，避其毒气，天牝从来，复得其往，气出于脑，即不邪干。气出于脑，即室先想心如日。欲将入于疫室，先想青气自肝而出，左行于东，化作林木。次想白气自肺而出，右行于西，化作戈甲。次想赤气自心而出，南行于上，化作焰明。次想黑气自肾而出，北行于下，化作水。次想黄气自脾而出，存于中央，化作土。五气护身之毕，以想头上如北斗之煌煌，然后可入于疫室。又一法，于春分之日，日未出而吐之。又一法，于雨水日后，三浴以药泄汗。又一法，小金丹方：辰砂二两，水磨雄黄一两，叶子雌黄一两，紫金半两，同入合中，外固了，地一尺筑地实，不用炉，不须药制，用火二十斤煅之也，七日终，候冷七日取，次日出合子，埋药地中七日，取出顺日研之三日，炼白沙蜜为丸，如梧桐子大，每日望东吸日华气一口，冰水下一丸，和气咽之，服十粒，无疫干也。

黄帝问曰：人虚即神游失守位，使鬼神外干，是致夭亡，何以全真？愿闻刺法。岐伯稽首再拜曰：昭乎哉问！谓神移失守，虽在其体，然不致死，或有邪干，故令夭寿。只如厥阴失守，天以虚，人气肝虚，感天重虚，即魂游于上，邪干厥大气，身温犹可刺之，刺其足少阳之所过，次刺肝之俞。人病心虚，又遇君相二火司天失守，感而三虚，遇火不及，黑尸鬼犯之，令人暴亡，可刺手少阳之所过，复刺心俞。人脾病，又遇太阴司天失守，感而三虚，又遇土不及，青尸鬼邪犯之于人，令人暴亡，可刺足阳明之所过，复刺脾之俞。人肺病，遇阳明司天失守，感而三虚，又遇金不及，有赤尸鬼干人，令人暴亡，可刺手阳明之所过，复刺肺俞。人肾病，又遇太阳司天失守，感而三虚，又遇水运不及之年，有黄尸鬼干犯人正气，吸人神魂，致暴亡，可刺足太阳之所过，复刺肾俞。

黄帝问曰：十二藏之相使，神失位，使神彩之不圆，恐邪干犯，治之可刺，愿闻其要。岐伯稽首再拜曰：悉乎哉，问至理，道真宗，此非圣帝，焉究斯源。是谓气神合道，契符上天。心者，君主之官，神明出焉，可刺手少阴之源。肺者，相傅之官，治节出焉，可刺手太阴之源。肝者，将军之官，谋虑出焉，可刺足厥阴之源。胆者，中正之官，决断出焉，可刺足少阳之源。膻中者，臣使之官，喜乐出焉，可刺心包络所流。脾为谏议之官，知周出焉，可刺脾之源。胃为仓廪之官，五味出焉，可刺胃之源。大肠者，传道之官，变化出焉，可刺大肠之源。小肠者，受盛之官，化物出焉，可刺小肠之源。肾者，作强之官，伎巧出焉，刺其肾之源。三焦者，决渎之官，水道出焉，刺三焦之源。膀胱者，州都之官，精液藏焉，气化则能出矣，刺膀胱之源。凡此十二官者，不得相失也。是故《刺法》有全神养真之旨，亦法有修真之道，非治疾也，故要修养和神也。道贵常存，补神固根，精气不散，神守不分，然即神守而虽不去，亦能全真，人神不守，非达至真。至真之要，在乎天玄，神守天息，复入本元，命曰归宗。

·本病论篇第七十三·

黄帝问曰：天元九室，余已知之，愿闻气交，何名失守？岐伯曰：谓其上下升降，迁正退位，各有经论，上下各有不前，故名失守也。是故气交失易位，气交乃变，变易非常，即四时失序，万化不安，变民病也。

帝曰：升降不前，愿闻其故，气交有变，何以明知？岐伯曰：昭乎问哉！明乎道矣。气交有变，是为天地机，但欲降而不得降者，地窒刑之。又有五运太过，而先天而至者，即交不前，但欲升而不得其升，中运抑之，但欲降而不得其降，中运抑之。于是有升之不前，降之不下者，有降之不下，升而至天者，有升降俱不前，作如此之分别，即气交之变，变之有异，常各各不同，灾有微甚者也。

帝曰：愿闻气交遇会胜抑之由，变成民病，轻重何如？岐伯曰：胜相会，抑伏使然。是故辰戌之岁，木气升之，主逢天柱，胜而不前。又遇庚戌，金运先天，中运胜之，忽然不前。木运升天，金乃抑之，升而不前，即清生风少，肃杀于春，露霜复降，草木乃萎。民病温疫早发，咽嗌乃干，四肢满，肢节皆痛。久而化郁，即大风摧拉，折陨鸣紊。民病卒中偏痹，手足不仁。是故巳亥之岁，君火升天。主窒天蓬，胜之不前。又厥阴木迁正，则少阴未得升天，水运以至其中者。君火欲升，而中水运抑之，升之不前，即清寒复作，冷生旦暮。民病伏阳，而内生烦热，心神惊悸，寒热间作，日久成郁，即暴热乃至，赤风肿翳，化疫，温疠暖作，赤气彰而化火疫，皆烦而躁渴，渴甚治之以泄之可止。是故子午之岁，太阴升天，主窒天冲，胜之不前。又或遇壬子，木运先天而至者，中木遇抑之也。升天不前，即风埃四起，时举埃昏，雨湿不化。民病风厥涎潮，偏痹不随，胀满。久而伏郁，即黄埃化疫也，民病夭亡，脸肢府黄疸满闭，湿令弗布，雨化乃微。是故丑未之年，少阳升天，主窒天蓬，胜之不前。又或遇太阴未迁正者，即少阳未升天也，水运以至者。升天不前，即寒雰反布，凛冽如冬，水复涸，冰再结，暄暖乍作，冷复布之，寒暄不时。民病伏阳在内，烦热生中，心神惊骇，寒热间争，以成久郁，即暴热乃生，赤风气瞳翳，化成郁疠，乃化作伏热内烦，痹而生厥，甚则血溢。是故寅申之年，阳明升天，主窒天英，胜之不前。又或遇戊申戊寅，火运先天而至。金欲升天，火运抑之，升之不前，即时雨不降，西风数举，咸卤燥生。民病上热，喘嗽血溢。久而化郁，即白埃翳雾，清生杀气，民病胁满悲伤，寒鼽嚏嗌干，手拆皮肤燥。是故卯酉之年，太阳升天，主窒天芮，胜之不前。又遇阳明未迁正者，即太阳未升天也，土运以至。水欲升天，土运抑之，升之不前，即湿而热蒸，寒生两间。民病注下，食不及化。久而成郁，冷来客热，冰雹卒至。民病厥逆而哕，热生于内，气痹于外，足胫酸疼，反生心悸懊热，暴烦而复厥。

黄帝曰：升之不前，余已尽知其旨。愿闻降之不下，可得明乎？岐伯曰：悉乎哉问！是之谓天地微旨，可以尽陈斯道，所谓升已必降也。至天三年，次岁必降，降而入地，始为左间也。如此升降往来，命之六纪者矣。是故丑未之岁，厥阴降地，主窒地皛，胜而不前。又或遇少阴未退位，即厥阴未降下，金运以至中。金运承之，降之未下，抑之变郁，木欲降下，金承之，降而不下，苍埃远见，白气承之，风举埃昏，清躁行杀，霜露复下，肃杀布令。久而不降，抑之化郁，即作风躁相伏，暄而反清，草木萌动，杀霜乃下，蛰虫未见，惧清伤藏。是故寅申之岁，少阴降地，主窒地玄，胜之不入。又或遇丙申丙寅，水运太过，先天而至。君火欲降，水运承之，降而不下，即彤云才见，黑气反生，暄暖如舒，寒常布雪，凛冽复作。天云惨凄。久而不降，伏之化郁，寒胜复热，赤风化疫，民病面赤心烦，头痛目眩也，赤气彰而温病欲作也。是故卯酉之岁，太阴降地，主窒地苍，胜之不入。又或少阳未退位者，即太阴未得降也，或木运以至。木运承之，降而不下，即黄云见而青霞彰，郁蒸作而大风，雾翳埃胜，折损乃作。久而不降也，伏之化郁，天埃黄气，地布湿蒸，民病四肢不举，昏眩，肢节痛，腹满填臆。是故辰戌之岁，少阳降地，主窒地玄，胜之不入。又或遇水运太过，先天而至也。水运承之，水降不下，即彤云才见，黑气反生，暄暖欲生，冷气卒至，甚即冰雹也。久而不降，伏之化郁，冷气复热，赤风化疫，民病面赤心烦，头痛目眩也，赤气彰而热病欲作也。是故巳亥之岁，阳明降地，主窒地彤，胜而不入。又或遇太阴未退位，即少阳未得降，即火运以至之。火运承之不下，即天清而肃，赤气乃彰，暄热反作。民皆昏倦，夜卧不安，咽干引饮，懊热内烦，天清朝暮，暄还复作。久而不降，伏之化郁，天清薄寒，远生白气。民病掉眩，手足直而不仁，两胁作痛，满目𥉂𥉂。是故子午之年，太阳降地，主窒地阜胜之，降而不入。又或遇土运太过，先天而至。土运承之，降而不入，即天彰黑气，暝暗凄惨，才施黄埃而布湿，寒化令气，蒸湿复令。久而不降，伏之化郁，民病大厥，四肢重怠，阴萎少力，天布沉阴，蒸湿间作。

帝曰：升降不前，晰知其宗，愿闻迁正，可得明乎？岐伯曰：正司中位，是谓迁正位，司天不得其迁正者，即前司天以过交司之日。即遇司天太过有余日也，即仍旧治天数，新司天未得迁正也。厥阴不迁正，即风暄不时，花卉萎瘁，民病淋溲，目系转，转筋喜怒，小便赤。风欲令而寒由不去，温暄不正，春正失时。少阴不迁正，即冷气不退，春冷后寒，暄暖不时。民病寒热，四肢烦痛，腰脊强直。木气虽有余，位不过于君火也。太阴不迁正，即云雨失令，万物枯焦，当生不发。民病手足肢节肿满，大腹水肿，填臆不食，飧泄胁满，四肢不举。雨化欲令，热犹治之，温煦于气，亢而不泽。少阳不迁正，即炎灼弗令，苗莠不荣，酷暑于秋，肃杀晚至，霜露不时。民病痎疟骨热，心悸惊骇，甚时血溢。阳明不迁正，则暑化于前，肃杀于后，草木反荣。民病寒热鼽嚏，皮毛折，爪甲枯焦，甚则喘嗽息高，悲伤不乐。热化乃布，燥化未令，即清劲未行，肺金复病。太阳不迁正，即冬清反寒，易令于春，杀霜在前，寒冰于后，阳光复治，凛冽不作，雰云待时。民病温疠至，喉闭溢干，烦躁而渴，喘息而有音也。寒化待燥，犹治天气，过失序，与民作灾。

帝曰：迁正早晚，以命其旨，愿闻退位，可得明哉？岐伯曰：所谓不退者，即天数未终，即天数有余，名曰复布政，故名曰再治天也，即天令如故而不退位也。厥阴不退位，即大风早举，时雨不降，湿令不化，民病温疫，疵废风生。民病皆肢节痛，头目痛，伏热内烦，咽喉干引饮。少阴不退位，即温生春冬，蛰虫早至，草木发生，民病膈热咽干，血溢惊骇，小便赤涩，丹瘤疹疮疡留毒。太阴不退位，而取寒暑不时，埃昏布作，湿令不去，民病四肢少力，食饮不下，泄注淋满，足胫寒，阴萎闭塞，失溺小便数。少阳不退位，即热生于春，暑乃后化，冬温不冻，流水不冰，蛰虫出见，民病少气，寒热更作，便血上热，小腹坚满，小便赤沃，甚则血溢。阳明不退位，即春生清冷，草木晚荣，寒热间作，民病呕吐暴注，食饮不下，大便干燥，四肢不举，目瞑掉眩。

帝曰：天岁早晚，余以知之，愿闻地数，可得闻乎？岐伯曰：地下迁正升天及退位不前之法，即地土产化，万物失时之化也。

帝曰：余闻天地二甲子，十干十二支。上下经纬天地，数有迭移，失守其位，可得昭乎？岐伯曰：失之迭位者，谓虽得岁正，未得正位之司，即四时不节，即生大疫。①

假令甲子阳年土运太窒，如癸亥天数有余者，年虽交得甲子，厥阴犹尚治天，地已迁正，阳明在泉，去岁少阳以作右间，即厥阴之地阳明，故不相和奉者也。癸巳相会，土运太过，虚反受木胜，故非太过也，何以言土运太过。况黄钟不应太窒，木既胜而金还复，金既复而少阴如至，即木胜如火而金复微，如此则甲己失守，后三年化成土疫，晚至丁卯，早至丙寅，土疫至也。大小善恶，推其天地，详乎太一。又只如甲子年，如甲至子而合，应交司而治天，即下己卯未迁正，而戊寅少阳未退位者，亦甲己下有合也。即土运非太过，而木乃乘虚而胜土也，金次又行复胜之，即反邪化也。阴阳天地殊异尔，故其大小善恶，一如天地之法旨也。

假令丙寅阳年太过，如乙丑天数有余者，虽交得丙寅，太阴尚治天也，地已迁正，厥阴司地，去岁太阳以作右间，即天太阴而地厥阴，故地不奉天化也。乙辛相会，水运太虚，反受土胜，故非太过，即太簇之管，太羽不

① 注《玄珠密语》云：阳年三十年，除六年天刑，计有太过二十四年，除此六年，皆作太过之用，令不然之旨。今言迭支迭位，皆可作其不及也。

应，土胜而雨化，水复即风。此者丙辛失守其会，后三年化成水疫，晚至己巳，早至戊辰，甚即速，微即徐，水疫至也。大小善恶推其天地数，乃太乙游宫。又只如丙寅年，丙至寅且合，应交司而治天，即辛巳未得迁正，而庚辰太阳未退位者，亦丙辛不合德也。即水运亦小虚而小胜，或有复，后三年化疠，名曰水疠，其状如水疫，治法如前。假令庚辰阳年太过，如己卯天数有余者，虽交得庚辰年也，阳明犹尚治天，地已迁正，太阴司地，去岁少阴以作右间，即天阳明而地太阴也，故地下奉天也。乙巳相会，金运太虚，反受火胜，故非太过也，即姑洗之管，太商不应，火胜热化，水复寒刑。此乙庚失守，其后三年化成金疫也。速至壬午，徐至癸未，金疫至也，大小善恶，推本年天数及太一也。又只如庚辰，如庚至辰，且应交司而治天，即下乙未未得迁正者，即地甲午少阴未退位者，且乙庚不合德也。即下乙未，柔干失刚，亦金运小虚也，有小胜或无复，后三年化疠，名曰金疠，其状如金疫也，治法如前。假令壬午阳年太过，如辛巳天数有余者，虽交后壬午年也，厥阴犹尚治天，地已迁正，阳明在泉，去岁丙申少阳以作右间，即天厥阴而地阳明，故地不奉天者也。丁辛相合会，木运太虚，反受金胜，故非太过也。即蕤宾之管，太角不应，金行燥胜，火化热复，甚即速，微即徐，疫至大小善恶，推疫至之年天数及太一。又只如壬至午，且应交司而治之，即下丁酉未得迁正者，即地下丙申少阳未得退位者，见丁壬不合德也。即丁柔干失刚，亦木运小虚也，有小胜小复。后三年化疠，名曰木疠，其状如风疫，法治如前。假令戊申阳年太过，如丁未天数太过者，虽交得戊申年也，太阴犹尚治天，地已迁正，厥阴在泉，去岁壬戌太阳以退位作右间，即天丁未，地癸亥，故地不奉天化也。丁癸相会，火运太虚，反受水胜，故非太过也。即夷则之管，上太徵不应，此戊癸失守其会，后三年化疫也，速至庚戌，大小善恶，推疫至之年天数及太一。又只如戊申，如戊至申，且应交司而治天，即下癸亥未得迁正者，即地下壬戌太阳未退位者，见戊癸未合德也。即下癸柔干失刚，见火运小虚也，有小胜或无复也。后三年化疠，名曰火疠也，治法如前，治之法可寒之泄之。

黄帝曰：人气不足，天气如虚，人神失守，神光不聚，邪鬼干人，致有夭亡，可得闻乎？岐伯曰：人之五藏，一藏不足，又会天虚，感邪之至也。人忧愁思虑即伤心，又或遇少阴司天，天数不及，太阴作接间至，即谓天虚也，此即人气天气同虚也。又遇惊而夺精，汗出于心，因而三虚，神明失守。心为君主之官，神明出焉，神失守位，即神游上丹田，在帝太一帝君泥丸宫下。神既失守，神光不聚，却遇火不及之岁，有黑尸鬼见之，令人暴亡。人饮食劳倦即伤脾，又或遇太阴司天，天数不及，即少阳作接间至，即谓之虚也，此即人气虚而天气虚也。又遇饮食饱甚，汗出于胃，醉饱行房，汗出于脾，因而三虚，脾神失守。脾为谏议之官，智周出焉，神既失守，神光失位而不聚也，却遇土不及之年，或己年或甲年失守，或太阴天虚，青尸鬼见之，令人卒亡。人久坐湿地，强力入水即伤肾。肾为作强之官，伎巧出焉，因而三虚，肾神失守，神志失位，神光不聚，却遇水不及之年，或辛不会符，或丙年失守，或太阳司天虚，有黄尸鬼至，见之令人暴亡。人或恚怒，气逆上而不下，即伤肝也。又遇厥阴司天，天数不及，即少阴作接间至，是谓天虚也，此谓天虚人虚也。又遇疾走恐惧，汗出于肝，肝为将军之官，谋虑出焉，神位失守，神光不聚，又遇木不及年，或丁年不符，或壬年失守，或厥阴司天虚也，有白尸鬼见之，令人暴亡也。已上五失守者，天虚而人虚也。神游失守其位，即有五尸鬼干人，令人暴亡也，谓之曰尸厥。人犯五神易位，即神光不圆也。非但尸鬼，即一切邪犯者，皆是神失守位故也。此谓得守者生，失守者死，得神者昌，失神者亡。

灵　枢　经

（相传）黄　帝　著
（南宋）史　崧　重编
李文泽　校点

目　录

提　要

《灵枢经》，又称为《黄帝内经灵枢经》，是中国现存最早的中医学典籍之一。由于该书详于经络俞穴、营卫气血、针灸刺法，故又称《针经》，并与《黄帝内经素问》合称为《内经》。该书是我国古代重要的医学理论著作，对阴阳、脏象、经络、论治等中医理论、临床处置、方剂配制做了精辟的论述，系统阐述了经络的生理功能、循行起止、病理变化、俞穴名称部位及针刺的原则和方法，这些知识对中国传统医学，尤其是对传统针灸学的奠基和发展影响弥深。

该书的成书年代大约在春秋战国时期，后世续有增补，非一时一人之作。至隋唐时期，有杨上善编《黄帝内经太素》，首次对《素问》《灵枢》进行了分类编次和校订注释。然而这些传本在北宋时即已残缺不全。南宋赵希弁《郡斋读书后志》卷二著录有《灵枢经》九卷，称唐人王冰谓此书即《黄帝内经》十八卷之九，又说是好事者于晋皇甫谧所集《内经・仓公论》中抄出之，而自称古书。南宋初史崧尝整理《灵枢经》，其在序言中称“昔黄帝作《内经》十八卷：《灵枢》九卷、《素问》九卷，乃其数焉。世所奉行，唯《素问》耳”，“仆本庸昧，自髫迄壮，潜心斯道，颇涉其理，辄不自揣，参对诸书，再行校正。家藏旧本《灵枢》九卷，共八十一篇，增修音释，附于卷末，勒为二十四卷”。史崧，南宋绍兴间（1131—1162）蜀中成都人，生平事迹不详。史崧对《灵枢经》原书校勘补正，增修音释，附于卷末，并扩展卷帙，增加为二十四卷。明人曹学佺《蜀中广记》卷九十四也记载云：“《灵枢经音注》二十四卷。绍兴中成都史崧校正本文九卷，八十一篇，增修音释。转运司为之详定，以送秘书省，自为序。”曹氏所录本即二十四卷本。现存《灵枢经》版本众多，据《中国古籍总目》（上海古籍出版社，2010 年）著录，今存《灵枢经》最早的版本为元后至元五年

（1339）胡氏古林堂刊本。现存完整的早期刊本为明刻本，合原有之二十四卷为十二卷，总八十一篇，主要有明赵府居敬堂刻本、明嘉靖四年山东布政使司刻本、明熊氏种德堂刻本、明吴勉学校刻《古今医统正脉全书》本等；清代则有《四库全书》抄本、清道光二十九年金陵宋仁甫刻本、清文瑞楼编《子书二十八种》本等。

点校说明

一、本书以明赵府居敬堂刊本为底本，而删其音释，参校明吴勉学校刻《古今医统正脉全书》本（简称医统本）、清《四库全书》本（简称四库本）。

二、原底本为竖排本，本书改为横排式样。原文中所用的“右××”之句，均改为“上××”，以适应版式的变化。

三、原底本使用繁体字，本书均改为简体；书中的异体字，均改为规范字，如麤—粗，眥—眦，蚤—早，俛—俯等。

四、对于原底本中容易产生歧义的一些通假字，为了使它们在文中表达的意义更为明确，本书酌情改为通行字，如鞕（坚硬）—硬，四支—四肢，补写—补泻。

黄帝素问灵枢经叙

昔黄帝作《内经》十八卷：《灵枢》九卷、《素问》九卷，乃其数焉。世所奉行，唯《素问》耳。越人得其一二而述《难经》，皇甫谧次而为《甲乙》，诸家之说，悉自此始。其间或有得失，未可为后世法，则谓如《南阳活人书》称："咳逆者，哕也。"谨按《灵枢经》曰："新谷气入于胃，与故寒气相争，故曰哕。"举而并之，则理可断矣。又如《难经》第六十五篇，是越人标指《灵枢·本输》之大略，世或以为流注。谨按《灵枢经》曰："所言节者，神气之所游行出入也，非皮肉筋骨也。"又曰："神气者，正气也。神气之所游行出入者，流注也。井、荥、输、经、合者，本输也。"举而并之，则知相去不啻天壤之异。但恨《灵枢》不传久矣，世莫能究。夫为医者，在读医书耳，读而不能为医者有矣，未有不读而能为医者也。不读医书，又非世业，杀人尤毒于梃刃。是故古人有言曰："为人子而不读医书，由为不孝也。"仆本庸昧，自髫迄壮，潜心斯道，颇涉其理，辄不自揣，参对诸书，再行校正。家藏旧本《灵枢》九卷，共八十一篇，增修音释，附于卷末，勒为二十四卷。庶使好生之人，开卷易明，了无差别。除已具状经所属申明外，准使府指挥依条申转运司，选官详定，具书送秘书省国子监。今崧专访请名医，更乞参详，免误将来，利益无穷，功实有自。

时宋绍兴乙亥仲夏望日锦官史崧题

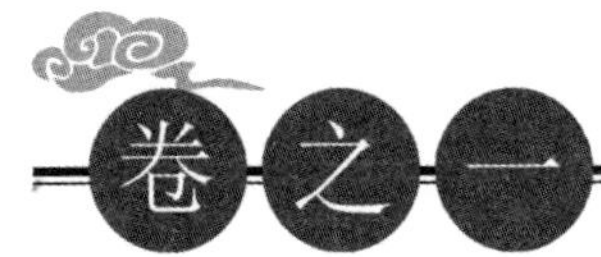

卷之一

·九针十二原第一· 法天

黄帝问于岐伯曰：余子万民，养百姓，而收其租税。余哀其不给，而属有疾病。余欲勿使被毒药，无用砭石，欲以微针通其经脉，调其血气，营其逆顺出入之会。令可传于后世，必明为之法，令终而不灭，久而不绝，易用难忘，为之经纪。异其章，别其表里，为之终始。令各有形，先立《针经》。愿闻其情。

岐伯答曰：臣请推而次之，令有纲纪，始于一，终于九焉。请言其道。小针之要，易陈而难入，粗守形，上守神。神乎神，客在门，未睹其疾，恶知其原？刺之微，在速迟，粗守关，上守机，机之动，不离其空。空中之机，清静而微，其来不可逢，其往不可追。知机之道者，不可挂以发。不知机道，叩之不发。知其往来，要与之期。粗之暗乎，妙哉！工独有之。往者为逆，来者为顺，明知逆顺，正行无问。逆而夺之，恶得无虚？追而济之，恶得无实？迎之随之，以意和之，针道毕矣。凡用针者，虚则实之，满则泄之，宛陈则除之，邪胜则虚之。《大要》曰：徐而疾则实，疾而徐则虚。言实与虚，若有若无。察后与先，若存若亡。为虚与实，若得若失。虚实之要，九针最妙。补泻之时，以针为之。泻曰：必持内之，放而出之。排阳得针，邪气得泄。按而引针，是谓内温，血不得散，气不得出也。补曰：随之随之，意若妄之。若行若按，如蚊虻止。如留如还，去如弦绝，令左属右，其气故止。外门已闭，中气乃实，必无留血，急取诛之。持针之道，坚者为宝。正指直刺，无针左右。神在秋毫，属意病者。审视血脉者，刺之无殆。方刺之时，必在悬阳，及与两卫。神属勿去，知病存亡。血脉者，在腧横居，视之独澄，切之独坚。

九针之名，各不同形：一曰镵针，长一寸六分。二曰员针，长一寸六分；三曰鍉针，长三寸半；四曰锋针，长一寸六分；五曰铍针，长四寸，广二分半；六曰员利针，长一寸六分；七曰毫针，长三寸六分；八曰长针，长七寸；九曰大针，长四寸。镵针者，头大末锐，去泻阳气。员针者，针如卵形，揩摩分间，不得伤肌肉，以泻分气。鍉针者，锋如黍粟之锐，主按脉勿陷，以致其气。锋针者，刃三隅，以发痼疾。铍针者，末如剑锋，以取大脓。员利针者，大如牦，且员且锐，中身微大，以取暴气。毫针者，尖如蚊虻喙，静以徐往，微以久留之而养，以取痛痹。长针者，锋利身薄，可以取远痹。大针者，尖如梃，其锋微员，以泻机关之水也。九针毕矣。

夫气之在脉也，邪气在上，浊气在中，清气在下。故针陷脉则邪气出，针中脉则浊气出，针太深则邪气反沉，病益。故曰：皮肉筋脉，各有所处，病各有所宜，各不同形，各以任其所宜。无实无虚，损不足而益有余，是谓甚病。病益甚，取五脉者死，取三脉者恇。夺阴者死，夺阳者狂。针害毕矣。刺之而气不至，无问其数。刺之而气至，乃去之，勿复针。针各有所宜，各不同形，各任其所为。刺之要，气至而有效。效之信，若风之吹云，明乎若见苍天。刺之道毕矣。

黄帝曰：愿闻五藏六府所出之处。

岐伯曰：五藏五腧，五五二十五腧；六府六腧，六六三十六腧。经脉十二，络脉十五，凡二十七气，以上下。所出为井，所溜为荥，所注为腧，所行为经，所入为合①。二十七气所行，皆在五腧也。节之交，三百六十五会。知其要者，一言而终。不知其要，流散无穷。所言节者，神气之所游行出入也，非皮肉筋骨也。睹其色，察其目，知其散复。一其形，听其动静，知其邪正。右主推之，左持而御之，气至而去之。凡将用针，必先诊脉，视气之剧易，乃可以治也。五藏之气已绝于内，而用针者反实其外，是谓重竭。重竭必死，其死也静。治之者，辄反其气，取腋与膺。五藏之气已绝于外，而用针者反实其内，是谓逆厥。逆厥则必死，其死也躁。治之者，反取

---

① 入：原作“以”，据医统本改。

四末。刺之害，中而不去，则精泄；害中而去，则致气。精泄则病益甚而恇，致气则生为痈疡。五藏有六府，六府有十二原，十二原出于四关，四关主治五藏。五藏有疾，当取之十二原。十二原者，五藏之所以禀三百六十五节气味也。五藏有疾也，应出十二原。十二原各有所出①，明知其原，睹其应，而知五藏之害矣。阳中之少阴，肺也，其原出于太渊，太渊二。阳中之太阳，心也，其原出于大陵，大陵二。阴中之少阳，肝也，其原出于太冲，太冲二。阴中之至阴，脾也，其原出于太白，太白二。阴中之太阴，肾也，其原出于太溪，太溪二。膏之原，出于鸠尾，鸠尾一。肓之原，出于脖胦，脖胦一。凡此十二原者，主治五藏六府之有疾者也。胀取三阳，飧泄取三阴。今夫五藏之有疾也，譬犹刺也，犹污也，犹结也，犹闭也。刺虽久，犹可拔也；污虽久，犹可雪也；结虽久，犹可解也；闭虽久，犹可决也。或言久疾之不可取者，非其说也。夫善用针者，取其疾也，犹拔刺也，犹雪污也，犹解结也，犹决闭也。疾虽久，犹可毕也。言不可治者，未得其术也。刺诸热者，如以手探汤；刺寒清者，如人不欲行。阴有阳疾者，取之下陵三里，正往无殆，气下乃止，不下复始也。疾高而内者，取之阴之陵泉；疾高而外者，取之阳之陵泉也。

·本输第二·法地

黄帝问于岐伯曰：凡刺之道，必通十二经络之所终始。络脉之所别处，五输之所留，六府之所与合，四时之所出入，五藏之所溜处，阔数之度，浅深之状，高下所至，愿闻其解。

岐伯曰：请言其次也。肺出于少商。少商者，手大指端内侧也，为井木。溜于鱼际。鱼际者，手鱼也，为荥。注于太渊。太渊，鱼后一寸陷者中也，为腧。行于经渠。经渠，寸口中也，动而不居，为经。入于尺泽。尺泽，肘中之动脉也，为合，手太阴经也。

心出于中冲。中冲，手中指之端也，为井木。溜于劳宫。劳宫，掌中中指本节之内间也，为荥。注于大陵。大陵，掌后两骨之间方下者也，为腧。

① 十二原各有所出：原脱“十”字，据医统本、四库本补。

行于间使。间使之道，两筋之间，三寸之中也，有过则至，无过则止，为经。入于曲泽。曲泽，肘内廉下陷者之中也，屈而得之，为合，手少阴也。

肝出于大敦。大敦者，足大指之端及三毛之中也，为井木。溜于行间。行间，足大指间也，为荥。注于太冲。太冲，行间上二寸陷者之中也，为腧。行于中封。中封，内踝之前一寸半陷者之中，使逆则宛，使和则通，摇足而得之，为经。入于曲泉。曲泉，辅骨之下，大筋之上也，屈膝而得之，为合，足厥阴也。

脾出于隐白。隐白者，足大指之端内侧也，为井木。溜于大都。大都，本节之后，下陷者之中也，为荥。注于太白。太白，腕骨之下也，为腧。行于商丘。商丘，内踝之下陷者之中也，为经。入于阴之陵泉。阴之陵泉，辅骨之下陷者之中也，伸而得之，为合，足太阴也。

肾出于涌泉。涌泉者，足心也，为井木。溜于然谷。然谷，然骨之下者也，为荥。注于太溪。太溪，内踝之后，跟骨之上陷中者也，为腧。行于复留。复留，上内踝二寸，动而不休，为经。入于阴谷。阴谷，辅骨之后，大筋之下，小筋之上也，按之应手，屈膝而得之，为合，足少阴经也。

膀胱出于至阴。至阴者，足小指之端也，为井金。溜于通谷。通谷，本节之前外侧也，为荥。注于束骨。束骨，本节之后陷者中也，为腧。过于京骨。京骨，足外侧大骨之下，为原。行于昆仑。昆仑，在外踝之后，跟骨之上，为经。入于委中。委中，腘中央，为合，委而取之，足太阳也。

胆出于窍阴。窍阴者，足小指次指之端也，为井金。溜于侠溪。侠溪，足小指次指之间也，为荥。注于临泣。临泣，上行一寸半陷者中也，为腧。过于丘墟。丘墟，外踝之前下陷者中也，为原。行于阳辅。阳辅，外踝之上，辅骨之前，及绝骨之端也，为经。入于阳之陵泉。阳之陵泉，在膝外陷者中也，为合，伸而得之，足少阳也。

胃出于厉兑。厉兑者，足大指内次指之端也，为井金。溜于内庭。内庭，次指外间也，为荥。注于陷谷。陷谷者，上中指内间上行二寸陷者中也，为腧。过于冲阳。冲阳，足跗上五寸陷者中也，为原，摇足而得之。行于解溪。解溪，上冲阳一寸半陷者中也，为经。入于下陵。下陵，膝下三寸，胻骨外三里也，为合。复下三里三寸，为巨虚上廉，复下上廉三寸，为巨虚下廉也。大肠属上，小肠属下，足阳明胃脉也。大肠、小肠，皆属于胃，是足阳明也。

三焦者，上合手少阳，出于关冲。关冲者，手小指次指之端也，为井金。溜于液门。液门，小指次指之间也，为荥。注于中渚。中渚，本节之后陷者中也，为腧。过于阳池。阳池，在腕上陷者之中也，为原。行于支沟。支沟，上腕三寸，两骨之间陷者中也，为经。入于天井。天井，在肘外大骨之上陷者中也，为合，屈肘乃得之。三焦下腧，在于足大指之前，少阳之后，出于腘中外廉，名曰委阳，是太阳络也，手少阳经也。三焦者，足少阳、太阴（一本作“阳”）之所将，太阳之别也。上踝五寸，别入贯腨肠，出于委阳，并太阳之正，入络膀胱，约下焦。实则闭癃，虚则遗溺。遗溺则补之，闭癃则泻之。

手太阳小肠者，上合于太阳，出于少泽。少泽，小指之端也，为井金。溜于前谷。前谷，在手外廉本节前陷者中也，为荥。注于后溪。后溪者，在手外侧本节之后也，为腧。过于腕骨。腕骨，在手外侧腕骨之前，为原。行于阳谷。阳谷，在锐骨之下陷者中也，为经。入于小海。小海，在肘内大骨之外，去端半寸陷者中也，伸臂而得之，为合，手太阳经也。

大肠，上合手阳明，出于商阳。商阳，大指次指之端也，为井金。溜于本节之前二间，为荥。注于本节之后三间，为腧。过于合谷。合谷，在大指歧骨之间，为原。行于阳溪。阳溪，在两筋间陷者中也，为经。入于曲池，在肘外辅骨陷者中，屈臂而得之，为合，手阳明也。

是谓五藏六府之腧，五五二十五腧，六六三十六腧也。六府皆出足之三阳，上合于手者也。

缺盆之中，任脉也，名曰天突。一次任脉侧之动脉，足阳明也，名曰人迎。二次脉，手阳明也，名曰扶突。三次脉，手太阳也，名曰天窗。四次脉，足少阳也，名曰天容。五次脉，手少阳也，名曰天牖。六次脉，足太阳也，名曰天柱。七次脉，颈中央之脉，督脉也，名曰风府。腋内动脉，手太阴也，名曰天府。腋下三寸，手心主也，名曰天池。

刺上关者，呿不能欠。刺下关者，欠不能呿。刺犊鼻者，屈不能伸。刺两关者，伸不能屈。

足阳明，挟喉之动脉也，其腧在膺中。手阳明，次在其腧外，不至曲颊一寸。手太阳，当曲颊。足少阳，在耳下曲颊之后。手少阳，出耳后，上加完骨之上。足太阳，挟项大筋之中发际。阴尺动脉，在五里，五腧之禁也。

肺合大肠，大肠者，传道之府。心合小肠，小肠者，受盛之府。肝合胆，胆者，中精之府。脾合胃，胃者，五谷之府。肾合膀胱，膀胱者，津液之府也。少阳属肾，肾上连肺，故将两藏。三焦者，中渎之府也，水道出焉，属膀胱，是孤之府也。是六府之所与合者。

春取络脉诸荥大经分肉之间，甚者深取之，间者浅取之。夏取诸腧孙络肌肉皮肤之上。秋取诸合，余如春法。冬取诸井诸腧之分，欲深而留之。此四时之序，气之所处，病之所舍，藏之所宜。转筋者，立而取之，可令遂已。痿厥者，张而刺之，可令立快也。

·小针解第三·法人

所谓易陈者，易言也。难入者，难著于人也。粗守形者，守刺法也。上守神者，守人之血气有余不足，可补泻也。神客者，正邪共会也。神者，正气也。客者，邪气也。在门者，邪循正气之所出入也。未睹其疾者，先知邪正何经之疾也。恶知其原者，先知何经之病所取之处也。刺之微在数迟者，徐疾之意也。粗守关者，守四肢而不知血气正邪之往来也。上守机者，知守气也。机之动，不离其空中者，知气之虚实，用针之徐疾也。空中之机，清净以微者，针以得气，密意守气勿失也。其来不可逢者，气盛不可补也。其往不可追者，气虚不可泻也。不可挂以发者，言气易失也。扣之不发者，言不知补泻之意也①，血气已尽而气不下也。知其往来者，知气之逆顺盛虚也。要与之期者，知气之可取之时也。粗之暗者，冥冥不知气之微密也。妙哉！工独有之者，尽知针意也。往者为逆者，言气之虚而小。小者，逆也。来者为顺者，言形气之平，平者，顺也。明知逆顺，正行无问者，言知所取之处也。迎而夺之者，泻也。追而济之者，补也。

所谓虚则实之者，气口虚而当补之也。满则泄之者，气口盛而当泻之也。宛陈则除之者，去血脉也。邪胜则虚之者，言诸经有盛者，皆泻其邪也。徐而疾则实者，言徐内而疾出也。疾而徐则虚者，言疾内而徐出也。言实与虚若有若无者，言实者有气，虚者无气也。察后与先若亡若存者，言气之虚实，补泻之先后也。察其气之已下与常存也。为虚与实若得若失者，言补者佖然若有得也，泻则恍然若有失也。

---

① 上句“者”，下句“言”，原互倒，据医统本、四库本乙。

夫气之在脉也，邪气在上者，言邪气之中人也高，故邪气在上也。浊气在中者，言水谷皆入于胃，其精气上注于肺，浊溜于肠胃，言寒温不适，饮食不节，而病生于肠胃，故命曰浊气在中也。清气在下者，言清湿地气之中人也，必从足始，故曰清气在下也。针陷脉则邪气出者，取之上。针中脉则浊气出者，取之阳明合也。针太深则邪气反沉者，言浅浮之病，不欲深刺也，深则邪气从之入，故曰反沉也。皮肉筋脉各有所处者，言经络各有所主也。取五脉者死，言病在中，气不足，但用针尽大泻其诸阴之脉也。取三阳之脉者，唯言尽泻三阳之气，令病人恇然不复也。夺阴者死，言取尺之五里五往者也。夺阳者狂，正言也。

睹其色，察其目，知其散复，一其形，听其动静者，言上工知相五色于目，有知调尺寸小大缓急滑涩，以言所病也。知其邪正者，知论虚邪与正邪之风也。右主推之，左持而御之者，言持针而出入也。气至而去之者，言补泻气调而去之也。调气在于终始一者，持心也。节之交三百六十五会者，络脉之渗灌诸节者也。所谓五藏之气已绝于内者，脉口气内绝不至，反取其外之病处与阳经之合，有留针以致阳气，阳气至则内重竭，重竭则死矣。其死也，无气以动，故静。

所谓五藏之气已绝于外者，脉口气外绝不至，反取其四末之输，有留针以致其阴气，阴气至则阳气反入，入则逆，逆则死矣。其死也，阴气有余，故躁。所以察其目者，五藏使五色循明①，循明则声章。声章者，则言声与平生异也。

·邪气藏府病形第四·法时

黄帝问于岐伯曰：邪气之中人也，奈何？岐伯答曰：邪气之中人高也。黄帝曰：高下有度乎？岐伯曰：身半已上者，邪中之也；身半已下者，湿中之也。故曰邪之中人也，无有常。中于阴则溜于府，中于阳则溜于经。黄帝曰：阴之与阳也，异名同类，上下相会，经络之相贯，如环无端。邪之中人，或中于阴，或中于阳，上下左右，无有恒常，其故何也？岐伯曰：诸阳

① 循明：四库本《黄帝内经素问》卷三作“修明”。下同。

之会，皆在于面。中人也，方乘虚时及新用力，若饮食汗出，腠理开而中于邪。中于面则下阳明，中于项则下太阳，中于颊则下少阳，其中于膺背两胁亦中其经。黄帝曰：其中于阴奈何？岐伯答曰：中于阴者，常从臂胻始。夫臂与胻，其阴皮薄，其肉淖泽，故俱受于风，独伤其阴。黄帝曰：此故伤其藏乎？岐伯答曰：身之中于风也，不必动藏。故邪入于阴经，则其藏气实，邪气入而不能客，故还之于府。故中阳则溜于经，中阴则溜于府。黄帝曰：邪之中人藏奈何？岐伯曰：愁忧恐惧则伤心，形寒寒饮则伤肺，以其两寒相感，中外皆伤，故气逆而上行。有所堕坠，恶血留内，若有所大怒，气上而不下，积于胁下，则伤肝。有所击仆，若醉入房，汗出当风，则伤脾。有所用力举重，若入房过度，汗出浴水，则伤肾。黄帝曰：五藏之中风奈何？岐伯曰：阴阳俱感，邪乃得往。黄帝曰：善哉！

黄帝问于岐伯曰：首面与身形也，属骨连筋，同血合于气耳。天寒则裂地凌冰，其卒寒或手足懈惰，然而其面不衣，何也？岐伯答曰：十二经脉，三百六十五络，其血气皆上于面而走空窍。其精阳气上走于目而为睛，其别气走于耳而为听，其宗气上出于鼻而为臭，其浊气出于胃走唇舌而为味。其气之津液皆上薰于面，而皮又厚，其肉坚，故天气甚寒不能胜之也。黄帝曰：邪之中人，其病形何如？岐伯曰：虚邪之中身也，洒淅动形。正邪之中人也微，先见于色，不知于身，若有若无，若亡若存，有形无形，莫知其情。黄帝曰：善哉！

黄帝问于岐伯曰：余闻之，见其色，知其病，命曰明。按其脉，知其病，命曰神。问其病，知其处，命曰工。余愿闻见而知之，按而得之，问而极之，为之奈何？岐伯答曰：夫色脉与尺之相应也，如桴鼓影响之相应也，不得相失也。此亦本末根叶之出候也，故根死则叶枯矣。色脉形肉不得相失也，故知一则为工，知二则为神，知三则神且明矣。黄帝曰：愿卒闻之。岐伯答曰：色青者，其脉弦也；赤者，其脉钩也；黄者，其脉代也；白者，其脉毛；黑者，其脉石。见其色而不得其脉，反得其相胜之脉，则死矣。得其相生之脉，则病已矣。

黄帝问于岐伯曰：五藏之所生，变化之病形何如？岐伯答曰：先定其五色五脉之应，其病乃可别也。黄帝曰：色脉已定，别之奈何？岐伯曰：调其脉之缓、急、小、大、滑、涩，而病变定矣。黄帝曰：调之奈何？岐伯答曰：脉急者，尺之皮肤亦急；脉缓者，尺之皮肤亦缓。脉小者，尺之皮肤亦减而少气；脉大者，尺之皮肤亦贲而起。脉滑者，尺之皮肤亦滑；脉涩者，尺之皮肤亦涩。凡此变者，有微有甚。故善调尺者，不待于寸；善调脉者，不待于色。能参合而行之者，可以为上工，上工十全九；行二者为中工，中工十全七；行一者为下工，下工十全六。

黄帝曰：请问脉之缓、急、小、大、滑、涩之病形何如？

岐伯曰：臣请言五藏之病变也。心脉急甚者为瘛疭；微急为心痛引背，食不下。缓甚为狂笑；微缓为伏梁，在心下，上下行，时唾血。大甚为喉吩。微大为心痹引背，善泪出。小甚为善哕，微小为消瘅。滑甚为善渴；微滑为心疝引脐，小腹鸣。涩甚为喑；微涩为血溢，维厥，耳鸣，颠疾。

肺脉急甚为瘈疾；微急为肺寒热，怠惰，咳唾血，引腰背胸，若鼻息肉不通。缓甚为多汗；微缓为痿瘘，偏风，头以下汗出不可止。大甚为胫肿；微大为肺痹，引胸背，起恶日光。小甚为泄；微小为消瘅。滑甚为息贲上气，微滑为上下出血。涩甚为呕血；微涩为鼠瘘，在颈支腋之间，下不胜其上，其应善酸矣。

肝脉急甚者为恶言；微急为肥气，在胁下若覆杯。缓甚为善呕；微缓为水瘕痹也。大甚为内痈，善呕衄；微大为肝痹，阴缩，咳引小腹。小甚为多饮，微小为消瘅。滑甚为㿉疝，微滑为遗溺。涩甚为溢饮，微涩为瘈挛筋痹。

脾脉急甚为瘈疭；微急为膈中，食饮入而还出，后沃沫。缓甚为痿厥；微缓为风痿，四肢不用，心慧然若无病。大甚为击仆；微大为疝气，腹里大，脓血在肠胃之外。小甚为寒热，微小为消瘅。滑甚为㿉癃，微滑为虫毒蛕蝎腹热。涩甚为肠㿉；微涩为内㿉，多下脓血。

肾脉急甚为骨癫疾；微急为沉厥奔豚，足不收，不得前后。缓甚为折脊；微缓为洞，洞者，食不化，下嗌还出。大甚为阴痿；微大为石水，起脐已下至小腹腄然，上至胃脘，死不治。小甚为洞泄，微小为消瘅。滑甚为癃㿉；微滑为骨痿，坐不能起，起则目无所见。涩甚为大痈，微涩为不月沉痔。

黄帝曰：病之六变者，刺之奈何？岐伯答曰：诸急者多寒，缓者多热。

大者多气少血，小者血气皆少。滑者阳气盛，微有热；涩者多血少气，微有寒。是故刺急者，深内而久留之。刺缓者，浅内而疾发针，以去其热。刺大者，微泻其气，无出其血。刺滑者，疾发针而浅内之，以泻其阳气而去其热。刺涩者，必中其脉，随其逆顺而久留之，必先按而循之。已发针，疾按其痏，无令其血出，以和其脉。诸小者，阴阳形气俱不足，勿取以针，而调以甘药也。

黄帝曰：余闻五藏六府之气，荥、输所入为合，令何道从入，入安连过？愿闻其故。岐伯答曰：此阳脉之别入于内，属于府者也。黄帝曰：荥、输与合，各有名乎？岐伯答曰：荥、输治外经，合治内府。黄帝曰：治内府奈何？岐伯曰：取之于合。黄帝曰：合各有名乎？岐伯答曰：胃合于三里，大肠合入于巨虚上廉，小肠合入于巨虚下廉，三焦合入于委阳，膀胱合入于委中央，胆合入于阳陵泉。黄帝曰：取之奈何？岐伯答曰：取之三里者，低跗。取之巨虚者，举足。取之委阳者，屈伸而索之。委中者，屈而取之。阳陵泉者，正竖膝予之齐，下至委阳之阳取之。取诸外经者，揄申而从之。

黄帝曰：愿闻六府之病。岐伯答曰：面热者，足阳明病。鱼络血者，手阳明病。两跗之上脉竖陷者，足阳明病，此胃脉也。大肠病者，肠中切痛而鸣濯濯，冬日重感于寒即泄，当脐而痛，不能久立。与胃同候，取巨虚上廉。胃病者，腹䐜胀，胃脘当心而痛，上肢两胁，膈咽不通，食饮不下，取之三里也。小肠病者，小腹痛，腰脊控睾而痛，时窘之后，当耳前热，若寒甚，若独肩上热甚，及手小指次指之间热，若脉陷者，此其候也，手太阳病也，取之巨虚下廉。三焦病者，腹气满，小腹尤坚，不得小便，窘急，溢则水留即为胀，候在足太阳之外大络，大络在太阳、少阳之间，亦见于脉，取委阳。膀胱病者，小腹偏肿而痛，以手按之，即欲小便而不得，肩上热，若脉陷及足小指外廉及胫踝后皆热，若脉陷，取委中央。胆病者，善太息，口苦，呕宿汁，心下澹澹，恐人将捕之，嗌中吤吤然，数唾。在足少阳之本末，亦视其脉之陷下者灸之。其寒热者，取阳陵泉。

黄帝曰：刺之有道乎？岐伯答曰：刺此者，必中气穴，无中肉节。中气穴则针染（一作“游”）于巷，中肉节即皮肤痛，补泻反则病益笃。中筋则筋缓，邪气不出，与其真相搏，乱而不去，反还内著。用针不审，以顺为逆也。

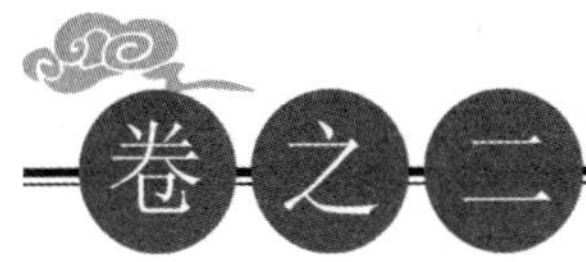

卷之二

·根结第五· 法音

岐伯曰：天地相感，寒暖相移，阴阳之道，孰少孰多？阴道偶，阳道奇。发于春夏，阴气少，阳气多，阴阳不调，何补何泻？发于秋冬，阳气少，阴气多，阴气盛而阳气衰，故茎叶枯槁，湿雨下归，阴阳相移，何泻何补？奇邪离经，不可胜数，不知根结，五藏六府，折关败枢，开阖而走，阴阳大失，不可复取。九针之玄，要在终始。故能知终始，一言而毕。不知终始，针道咸绝。

太阳根于至阴，结于命门。命门者，目也。阳明根于厉兑，结于颡大。颡大者，钳耳也。少阳根于窍阴，结于窗笼。窗笼者，耳中也。太阳为开，阳明为阖，少阳为枢。故开折则肉节渎而暴病起矣，故暴病者，取之太阳，视有余不足。渎者，皮肉宛膲而弱也。阖折则气无所止息而痿疾起矣。故痿疾者，取之阳明，视有余不足。无所止息者，真气稽留，邪气居之也。枢折即骨繇而不安于地，故骨繇者，取之少阳，视有余不足。骨繇者，节缓而不收也。所谓骨繇者，摇故也，当穷其本也。

太阴根于隐白，结于太仓。少阴根于涌泉，结于廉泉。厥阴根于大敦，结于玉英，络于膻中。太阴为开，厥阴为阖，少阴为枢。故开折，则仓廪无所输膈洞。膈洞者，取之太阴，视有余不足。故开折者，气不足而生病也。阖折，即气绝而喜悲。悲者，取之厥阴，视有余不足。枢折则脉有所结而不通，不通者，取之少阴，视有余不足。有结者，皆取之不足。

足太阳根于至阴，溜于京骨，注于昆仑，入于天柱、飞扬也。足少阳根于窍阴，溜于丘墟，注于阳辅，入于天容、光明也。足阳明根于厉兑，溜于冲阳，注于下陵，入于人迎、丰隆也。手太阳根于少泽，溜于阳谷，注于小海，入于天窗、支正也。手少阳根于关冲，溜于阳池，注于支沟，入于天牖、外关也。手阳明根于商阳，溜于合谷，注于阳溪，入于扶突、偏历也。此所谓十二经者，盛络皆当取之。

一日一夜五十营，以营五藏之精，不应数者，名曰狂生。所谓五十营者，五藏皆受气，持其脉口，数其至也。五十动而不一代者，五藏皆受气；四十动一代者，一藏无气。三十动一代者，二藏无气；二十动一代者，三藏无气；十动一代者，四藏无气；不满十动一代者，五藏无气。予之短期，要在终始。所谓五十动而不一代者，以为常也，以知五藏之期。予之短期者，乍数乍疏也。

黄帝曰：逆顺五体者，言人骨节之小大，肉之坚脆，皮之厚薄，血之清浊，气之滑涩，脉之长短，血之多少。经络之数，余已知之矣，此皆布衣匹夫之士也。夫王公大人，血食之君，身体柔脆，肌肉软弱，血气慓悍滑利，其刺之徐疾浅深多少，可得同之乎？岐伯答曰：膏粱菽藿之味，何可同也？气滑即出疾，其气涩则出迟，气悍则针小而入浅，气涩则针大而入深，深则欲留，浅则欲疾。以此观之，刺布衣者，深以留之；刺大人者，微以徐之。此皆因气慓悍滑利也。

黄帝曰：形气之逆顺奈何？岐伯曰：形气不足，病气有余，是邪胜也，急泻之。形气有余，病气不足，急补之。形气不足，病气不足，此阴阳气俱不足也，不可刺之，刺之则重不足，重不足则阴阳俱竭，血气皆尽，五藏空虚，筋骨髓枯，老者绝灭，壮者不复矣。形气有余，病气有余，此谓阴阳俱有余也，急泻其邪，调其虚实。故曰：有余者泻之，不足者补之，此之谓也。故曰：刺不知逆顺，真邪相搏。满而补之，则阴阳四溢，肠胃充郭，肝肺内䐜，阴阳相错。虚而泻之，则经脉空虚，血气竭枯，肠胃㒤辟，皮肤薄著，毛腠夭膲，予之死期。故曰：用针之要，在于知调阴与阳。调阴与阳，精气乃光，合形与气，使神内藏。故曰：上工平气，中工乱脉，下工绝气危生。故曰：下工不可不慎也。必审五藏变化之病，五脉之应，经络之实虚，皮之柔粗，而后取之也。

·寿夭刚柔第六·法律

黄帝问于少师曰：余闻人之生也，有刚有柔，有弱有强，有短有长，有阴有阳，愿闻其方。少师答曰：阴中有阴，阳中有阳，审知阴阳，刺之有方。得病所始，刺之有理，谨度病端，与时相应。内合于五藏六府，外合于筋骨皮肤。是故内有阴阳，外亦有阴阳。在内者，五藏为阴，六府为阳；在外者，筋骨为阴，皮肤为阳。故曰：病在阴之阴者，刺阴之荥、输；病在阳之阳者，刺阳之合。病在阳之阴者，刺阴之经；病在阴之阳者，刺络脉。故曰：病在阳者，命曰风；病在阴者，命曰痹；阴阳俱病①，命曰风痹。病有形而不痛者，阳之类也；无形而痛者，阴之类也。无形而痛者，其阳完而阴伤之也，急治其阴，无攻其阳；有形而不痛者，其阴完而阳伤之也，急治其阳，无攻其阴。阴阳俱动，乍有形，乍无形，加以烦心，命曰阴胜其阳，此谓不表不里，其形不久。

黄帝问于伯高曰：余闻形气病之先后，外内之应奈何？伯高答曰：风寒伤形，忧恐忿怒伤气。气伤藏，乃病藏；寒伤形，乃应形；风伤筋脉，筋脉乃应。此形气外内之相应也。黄帝曰：刺之奈何？伯高答曰：病九日者，三刺而已。病一月者，十刺而已。多少远近，以此衰之。久痹不去身者，视其血络，尽出其血。黄帝曰：外内之病，难易之治奈何？伯高答曰：形先病而未入藏者，刺之半其日；藏先病而形乃应者，刺之倍其日。此月内难易之应也。

黄帝问于伯高曰：余闻形有缓急，气有盛衰，骨有大小，肉有坚脆，皮有厚薄，其以立寿夭奈何？伯高答曰：形与气相任则寿，不相任则夭。皮与肉相果则寿，不相果则夭。血气经络胜形则寿，不胜形则夭。黄帝曰：何谓形之缓急？伯高答曰：形充而皮肤缓者则寿，形充而皮肤急者则夭。形充而脉坚大者顺也，形充而脉小以弱者气衰，衰则危矣。若形充而颧不起者骨

① “阴阳”之前原衍一“病”字，据医统本、四库本删。

小，骨小则夭矣；形充而大肉䐃坚而有分者肉坚，肉坚则寿矣；形充而大肉无分理不坚者肉脆，肉脆则夭矣。此天之生命，所以立形定气而视寿夭者。必明乎此，立形定气，而后以临病人，决死生。黄帝曰：余闻寿夭，无以度之。伯高答曰：墙基卑，高不及其地者，不满三十而死；其有因加疾者，不及二十而死也。黄帝曰：形气之相胜，以立寿夭奈何？伯高答曰：平人而气胜形者寿；病而形肉脱，气胜形者死，形胜气者危矣。

黄帝曰：余闻刺有三变，何谓三变？伯高答曰：有刺营者，有刺卫者，有刺寒痹之留经者。黄帝曰：刺三变者奈何？伯高答曰：刺营者出血，刺卫者出气，刺寒痹者内热。黄帝曰：营卫寒痹之为病奈何？伯高答曰：营之生病也，寒热少气，血上下行；卫之生病也，气痛时来时去，怫忾贲响，风寒客于肠胃之中；寒痹之为病也，留而不去，时痛而皮不仁。黄帝曰：刺寒痹内热奈何？伯高答曰：刺布衣者，以火焠之；刺大人者，以药熨之。黄帝曰：药熨奈何？伯高答曰：用淳酒二十升，蜀椒一升，干姜一斤，桂心一斤，凡四种，皆㕮咀，渍酒中。用绵絮一斤，细白布四丈，并内酒中。置酒马矢煴中，盖封涂，勿使泄。五日五夜，出布绵絮曝干之。干复渍，以尽其汁。每渍必晬其日，乃出干。干，并用滓与绵絮复布，为复巾，长六七尺，为六七巾。则用之生桑炭炙巾，以熨寒痹所刺之处，令热入至于病所。寒复炙巾以熨之，三十遍而止。汗出，以巾拭身，亦三十遍而止。起步内中，无见风。每刺必熨，如此病已矣。此所谓内热也。

·官针第七· 法星

凡刺之要，官针最妙。九针之宜，各有所为，长短大小，各有所施也。不得其用，病弗能移。疾浅针深，内伤良肉①，皮肤为痈；病深针浅，病气不泻，支为大脓。病小针大，气泻太甚，疾必为害；病大针小，气不泄泻，亦复为败。失针之宜，大者泻，小者不移。已言其过，请言其所施。病在皮肤无常处者，取以镵针于病所，肤白勿取。病在分肉间，取以员针于病所。

① 肉：原作“内”，据四库本改。

病在经络痼痹者，取以锋针。病在脉，气少，当补之者，取以鍉针于井荥分输。病为大脓者，取以铍针。病痹气暴发者，取以员利针。病痹气痛而不去者，取以毫针。病在中者，取以长针。病水肿不能通关节者，取以大针。病在五藏固居者，取以锋针，泻于井荥分输，取以四时。

凡刺有九，以应九变。一曰输刺。输刺者，刺诸经荥输藏腧也。二曰远道刺。远道刺者，病在上，取之下，刺府腧也。三曰经刺。经刺者，刺大经之结络经分也。四曰络刺。络刺者，刺小络之血脉也。五曰分刺。分刺者，刺分肉之间也。六曰大泻刺。大泻刺者，刺大脓以铍针也。七曰毛刺。毛刺者，刺浮痹皮肤也。八曰巨刺。巨刺者，左取右，右取左。九曰焠刺。焠刺者，刺燔针则取痹也。凡刺有十二节，以应十二经。一曰偶刺。偶刺者，以手直心若背，直痛所，一刺前，一刺后，以治心痹。刺此者，傍针之也。二曰报刺。报刺者，刺痛无常处也，上下行者，直内无拔针，以左手随病所按之，乃出针，复刺之也。三曰恢刺。恢刺者，直刺傍之，举之前后，恢筋急，以治筋痹也。四曰齐刺。齐刺者，直入一，傍入二，以治寒气小深者。或曰三刺，三刺者，治痹气小深者也。五曰扬刺。扬刺者，正内一，傍内四，而浮之，以治寒气之博大者也。六曰直针刺。直针刺者，引皮乃刺之，以治寒气之浅者也。七曰输刺。输刺者，直入直出，稀发针而深之，以治气盛而热者也。八曰短刺。短刺者，刺骨痹，稍摇而深之，致针骨所，以上下摩骨也。九曰浮刺。浮刺者，傍入而浮之，以治肌急而寒者也。十曰阴刺。阴刺者，左右率刺之，以治寒厥。中寒厥，足踝后少阴也。十一曰傍针刺。傍针刺者，直刺、傍刺各一，以治留痹久居者也。十二曰赞刺。赞刺者，直入直出，数发针而浅之出血，是谓治痈肿也。脉之所居深不见者，刺之微内针而久留之，以致其空脉气也。脉浅者勿刺，按绝其脉乃刺之，无令精出，独出其邪气耳。所谓三刺则谷气出者，先浅刺绝皮，以出阳邪。再刺则阴邪出者，少益深，绝皮致肌肉，未入分肉间也，已入分肉之间，则谷气出。故刺法曰：始刺浅之，以逐邪气而来血气；后刺深之，以致阴气之邪；最后刺极深之，以下谷气。此之谓也。故用针者，不知年之所加，气之盛衰，虚实之所起，不可以为工也。凡刺有五，以应五藏。一曰半刺。半刺者，浅内而疾发针，无针伤肉，如拔毛状，以取皮气，此肺之应也。二曰豹文刺。豹文刺者，左右前后，针之中脉为故，以取经络之血者，此心之应也。三曰关刺。关刺者，直刺左右，尽筋上，以取筋痹，慎无出血，此肝之应也；或曰渊刺，一曰岂刺。四曰合谷刺。合谷刺者，左右鸡足，针于分肉之间，以取肌痹，此脾之应也。五曰输刺。输刺者，直入直出，深内之至骨，以取骨痹，此肾之应也。

·本神第八·法风

黄帝问于岐伯曰：凡刺之法，先必本于神。血、脉、营、气、精、神，此五藏之所藏也。至其淫泆，离藏则精失，魂魄飞扬、志意恍乱、智虑去身者，何因而然乎？天之罪与？人之过乎？何谓德、气、生、精、神、魂、魄、心、意、志、思、智、虑？请问其故。

岐伯答曰：天之在我者德也，地之在我者气也，德流气薄而生者也。故生之来谓之精，两精相搏谓之神，随神往来者谓之魂，并精而出入者谓之魄，所以任物者谓之心，心有所忆谓之意，意之所存谓之志，因志而存变谓之思，因思而远慕谓之虑，因虑而处物谓之智。故智者之养生也，必顺四时而适寒暑，和喜怒而安居处，节阴阳而调刚柔。如是则僻邪不至，长生久视。是故怵惕思虑者则伤神，神伤则恐惧流淫而不止。因悲哀动中者，竭绝而失生，喜乐者神惮散而不藏，愁忧者气闭塞而不行，盛怒者迷惑而不治，恐惧者神荡惮而不收。心怵惕思虑则伤神，神伤则恐惧自失，破䐃脱肉，毛悴色夭，死于冬。脾愁忧而不解则伤意，意伤则悗乱，四肢不举，毛悴色夭，死于春。肝悲哀动中则伤魂，魂伤则狂忘不精，不精则不正，当人阴缩而挛筋，两胁骨不举，毛悴色夭，死于秋。肺喜乐无极则伤魄，魄伤则狂，狂者意不存人，皮革焦，毛悴色夭，死于夏。肾盛怒而不止则伤志，志伤则喜忘其前言，腰脊不可以俯仰屈伸，毛悴色夭，死于季夏。恐惧而不解则伤精，精伤则骨酸痿厥，精时自下。是故五藏主藏精者也，不可伤，伤则失守而阴虚，阴虚则无气，无气则死矣。是故用针者，察观病人之态，以知精神魂魄之存亡得失之意，五者以伤，针不可以治之也。肝藏血，血舍魂。肝气虚则恐，实则怒。脾藏营，营舍意。脾气虚则四肢不用，五藏不安；实则腹胀，经溲不利。心藏脉，脉舍神。心气虚则悲，实则笑不休。肺藏气，气舍魄。肺气虚则鼻塞不利，少气；实则喘喝，胸盈仰息。肾藏精，精舍志。肾气虚则厥，实则胀。五藏不安，必审五藏之病形，以知其气之虚实，谨而调之也。

·终始第九·法野

凡刺之道，毕于终始。明知终始，五藏为纪，阴阳定矣。阴者主藏，阳者主府。阳受气于四末，阴受气于五藏。故泻者迎之，补者随之。知迎知随，气可令和。和气之方，必通阴阳。五藏为阴，六府为阳。传之后世，以血为盟。敬之者昌，慢之者亡。无道行私，必得夭殃。谨奉天道，请言终始。终始者，经脉为纪，持其脉口、人迎，以知阴阳有余不足，平与不平，天道毕矣。所谓平人者不病，不病者，脉口、人迎应四时也，上下相应而俱往来也，六经之脉不结动也，本末之寒温之相守司也，形肉血气必相称也，是谓平人。少气者，脉口、人迎俱少而不称尺寸也。如是者，则阴阳俱不足，补阳则阴竭，泻阴则阳脱。如是者，可将以甘药，不可饮以至剂。如此者，弗灸。不已者，因而泻之，则五藏气坏矣。

人迎一盛，病在足少阳。一盛而躁，病在手少阳。人迎二盛，病在足太阳。二盛而躁，病在手太阳。人迎三盛，病在足阳明。三盛而躁，病在手阳明。人迎四盛，且大且数，名曰溢阳，溢阳为外格。脉口一盛，病在足厥阴。厥阴一盛而躁，在手心主。脉口二盛，病在足少阴。二盛而躁，在手少阴。脉口三盛，病在足太阴。三盛而躁，在手太阴。脉口四盛，且大且数者，名曰溢阴。溢阴为内关，内关不通，死不治。人迎与太阴脉口俱盛四倍以上，命曰关格。关格者，与之短期。人迎一盛，泻足少阳，而补足厥阴。二泻一补，日一取之，必切而验之，疏取之上，气和乃止。人迎二盛，泻足太阳，补足少阴。二泻一补，二日一取之，必切而验之，疏取之上，气和乃止。人迎三盛，泻足阳明而补足太阴，二泻一补，日二取之，必切而验之，疏取之上，气和乃止。脉口一盛，泻足厥阴而补足少阳，二补一泻，日一取之，必切而验之，疏而取上，气和乃止。脉口二盛，泻足少阴而补足太阳，二补一泻，二日一取之，必切而验之，疏取之上，气和乃止。脉口三盛，泻足太阴而补足阳明，二补一泻，日二取之，必切而验之，疏而取之上，气和乃止。所以日二取之者，太阳主胃，大富于谷气，故可日二取之也。人迎与脉口俱盛三倍以上，命曰阴阳俱溢，如是者不开，则血脉闭塞，气无所行，流淫于中，五藏内伤。如此者，因而灸之，则变易而为他病矣。

凡刺之道，气调而止。补阴泻阳，音气益彰，耳目聪明，反此者，血气不行①。所谓气至而有效者，泻则益虚，虚者，脉大如其故而不坚也。坚如其故者，适虽言故，病未去也。补则益实，实者，脉大如其故而益坚也。夫如其故而不坚者，适虽言快，病未去也。故补则实，泻则虚，痛虽不随针，病必衰去。必先通十二经脉之所生病，而后可得传于终始矣。故阴阳不相移，虚实不相倾，取之其经。凡刺之属，三刺至谷气，邪僻妄合，阴阳易居，逆顺相反，沉浮异处，四时不得，稽留淫泆，须针而去。故一刺则阳邪出，再刺则阴邪出，三刺则谷气至，谷气至而止。所谓谷气至者，已补而实，已泻而虚，故以知谷气至也。邪气独去者，阴与阳未能调，而病知愈也。故曰：补则实，泻则虚，痛虽不随针，病必衰去矣。阴盛而阳虚，先补其阳，后泻其阴而和之。阴虚而阳盛，先补其阴，后泻其阳而和之。三脉动于足大指之间，必审其实虚。虚而泻之，是谓重虚，重虚病益甚。凡刺此者，以指按之，脉动而实且疾者疾泻之，虚而徐者则补之。反此者病益甚。其动也，阳明在上，厥阴在中，少阴在下。膺腧中膺，背腧中背，肩膊虚者，取之上。重舌，刺舌柱以铍针也。手屈而不伸者，其病在筋。伸而不屈者，其病在骨。在骨守骨，在筋守筋。补须一方实，深取之，稀按其痏，以极出其邪气。一方虚，浅刺之，以养其脉，疾按其痏，无使邪气得入。邪气来也紧而疾，谷气来也徐而和②。脉实者，深刺之，以泄其气。脉虚者，浅刺之，使精气无得出，以养其脉，独出其邪气。刺诸痛者，其脉皆实。故曰：从腰以上者，手太阴、阳明皆主之。从腰以下者，足太阴、阳明皆主之。病在上者下取之，病在下者高取之，病在头者取之足，病在足者取之腘③。病生于头者头重，生于手者臂重，生于足者足重。治病者，先刺其病所从生者也。春气在毛，夏气在皮肤，秋气在分肉，冬气在筋骨。刺此病者，各以其时为齐。故刺肥人者，以秋冬之齐；刺瘦人者，以春夏之齐。病痛者阴也，痛而以手按之不得者阴也，深刺之。病在上者阳也，病在下者阴也。痒者阳也，浅刺之。病先起阴者，先治其阴而后治其阳；病先起阳者，先治其阳而后治其阴。刺热厥者，留针反为寒；刺寒厥者，留针反为热。刺

---

① 血：四库本作“谓”。

② 谷气：原作“邪气”，据医统本改。

③ 病在足：四库本作“病在腰”。

热厥者，二阴一阳；刺寒厥者，二阳一阴。所谓二阴者，二刺阴也；一阳者，一刺阳也。久病者，邪气入深。刺此病者，深内而久留之，间日而复刺之，必先调其左右，去其血脉，刺道毕矣。

凡刺之法，必察其形气。形肉未脱，少气而脉又躁，躁厥者，必为缪刺之，散气可收，聚气可布。深居静处，占神往来。闭户塞牖，魂魄不散。专意一神，精气之分。毋闻人声，以收其精。必一其神，令志在针。浅而留之，微而浮之，以移其神，气至乃休。男内女外，坚拒勿出，谨守勿内，是谓得气。

凡刺之禁：新内勿刺，新刺勿内。已醉勿刺，已刺勿醉。新怒勿刺，已刺勿怒。新劳勿刺，已刺勿劳。已饱勿刺，已刺勿饱。已饥勿刺，已刺勿饥。已渴勿刺，已刺勿渴。大惊大恐，必定其气乃刺之。乘车来者，卧而休之，如食顷乃刺之。出行来者，坐而休之，如行十里顷乃刺之。凡此十二禁者，其脉乱气散，逆其营卫，经气不次，因而刺之，则阳病入于阴，阴病出为阳，则邪气复生。粗工勿察，是谓伐身。形体淫泆，乃消脑髓，津液不化，脱其五味，是谓失气也。太阳之脉，其终也，戴眼，反折，瘛疭。其色白，绝皮乃绝汗，绝汗则终矣。少阳终者，耳聋，百节尽纵，目系绝，目系绝一日半则死矣。其死也，色青白乃死。阳明终者，口目动作，喜惊妄言，色黄，其上下之经盛而不行则终矣。少阴终者，面黑齿长而垢，腹胀闭塞，上下不通而终矣。厥阴终者，中热嗌干，喜溺心烦，甚则舌卷、卵上缩而终矣。太阴终者，腹胀，闭不得息，气噫善呕，呕则逆，逆则面赤。不逆则上下不通，上下不通则面黑皮毛燋而终矣。

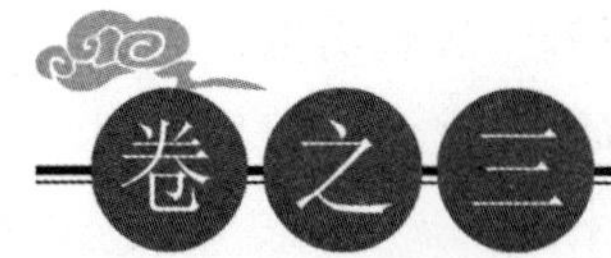

卷之三

·经脉第十·

雷公问于黄帝曰：禁脉之言，凡刺之理，经脉为始，营其所行，制其度量，内次五藏，外别六府，愿尽闻其道。黄帝曰：人始生，先成精，精成而脑髓生。骨为干，脉为营，筋为刚，肉为墙，皮肤坚而毛发长。谷入于胃，脉道以通，血气乃行。

雷公曰：愿卒闻经脉之始生。黄帝曰：经脉者，所以能决死生，处百病，调虚实，不可不通。肺手太阴之脉，起于中焦，下络大肠，还循胃口，上膈属肺，从肺系横出腋下，下循臑内，行少阴心主之前，下肘中，循臂内，上骨下廉，入寸口，上鱼，循鱼际，出大指之端。其支者，从腕后直出次指内廉，出其端。是动则病肺胀满，膨膨而喘咳，缺盆中痛，甚则交两手而瞀，此为臂厥。是主肺所生病者。咳，上气喘渴，烦心胸满，臑臂内前廉痛厥，掌中热。气盛有余，则肩背痛，风寒汗出中风，小便数而欠。气虚则肩背痛寒，少气不足以息，溺色变。为此诸病，盛则泻之，虚则补之，热则疾之，寒则留之，陷下则灸之，不盛不虚，以经取之。盛者寸口大三倍于人迎，虚者则寸口反小于人迎也。

大肠手阳明之脉，起于大指次指之端，循指上廉，出合谷两骨之间，上入两筋之中，循臂上廉，入肘外廉，上臑外前廉，上肩，出髃骨之前廉，上出于柱骨之会上，下入缺盆，络肺下膈，属大肠。其支者，从缺盆上颈贯颊，入下齿中，还出挟口，交人中，左之右，右之左，上挟鼻孔。是动则病齿痛颈肿。是主津液所生病者，目黄，口干，鼽衄，喉痹，肩前臑痛，大指次指痛不用。气有余则当脉所过者热肿，虚则寒栗不复。为此诸病，盛则泻之，虚则补之，热则疾之，寒则留之，陷下则灸之，不盛不虚，以经取之。盛者人迎大三倍于寸口，虚者人迎反小于寸口也。

胃足阳明之脉，起于鼻之交頞中，旁纳（一本作“约”字）太阳之脉，下循鼻外，入上齿中，还出挟口环唇，下交承浆，却循颐后下廉，出大迎，循颊车，上耳前，过客主人，循发际，至额颅。其支者，从大迎前下人迎，循喉咙，入缺盆，下膈，属胃络脾。其直者，从缺盆下乳内廉，下挟脐，入气街中。其支者，起于胃口，下循腹里，下至气街中而合，以下髀关，抵伏兔，下膝膑中，下循胫外廉，下足跗，入中指内间。其支者，下廉三寸而别，下入中指外间。其支者，别跗上，入大指间，出其端。是动则病洒洒振寒，善呻，数欠，颜黑，病至则恶人与火，闻木声则惕然而惊，心欲动，独闭户塞牖而处，甚则欲上高而歌，弃衣而走，贲响腹胀，是为骭厥。是主血所生病者，狂疟，温淫汗出，鼽衄，口喎，唇胗，颈肿，喉痹，大腹水肿，膝膑肿痛，循膺、乳、气街、股、伏兔、骭外廉、足跗上皆痛，中指不用。气盛则身以前皆热，其有余于胃，则消谷善饥，溺色黄。气不足则身以前皆寒栗，胃中寒则胀满。为此诸病，盛则泻之，虚则补之，热则疾之，寒则留之，陷下则灸之，不盛不虚，以经取之。盛者人迎大三倍于寸口，虚者人迎反小于寸口也。

脾足太阴之脉，起于大指之端，循指内侧白肉际，过核骨后，上内踝前廉，上踹内，循胫骨后，交出厥阴之前，上膝股内前廉，入腹属脾络胃，上膈，挟咽，连舌本，散舌下。其支者，复从胃，别上膈，注心中。是动则病舌本强，食则呕，胃脘痛，腹胀，善噫，得后与气，则快然如衰，身体皆重。是主脾所生病者，舌本痛，体不能动摇，食不下，烦心，心下急痛，溏，瘕，泄，水闭，黄疸，不能卧，强立，股膝内肿厥，足大指不用。为此诸病，盛则泻之，虚则补之，热则疾之，寒则留之，陷下则灸之，不盛不虚，以经取之。盛者寸口大三倍于人迎，虚者寸口反小于人迎也。

心手少阴之脉，起于心中，出属心系，下膈络小肠。其支者，从心系上挟咽，系目系。其直者，复从心系却上肺，下出腋下，下循臑内后廉，行太阴心主之后，下肘内，循臂内后廉，抵掌后锐骨之端，入掌内后廉，循小指之内出其端。是动则病嗌干心痛，渴而欲饮，是为臂厥。是主心所生病者，目黄，胁痛，臑臂内后廉痛厥，掌中热痛。为此诸病，盛则泻之，虚则补之，热则疾之，寒则留之，陷下则灸之，不盛不虚，以经取之。盛者寸口大再倍于人迎，虚者寸口反小于人迎也。

小肠手太阳之脉，起于小指之端，循手外侧上腕，出踝中，直上循臂骨下廉，出肘内侧两筋之间，上循臑外后廉，出肩解，绕肩胛，交肩上，入缺盆，络心，循咽，下膈，抵胃属小肠。其支者，从缺盆循颈上颊，至目锐眦，却入耳中。其支者，别颊上䪼抵鼻，至目内眦，斜络于颧。是动则病嗌痛颔肿，不可以顾，肩似拔，臑似折。是主液所生病者，耳聋，目黄，颊肿，颈、颔、肩、臑、肘、臂外后廉痛。为此诸病，盛则泻之，虚则补之，热则疾之，寒则留之，陷下则灸之，不盛不虚，以经取之。盛者人迎大再倍于寸口，虚者人迎反小于寸口也。

膀胱足太阳之脉，起于目内眦，上额，交巅。其支者，从巅至耳上角[①]。其直者，从巅入络脑，还出别下项，循肩髆内，挟脊，抵腰中，入循膂，络肾属膀胱。其支者，从腰中下挟脊贯臀，入腘中。其支者，从髆内左右，别下贯胛，挟脊内，过髀枢，循髀外，从后廉下合腘中，以下贯踹内，出外踝之后，循京骨，至小指外侧。是动则病冲头痛，目似脱，项如拔，脊痛，腰似折，髀不可以曲，腘如结，踹如裂，是为踝厥。是主筋所生病者，痔、疟、狂、癫疾、头囟项痛，目黄，泪出，鼽衄，项、背、腰、尻、腘、踹、脚皆痛，小指不用。为此诸病，盛则泻之，虚则补之，热则疾之，寒则留之，陷下则灸之，不盛不虚，以经取之。盛者人迎大再倍于寸口，虚者人迎反小于寸口也。

肾足少阴之脉，起于小指之下，邪走足心，出于然谷之下，循内踝之后，别入跟中，以上踹内，出腘内廉，上股内后廉，贯脊，属肾络膀胱。其直者，从肾上贯肝膈，入肺中，循喉咙，挟舌本。其支者，从肺出络心，注胸中。是动则病饥不欲食，面如漆柴，咳唾则有血，喝喝而喘，坐而欲起，目𥆨𥆨如无所见，心如悬若饥状，气不足则善恐，心惕惕如人将捕之，是为骨厥。是主肾所生病者，口热舌干，咽肿上气，嗌干及痛，烦心，心痛，黄疸，肠澼，脊股内后廉痛，痿厥，嗜卧，足下热而痛。为此诸病，盛则泻之，虚则补之，热则疾之，寒则留之，陷下则灸之，不盛不虚，以经取之。灸则强食生肉，缓带披发，大杖重履而步。盛者寸口大再倍于人迎，虚者寸口反小于人迎也。

---

① 耳上角：原作“耳上循”，据医统本及四库本改。

心主手厥阴心包络之脉，起于胸中，出属心包络，下膈，历络三膲。其支者，循胸出胁，下腋三寸，上抵腋，下循臑内，行太阴少阴之间，入肘中，下臂，行两筋之间，入掌中，循中指出其端。其支者，别掌中，循小指次指出其端。是动则病手心热，臂肘挛急，腋肿。甚则胸胁支满，心中憺憺大动，面赤目黄，喜笑不休。是主脉所生病者，烦心，心痛，掌中热。为此诸病，盛则泻之，虚则补之，热则疾之，寒则留之，陷下则灸之，不盛不虚，以经取之。盛者寸口大一倍于人迎，虚者寸口反小于人迎也。

三焦手少阳之脉，起于小指次指之端，上出两指之间，循手表腕，出臂外两骨之间，上贯肘，循臑外，上肩，而交出足少阳之后，入缺盆，布膻中，散落心包，下膈，循属三焦。其支者，从膻中上出缺盆，上项，系耳后直上，出耳上角，以屈下颊至䪼。其支者，从耳后入耳中，出走耳前，过客主人前，交颊，至目锐眦。是动则病耳聋，浑浑焞焞，嗌肿喉痹。是主气所生病者，汗出，目锐眦痛，颊痛，耳后、肩、臑、肘、臂外皆痛，小指次指不用。为此诸病，盛则泻之，虚则补之，热则疾之，寒则留之，陷下则灸之，不盛不虚，以经取之。盛者人迎大一倍于寸口，虚者人迎反小于寸口也。

胆足少阳之脉，起于目锐眦，上抵头角，下耳后，循颈行手少阳之前，至肩上，却交出手少阳之后，入缺盆。其支者，从耳后入耳中，出走耳前，至目锐眦后。其支者，别锐眦，下大迎，合于手少阳，抵于䪼，下加颊车，下颈，合缺盆，以下胸中，贯膈，络肝属胆，循胁里，出气街，绕毛际，横入髀厌中。其直者，从缺盆下腋，循胸过季胁，下合髀厌中，以下循髀阳，出膝外廉，下外辅骨之前，直下抵绝骨之端，下出外踝之前，循足跗上，入小指次指之间。其支者，别跗上，入大指之间，循大指歧骨内出其端，还贯爪甲，出三毛。是动则病口苦，善太息，心胁痛，不能转侧，甚则面微有尘，体无膏泽，足外反热，是为阳厥。是主骨所生病者，头痛颔痛，目锐眦痛，缺盆中肿痛，腋下肿，马刀侠瘿，汗出振寒，疟，胸、胁、肋、髀、膝外至胫绝骨外髁前及诸节皆痛，小指次指不用。为此诸病，盛则泻之，虚则补之，热则疾之，寒则留之，陷下则灸之，不盛不虚，以经取之。盛者人迎大一倍于寸口，虚者人迎反小于寸口也。

肝足厥阴之脉，起于大指丛毛之际，上循足跗上廉，去内踝一寸，上踝八寸，交出太阴之后，上腘内廉，循股阴，入毛中，过阴器，抵小腹，挟胃，属肝络胆，上贯膈，布胁肋，循喉咙之后，上入颃颡，连目系，上出额，与督脉会于巅。其支者，从目系下颊里，环唇内。其支者，复从肝别贯膈，上注肺。是动则病腰痛不可俯仰，丈夫㿉疝，妇人少腹肿，甚则嗌干，面尘脱色。是肝所生病者，胸满，呕逆，飧泄，狐疝，遗溺，闭癃。为此诸病，盛则泻之，虚则补之，热则疾之，寒则留之，陷下则灸之，不盛不虚，以经取之。盛者寸口大一倍于人迎，虚者寸口反小于人迎也。

手太阴气绝，则皮毛焦。太阴者，行气温于皮毛者也。故气不荣则皮毛焦，皮毛焦则津液去皮节，津液去皮节者则爪枯毛折，毛折者则毛先死。丙笃丁死，火胜金也。手少阴气绝，则脉不通，脉不通则血不流，血不流则髦色不泽。故其面黑如漆柴者，血先死。壬笃癸死，水胜火也。足太阴气绝者，则脉不荣肌肉。唇舌者，肌肉之本也，脉不荣则肌肉软，肌肉软则舌萎人中满，人中满则唇反。唇反者，肉先死。甲笃乙死，木胜土也。足少阴气绝，则骨枯。少阴者冬脉也，伏行而濡骨髓者也。故骨不濡，则肉不能著也，骨肉不相亲则肉软却，肉软却故齿长而垢，发无泽。发无泽者，骨先死。戊笃已死，土胜水也。足厥阴气绝，则筋绝。厥阴者肝脉也，肝者筋之合也。筋者聚于阴器，而脉络于舌本也。故脉弗荣则筋急，筋急则引舌与卵，故唇青、舌卷、卵缩，则筋先死。庚笃辛死，金胜木也。

五阴气俱绝，则目系转，转则目运，目运者为志先死，志先死则远一日半死矣。六阳气绝，则阴与阳相离，离则腠理发泄，绝汗乃出。故旦占夕死，夕占旦死。经脉十二者，伏行分肉之间，深而不见。其常见者，足太阴过于外踝之上，无所隐故也。诸脉之浮而常见者，皆络脉也。六经络手阳明，少阳之大络，起于五指间，上合肘中。饮酒者，卫气先行皮肤，先充络脉，络脉先盛。故卫气已平，营气乃满，而经脉大盛。脉之卒然动者，皆邪气居之，留于本末。不动则热，不坚则陷且空，不与众同，是以知其何脉之动也。

雷公曰：何以知经脉之与络脉异也？黄帝曰：经脉者，常不可见也，其虚实也，以气口知之。脉之见者，皆络脉也。雷公曰：细子无以明其然也。黄帝曰：诸络脉皆不能经大节之间，必行绝道而出入，复合于皮中，其会皆见于外。故诸刺络脉者，必刺其结上，甚血者虽无结，急取之以泻其邪而出其血，留之发为痹也。凡诊络脉，脉色青则寒且痛，赤则有热。胃中寒，手鱼之络多青矣。胃中有热，鱼际络赤。其暴黑者，留久痹也。其有赤有黑有青者，寒热气也。其青短者，少气也。凡刺寒热者，皆多血络，必间日而一取之，血尽而止，乃调其虚实。其小而短者少气，甚者泻之则闷，闷甚则仆，不得言，闷则急坐之也。

手太阴之别，名曰列缺，起于腕上分间，并太阴之经直入掌中，散入于鱼际。其病实则手锐掌热，虚则欠㰦，小便遗数，取之去腕半寸，别走阳明也。手少阴之别，名曰通里。去腕一寸半，别而上行，循经入于心中，系舌本，属目系，其实则支膈，虚则不能言。取之掌后一寸，别走太阳也。手心主之别，名曰内关，去腕二寸，出于两筋之间，循经以上系于心，包络心系。实则心痛，虚则为头强，取之两筋间也。手太阳之别，名曰支正，上腕五寸，内注少阴。其别者，上走肘，络肩髃。实则节弛肘废，虚则生疣，小者如指痂疥，取之所别也。手阳明之别，名曰偏历，去腕三寸，别入太阴。其别者，上循臂，乘肩髃，上曲颊偏齿。其别者，入耳合于宗脉。实则龋聋，虚则齿寒痹隔，取之所别也。手少阳之别，名曰外关，去腕二寸，外绕臂，注胸中，合心主。病实则肘挛，虚则不收，取之所别也。足太阳之别，名曰飞阳，去踝七寸，别走少阴。实则鼽窒，头背痛。虚则鼽衄，取之所别也。足少阳之别，名曰光明，去踝五寸，别走厥阴，下络足跗。实则厥，虚则痿躄，坐不能起，取之所别也。足阳明之别，名曰丰隆，去踝八寸，别走太阴。其别者，循胫骨外廉，上络头项，合诸经之气，下络喉嗌。其病气逆则喉痹瘁喑，实则狂巅，虚则足不收，胫枯，取之所别也。足太阴之别，名曰公孙，去本节之后一寸，别走阳明。其别者，入络肠胃。厥气上逆则霍乱，实则肠中切痛，虚则鼓胀，取之所别也。足少阴之别，名曰大钟，当踝后绕跟，别走太阳。其别者，并经上走于心包，下外贯腰脊。其病气逆则烦闷，实则闭癃，虚则腰痛，取之所别者也。足厥阴之别，名曰蠡沟，去内踝五寸，别走少阳。其别者，径胫上睾，结于茎。其病气逆则睾肿卒疝，实则挺长，虚则暴痒，取之所别也。任脉之别，名曰尾翳，下鸠尾，散于腹。实则腹皮痛，虚则痒搔，取之所别也。督脉之别，名曰长强，挟膂上项，散头上，下当肩胛左右，别走太阳，入贯膂。实则脊强，虚则头重，高摇之，挟脊之有过者，取之所别也。脾之大络，名曰大包，出渊腋下三寸，布胸胁。实则身尽痛，虚则百节尽皆纵。此脉若罗络之血者，皆取之脾之大络脉也。凡此十五络者，实则必见，虚则必下，视之不见，求之上下。人经不同，络脉异所别也。

·经别第十一·

黄帝问于岐伯曰：余闻人之合于天道也，内有五藏，以应五音、五色、五时、五味、五位也。外有六府，以应六律。六律建阴阳诸经而合之十二月、十二辰、十二节、十二经水、十二时、十二经脉者，此五藏六府之所以应天道。夫十二经脉者，人之所以生，病之所以成，人之所以治，病之所以起。学之所始，工之所止也；粗之所易，上之所难也。请问其离合出入奈何？

岐伯稽首再拜曰：明乎哉问也！此粗之所过、上之所息也，请卒言之。足太阳之正，别入于腘中，其一道下尻五寸，别入于肛，属于膀胱，散之肾，循膂，当心入散。直者，从膂上出于项，复属于太阳，此为一经也。足少阴之正，至腘中，别走太阳而合，上至肾，当十四顀，出属带脉。直者，系舌本，复出于项，合于太阳。此为一合。成以诸阴之别，皆为正也。足少阳之正，绕髀，入毛际，合于厥阴。别者，入季胁之间，循胸里，属胆，散之上肝贯心，以上挟咽，出颐颔中，散于面，系目系，合少阳于外眦也。足厥阴之正，别跗上，上至毛际，合于少阳，与别俱行。此为二合也。足阳明之正，上至髀，入于腹里，属胃，散之脾，上通于心，上循咽出于口，上頞䪼，还系目系，合于阳明也。足太阴之正，上至髀，合于阳明，与别俱行，上结于咽，贯舌中。此为三合也。手太阳之正，指地，别于肩解，入腋走心，系小肠也。手少阴之正，别入于渊腋两筋之间，属于心，上走喉咙，出于面，合目内眦。此为四合也。手少阳之正，指天，别于巅，入缺盆，下走三焦，散于胸中也。手心主之正，别下渊腋三寸，入胸中，别属三焦，出循喉咙，出耳后，合少阳完骨之下。此为五合也。手阳明之正，从手循膺乳，别于肩髃，入柱骨，下走大肠，属于肺。上循喉咙，出缺盆，合于阳明也。手太阴之正，别入渊腋少阴之前，入走肺，散之太阳，上出缺盆，循喉咙，复合阳明。此六合也。

·经水第十二·

黄帝问于岐伯曰：经脉十二者，外合于十二经水，而内属于五藏六府。夫十二经水者，其有大小、深浅、广狭、远近各不同①，五藏六府之高下、小大、受谷之多少亦不等，相应奈何？夫经水者，受水而行之；五藏者，合神气魂魄而藏之；六府者，受谷而行之，受气而扬之；经脉者，受血而营之。合而以治奈何？刺之深浅，灸之壮数，可得闻乎？岐伯答曰：善哉问也！天至高，不可度；地至广，不可量，此之谓也。且夫人生于天地之间，六合之内，此天之高、地之广也，非人力之所能度量而至也。若夫八尺之士，皮肉在此，外可度量切循而得之，其死可解剖而视之，其藏之坚脆，府之大小，谷之多少，脉之长短，血之清浊，气之多少，十二经之多血少气，与其少血多气，与其皆多血气，与其皆少血气，皆有大数。其治以针艾，各调其经气，固其常有合乎！

黄帝曰：余闻之，快于耳，不解于心，愿卒闻之。岐伯答曰：此人之所以参天地而应阴阳也，不可不察。足太阳外合清水，内属膀胱，而通水道焉。足少阳外合于渭水，内属于胆。足阳明外合于海水，内属于胃。足太阴外合于湖水，内属于脾。足少阴外合于汝水，内属于肾。足厥阴外合于渑水，内属于肝。手太阳外合淮水，内属小肠，而水道出焉。手少阳外合于漯水，内属于三焦。手阳明外合于江水，内属于大肠。手太阴外合于河水，内属于肺。手少阴外合于济水，内属于心。手心主外合于漳水，内属于心包。凡此五藏六府十二经水者，外有源泉而内有所禀，此皆内外相贯，如环无端，人经亦然。故天为阳，地为阴，腰以上为天，腰以下为地。故海以北者为阴，湖以北者为阴中之阴，漳以南者为阳，河以北至漳者为阳中之阴，漯以南至江者为阳中之太阳，此一隅之阴阳也，所以人与天地相参也。

黄帝曰：夫经水之应经脉也，其远近浅深，水血之多少各不同，合而以

---

① 各不同：原作“各不固”，据医统本及四库本改。

刺之奈何？岐伯答曰：足阳明，五藏六府之海也。其脉大血多，气盛热壮，刺此者不深弗散、不留不泻也。足阳明刺深六分，留十呼。足太阳深五分，留七呼。足少阳深四分，留五呼。足太阴深三分，留四呼。足少阴深二分，留三呼。足厥阴深一分，留二呼。手之阴阳，其受气之道近，其气之来疾，其刺深者皆无过二分，其留皆无过一呼。其少长、大小、肥瘦，以心撩之，命曰法天之常。灸之亦然。灸而过此者，得恶火则骨枯脉涩；刺而过此者，则脱气。

黄帝曰：夫经脉之小大、血之多少、肤之厚薄、肉之坚脆及䐃之大小，可为量度乎？岐伯答曰：其可为度量者，取其中度也，不甚脱肉而血气不衰也。若失度之人，痟瘦而形肉脱者，恶可以度量刺乎？审、切、循、扪、按，视其寒温盛衰而调之，是谓因适而为之真也。

卷之四

·经筋第十三·

足太阳之筋，起于足小指，上结于踝，邪上结于膝，其下循足外踝，结于踵，上循跟，结于腘；其别者，结于踹外，上腘中内廉，与腘中并上结于臀，上挟脊上项。其支者，别入结于舌本。其直者，结于枕骨，上头下颜，结于鼻。其支者，为目上网，下结于烦。其支者，从腋后外廉，结于肩髃。其支者，入腋下，上出缺盆，上结于完骨。其支者，出缺盆，邪上出于烦。其病小指支，跟肿痛，腘挛，脊反折，项筋急，肩不举，腋支，缺盆中纽痛，不可左右摇。治在燔针劫刺，以知为数，以痛为输，名曰仲春痹也。

足少阳之筋，起于小指次指，上结外踝，上循胫外廉，结于膝外廉。其支者，别起外辅骨，上走髀，前者结于伏兔之上，后者结于尻。其直者，上乘胁季胁，上走腋前廉，系于膺乳，结于缺盆。直者，上出腋，贯缺盆，出太阳之前，循耳后，上额角，交巅上，下走颔，上结于烦。支者，结于目眦为外维。其病小指次指支转筋，引膝外转筋，膝不可屈伸，腘筋急，前引髀，后引尻，即上乘胁季胁痛，上引缺盆膺乳颈，维筋急，从左之右，右目不开，上过右角，并蹻脉而行，左络于右，故伤左角，右足不用，命曰维筋相交。治在燔针劫刺，以知为数，以痛为输，名曰孟春痹也。

足阳明之筋，起于中三指，结于跗上，邪外上加于辅骨，上结于膝外廉，直上结于髀枢，上循胁，属脊。其直者，上循骭，结于膝。其支者，结于外辅骨，合少阳。其直者，上循伏兔，上结于髀，聚于阴器，上腹而布，至缺盆而结，上颈，上挟口，合于頄，下结于鼻，上合于太阳，太阳为目上网，阳明为目下网。其支者，从颊结于耳前。其病足中指支，胫转筋，脚跳坚，伏兔转筋，髀前肿，㿗疝，腹筋急，引缺盆及颊，卒口僻，急者目不合，热则筋纵，目不开。颊筋有寒则急引颊移口，有热则筋弛纵缓，不胜收故僻，治之以马膏，膏其急者，以白酒和桂，以涂其缓者，以桑钩钩之，即以生桑灰置之坎中，高下以坐等。以膏熨急颊，且饮美酒，啖美炙肉，不饮酒者，自强也，为之三拊而已。治在燔针劫刺，以知为数，以痛为输，名曰季春痹也。

足太阴之筋，起于大指之端内侧，上结于内踝。其直者，络于膝内辅骨，上循阴股，结于髀，聚于阴器，上腹，结于脐，循腹里，结于肋，散于胸中。其内者，著于脊。其病足大指支，内踝痛，转筋痛，膝内辅骨痛，阴股引髀而痛，阴器纽痛，下引脐两胁痛，引膺中脊内痛。治在燔针劫刺，以知为数，以痛为输，命曰孟秋痹也。

足少阴之筋，起于小指之下，并足太阴之筋，邪走内踝之下，结于踵，与太阳之筋合，而上结于内辅之下，并太阴之筋而上循阴股，结于阴器，循脊内挟膂，上至项，结于枕骨，与足太阳之筋合。其病足下转筋，及所过而结者皆痛及转筋。病在此者，主痫瘛及痉，在外者不能俯，在内者不能仰。故阳病者腰反折不能俯，阴病者不能仰。治在燔针劫刺，以知为数，以痛为输，在内者熨引饮药。此筋折纽，纽发数甚者，死不治，名曰仲秋痹也。

足厥阴之筋，起于大指之上，上结于内踝之前，上循胫，上结内辅之下，上循阴股，结于阴器，络诸筋。其病足大指支，内踝之前痛，内辅痛，阴股痛转筋，阴器不用，伤于内则不起，伤于寒则阴缩入，伤于热则纵挺不收。治在行水清阴气。其病转筋者，治在燔针劫刺，以知为数，以痛为输，命曰季秋痹也。

手太阳之筋，起于小指之上，结于腕，上循臂内廉，结于肘内锐骨之后，弹之应小指之上，入结于腋下。其支者，后走腋后廉，上绕肩胛，循胫出走太阳之前，结于耳后完骨。其支者，入耳中。直者，出耳上，下结于颔，上属目外眦。其病小指支、肘内锐骨后廉痛，循臂阴入腋下，腋下痛，腋后廉痛，绕肩胛引颈而痛，应耳中鸣痛，引颔目瞑，良久乃得视，颈筋急则为筋瘘颈肿。寒热在颈者，治在燔针劫刺之，以知为数，以痛为输，其为肿者，复而锐之。本支者，上曲牙，循耳前，属目外眦，上颔，结于角。其痛当所过者支转筋。治在燔针劫刺，以知为数，以痛为输，名曰仲夏痹也。

手少阳之筋，起于小指次指之端，结于腕，中循臂，结于肘，上绕臑外廉，上肩走颈，合手太阳。其支者，当曲颊入系舌本。其支者，上曲牙，循耳前，属目外眦，上乘颔，结于角。其病当所过者即支转筋，舌卷。治在燔针劫刺，以知为数，以痛为输，名曰季夏痹也。

手阳明之筋，起于大指次指之端，结于腕，上循臂，上结于肘外，上臑，结于髃。其支者，绕肩胛，挟脊。直者，从肩髃上颈。其支者，上颊，结于頄。直者，上出手太阳之前，上左角，络头，下右颔。其病当所过者支痛及转筋，肩不举颈，不可左右视。治在燔针劫刺，以知为数，以痛为输，名曰孟夏痹也。

手太阴之筋，起于大指之上，循指上行，结于鱼后，行寸口外侧，上循臂，结肘中，上臑内廉，入腋下，出缺盆，结肩前髃，上结缺盆，下结胸里，散贯贲，合贲下，抵季胁。其病当所过者支转筋，痛甚成息贲，胁急吐血。治在燔针劫刺，以知为数，以痛为输，名曰仲冬痹也。

手心主之筋，起于中指，与太阴之筋并行，结于肘内廉，上臂阴，结腋下，下散前后挟胁。其支者，入腋，散胸中，结于臂。其病当所过者支转筋，前及胸痛息贲。治在燔针劫刺，以知为数，以痛为输，名曰孟冬痹也。

手少阴之筋，起于小指之内侧，结于锐骨，上结肘内廉，上入腋，交太阴，挟乳里，结于胸中，循臂，下系于脐。其病内急，心承伏梁，下为肘网。其病当所过者支转筋，筋痛。治在燔针劫刺，以知为数，以痛为输。其成伏梁唾血脓者，死不治。经筋之病，寒则反折筋急，热则筋弛纵不收，阴痿不用。阳急则反折，阴急则俯不伸。焠刺者，刺寒急也，热则筋纵不收，无用燔针，名曰季冬痹也。

足之阳明，手之太阳，筋急则口目为噼，眦急不能卒视，治皆如上方也。

·骨度第十四·

黄帝问于伯高曰：脉度言经脉之长短，何以立之？伯高曰：先度其骨节之大小、广狭、长短，而脉度定矣。

黄帝曰：愿闻众人之度，人长七尺五寸者，其骨节之大小长短各几何？伯高曰：头之大骨围二尺六寸，胸围四尺五寸，腰围四尺二寸。发所覆者，颅至项尺二寸，发以下至颐长一尺，君子终折。结喉以下至缺盆中长四寸，缺盆以下至髑骬长九寸，过则肺大，不满则肺小。髑骬以下至天枢长八寸，过则胃大，不及则胃小。天枢以下至横骨长六寸半，过则回肠广长，不满则狭短。横骨长六寸半，横骨上廉以下至内辅之上廉长一尺八寸，内辅之上廉以下至下廉长三寸半，内辅下廉下至内踝长一尺三寸，内踝以下至地长三寸，膝腘以下至跗属长一尺六寸，跗属以下至地长三寸。故骨围大则太过，小则不及。角以下至柱骨长一尺，行腋中不见者长四寸，腋以下至季胁长一尺二寸，季胁以下至髀枢长六寸，髀枢以下至膝中长一尺九寸，膝以下至外踝长一尺六寸，外踝以下至京骨长三寸，京骨以下至地长一寸。耳后当完骨者广九寸，耳前当耳门者广一尺三寸，两颧之间相去七寸，两乳之间广九寸半，两髀之间广六寸半。足长一尺二寸，广四寸半。肩至肘长一尺七寸，肘至腕长一尺二寸半，腕至中指本节长四寸，本节至其末长四寸半。项发以下至背骨长二寸半，膂骨以下至尾骶二十一节长三尺，上节长一寸四分分之一，奇分在下，故上七节至于膂骨九寸八分分之七。此众人骨之度也，所以立经脉之长短也。是故视其经脉之在于身也，其见浮而坚、其见明而大者多血，细而沉者多气也。

·五十营第十五·

黄帝曰：余愿闻五十营奈何？岐伯答曰：天周二十八宿，宿三十六分。人气行一周，千八分。日行二十八宿，人经脉上下、左右、前后二十八脉，周身十六丈二尺，以应二十八宿，漏水下百刻，以分昼夜。故人一呼，脉再动，气行三寸；一吸，脉亦再动，气行三寸。呼吸定息，气行六寸。十息，气行六尺，日行二分。二百七十息，气行十六丈二尺，气行交通于中，一周于身，下水二刻，日行二十五分；五百四十息，气行再周于身，下水四刻，日行四十分。二千七百息，气行十周于身，下水二十刻，日行五宿二十分；一万三千五百息，气行五十营于身，水下百刻，日行二十八宿，漏水皆尽，脉终矣。所谓交通者，并行一数也。故五十营备，得尽天地之寿矣，凡行八百一十丈也。

·营气第十六·

黄帝曰：营气之道，内谷为宝。谷入于胃，乃传之肺。流溢于中，布散于外。精专者行于经隧，常营无已，终而复始，是谓天地之纪。故气从太阴出，注手阳明，上行注足阳明，下行至跗上，注大指间，与太阴合，上行抵髀。从脾注心中，循手少阴，出腋下臂，注小指，合手太阳。上行乘腋，出䪼内，注目内眦，上巅下项，合足太阳。循脊下尻，下行注小指之端，循足心，注足少阴，上行注肾，从肾注心，外散于胸中。循心主脉，出腋下臂，出两筋之间，入掌中，出中指之端，还注小指次指之端，合手少阳。上行注膻中，散于三焦，从三焦注胆，出胁注足少阳。下行至跗上，复从跗注大指间，合足厥阴，上行至肝，从肝上注肺，上循喉咙，入颃颡之窍，究于畜门。其支别者，上额循巅，下项中，循脊入骶，是督脉也。络阴器，上过毛中，入脐中，上循腹里，入缺盆，下注肺中，复出太阴。此营气之所行也，逆顺之常也。

·脉度第十七·

黄帝曰：愿闻脉度。岐伯答曰：手之六阳，从手至头，长五尺，五六三丈。手之六阴，从手至胸中，三尺五寸，三六一丈八尺，五六三尺，合二丈一尺。足之六阳，从足上至头，八尺，六八四丈八尺。足之六阴，从足至胸中，六尺五寸，六六三丈六尺，五六三尺，合三丈九尺。蹻脉从足至目，七尺五寸，二七一丈四尺，二五一尺，合一丈五尺。督脉、任脉各四尺五寸，二四八尺，二五一尺，合九尺。凡都合一十六丈二尺，此气之大经隧也。经脉为里，支而横者为络，络之别者为孙。盛而血者疾诛之，盛者泻之，虚者饮药以补之。五藏常内阅于上七窍也，故肺气通于鼻，肺和则鼻能知臭香矣。心气通于舌，心和则舌能知五味矣。肝气通于目，肝和则目能辨五色矣。脾气通于口，脾和则口能知五谷矣。肾气通于耳，肾和则耳能闻五音矣。五藏不和则七窍不通，六府不和则留为痈。故邪在府则阳脉不和，阳脉不和则气留之，气留之则阳气盛矣。阳气太盛则阴不利，阴脉不利则血留之，血留之则阴气盛矣。阴气太盛，则阳气不能荣也，故曰关。阳气太盛，则阴气弗能荣也，故曰格。阴阳俱盛，不得相荣，故曰关格。关格者，不得尽期而死也。

黄帝曰：蹻脉安起安止？何气荣水？岐伯答曰：蹻脉者，少阴之别，起于然骨之后，上内踝之上，直上循阴股入阴，上循胸里，入缺盆，上出人迎之前，入頄，属目内眦，合于太阳、阳蹻而上行，气并相还，则为濡目，气不荣则目不合。

黄帝曰：气独行五藏，不荣六府，何也？岐伯答曰：气之不得无行也，如水之流，如日月之行不休。故阴脉荣其藏，阳脉荣其府，如环之无端，莫知其纪，终而复始。其流溢之气，内溉藏府，外濡腠理。黄帝曰：蹻脉有阴阳，何脉当其数？岐伯答曰：男子数其阳，女子数其阴。当数者为经，其不当数者为络也。

·营卫生会第十八·

黄帝问于岐伯曰：人焉受气？阴阳焉会？何气为营？何气为卫？营安从生？卫于焉会？老壮不同气，阴阳异位，愿闻其会。岐伯答曰：人受气于谷，谷入于胃，以传与肺。五藏六府，皆以受气，其清者为营，浊者为卫，营在脉中，卫在脉外，营周不休，五十而复大会。阴阳相贯，如环无端。卫气行于阴二十五度，行于阳二十五度，分为昼夜。故气至阳而起，至阴而止。故曰：日中而阳陇为重阳，夜半而阴陇为重阴。故太阴主内，太阳主外，各行二十五度，分为昼夜。夜半为阴陇，夜半后而为阴衰，平旦阴尽，而阳受气矣。日中为阳陇，日西而阳衰，日入阳尽，而阴受气矣。夜半而大会，万民皆卧，命曰合阴。平旦阴尽，而阳受气，如是无已，与天地同纪。

黄帝曰：老人之不夜瞑者，何气使然？少壮之人不昼瞑者，何气使然？岐伯答曰：壮者之气血盛，其肌肉滑，气道通，荣卫之行，不失其常，故昼精而夜瞑。老者之气血衰，其肌肉枯，气道涩，五藏之气相搏，其营气衰少而卫气内伐，故昼不精，夜不瞑。

黄帝曰：愿闻营卫之所行，皆何道从来？岐伯答曰：营出于中焦，卫出于下焦。

黄帝曰：愿闻三焦之所出。岐伯答曰：上焦出于胃上口，并咽以上，贯膈而布胸中，走腋，循太阴之分而行，还至阳明，上至舌，下足阳明，常与营俱行于阳二十五度，行于阴亦二十五度，一周也。故五十度而复大会于手太阴矣。

黄帝曰：人有热，饮食下胃，其气未定，汗则出，或出于面，或出于背，或出于身半，其不循卫气之道而出，何也？岐伯曰：此外伤于风，内开腠理，毛蒸理泄，卫气走之，固不得循其道，此气慓悍滑疾，见开而出，故不得从其道，故命曰漏泄。

黄帝曰：愿闻中焦之所出。岐伯答曰：中焦亦并胃中，出上焦之后，此所受气者，泌糟粕，蒸津液，化其精微，上注于肺脉，乃化而为血，以奉生身，莫贵于此。故独得行于经隧，命曰营气。黄帝曰：夫血之与气，异名同类，何谓也？岐伯答曰：营卫者精气也，血者神气也，故血之与气，异名同类焉。故夺血者无汗，夺汗者无血，故人生有两死而无两生。

黄帝曰：愿闻下焦之所出。岐伯答曰：下焦者，别回肠，注于膀胱而渗入焉。故水谷者，常并居于胃中，成糟粕，而俱下于大肠，而成下焦，渗而俱下，济泌别注①，循下焦而渗入膀胱焉。

黄帝曰：人饮酒，酒亦入胃，谷未熟而小便独先下，何也？岐伯答曰：酒者，熟谷之液也，其气悍以清，故后谷而入，先谷而液出焉。黄帝曰：善。余闻上焦如雾，中焦如沤，下焦如渎，此之谓也！

·四时气第十九·

黄帝问于岐伯曰：夫四时之气，各不同形，百病之起，皆有所生。灸刺之道，何者为定（一本作“宝”）？岐伯答曰：四时之气，各有所在，灸刺之道，得气穴为定。故春取经血脉分肉之间，甚者深刺之，间者浅刺之；夏取盛经孙络，取分间，绝皮肤；秋取经腧，邪在府，取之合；冬取井荥②，必深以留之。

温疟，汗不出，为五十九痏。风㽷肤胀，为五十七痏，取皮肤之血者，尽取之。飧泄，补三阴之上，补阴陵泉，皆久留之，热行乃止。转筋于阳治其阳，转筋于阴治其阴，皆卒刺之。徒㽷，先取环谷下三寸，以铍针针之，已刺而筩之，而内之，入而复之，以尽其㽷，必坚。来缓则烦悗，来急则安

① 注：原作“汁”，据四库本改。

② 井荥：原作“并荥”，据医统本改。

静，间日一刺之，瘀尽乃止。饮闭药，方刺之时徒饮之，方饮无食，方食无饮，无食他食，百三十五日。著痹不去，久寒不已，卒取其三里骨为干。肠中不便，取三里，盛泻之，虚补之。疠风者，素刺其肿上，已刺，以锐针针其处，按出其恶气，肿尽乃止。常食方食，无食他食。腹中常鸣，气上冲胸，喘不能久立，邪在大肠，刺肓之原、巨虚上廉、三里。小腹控睾，引腰脊，上冲心。邪在小肠者，连睾系，属于脊，贯肝肺，络心系。气盛则厥逆，上冲肠胃，熏肝，散于肓，结于脐。故取之肓原以散之，刺太阴以予之，取厥阴以下之，取巨虚下廉以去之，按其所过之经以调之。善呕，呕有苦，长太息，心中憺憺，恐人将捕之。邪在胆，逆在胃。胆液泄则口苦，胃气逆则呕苦，故曰呕胆。取三里以下。胃气逆，则刺少阳血络以闭胆逆，却调其虚实以去其邪。饮食不下，膈塞不通，邪在胃脘。在上脘则刺抑而下之，在下脘则散而去之。小腹痛肿，不得小便，邪在三焦，约取之太阳大络，视其络脉与厥阴小络结而血者，肿，上及胃脘，取三里。

睹其色，察其音[①]，以知其散复者。视其目色，以知病之存亡也。一其形，听其动静者，持气口人迎以视其脉，坚且盛且滑者病日进，脉软者病将下，诸经实者，病三日已。气口候阴，人迎候阳也。

① 音：原无，据四库本补。

卷之五

·五邪第二十·

邪在肺，则病皮肤痛，寒热，上气喘，汗出，咳动肩背。取之膺中外腧，背三节五藏（一本作“五顀”，又“五节”）之傍，以手疾按之，快然，乃刺之，取之缺盆中以越之。邪在肝，则两胁中痛，寒中，恶血在内，行善掣节，时脚肿。取之行间，以引胁下，补三里以温胃中，取血脉以散恶血，取耳间青脉，以去其掣。邪在脾胃，则病肌肉痛。阳气有余，阴气不足，则热中善饥；阳气不足，阴气有余，则寒中肠鸣腹痛；阴阳俱有余，若俱不足，则有寒有热。皆调于三里。邪在肾，则病骨痛，阴痹。阴痹者，按之而不得，腹胀腰痛，大便难，肩背颈项痛，时眩。取之涌泉、昆仑，视有血者尽取之。邪在心，则病心痛喜悲，时眩仆，视有余不足而调之其输也。

·寒热病第二十一·

皮寒热者，不可附席，毛发焦，鼻槁腊，不得汗。取三阳之络，以补手太阴。肌寒热者，肌痛，毛发焦，而唇槁腊，不得汗。取三阳于下，以去其血者，补足太阴，以出其汗。骨寒热者，病无所安，汗注不休。齿未槁，取其少阴于阴股之络。齿已槁，死不治。骨厥亦然。骨痹，举节不用而痛，汗注烦心。取三阴（一本作“三阳”）之经，补之。身有所伤，血出多，及中风寒，若有所堕坠，四肢懈惰不收，名曰体惰。取其小腹脐下三结交。三结交者，阳明、太阴也，脐下三寸，关元也。厥痹者，厥气上及腹。取阴阳之络，视主病也，泻阳补阴经也。

颈侧之动脉人迎。人迎，足阳明也，在婴筋之前。婴筋之后，手阳明也，名曰扶突。次脉，足少阳脉也，名曰天牖。次脉，足太阳也，名曰天柱。腋下动脉，臂太阴也，名曰天府。阳迎头痛，胸满不得息，取之人迎。暴喑气硬，取扶突与舌本，出血。暴聋气蒙，耳目不明，取天牖。暴挛痫眩，足不任身，取天柱。暴瘅内逆，肝肺相搏，血溢鼻口，取天府。此为天牖五部。

臂阳明，有入颅遍齿者，名曰大迎，下齿龋，取之臂。恶寒，补之；不恶寒，泻之。足太阳有入颅遍齿者，名曰角孙，上齿龋，取之，在鼻与颅前。方病之时，其脉盛，盛则泻之，虚则补之。一曰取之出鼻外。足阳明有挟鼻入于面者，名曰悬颅，属口，对入系目本，视有过者取之，损有余，益不足，反者益其。足太阳有通项入于脑者，正属目本，名曰眼系，头目苦痛，取之在项中两筋间，入脑乃别阴蹻、阳蹻，阴阳相交，阳入阴，阴出阳，交于目锐眦，阳气盛则瞋目，阴气盛则瞑目。热厥取足太阴、少阳，皆留之；寒厥取足阳明、少阴于足，皆留之。舌纵涎下，烦悗，取足少阴。振寒洒洒，鼓颔，不得汗出，腹胀烦悗，取手太阴。刺虚者，刺其去也；刺实者，刺其来也。春取络脉，夏取分腠，秋取气口，冬取经输。凡此四时，各以时为齐。络脉治皮肤，分腠治肌肉，气口治筋脉，经输治骨髓、五藏。

身有五部：伏兔一；腓二，腓者，腨也；背三；五藏之腧四；项五。此五部有痈疽者死。病始手臂者，先取手阳明、太阴而汗出；病始头首者，先取项太阳而汗出；病始足胫者，先取足阳明而汗出。臂太阴可汗出，足阳明可汗出。故取阴而汗出甚者，止之于阳；取阳而汗出甚者，止之于阴。凡刺之害，中而不去则精泄，不中而去则致气。精泄则病甚而恇，致气则生为痈疽也。

·癫狂第二十二·

目眦外决于面者为锐眦，在内近鼻者为内眦，上为外眦，下为内眦。癫疾始生，先不乐，头重痛，视举目赤，甚作极，已而烦心。候之于颜，取手太阳、阳明、太阴，血变而止。癫疾始作，而引口啼呼喘悸者，候之手阳明、太阳，左强者攻其右，右强者攻其左，血变而止。癫疾始作，先反僵，因而脊痛，候之足太阳、阳明、太阴、手太阳，血变而止。治癫疾者，常与之居，察其所当取之处。病至，视之有过者泻之，置其血于瓠壶之中，至其发时，血独动矣，不动，灸穷骨二十壮。穷骨者，骶骨也。骨癫疾者，颇齿诸腧、分肉皆满而骨居，汗出，烦悗，呕多沃沫，气下泄，不治。筋癫疾者，身倦挛急大，刺项大经之大杼脉。呕多沃沫，气下泄，不治。脉癫疾者，暴仆，四肢之脉皆胀而纵。脉满，尽刺之出血；不满，灸之挟项太阳，灸带脉于腰相去三寸，诸分肉本输。呕多沃沫，气下泄，不治。癫疾者，疾发如狂者，死不治。狂始生，先自悲也。喜忘、苦怒、善恐者，得之忧饥，治之取手太阴、阳明，血变而止，及取足太阴、阳明。狂始发，少卧不饥，自高贤也，自辩智也，自尊贵也，善骂詈，日夜不休，治之取手阳明、太阳、太阴、舌下少阴，视之盛者，皆取之；不盛，释之也。狂言、惊、善笑、好歌乐、妄行不休者，得之大恐，治之取手阳明、太阳、太阴。狂，目妄见、耳妄闻、善呼者，少气之所生也，治之取手太阳、太阴、阳明、足太阴、头两颇。狂者多食，善见鬼神，善笑而不发于外者，得之有所大喜，治之取足太阴、太阳、阳明，后取手太阴、太阳、阳明。狂而新发、未应如此者，先取曲泉左右动脉，及盛者见血。有顷已，不已，以法取之，灸骨骶二十壮。风逆，暴四肢肿，身漯漯，唏然时寒，饥则烦，饱则善变，取手太阴表里，足少阴、阳明之经，肉清取荥，骨清取井、经也。厥逆为病也，足暴清，胸若将裂，肠若将以刀切之，烦而不能食，脉大小皆涩，暖取足少阴，清取足阳明。清则补之，温则泻之。厥逆腹胀满，肠鸣，胸满不得息，取之下胸二胁咳而动手者，与背腧以手按之立快者是也。内闭不得溲，刺足少阴、太阳与骶上以长针，气逆则取其太阴、阳明、厥阴，甚取少阴、阳明动者之经也。少气，身漯漯也，言吸吸也。骨酸体重，懈惰不能动，补足少阴。短气，息短不属，动作气索，补足少阴，去血络也。

·热病第二十三·

偏枯，身偏不用而痛，言不变，志不乱，病在分腠之间，巨针取之，益其不足，损其有余，乃可复也。痱之为病也，身无痛者，四肢不收，智乱不甚，其言微知，可治。甚则不能言，不可治也。病先起于阳，后入于阴者，先取其阳，后取其阴，浮而取之。

热病三日，而气口静、人迎躁者，取之诸阳，五十九刺，以泻其热而出其汗、实其阴以补其不足者。身热甚，阴阳皆静者，勿刺也。其可刺者，急取之，不汗出则泄。所谓勿刺者，有死征也。热病七日八日，脉口动，喘而短（一本作“弦”）者，急刺之，汗且自出，浅刺手大指间。热病七日八日，脉微小，病者溲血，口中干，一日半而死；脉代者，一日死。热病已得汗出，而脉尚躁，喘且复热，勿刺肤，喘甚者死。热病七日八日，脉不躁，躁不散数，后三日中有汗，三日不汗，四日死。未曾汗者，勿腠刺之。

热病先肤痛，窒鼻充面，取之皮，以第一针，五十九。苛轸鼻，索皮于肺，不得索之火，火者，心也。热病先身涩，倚而热，烦悗，干唇，口嗌，取之皮，以第一针，五十九。肤胀口干，寒汗出，索脉于心，不得索之水，水者，肾也。热病嗌干多饮，善惊，卧不能起，取之肤肉，以第六针，五十九。目眦青，索肉于脾，不得索之木，木者，肝也。热病面青脑痛，手足躁，取之筋间，以第四针，于四逆。筋躄目浸，索筋于肝，不得索之金，金者，肺也。热病数惊，瘛疭而狂，取之脉，以第四针，急泻有余者。癫疾毛发去，索血于心，不得索之水，水者，肾也。热病身重骨痛，耳聋而好瞑，取之骨，以第四针，五十九刺。骨病不食，啮齿，耳青，索骨于肾，不得索之土，土者，脾也。热病不知所痛，耳聋，不能自收，口干，阳热甚，阴颇有寒者，热在髓，死不可治。热病头痛，颞颥，目瘈脉痛，善衄，厥热病也，取之以第三针，视有余不足，寒热痔。热病体重，肠中热，取之以第四针，于其腧及下诸指间，索气于胃胳得气也。热病挟脐急痛，胸胁满，取之涌泉与阴陵泉，取以第四针，针嗌里。热病而汗且出，及脉顺可汗者，取之鱼际、太渊、大都、太白，泻之则热去，补之则汗出。汗出太甚，取内踝上横脉以止之。热病已得汗而脉尚躁盛，此阴脉之极也，死。其得汗而脉静者，生。热病者，脉尚盛躁而不得汗者，此阳脉之极也，死。其脉盛躁得汗静者，生。

热病不可刺者有九：一曰汗不出，大颧发赤，哕者死；二曰泄而腹满，甚者死；三曰目不明，热不已者死；四曰老人婴儿，热而腹满者死；五曰汗不出，呕，下血者死；六曰舌本烂，热不已者死；七曰咳而衄，汗不出，出不至足者死；八曰髓热者死；九曰热而痉者死。腰折，瘛疭，齿噤齘也。凡此九者，不可刺也。

所谓五十九刺者，两手外内侧各三，凡十二痏。五指间各一，凡八痏，足亦如是。头入发一寸傍三分各三，凡六痏。更入发三寸边五，凡十痏。耳前后口下者各一，项中一，凡六痏；巅上一，囟会一，发际一，廉泉一，风池二，天柱二。

气满胸中喘息，取足太阴大指之端，去爪甲如薤叶，寒则留之，热则疾之，气下乃止。心疝暴痛，取足太阴、厥阴，尽刺去其血络。喉痹舌卷，口中干，烦心，心痛，臂内廉痛，不可及头，取手小指次指爪甲下，去端如韭叶。目中赤痛，从内眦始，取之阴蹻。风痉身反折，先取足太阳及腘中及血络出血。中有寒，取三里。癃，取之阴蹻及三毛上及血络出血。男子如蛊，女子如怚，身体腰脊如解，不欲饮食，先取涌泉见血，视跗上盛者，尽见血也。

·厥病第二十四·

厥头痛，面若肿起而烦心，取之足阳明、太阴。厥头痛，头脉痛，心悲善泣，视头动脉反盛者，刺尽去血，后调足厥阴。厥头痛，贞贞头重而痛，泻头上五行，行五，先取手少阴，后取足少阴。厥头痛，意善忘，按之不得，取头面左右动脉，后取足太阴。厥头痛，项先痛，腰脊为应，先取天柱，后取足太阳。厥头痛，头痛甚，耳前后脉涌有热（一本云“有动脉”），泻出其血，后取足少阳。真头痛，头痛甚，脑尽痛，手足寒至节，死不治。头痛不可取于腧者，有所击堕，恶血在于内，若肉伤，痛未已，可则刺，不可远取也。头痛不可刺者，大痹为恶，日作者，可令少愈，不可已。头半寒痛，先取手少阳、阳明，后取足少阳、阳明。

厥心痛，与背相控，善瘛，如从后触其心。伛偻者，肾心痛也，先取京骨、昆仑，发针不已①，取然谷。厥心痛，腹胀胸满，心尤痛甚，胃心痛也，取之大都、太白。厥心痛，痛如以锥针刺其心，心痛甚者，脾心痛也，取之然谷、太溪。厥心痛，色苍苍如死状，终日不得太息，肝心痛也，取之行间、太冲。厥心痛，卧若徒居，心痛间，动作痛益甚，色不变，肺心痛也，取之鱼际、太渊。真心痛，手足清至节，心痛甚，旦发夕死，夕发旦死。心痛不可刺者，中有盛聚，不可取于腧。肠中有虫瘕及蛟蛔，皆不可取以小针。心肠痛，憹作痛，肿聚，往来上下行，痛有休止，腹热喜渴，涎出者，是蛟蛔也，以手聚按而坚持之，无令得移，以大针刺之，久持之，虫不动，乃出针也。㤇腹憹痛，形中上者。

耳聋无闻，取耳中。耳鸣，取耳前动脉。耳痛不可刺者，耳中有脓，若有干耵聍，耳无闻也。耳聋，取手小指次指爪甲上与肉交者，先取手，后取足。耳鸣，取手中指爪甲上，左取右，右取左，先取手，后取足。足髀不可举，侧而取之，在枢合中，以员利针，大针不可刺。病注下血，取曲泉。风痹淫泺，病不可已者，足如履冰，时如入汤中，股胫淫泺，烦心头痛，时呕时悗，眩已汗出，久则目眩，悲以喜恐，短气不乐，不出三年死也。

·病本第二十五·

先病而后逆者，治其本。先逆而后病者，治其本。先寒而后生病者，治

① 针：原作“狂”，据四库本改。

其本。先病而后生寒者，治其本。先热而后生病者，治其本。先泄而后生他病者，治其本，必且调之，乃治其他病。先病而后中满者，治其标。先病后泄者，治其本。先中满而后烦心者，治其本。有客气，有同气，大小便不利，治其标。大小便利，治其本。病发而有余，本而标之，先治其本，后治其标；病发而不足，标而本之，先治其标，后治其本。谨详察间甚，以意调之，间者并行，甚为独行。先小大便不利而后生他病者，治其本也。

·杂病第二十六·

厥，挟脊而痛者至顶，头沉沉然，目𥆨𥆨然，腰脊强，取足太阳腘中血络。厥，胸满，面肿，唇漯漯然，暴言难，甚则不能言，取足阳明。厥，气走喉而不能言，手足清，大便不利，取足少阴。厥，而腹向向然，多寒气，腹中谷谷，便溲难，取足太阴。嗌干，口中热如胶，取足少阴。膝中痛，取犊鼻，以员利针，发而间之。针大如牦，刺膝无疑。喉痹不能言，取足阳明。能言，取手阳明。疟不渴，间日而作，取足阳明。渴而日作，取手阳明。齿痛，不恶清饮，取足阳明。恶清饮，取手阳明。聋而不痛者，取足少阳。聋而痛者，取手阳明。衄而不止，衃血流，取足太阳。衃血，取手太阳。不已，刺宛骨下。不已，刺腘中出血。腰痛，痛上寒，取足太阳、阳明；痛上热，取足厥阴。不可以俯仰，取足少阳。中热而喘，取足少阴、腘中血络。喜怒而不欲食，言益小，刺足太阴；怒而多言，刺足少阳。顑痛，刺手阳明与顑之盛脉出血。项痛不可俯仰，刺足太阳；不可以顾，刺手太阳也。小腹满大，上走胃，至心，淅淅身时寒热，小便不利，取足厥阴。腹满，大便不利，腹大，亦上走胸嗌，喘息喝喝然，取足少阴。腹满，食不化，腹响响然，不能大便，取足太阴。心痛引腰脊，欲呕，取足少阴。心痛，腹胀，啬啬然，大便不利，取足太阴。心痛引背，不得息，刺足少阴，不已，取手少阳。心痛引小腹满，上下无常处，便溲难，刺足厥阴。心痛，但短气不足以息，刺手太阴。心痛，当九节刺之，按，已刺按之，立已；不已，上下求之，得之立已。顑痛，刺足阳明曲周动脉见血，立已；不已，按人迎于经，立已。气逆上，刺膺中陷者与下胸动脉。腹痛，刺脐左右动脉，已刺按之，立已；不已，刺气街，已刺按之，立已。痿厥，为四末束悗，乃疾解之，日二，不仁者，十日而知，无休，病已止。哕，以草刺鼻，嚏，嚏而已；无息而疾迎引之，立已；大惊之，亦可已。

·周痹第二十七·

黄帝问于岐伯曰：周痹之在身也，上下移徙随脉，其上下左右相应，间不容空，愿闻此痛在血脉之中邪？将在分肉之间乎？何以致是？其痛之移也，间不及下针；其慉痛之时，不及定治，而痛已止矣。何道使然？愿闻其故。岐伯答曰：此众痹也，非周痹也。黄帝曰：愿闻众痹。岐伯对曰：此各在其处，更发更止，更居更起，以右应左，以左应右，非能周也，更发更休也。黄帝曰：善。刺之奈何？岐伯对曰：刺此者，痛虽已止，必刺其处，勿令复起。帝曰：善。愿闻周痹何如？岐伯对曰：周痹者，在于血脉之中，随脉以上，随脉以下，不能左右，各当其所。黄帝曰：刺之奈何？岐伯对曰：痛从上下者，先刺其下以过（一作“遏”，下同）之，后刺其上以脱之。痛从下上者，先刺其上以过之，后刺其下以脱之。黄帝曰：善。此痛安生？何因而有名？岐伯对曰：风寒湿气，客于外分肉之间，迫切而为沫，沫得寒则聚，聚则排分肉而分裂也，分裂则痛，痛则神归之，神归之则热，热则痛解，痛解则厥，厥则他痹发，发则如是。帝曰：善。余已得其意矣。此内不在藏，而外未发于皮，独居分肉之间，真气不能周，故命曰周痹。故刺痹者，必先切循其下之六经，视其虚实，及大络之血结而不通，及虚而脉陷空者而调之，熨而通之，其瘛坚，转引而行之。黄帝曰：善。余已得其意矣，亦得其事也。九者，经巽之理，十二经脉阴阳之病也。

·口问第二十八·

黄帝闲居，辟左右而问于岐伯曰：余已闻九针之经，论阴阳逆顺，六经已毕，愿得口问。岐伯避席再拜曰：善乎哉问也，此先师之所口传也。黄帝曰：愿闻口传。岐伯答曰：夫百病之始生也，皆生于风雨寒暑，阴阳喜怒，饮食居处。大惊卒恐，则血气分离，阴阳破败，经络厥绝，脉道不通，阴阳相逆，卫气稽留，经脉虚空，血气不次，乃失其常。论不在经者，请道其方。

黄帝曰：人之欠者，何气使然？岐伯答曰：卫气昼日行于阳，夜半则行于阴。阴者主夜，夜者卧。阳者主上，阴者主下。故阴气积于下，阳气未尽，阳引而上，阴引而下，阴阳相引，故数欠。阳气尽，阴气盛，则目瞑。阴气尽，而阳气盛，则寤矣。泻足少阴，补足太阳。黄帝曰：人之哕者，何气使然？岐伯曰：谷入于胃，胃气上注于肺。今有故寒气与新谷气，俱还入于胃，新故相乱，真邪相攻，气并相逆，复出于胃，故为哕。补手太阴，泻足少阴。黄帝曰：人之唏者，何气使然？岐伯曰：此阴气盛而阳气虚，阴气疾而阳气徐，阴气盛而阳气绝，故为唏。补足太阳，泻足少阴。黄帝曰：人之振寒者，何气使然？岐伯曰：寒气客于皮肤，阴气盛，阳气虚，故为振寒寒栗，补诸阳。黄帝曰：人之噫者，何气使然？岐伯曰：寒气客于胃，厥逆从下上散，复出于胃，故为噫。补足太阴、阳明（一曰“补眉本也”）。黄帝曰：人之嚏者，何气使然？岐伯曰：阳气和利，满于心，出于鼻，故为嚏。补足太阳荣、眉本（一曰“眉上也”）。黄帝曰：人之亸者，何气使然？岐伯曰：胃不实则诸脉虚，诸脉虚则筋脉懈惰，筋脉懈惰则行阴用力，气不能复，故为亸。因其所在，补分肉间。黄帝曰：人之哀而泣涕出者，何气使然？岐伯曰：心者，五藏六府之主也。目者，宗脉之所聚也，上液之道也。口鼻者，气之门户也。故悲哀愁忧则心动，心动则五藏六府皆摇，摇则宗脉感，宗脉感则液道开，液道开故泣涕出焉。液者，所以灌精濡空窍者也，故上液之道开则泣，泣不止则液竭，液竭则精不灌，精不灌则目无所见矣，故命曰夺精。补天柱经侠颈。黄帝曰：人之太息者，何气使然？岐伯曰：忧思则心系急，心系急则气道约。约则不利，故太息以伸出之。补手少阴、心主、足少阳，留之也。黄帝曰：人之涎下者，何气使然？岐伯曰：饮食者，皆入于胃，胃中有热则虫动，虫动则胃缓，胃缓则廉泉开，故涎下。补足少阴。黄帝曰：人之耳中鸣者，何气使然？岐伯曰：耳者，宗脉之所聚也，故胃中空则宗脉虚，虚则下，溜脉有所竭者，故耳鸣。补客主人、手大指爪甲上与肉交者也。黄帝曰：人之自啮舌者，何气使然？岐伯曰：此厥逆走上，脉气辈至也。少阴气至则啮舌，少阳气至则啮颊，阳明气至则啮唇矣。视主病者则补之。

凡此十二邪者，皆奇邪之走空窍者也。故邪之所在，皆为不足。故上气不足，脑为之不满，耳为之苦鸣，头为之苦倾，目为之眩。中气不足，溲便为之变，肠为之苦鸣。下气不足，则乃为痿厥心悗。补足外踝下，留之。

黄帝曰：治之奈何？岐伯曰：肾主为欠，取足少阴。肺主为哕，取手太阴、足少阴。唏者，阴与阳绝，故补足太阳，泻足少阴。振寒者，补诸阳。噫者，补足太阴、阳明。嚏者，补足太阳、眉本。亸，因其所在，补分肉间。泣出，补天柱经侠颈，侠颈者，头中分也。太息，补手少阴、心主、足少阳，留之。涎下，补足少阴。耳鸣，补客主人、手大指爪甲上与肉交者。自啮舌，视主病者则补之。目眩头倾，补足外踝下，留之。痿厥心悗，刺足大指间上二寸，留之，一曰足外踝下，留之。

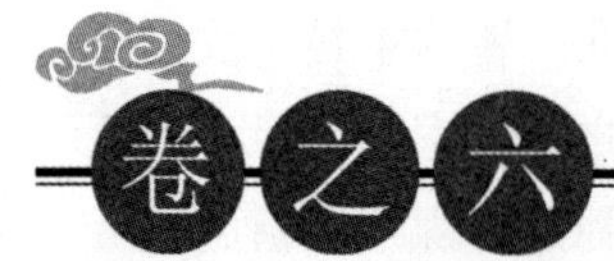

卷之六

·师传第二十九·

黄帝曰：余闻先师，有所心藏，弗著于方。余愿闻而藏之，则而行之，上以治民，下以治身，使百姓无病，上下和亲，德泽下流，子孙无忧，传于后世，无有终时，可得闻乎？岐伯曰：远乎哉问也！夫治民与自治，治彼与治此，治小与治大，治国与治家，未有逆而能治之也，夫惟顺而已矣。顺者，非独阴阳脉论气之逆顺也，百姓人民皆欲顺其志也。黄帝曰：顺之奈何？岐伯曰：入国问俗，入家问讳，上堂问礼，临病人问所便。黄帝曰：便病人奈何？岐伯曰：夫中热消瘅则便寒，寒中之属则便热。胃中热则消谷，令人县心善饥。脐以上皮热，肠中热，则出黄如糜。脐以下皮寒，胃中寒，则腹胀。肠中寒则肠鸣飧泄。胃中寒、肠中热，则胀而且泄；胃中热、肠中寒，则疾饥，小腹痛胀。黄帝曰：胃欲寒饥，肠欲热饮，两者相逆，便之奈何？且夫王公大人血食之君，骄恣从欲，轻人，而无能禁之，禁之则逆其志，顺之则加其病，便之奈何？治之何先？岐伯曰：人之情，莫不恶死而乐生，告之以其败，语之以其善，导之以其所便，开之以其所苦，虽有无道之人，恶有不听者乎？黄帝曰：治之奈何？岐伯曰：春夏先治其标，后治其本；秋冬先治其本，后治其标。黄帝曰：便其相逆者奈何？岐伯曰：便此者，食饮衣服，亦欲适寒温。寒无凄怆，暑无出汗。食饮者，热无灼灼，寒无沧沧。寒温中适，故气将持，乃不致邪僻也。

黄帝曰：本藏以身形支节䐃肉，候五藏六府之小大焉。今夫王公大人、临朝即位之君，而问焉，谁可扪循之而后答乎？岐伯曰：身形支节者，藏府之盖也，非面部之阅也。黄帝曰：五藏之气，阅于面者，余已知之矣。以肢节知而阅之奈何？岐伯曰：五藏六府者，肺为之盖，巨肩陷咽，候见其外。黄帝曰：善。岐伯曰：五藏六府，心为之主，缺盆为之道，骷骨有余，以候髑骬。黄帝曰：善。岐伯曰：肝者主为将，使之候外，欲知坚固，视目小大。黄帝曰：善。岐伯曰：脾者主为卫，使之迎粮，视唇舌好恶，以知吉凶。黄帝曰：善。岐伯曰：肾者主为外，使之远听，视耳好恶，以知其性。黄帝曰：善。愿闻六府之候。岐伯曰：六府者，胃为之海，广骸，大颈，张胸，五谷乃容。鼻隧以长，以候大肠。唇厚，人中长，以候小肠。目下果大，其胆乃横。鼻孔在外，膀胱漏泄。鼻柱中央起，三焦乃约。此所以候六府者也。上下三等，藏安且良矣。

·决气第三十·

黄帝曰：余闻人有精、气、津、液、血、脉，余意以为一气耳。今乃辨为六名，余不知其所以然。岐伯曰：两神相搏，合而成形，常先身生，是谓精。何谓气？岐伯曰：上焦开发，宣五谷味，熏肤，充身，泽毛，若雾露之溉，是谓气。何谓津？岐伯曰：腠理发泄，汗出溱溱，是谓津。何谓液？岐伯曰：谷入气满，淖泽注于骨，骨属屈伸，泄泽，补益脑髓，皮肤润泽，是谓液。何谓血？岐伯曰：中焦受气取汁，变化而赤，是谓血。何谓脉？岐伯曰：壅遏营气，令无所避，是谓脉。

黄帝曰：六气者，有余不足，气之多少，脑髓之虚实，血脉之清浊，何以知之？岐伯曰：精脱者，耳聋；气脱者，目不明；津脱者，腠理开，汗大泄；液脱者，骨属屈伸不利，色夭，脑髓消，胫痠，耳数鸣；血脱者，色白，夭然不泽，其脉空虚。此其候也。黄帝曰：六气者，贵贱何如？岐伯曰：六气者，各有部主也，其贵贱善恶，可为常主，然五谷与胃为大海也。

·肠胃第三十一·

黄帝问于伯高曰：余愿闻六府传谷者，肠胃之小大长短，受谷之多少，奈何？伯高曰：请尽言之。谷所从出入浅深远近长短之度：唇至齿长九分，口广二寸半。齿以后至会厌，深三寸半，大容五合。舌重十两，长七寸，广二寸半。咽门重十两，广一寸半，至胃长一尺六寸。胃纡曲屈，伸之，长二尺六寸，大一尺五寸，径五寸，大容三斗五升。小肠后附脊，左环回周叠积，其注于回肠者，外附于脐上，回运环十六曲，大二寸半，径八分分之少半，长三丈二尺。回肠当脐，左环回周叶积而下，回运环反十六曲，大四寸，径一寸寸之少半，长二丈一尺。广肠传脊，以受回肠，左环叶脊，上下辟，大八寸，径二寸寸之大半，长二尺八寸。肠胃所入至所出，长六丈四寸四分，回曲环反，三十二曲也。

·平人绝谷第三十二·

黄帝曰：愿闻人之不食，七日而死，何也？伯高曰：臣请言其故。胃大一尺五寸，径五寸，长二尺六寸，横屈，受水谷三斗五升，其中之谷常留二斗，水一斗五升而满。上焦泄气，出其精微，慓悍滑疾，下焦下溉诸肠。小肠大二寸半，径八分分之少半，长三丈二尺，受谷二斗四升，水六升三合合之大半。回肠大四寸，径一寸寸之少半，长二丈一尺，受谷一斗，水七升半。广肠大八寸，径二寸寸之大半，长二尺八寸，受谷九升三合八分合之一。肠胃之长，凡五丈八尺四寸，受水谷九斗二升一合合之大半，此肠胃所受水谷之数也。平人则不然，胃满则肠虚，肠满则胃虚。更虚更满，故气得上下，五藏安定，血脉和利，精神乃居。故神者，水谷之精气也。故肠胃之中，当留谷二斗，水一斗五升。故平人日再后，后二升半，一日中五升，七日五七三斗五升，而留水谷尽矣。故平人不食饮七日而死者，水谷精气津液皆尽故也。

·海论第三十三·

黄帝问于岐伯曰：余闻刺法于夫子，夫子之所言，不离于营卫血气。夫十二经脉者，内属于府藏，外络于肢节，夫子乃合之于四海乎？岐伯答曰：人亦有四海、十二经水。经水者，皆注于海。海有东西南北，命曰四海。黄帝曰：以人应之奈何？岐伯曰：人有髓海，有血海，有气海，有水谷之海，凡此四者，以应四海也。黄帝曰：远乎哉！夫子之合人天地四海也，愿闻应之奈何？岐伯答曰：必先明知阴阳、表里、荥输所在，四海定矣。黄帝曰：定之奈何？岐伯曰：胃者水谷之海，其输上在气街，下至三里。冲脉者为十二经之海，其输上在于大杼，下出于巨虚之上下廉。膻中者为气之海，其输上在于柱骨之上下，前在于人迎。脑为髓之海，其输上在于其盖，下在风府。黄帝曰：凡此四海者，何利何害？何生何败？岐伯曰：得顺者生，得逆者败。知调者利，不知调者害。黄帝曰：四海之逆顺奈何？岐伯曰：气海有余者，气满胸中，悗息面赤；气海不足，则气少不足以言。血海有余，则常想其身大，怫然不知其所病；血海不足，亦常想其身小，狭然不知其所病。水谷之海有余，则腹满；水谷之海不足，则饥不受谷食。髓海有余，则轻劲多力，自过其度；髓海不足，则脑转耳鸣，胫酸眩冒，目无所见，懈怠安卧。黄帝曰：余已闻逆顺，调之奈何？岐伯曰：审守其输而调其虚实，无犯其害。顺者得复，逆者必败。黄帝曰：善。

·五乱第三十四·

黄帝曰：经脉十二者，别为五行，分为四时，何失而乱？何得而治？岐伯曰：五行有序，四时有分。相顺则治，相逆则乱。黄帝曰：何谓相顺？岐伯曰：经脉十二者，以应十二月。十二月者，分为四时。四时者，春秋冬夏，其气各异，营卫相随，阴阳已和，清浊不相干，如是则顺之而治。黄帝曰：何谓逆而乱？岐伯曰：清气在阴，浊气在阳，营气顺脉，卫气逆行。清浊相干，乱于胸中，是谓大悗。故气乱于心，则烦心密嘿，俯首静伏；乱于肺，则俯仰喘喝，接手以呼；乱于肠胃，则为霍乱；乱于臂胫，则为四厥；乱于头，则为厥逆，头重眩仆。

黄帝曰：五乱者，刺之有道乎？岐伯曰：有道以来，有道以去，审知其道，是谓身宝。黄帝曰：善。愿闻其道。岐伯曰：气在于心者，取之手少阴、心主之输。气在于肺者，取之手太阴荥、足少阴输。气在于肠胃者，取之足太阴、阳明。不下者，取之三里。气在于头者，取之天柱、大杼。不知，取足太阳荥输。气在于臂足，取之先去血脉，后取其阳明、少阳之荥输。黄帝曰：补泻奈何？岐伯曰：徐入徐出，谓之导气。补泻无形，谓之同精。是非有余不足也，乱气之相逆也。黄帝曰：允乎哉道！明乎哉论！请著之玉版，命曰治乱也。

·胀论第三十五·

黄帝曰：脉之应于寸口，如何而胀？岐伯曰：其脉大坚以涩者，胀也。黄帝曰：何以知藏府之胀也？岐伯曰：阴为藏，阳为府。黄帝曰：夫气之令人胀也，在于血脉之中耶？藏府之内乎？岐伯曰：三（一云“二”字）者皆存焉，然非胀之舍也。黄帝曰：愿闻胀之舍。岐伯曰：夫胀者，皆在于藏府之外，排藏府而郭胸胁，胀皮肤，故命曰胀。黄帝曰：藏府之在胸胁腹里之内也，若匣匮之藏禁器也，各有次舍，异名而同处，一域之中，其气各异，愿闻其故。黄帝曰：未解其意。再问。岐伯曰：夫胸腹，藏府之郭也。膻中者，心主之宫城也。胃者，太仓也。咽喉、小肠者，传送也。胃之五窍者，闾里门户也。廉泉、玉英者，津液之道也。故五藏六府者，各有畔界，其病各有形状。营气循脉，卫气逆为脉胀；卫气并脉循分为肤胀。三里而泻，近者一下，远者三下。无问虚实，工在疾泻。

黄帝曰：愿闻胀形。岐伯曰：夫心胀者，烦心短气，卧不安。肺胀者，虚满而喘咳。肝胀者，胁下满而痛引小腹。脾胀者，善哕，四肢烦悗，体重，不能胜衣，卧不安。肾胀者，腹满引背央央然，腰髀痛。六府胀：胃胀者，腹满，胃脘痛，鼻闻焦臭，妨于食，大便难。大肠胀者，肠鸣而痛濯濯，冬日重感于寒，则飧泄不化。小肠胀者，少腹䐜胀，引腰而痛。膀胱胀者，少腹满而气癃。三焦胀者，气满于皮肤中，轻轻然而不坚。胆胀者，胁下痛胀，口中苦，善太息。凡此诸胀者，其道在一。明知逆顺，针数不失。泻虚补实，神去其室。致邪失正，真不可定。粗之所败，谓之夭命。补虚泻实，神归其室。久塞其空，谓之良工。黄帝曰：胀者焉生？何因而有？岐伯曰：卫气之在身也，常然并脉循分肉，行有逆顺，阴阳相随，乃得天和，五藏更始，四时循序，五谷乃化。然后厥气在下，营卫留止，寒气逆上，真邪相攻，两气相搏，乃合为胀也。黄帝曰：善。何以解惑？岐伯曰：合之于真，三合而得。帝曰：善。

黄帝问于岐伯曰：胀论言无问虚实，工在疾泻，近者一下，远者三下。今有其三而不下者，其过焉在？岐伯对曰：此言陷于肉肓而中气穴者也。不中气穴，则气内闭。针不陷肓，则气不行。上越中肉，则卫气相乱，阴阳相逐。其于胀也，当泻不泻，气故不下，三而不下，必更其道，气下乃止，不下复始，可以万全，乌有殆者乎？其于胀也，必审其胗脉[①]，当泻则泻，当补则补，如鼓应桴，恶有不下者乎？

·五癃津液别第三十六·

黄帝问于岐伯曰：水谷入于口，输于肠胃，其液别为五，天寒衣薄则为溺与气，天热衣厚则为汗，悲哀气并则为泣，中热胃缓则为唾。邪气内逆，则气为之闭塞而不行，不行则为水胀。余知其然也，不知其何由生，愿闻其道。岐伯曰：水谷皆入于口，其味有五，各注其海，津液各走其道。故三焦出气，以温肌肉，充皮肤，为其津。其流而不行者，为液。天暑衣厚则腠理开，故汗出；寒留于分肉之间，聚沫则为痛。天寒则腠理闭，气湿不行，水下留于膀胱，则为溺与气。五藏六府，心为之主，耳为之听，目为之候，肺为之相，肝为之将，脾为之卫，肾为之主外。故五藏六府之津液，尽上渗于

① 脉：四库本作“脉”。医统本于其下有“音轸”二字，当注其音。

目，心悲气并则心系急，心系急则肺举，肺举则液上溢。夫心系与肺，不能常举，乍上乍下，故咳而泣出矣。中热则胃中消谷，消谷则虫上下作，肠胃充郭，故胃缓。胃缓则气逆，故唾出。五谷之津液和合而为膏者，内渗入于骨空，补益脑髓，而下流于阴股。阴阳不和，则使液溢而下流于阴，髓液皆减而下。下过度则虚，虚故腰背痛而胫酸。阴阳气道不通，四海闭塞，三焦不泻，津液不化，水谷并行肠胃之中，别于回肠，留于下焦，不得渗膀胱，则下焦胀，水溢则为水胀。此津液五别之逆顺也。

·五阅五使第三十七·

黄帝问于岐伯曰：余闻刺有五官五阅，以观五气。五气者，五藏之使也，五时之副也。愿闻其五使当安出？岐伯曰：五官者，五藏之阅也。黄帝曰：愿闻其所出，令可为常。岐伯曰：脉出于气口，色见于明堂。五色更出，以应五时，各如其常，经气入藏，必当治里。帝曰：善。五色独决于明堂乎？岐伯曰：五官已辨，阙庭必张，乃立明堂。明堂广大，蕃蔽见外，方壁高基①，引垂居外，五色乃治，平博广大②，寿中百岁。见此者，刺之必已。如是之人者，血气有余，肌肉坚致，故可苦已针。黄帝曰：愿闻五官。岐伯曰：鼻者，肺之官也；目者，肝之官也；口唇者，脾之官也；舌者，心之官也；耳者，肾之官也。黄帝曰：以官何候？岐伯曰：以候五藏。故肺病者，喘息鼻张；肝病者，眦青；脾病者，唇黄；心病者，舌卷短，颧赤；肾病者，颧与颜黑。黄帝曰：五脉安出？五色安见？其常色殆者如何？岐伯曰：五官不辨，阙庭不张，小其明堂，蕃蔽不见，又埤其墙，墙下无基，垂角去外，如是者，虽平常殆，况加疾哉！黄帝曰：五色之见于明堂，以观五藏之气，左右高下，各有形乎？岐伯曰：府藏之在中也，各以次舍，左右上下，各如其度也。

---

① 方壁：四库本作“方垂”。
② 平博：四库本作“平传”。

·逆顺肥瘦第三十八·

黄帝问于岐伯曰：余闻针道于夫子，众多毕悉矣。夫子之道应若失，而据未有坚然者也。夫子之问学熟乎，将审察于物而心生之乎？岐伯曰：圣人之为道者，上合于天，下合于地，中合于人事，必有明法，以起度数，法式检押，乃后可传焉。故匠人不能释尺寸而意短长，废绳墨而起平木也；工人不能置规而为圆，去矩而为方。知用此者，固自然之物，易用之教，逆顺之常也。黄帝曰：愿闻自然奈何？岐伯曰：临深决水，不用功力，而水可竭也；循掘决冲，而经可通也。此言气之滑涩，血之清浊，行之逆顺也。

黄帝曰：愿闻人之白黑、肥瘦、小长，各有数乎？岐伯曰：年质壮大，血气充盈，肤革坚固，因加以邪，刺此者，深而留之，此肥人也。广肩腋项，肉薄厚皮而黑色，唇临临然，其血黑以浊，其气涩以迟，其为人也，贪于取与，刺此者，深而留之，多益其数也。黄帝曰：刺瘦人奈何？岐伯曰：瘦人者，皮薄色少，肉廉廉然，薄唇轻言，其血清气滑，易脱于气，易损于血，刺此者，浅而疾之。黄帝曰：刺常人奈何？岐伯曰：视其白黑，各为调之。其端正敦厚者，其血气和调，刺此者，无失常数也。黄帝曰：刺壮士真骨者奈何？岐伯曰：刺壮士真骨，坚肉缓节监监然，此人重则气涩血浊，刺此者，深而留之，多益其数。劲则气滑血清，刺此者，浅而疾之。黄帝曰：刺婴儿奈何？岐伯曰：婴儿者，其肉脆，血少气弱，刺此者以豪针①，浅刺而疾发针，日再可也。黄帝曰：临深决水奈何？岐伯曰：血清气浊，疾泻之，则气竭焉。黄帝曰：循掘决冲奈何？岐伯曰：血浊气涩，疾泻之，则经可通也。

黄帝曰：脉行之逆顺奈何？岐伯曰：手之三阴，从藏走手；手之三阳，从手走头。足之三阳，从头走足；足之三阴，从足走腹。黄帝曰：少阴之脉独下行，何也？岐伯曰：不然。夫冲脉者，五藏六府之海也，五藏六府皆禀焉。其上者，出于颃颡，渗诸阳，灌诸精；其下者，注少阴之大络，出于气

① 针：原作“刺”，据医统本改。

街，循阴股内廉，入腘中，伏行骭骨内，下至内踝之后属而别。其下者，并于少阴之经，渗三阴；其前者，伏行出跗属，下循跗，入大指间，渗诸络而温肌肉。故别络结则跗上不动，不动则厥，厥则寒矣。黄帝曰：何以明之？岐伯曰：以言导之，切而验之，其非必动，然后乃可明逆顺之行也。黄帝曰：窘乎哉！圣人之为道也。明于日月，微于毫厘，其非夫子，孰能道之也！

·血络论第三十九·

黄帝曰：愿闻其奇邪而不在经者。岐伯曰：血络是也。黄帝曰：刺血络而仆者何也？血出而射者何也？血少黑而浊者何也？血出清而半为汁者何也？发针而肿者何也？血出若多若少而面色苍苍者何也？发针而面色不变，而烦悗者何也？多出血而不动摇者何也？愿闻其故。岐伯曰：脉气盛而血虚者，刺之则脱气，脱气则仆。血气俱盛而阴气多者，其血滑，刺之则射。阳气畜积，久留而不泻者，其血黑以浊，故不能射。新饮而液渗于络，而未合和于血也，故血出而汁别焉。其不新饮者，身中有水，久则为肿。阴气积于阳，其气因于络，故刺之血未出而气先行，故肿。阴阳之气，其新相得而未和合，因而泻之，则阴阳俱脱，表里相离，故脱色而苍苍然。刺之血出多，色不变而烦悗者，刺络而虚经。虚经之属于阴者阴脱，故烦悗。阴阳相得而合为痹者，此为内溢于经，外注于络，如是者，阴阳俱有余，虽多出血而弗能虚也。黄帝曰：相之奈何？岐伯曰：血脉者，盛坚横以赤，上下无常处，小者如针，大者如筯，则而泻之，万全也。故无失数矣。失数而反，各如其度。黄帝曰：针入而肉著者何也？岐伯曰：热气因于针则针热，热则肉著于针，故坚焉。

·阴阳清浊第四十·

黄帝曰：余闻十二经脉，以应十二经水者，其五色各异，清浊不同，人之血气若一，应之奈何？岐伯曰：人之血气，苟能若一，则天下为一矣，恶有乱者乎？黄帝曰：余问一人，非问天下之众。岐伯曰：夫一人者，亦有乱气；天下之众，亦有乱人，其合为一耳。黄帝曰：愿闻人气之清浊。岐伯曰：受谷者浊，受气者清。清者注阴，浊者注阳。浊而清者，上出于咽，清而浊者，则下行。清浊相干，命曰乱气。黄帝曰：夫阴清而阳浊，浊者有清，清者有浊，清浊别之奈何？岐伯曰：气之大别，清者上注于肺，浊者下走于胃。胃之清气，上出于口。肺之浊气，下注于经，内积于海。黄帝曰：诸阳皆浊，何阳浊甚乎？岐伯曰：手太阳独受阳之浊，手太阴独受阴之清。其清者上走空窍，其浊者下行诸经。诸阴皆清，足太阴独受其浊。黄帝曰：治之奈何？岐伯曰：清者其气滑，浊者其气涩，此气之常也。故刺阴者，深而留之；刺阳者，浅而疾之；清浊相干者，以数调之也。

卷之七

·阴阳系日月第四十一·

黄帝曰：余闻天为阳，地为阴，日为阳，月为阴，其合之于人奈何？岐伯曰：腰以上为天，腰以下为地，故天为阳，地为阴。故足之十二经脉，以应十二月，月生于水，故在下者为阴；手之十指，以应十日，日主火，故在上者为阳。黄帝曰：合之于脉奈何？岐伯曰：寅者正月之生阳也，主左足之少阳。未者六月，主右足之少阳。卯者二月，主左足之太阳。午者五月，主右足之太阳。辰者三月，主左足之阳明。巳者四月，主右足之阳明。此两阳合于前，故曰阳明。申者七月之生阴也，主右足之少阴。丑者十二月，主左足之少阴。酉者八月，主右足之太阴。子者十一月，主左足之太阴。戌者九月，主右足之厥阴。亥者十月，主左足之厥阴。此两阴交尽，故曰厥阴。甲主左手之少阳，己主右手之少阳，乙主左手之太阳，戊主右手之太阳，丙主左手之阳明，丁主右手之阳明。此两火并合，故为阳明。庚主右手之少阴，癸主左手之少阴，辛主右手之太阴，壬主左手之太阴。故足之阳者，阴中之少阳也；足之阴者，阴中之太阴也。手之阳者，阳中之太阳也；手之阴者，阳中之少阴也。腰以上者为阳，腰以下者为阴。其于五藏也，心为阳中之太阳，肺为阴中之少阴①，肝为阴中之少阳，脾为阴中之至阴，肾为阴中之太阴。黄帝曰：以治之奈何？岐伯曰：正月、二月、三月，人气在左，无刺左足之阳；四月、五月、六月，人气在右，无刺右足之阳；七月、八月、九

① 阴中之少阴：医统本作“阳中之少阴”。

月，人气在右，无刺右足之阴；十月、十一月、十二月，人气在左，无刺左足之阴。黄帝曰：五行以东方为甲乙木，王春，春者苍色，主肝。肝者，足厥阴也。今乃以甲为左手之少阳，不合于数，何也？岐伯曰：此天地之阴阳也，非四时五行之以次行也。且夫阴阳者，有名而无形，故数之可十，离之可百，散之可千，推之可万，此之谓也。

·病传第四十二·

黄帝曰：余受九针于夫子，而私览于诸方，或有导引行气、乔摩、灸、熨、刺、焫、饮药之一者，可独守耶？将尽行之乎？岐伯曰：诸方者，众人之方也，非一人之所尽行也。黄帝曰：此乃所谓守一勿失，万物毕者也。今余已闻阴阳之要，虚实之理，倾移之过，可治之属。愿闻病之变化，淫传绝败而不可治者，可得闻乎？岐伯曰：要乎哉问！道，昭乎其如日醒，窘乎其如夜瞑。能被而服之，神与俱成，毕将服之，神自得之。生神之理，可著于竹帛，不可传于子孙。黄帝曰：何谓日醒？岐伯曰：明于阴阳，如惑之解，如醉之醒。黄帝曰：何谓夜瞑？岐伯曰：喑乎其无声，漠乎其无形。折毛发理，正气横倾。淫邪泮衍，血脉传溜。大气入藏，腹痛下淫。可以致死，不可以致生。

黄帝曰：大气入藏奈何？岐伯曰：病先发于心，一日而之肺，三日而之肝，五日而之脾。三日不已，死，冬夜半，夏日中。病先发于肺，三日而之肝，一日而之脾，五日而之胃。十日不已，死，冬日入，夏日出。病先发于肝，三日而之脾，五日而之胃，三日而之肾。三日不已，死，冬日入，夏早食。病先发于脾，一日而之胃，二日而之肾，三日而之膂膀胱。十日不已，死，冬人定，夏晏食。病先发于胃，五日而之肾，三日而之膂膀胱，五日而上之心。二日不已，死，冬夜半，夏日昳。病先发于肾，三日而之膂膀胱，三日而上之心。三日而之小肠。三日不已，死，冬大晨，夏早晡。病先发于膀胱，五日而之肾，一日而之小肠，一日而之心。二日不已，死，冬鸡鸣，夏下晡。诸病以次相传，如是者，皆有死期，不可刺也。间一藏及二、三、四藏者，乃可刺也。

·淫邪发梦第四十三·

黄帝曰：愿闻淫邪泮衍奈何？岐伯曰：正邪从外袭内，而未有定舍，反淫于藏，不得定处，与营卫俱行，而与魂魄飞扬，使人卧不得安而喜梦。气淫于府，则有余于外，不足于内；气淫于藏，则有余于内，不足于外。黄帝曰：有余不足，有形乎？岐伯曰：阴气盛则梦涉大水而恐惧，阳气盛则梦大火而燔焫，阴阳俱盛则梦相杀。上盛则梦飞，下盛则梦堕，甚饥则梦取，甚饱则梦予。肝气盛则梦怒，肺气盛则梦恐惧、哭泣、飞扬，心气盛则梦善笑恐畏，脾气盛则梦歌乐、身体重不举，肾气盛则梦腰脊两解不属。凡此十二盛者，至而泻之，立已。厥气客于心，则梦见丘山烟火。客于肺，则梦飞扬，见金铁之奇物。客于肝，则梦山林树木。客于脾，则梦见丘陵大泽，坏屋风雨。客于肾，则梦临渊，没居水中。客于膀胱，则梦游行。客于胃，则梦饮食。客于大肠，则梦田野。客于小肠，则梦聚邑冲衢。客于胆，则梦斗讼自刳。客于阴器，则梦接内。客于项，则梦斩首。客于胫，则梦行走而不能前，及居深地窌苑中。客于股肱，则梦礼节拜起。客于胞脯，则梦溲便。凡此十五不足者，至而补之，立已也。

·顺气一日分为四时第四十四·

黄帝曰：夫百病之所始生者，必起于燥湿、寒暑、风雨、阴阳、喜怒、饮食、居处。气合而有形，得藏而有名，余知其然也。夫百病者，多以旦慧昼安，夕加夜甚，何也？岐伯曰：四时之气使然。黄帝曰：愿闻四时之气。岐伯曰：春生夏长，秋收冬藏，是气之常也，人亦应之。以一日分为四时，朝则为春，日中为夏，日入为秋，夜半为冬。朝则人气始生，病气衰，故旦慧；日中人气长，长则胜邪，故安；夕则人气始衰，邪气始生，故加；夜半人气入藏，邪气独居于身，故甚也。黄帝曰：其时有反者何也？岐伯曰：是不应四时之气，藏独主其病者，是必以藏气之所不胜时者甚，以其所胜时者起也。黄帝曰：治之奈何？岐伯曰：顺天之时，而病可与期。顺者为工，逆者为粗。

黄帝曰：善。余闻刺有五变，以主五输，愿闻其数。岐伯曰：人有五藏，五藏有五变，五变有五输，故五五二十五输，以应五时。黄帝曰：愿闻五变。岐伯曰：肝为牡藏，其色青，其时春，其音角，其味酸，其日甲乙。心为牡藏，其色赤，其时夏，其日丙丁，其音徵，其味苦。脾为牝藏，其色黄，其时长夏，其日戊己，其音宫，其味甘。肺为牝藏，其色白，其音商，其时秋，其日庚辛，其味辛。肾为牝藏，其色黑，其时冬，其日壬癸，其音羽，其味咸。是为五变。黄帝曰：以主五输奈何？藏主冬，冬刺井；色主春，春刺荥；时主夏，夏刺输；音主长夏，长夏刺经；味主秋，秋刺合。是谓五变以主五输。黄帝曰：诸原安合以致六输？岐伯曰：原独不应五时，以经合之，以应其数，故六六三十六输。黄帝曰：何谓藏主冬，时主夏，音主长夏，味主秋，色主春？愿闻其故。岐伯曰：病在藏者，取之井；病变于色者，取之荥；病时间时甚者，取之输；病变于音者，取之经；经满而血者，病在胃及以饮食不节得病者，取之于合。故命曰味主合。是谓五变也。

·外揣第四十五·

黄帝曰：余闻《九针》九篇，余亲授其调，颇得其意。夫九针者，始于一而终于九，然未得其要道也。夫九针者，小之则无内，大之则无外，深不可为下，高不可为盖，恍惚无穷，流溢无极，余知其合于天道人事四时之变也。然余愿杂之毫毛，浑束为一，可乎？岐伯曰：明乎哉问也！非独针道焉，夫治国亦然。黄帝曰：余愿闻针道，非国事也。岐伯曰：夫治国者，夫惟道焉。非道，何可小大深浅杂合而为一乎？黄帝曰：愿卒闻之。岐伯曰：日与月焉，水与镜焉，鼓与响焉。夫日月之明，不失其影。水镜之察，不失其形。鼓响之应，不后其声。动摇则应和，尽得其情。黄帝曰：窘乎哉！昭昭之明不可蔽。其不可蔽，不失阴阳也。合而察之，切而验之，见而得之，若清水明镜之不失其形也。五音不彰，五色不明，五藏波荡，若是则内外相袭，若鼓之应桴，响之应声，影之似形。故远者司外揣内，近者司内揣外，是谓阴阳之极，天地之盖，请藏之灵兰之室，弗敢使泄也。

·五变第四十六·

黄帝问于少俞曰：余闻百疾之始期也，必生于风雨寒暑，循毫毛而入腠理，或复还，或留止，或为风肿汗出，或为消瘅，或为寒热，或为留痹，或为积聚，奇邪淫溢，不可胜数，愿闻其故。夫同时得病，或病此，或病彼，意者天之为人生风乎，何其异也？少俞曰：夫天之生风者，非以私百姓也，其行公平正直，犯者得之，避者得无殆。非求人而人自犯之。黄帝曰：一时遇风，同时得病，其病各异，愿闻其故。少俞曰：善乎哉问！请论以比匠人。匠人磨斧斤，砺刀削，斲材木，木之阴阳，尚有坚脆，坚者不入，脆者皮弛，至其交节，而缺斤斧焉。夫一木之中，坚脆不同，坚者则刚，脆者易伤，况其材木之不同，皮之厚薄，汁之多少，而各异耶。夫木之早花先生叶者，遇春霜烈风，则花落而叶萎。久曝大旱，则脆木薄皮者枝条汁少而叶萎。久阴淫雨，则薄皮多汁者皮溃而漉。卒风暴起，则刚脆之木枝折杌伤。秋霜疾风，则刚脆之木根摇而叶落。凡此五者，各有所伤，况于人乎。黄帝曰：以人应木奈何？少俞答曰：木之所伤也，皆伤其枝，枝之刚脆而坚，未成伤也。人之有常病也，亦因其骨节、皮肤、腠理之不坚固者，邪之所舍也，故常为病也。

黄帝曰：人之善病风厥漉汗者，何以候之？少俞答曰：肉不坚，腠理疏，则善病风。黄帝曰：何以候肉之不坚也？少俞答曰：䐃肉不坚，而无分理。理者粗理，粗理而皮不致者，腠理疏。此言其浑然者。黄帝曰：人之善病消瘅者，何以候之？少俞答曰：五藏皆柔弱者，善病消瘅。黄帝曰：何以知五藏之柔弱也？少俞答曰：夫柔弱者，必有刚强。刚强多怒，柔者易伤也。黄帝曰：何以候柔弱之与刚强？少俞答曰：此人薄皮肤而目坚固以深者，长冲直扬，其心刚，刚则多怒，怒则气上逆，胸中畜积，血气逆留，䏂皮充肌，血脉不行，转而为热，热则消肌肤，故为消瘅。此言其人暴刚而肌肉弱者也。黄帝曰：人之善病寒热者，何以候之？少俞答曰：小骨弱肉者，善病寒热。黄帝曰：何以候骨之小大、肉之坚脆、色之不一也？少俞答曰：颧骨者，骨之本也。颧大则骨大，颧小则骨小。皮肤薄而其肉无䐃，其臂懦懦然，其地色殆然，不与其天同色，污然独异，此其候也。然后臂薄者，其髓不满，故善病寒热也。黄帝曰：何以候人之善病痹者？少俞答曰：粗理而肉不坚者善病痹。黄帝曰：痹之高下有处乎？少俞答曰：欲知其高下者，各视其部。黄帝曰：人之善病肠中积聚者，何以候之？少俞答曰：皮肤薄而不泽，肉不坚而淖泽，如此则肠胃恶，恶则邪气留止，积聚乃伤。脾胃之间，寒温不次，邪气稍至，稸积留止，大聚乃起。黄帝曰：余闻病形，已知之矣，愿闻其时。少俞答曰：先立其年，以知其时。时高则起，时下则殆，虽不陷下，当年有冲通，其病必起。是谓因形而生病，五变之纪也。

·本藏第四十七·

黄帝问于岐伯曰：人之血气精神者，所以奉生而周于性命者也。经脉者，所以行血气而营阴阳、濡筋骨、利关节者也。卫气者，所以温分肉、充皮肤、肥腠理、司关阖者也。志意者，所以御精神、收魂魄、适寒温、和喜怒者也。是故血和则经脉流行，营复阴阳，筋骨劲强，关节清利矣。卫气和则分肉解利，皮肤调柔，腠理致密矣。志意和则精神专直，魂魄不散，悔怒不起，五藏不受邪矣。寒温和则六府化谷，风痹不作，经脉通利，肢节得安矣。此人之常平也。五藏者，所以藏精神血气魂魄者也。六府者，所以化水谷而行津液者也。此人之所以具受于天也，无愚智贤不肖，无以相倚也。然有其独尽天寿，而无邪僻之病，百年不衰，虽犯风雨卒寒大暑，犹有弗能害也。有其不离屏蔽室内，无怵惕之恐，然犹不免于病，何也？愿闻其故。

岐伯对曰：窘乎哉问也！五藏者，所以参天地、副阴阳，而运四时、化五节者也。五藏者，固有小大、高下、坚脆、端正、偏倾者，六府亦有小大、长短、厚薄、结直、缓急。凡此二十五者，各不同，或善或恶，或吉或凶，请言其方。

心小则安，邪弗能伤，易伤以忧；心大则忧不能伤，易伤于邪。心高则满于肺中，悗而善忘，难开以言；心下则藏外，易伤于寒，易恐以言。心坚则藏安守固，心脆则善病消瘅热中。心端正则和利难伤；心偏倾则操持不一，无守司也。

肺小则少饮，不病喘喝；肺大则多饮，善病胸痹、喉痹、逆气。肺高则上气，肩息咳，肺下则居贲迫肺，善胁下痛。肺坚则不病咳上气，肺脆则苦病消瘅易伤。肺端正则和利难伤，肺偏倾则胸偏痛也。

肝小则藏安，无胁下之病；肝大则逼胃迫咽，迫咽则苦膈中，且胁下痛。肝高则上支贲切胁悗，为息贲；肝下则逼胃，胁下空，胁下空则易受邪。肝坚则藏安难伤，肝脆则善病消瘅易伤。肝端正则和利难伤，肝偏倾则胁下痛也。

脾小则藏安，难伤于邪也；脾大则苦凑㴞而痛，不能疾行。脾高则㴞引季胁而痛；脾下则下加于大肠，下加于大肠则藏苦受邪。脾坚则藏安难伤，脾脆则善病消瘅易伤。脾端正则和利难伤，脾偏倾则善满善胀也。

肾小则藏安难伤；肾大则善病腰痛，不可以俯仰，易伤以邪。肾高则苦背膂痛，不可以俯仰；肾下则腰尻痛，不可以俯仰，为狐疝。肾坚则不病腰背痛，肾脆则善病消瘅易伤。肾端正则和利难伤，肾偏倾则苦腰尻痛也。

凡此二十五变者，人之所苦常病。

黄帝曰：何以知其然也？岐伯曰：赤色小理者心小，粗理者心大。无髑骬者心高，髑骬小短举者心下。髑骬长者心下坚，髑骬弱小以薄者心脆。髑骬直下不举者心端正，髑骬倚一方者心偏倾也。白色小理者肺小，粗理者肺大。巨肩反膺陷喉者肺高，合腋张胁者肺下。好肩背厚者肺坚，肩背薄者肺脆。背膺厚者肺端正，胁偏疏者肺偏倾也。青色小理者肝小，粗理者肝大。广胸反骹者肝高，合胁兔骹者肝下。胸胁好者肝坚，胁骨弱者肝脆。膺腹好相得者肝端正，胁骨偏举者肝偏倾也。黄色小理者脾小，粗理者脾大。揭唇者脾高，唇下纵者脾下。唇坚者脾坚，唇大而不坚者脾脆。唇上下好者脾端正，唇偏举者脾偏倾也。黑色小理者肾小，粗理者肾大。高耳者肾高，耳后陷者肾下。耳坚者肾坚，耳薄不坚者肾脆。耳好前居牙车者肾端正，耳偏高者肾偏倾也。凡此诸变者，持则安，减则病也。帝曰：善。然非余之所问也，愿闻人之有不可病者，至尽天寿，虽有深忧大恐，怵惕之志，犹不能减也，甚寒大热，不能伤也。其有不离屏蔽室内，又无怵惕之恐，然不免于病者，何也？愿闻其故。岐伯曰：五藏六府，邪之舍也，请言其故。五藏皆小者，少病，苦燋心，大愁忧；五藏皆大者，缓于事，难使以忧。五藏皆高者，好高举措；五藏皆下者，好出人下。五藏皆坚者，无病；五藏皆脆者，不离于病。五藏皆端正者，和利得人心；五藏皆偏倾者，邪心而善盗，不可以为人平，反复言语也。

黄帝曰：愿闻六府之应。岐伯答曰：肺合大肠，大肠者，皮其应。心合小肠，小肠者，脉其应。肝合胆，胆者，筋其应。脾合胃，胃者，肉其应。肾合三焦、膀胱，三焦、膀胱者，腠理毫毛其应。黄帝曰：应之奈何？岐伯曰：肺应皮。皮厚者大肠厚，皮薄者大肠薄。皮缓，腹里大者大肠大而长，皮急者大肠急而短，皮滑者大肠直，皮肉不相离者大肠结。心应脉。皮厚者脉厚，脉厚者小肠厚，皮薄者脉薄，脉薄者小肠薄。皮缓者脉缓，脉缓者小肠大而长。皮薄而脉冲小者，小肠小而短。诸阳经脉皆多纡屈者，小肠结。脾应肉。肉䐃坚大者胃厚，肉䐃么者胃薄。肉䐃小而么者胃不坚，肉䐃不称身者胃下，胃下者下管约不利。肉䐃不坚者胃缓，肉䐃无小里累者胃急。肉䐃多少里累者胃结，胃结者上管约不利也。肝应爪。爪厚色黄者胆厚，爪薄色红者胆薄，爪坚色青者胆急，爪濡色赤者胆缓，爪直色白无约者胆直①，爪恶色黑多纹者胆结也。肾应骨。密里厚皮者三焦、膀胱厚，粗理薄皮者三焦、膀胱薄，疏腠理者三焦、膀胱缓，皮急而无毫毛者三焦、膀胱急，毫毛美而粗者三焦、膀胱直，稀毫毛者三焦、膀胱结也。黄帝曰：厚薄美恶皆有形，愿闻其所病。岐伯答曰：视其外应，以知其内藏，则知所病矣。

① 无约：四库本同。据下文疑当作“无纹”。

卷之八

·禁服第四十八·

雷公问于黄帝曰：细子得受业，通于《九针》六十篇，旦暮勤服之，近者编绝，久者简垢，然尚讽诵弗置，未尽解于意矣。《外揣》言浑束为一，未知所谓也。夫大则无外，小则无内，大小无极，高下无度，束之奈何？士之才力，或有厚薄，智虑褊浅，不能博大深奥，自强于学若细子。细子恐其散于后世，绝于子孙，敢问约之奈何？黄帝曰：善乎哉问也！此先师之所禁，坐私传之也，割臂歃血之盟也。子若欲得之，何不斋乎。雷公再拜而起曰：请闻命于是也。乃斋宿三日而请曰：敢问今日正阳，细子愿以受盟。黄帝乃与俱入斋室，割臂歃血。黄帝亲祝曰：今日正阳，歃血传方，有敢背此言者，反受其殃。雷公再拜曰：细子受之。黄帝乃左握其手，右授之书，曰：慎之慎之！吾为子言之。凡刺之理，经脉为始，营其所行，知其度量，内刺五藏，外刺六府，审察卫气，为百病母，调其虚实，虚实乃止，泻其血络，血尽不殆矣。雷公曰：此皆细子之所以通，未知其所约也。黄帝曰：夫约方者，犹约囊也，囊满而弗约，则输泄，方成弗约，则神与弗俱。雷公曰：愿为下材者，勿满而约之。黄帝曰：未满而知约之以为工，不可以为天下师。

雷公曰：愿闻为工。黄帝曰：寸口主中，人迎主外，两者相应，俱往俱来，若引绳大小齐等。春夏人迎微大，秋冬寸口微大，如是者名曰平人。人迎大一倍于寸口，病在足少阳。一倍而躁，在手少阳。人迎二倍，病在足太阳。二倍而躁，病在手太阳。人迎三倍，病在足阳明。三倍而躁，病在手阳明。盛则为热，虚则为寒。紧则为痛痹，代则乍甚乍间。盛则泻之，虚则补之，紧痛则取之分肉，代则取血络且饮药，陷下则灸之，不盛不虚，以经取之，名曰经刺。人迎四倍者，且大且数，名曰溢阳，溢阳为外格，死不治。必审按其本末，察其寒热，以验其藏府之病。寸口大于人迎一倍，病在足厥阴。一倍而躁，在手心主。寸口二倍，病在足少阴。二倍而躁，在手少阴。寸口三倍，病在足太阴。三倍而躁，在手太阴。盛则胀满，寒中，食不化；虚则热中，出糜，少气，溺色变。紧则痛痹，代则乍痛乍止。盛则泻之，虚则补之，紧则先刺而后灸之，代则取血络而后调之，陷下则徒灸之。陷下者，脉血结于中，中有著血，血寒，故宜灸之。不盛不虚，以经取之。寸口四倍者，名曰内关。内关者，且大且数，死不治。必审察其本末之寒温，以验其藏府之病。通其营输，乃可传于大数。大数曰：盛则徒泻之，虚则徒补之，紧则灸刺且饮药，陷下则徒灸之，不盛不虚，以经取之。所谓经治者，饮药，亦曰灸刺。脉急则引，脉大以弱，则欲安静，用力无劳也。

·五色第四十九·

雷公问于黄帝曰：五色独决于明堂乎？小子未知其所谓也。黄帝曰：明堂者鼻也，阙者眉间也。庭者颜也，蕃者颊侧也，蔽者耳门也。其间欲方大，去之十步，皆见于外，如是者寿必中百岁。雷公曰：五官之辨奈何？黄帝曰：明堂骨高以起，平以直，五藏次于中央，六府挟其两侧，首面上于阙庭，王宫在于下极。五藏安于胸中，真色以致，病色不见，明堂润泽以清，五官恶得无辨乎？雷公曰：其不辨者，可得闻乎？黄帝曰：五色之见也，各出其色部。部骨陷者，必不免于病矣。其色部乘袭者，虽病甚，不死矣。雷公曰：官五色奈何？黄帝曰：青黑为痛，黄赤为热，白为寒，是谓五官。雷公曰：病之益甚，与其方衰如何？黄帝曰：外内皆在焉。切其脉口滑小紧以沉者，病益甚，在中；人迎气大紧以浮者，其病益甚，在外。其脉口浮滑者，病日进；人迎沉而滑者，病日损。其脉口滑以沉者，病日进，在内；其人迎脉滑盛以浮者，其病日进，在外。脉之浮沉及人迎与寸口气小大等者，病难已。病之在藏，沉而大者，易已，小为逆；病在府，浮而大者，其病易已。人迎盛坚者，伤于寒；气口盛坚者，伤于食。雷公曰：以色言病之间甚奈何？黄帝曰：其色粗以明，沉大者为甚，其色上行者病益甚，其色下行如云彻散者病方已。五色各有藏部，有外部，有内部也。色从外部走内部者，其病从外走内；其色从内走外者，其病从内走外。病生于内者，先治其阴，后治其阳，反者益甚。其病生于阳者，先治其外，后治其内，反者益甚。其脉滑大以代而长者，病从外来，目有所见，志有所恶，此阳气之并也，可变而已。雷公曰：小子闻风者，百病之始也；厥逆者，寒湿之起也。别之奈何？黄帝曰：常候阙中，薄泽为风，冲浊为痹，在地为厥。此其常也，各以其色言其病。

雷公曰：人不病卒死，何以知之？黄帝曰：大气入于藏府者，不病而卒死矣。雷公曰：病小愈而卒死者，何以知之？黄帝曰：赤色出两颧，大如母指者，病虽小愈，必卒死。黑色出于庭，大如母指，必不病而卒死。雷公再拜曰：善哉！其死有期乎？黄帝曰：察色以言其时。雷公曰：善乎！愿卒闻之。黄帝曰：庭者，首面也。阙上者，咽喉也。阙中者，肺也。下极者，心也。直下者，肝也。肝左者，胆也。下者，脾也。方上者，胃也。中央者，大肠也。挟大肠者，肾也。当肾者，脐也。面王以上者，小肠也。面王以下者，膀胱子处也。颧者，肩也。颧后者，臂也。臂下者，手也。目内眦上者，膺乳也。挟绳而上者，背也。循牙车以下者，股也。中央者，膝也。膝以下者，胫也。当胫以下者，足也。巨分者，股里也。巨屈者，膝膑也。此五藏六府肢节之部也，各有部分。有部分，用阴和阳，用阳和阴。当明部分，万举万当。能别左右，是谓大道。男女异位，故曰阴阳。审察泽夭，谓之良工。沉浊为内，浮泽为外。黄赤为风，青黑为痛，白为寒，黄而膏润为脓，赤甚者为血，痛甚为挛，寒甚为皮不仁。五色各见其部，察其浮沉，以知浅深；察其泽夭，以观成败；察其散抟，以知远近；视色上下，以知病处；积神于心，以知往今。故相气不微，不知是非。属意勿去，乃知新故。色明不粗，沉大为甚；不明不泽，其病不甚。其色散，驹驹然未有聚，其病散而气痛，聚未成也。肾乘心，心先病，肾为应，色皆如是。男子色在于面王，为小腹痛，下为卵痛，其圜直为茎痛，高为本，下为首，狐疝㿗阴之属也。女子在于面王，为膀胱子处之病，散为痛，抟为聚，方员左右，各如其色形。其随而下至胝为淫，有润如膏状，为暴食不洁。左为左，右为右，其色有邪，聚散而不端，面色所指者也。色者，青黑赤白黄，皆端满有别乡。

别乡赤者，其色亦大如榆荚，在面王为不日；其色上锐，首空上向，下锐下向，在左右如法。以五色命藏，青为肝，赤为心，白为肺，黄为脾，黑为肾。肝合筋，心合脉，肺合皮，脾合肉，肾合骨也。

·论勇第五十·

黄帝问于少俞曰：有人于此，并行并立，其年之长少等也，衣之厚薄均也，卒然遇烈风暴雨，或病，或不病，或皆病，或皆不病，其故何也？少俞曰：帝问何急？黄帝曰：愿尽闻之。少俞曰：春青风，夏阳风，秋凉风，冬寒风，凡此四时之风者，其所病各不同形。黄帝曰：四时之风，病人如何？少俞曰：黄色薄皮弱肉者，不胜春之虚风。白色薄皮弱肉者，不胜夏之虚风。青色薄皮弱肉，不胜秋之虚风。赤色薄皮弱肉，不胜冬之虚风也。黄帝曰：黑色不病乎？少俞曰：黑色而皮厚肉坚，固不伤于四时之风。其皮薄而肉不坚、色不一者，长夏至而有虚风者，病矣。其皮厚而肌肉坚者，长夏至而有虚风，不病矣。其皮厚而肌肉坚者，必重感于寒，外内皆然，乃病。黄帝曰：善。

黄帝曰：夫人之忍痛与不忍痛者，非勇怯之分也。夫勇士之不忍痛者，见难则前，见痛则止；夫怯士之忍痛者，闻难则恐，遇痛不动。夫勇士之忍痛者，见难不恐，遇痛不动；夫怯士之不忍痛者，见难与痛，目转面盻，恐不能言，失气惊，颜色变化，乍死乍生。余见其然也，不知其何由，愿闻其故。少俞曰：夫忍痛与不忍痛者，皮肤之薄厚、肌肉之坚脆缓急之分也，非勇怯之谓也。黄帝曰：愿闻勇怯之所由然。少俞曰：勇士者，目深以固，长衡直扬，三焦理横，其心端直，其肝大以坚，其胆满以傍。怒则气盛而胸张，肝举而胆横，眦裂而目扬，毛起而面苍，此勇士之由然者也。黄帝曰：愿闻怯士之所由然。少俞曰：怯士者，目大而不减，阴阳相失，其焦理纵，髑骬短而小，肝系缓，其胆不满而纵①，肠胃挺，胁下空。虽方大怒，气不能满其胸，肝肺虽举，气衰复下，故不能久怒，此怯士之所由然者也。黄帝

① 不满而纵：四库本作“不满而缩”。

曰：怯士之得酒，怒不避勇士者，何藏使然？少俞曰：酒者，水谷之精，熟谷之液也。其气慓悍，其入于胃中，则胃胀，气上逆，满于胸中，肝浮胆横。当是之时，固比于勇士，气衰则悔。与勇士同类，不知避之，名曰酒悖也。

·背腧第五十一·

黄帝问于岐伯曰：愿闻五藏之腧出于背者。岐伯曰：胸中大腧在杼骨之端，肺腧在三焦之间，心腧在五焦之间，膈腧在七焦之间，肝腧在九焦之间，脾腧在十一焦之间，肾腧在十四焦之间，皆挟脊相去三寸所，则欲得而验之，按其处，应在中而痛解，乃其腧也。灸之则可，刺之则不可。气盛则泻之，虚则补之。以火补者，毋吹其火，须自灭也。以火泻者，疾吹其火，传其艾，须其火灭也。

·卫气第五十二·

黄帝曰：五藏者，所以藏精神魂魄者也。六府者，所以受水谷而行化物者也。其气内干五藏，而外络肢节。其浮气之不循经者为卫气，其精气之行于经者为营气。阴阳相随，外内相贯，如环之无端，亭亭淳淳乎，孰能穷之？然其分别阴阳，皆有标本虚实所离之处。能别阴阳十二经者，知病之所生。候虚实之所在者，能得病之高下。知六府之气街者，能知解结契绍于门户。能知虚石之坚软者，知补泻之所在。能知六经标本者，可以无惑于天下。

岐伯曰：博哉圣帝之论！臣请尽意悉言之。足太阳之本，在跟以上五寸中，标在两络命门。命门者，目也。足少阳之本，在窍阴之间，标在窗笼之前。窗笼者，耳也。足少阴之本，在内踝下上三寸中，标在背腧与舌下两脉也。足厥阴之本，在行间上五寸所，标在背腧也。足阳明之本，在厉兑，标在人迎颊挟颃颡也。足太阴之本，在中封前上四寸之中，标在背腧与舌本也。手太阳之本，在外踝之后，标在命门之上一寸也。手少阳之本，在小指次指之间上二寸，标在耳后上角下外眦也。手阳明之本，在肘骨中，上至别阳，标在颜下合钳上也。手太阴之本，在寸口之中，标在腋内动也。手少阴之本，在锐骨之端，标在背腧也。手心主之本，在掌后两筋之间二寸中，标在腋下下三寸也。凡候此者，下虚则厥，下盛则热；上虚则眩，上盛则热痛。故石者绝而止之，虚者引而起之。

请言气街：胸气有街，腹气有街，头气有街，胫气有街。故气在头者，止之于脑；气在胸者，止之膺与背腧；气在腹者，止之背腧，与冲脉于脐左右之动脉者；气在胫者，止之于气街，与承山踝上以下。取此者用毫针，必先按而在，久应于手，乃刺而予之。所治者，头痛眩仆，腹痛中满暴胀，及有新积。痛可移者，易已也；积不痛，难已也。

·论痛第五十三·

黄帝问于少俞曰：筋骨之强弱，肌肉之坚脆，皮肤之厚薄，腠理之疏密各不同，其于针石火焫之痛何如？肠胃之厚薄坚脆亦不等，其于毒药何如？愿尽闻之。少俞曰：人之骨强、筋弱、肉缓、皮肤厚者耐痛，其于针石之痛、火焫亦然。黄帝曰：其耐火焫者，何以知之？少俞答曰：加以黑色而美骨者耐火焫。黄帝曰：其不耐针石之痛者，何以知之？少俞曰：坚肉薄皮者不耐针石之痛，于火焫亦然。黄帝曰：人之病，或同时而伤，或易已，或难已，其故何如？少俞曰：同时而伤，其身多热者易已，多寒者难已。黄帝曰：人之胜毒，何以知之？少俞曰：胃厚色黑大骨及肥者皆胜毒，故其瘦而薄胃者皆不胜毒也。

·天年第五十四·

黄帝问于岐伯曰：愿闻人之始生，何气筑为基？何立而为楯？何失而死？何得而生？岐伯曰：以母为基，以父为楯，失神者死，得神者生也。黄帝曰：何者为神？岐伯曰：血气已和，荣卫已通，五藏已成，神气舍心，魂魄毕具，乃成为人。黄帝曰：人之寿夭各不同，或夭寿，或卒死，或病久，愿闻其道。岐伯曰：五藏坚固，血脉和调，肌肉解利，皮肤致密，营卫之行不失其常，呼吸微徐，气以度行，六府化谷，津液布扬，各如其常，故能长久。黄帝曰：人之寿百岁而死，何以致之？岐伯曰：使道隧以长，基墙高以方，通调营卫，三部三里起，骨高肉满，百岁乃得终。

黄帝曰：其气之盛衰，以至其死，可得闻乎？岐伯曰：人生十岁，五藏始定，血气已通，其气在下，故好走。二十岁，血气始盛，肌肉方长，故好趋。三十岁，五藏大定，肌肉坚固，血脉盛满，故好步。四十岁，五藏、六府、十二经脉皆大盛以平定，腠理始疏，荣华颓落，发颇斑白，平盛不摇，故好坐。五十岁，肝气始衰，肝叶始薄，胆汁始灭，目始不明。六十岁，心气始衰，苦忧悲，血气懈惰，故好卧。七十岁，脾气虚，皮肤枯。八十岁，肺气衰，魄离，故言善误。九十岁，肾气焦，四藏经脉空虚。百岁，五藏皆虚，神气皆去，形骸独居而终矣。

黄帝曰：其不能终寿而死者，何如？岐伯曰：其五藏皆不坚，使道不长，空外以张，喘息暴疾，又卑基墙，薄脉少血，其肉不石，数中风寒，血气虚，脉不通，真邪相攻，乱而相引，故中寿而尽也。

·逆顺第五十五·

黄帝问于伯高曰：余闻气有逆顺，脉有盛衰，刺有大约，可得闻乎？伯高曰：气之逆顺者，所以应天地、阴阳、四时、五行也；脉之盛衰者，所以候血气之虚实、有余不足；刺之大约者，必明知病之可刺，与其未可刺，与其已不可刺也。黄帝曰：候之奈何？伯高曰：兵法曰无迎逢逢之气，无击堂堂之阵。刺法曰：无刺熇熇之热，无刺漉漉之汗，无刺浑浑之脉，无刺病与脉相逆者。黄帝曰：候其可刺奈何？伯高曰：上工刺其未生者也，其次刺其未盛者也，其次刺其已衰者也；下工刺其方袭者也，与其形之盛者也，与其病之与脉相逆者也。故曰：方其盛也，勿敢毁伤。刺其已衰，事必大昌。故曰：上工治未病，不治已病。此之谓也。

·五味第五十六·

黄帝曰：愿闻谷气有五味，其入五藏，分别奈何？伯高曰：胃者，五藏六府之海也，水谷皆入于胃，五藏六府皆禀气于胃。五味各走其所喜：谷味酸，先走肝；谷味苦，先走心；谷味甘，先走脾；谷味辛，先走肺；谷味咸，先走肾。谷气津液已行，营卫大通，乃化糟粕，以次传下。黄帝曰：营卫之行奈何？伯高曰：谷始入于胃，其精微者先出于胃之两焦，以溉五藏，别出两行，营卫之道。其大气之抟而不行者，积于胸中，命曰气海，出于肺，循喉咽，故呼则出，吸则入。天地之精气，其大数常出三入一，故谷不入半日则气衰，一日则气少矣。

黄帝曰：谷之五味，可得闻乎？伯高曰：请尽言之。五谷：粳米甘，麻酸，大豆咸，麦苦，黄黍辛。五果：枣甘，李酸，栗咸，杏苦，桃辛。五畜：牛甘，犬酸，猪咸，羊苦，鸡辛。五菜：葵甘，韭酸，藿咸，薤苦，葱辛。五色：黄色宜甘，青色宜酸，黑色宜咸，赤色宜苦，白色宜辛。凡此五者，各有所宜。五宜所言五色者：脾病者，宜食粳米饭、牛肉、枣、葵；心病者，宜食麦、羊肉、杏、薤；肾病者，宜食大豆、黄卷、猪肉、栗、藿；肝病者，宜食麻、犬肉、李、韭；肺病者，宜食黄黍、鸡肉、桃、葱。五禁：肝病禁辛，心病禁咸，脾病禁酸，肾病禁甘，肺病禁苦。肝色青，宜食甘，粳米饭、牛肉、枣、葵皆甘。心色赤，宜食酸，犬肉、麻、李、韭皆酸。脾色黄，宜食咸，大豆、豕肉、栗、藿皆咸。肺色白，宜食苦，麦、羊肉、杏、薤皆苦。肾色黑，宜食辛，黄黍、鸡肉、桃、葱皆辛。

卷之九

·水胀第五十七·

黄帝问于岐伯曰：水与肤胀、鼓胀、肠覃、石瘕、石水，何以别之？岐伯答曰：水始起也，目窠上微肿，如新卧起之状，其颈脉动，时咳，阴股间寒，足胫瘇，腹乃大，其水已成矣。以手按其腹，随手而起，如裹水之状。此其候也。黄帝曰：肤胀何以候之？岐伯曰：肤胀者，寒气客于皮肤之间，鼟鼟然不坚，腹大，身尽肿，皮厚。按其腹，窅而不起，腹色不变。此其候也。鼓胀何如？岐伯曰：腹胀身皆大，大与肤胀等也，色苍黄，腹筋起。此其候也。肠覃何如？岐伯曰：寒气客于肠外，与卫气相搏，气不得荣，因有所系，癖而内著，恶气乃起，瘜肉乃生。其始生也，大如鸡卵，稍以益大，至其成，如怀子之状，久者离岁，按之则坚，推之则移，月事以时下。此其候也。石瘕何如？岐伯曰：石瘕生于胞中，寒气客于子门，子门闭塞，气不得通，恶血当泻不泻，衃以留止，日以益大，状如怀子，月事不以时下。皆生于女子，可导而下。黄帝曰：肤胀、鼓胀可刺邪？岐伯曰：先泻其胀之血络，后调其经，刺去其血络也。

·贼风第五十八·

黄帝曰：夫子言贼风邪气之伤人也，令人病焉。今有其不离屏蔽，不出空穴之中，卒然病者，非不离贼风邪气，其故何也？岐伯曰：此皆尝有所伤于湿气，藏于血脉之中，分肉之间，久留而不去；若有所堕坠，恶血在内而不去。卒然喜怒不节，饮食不适，寒温不时，腠理闭而不通。其开而遇风寒，则血气凝结，与故邪相袭，则为寒痹。其有热则汗出，汗出则受风，虽不遇贼风邪气，必有因加而发焉。黄帝曰：今夫子之所言者，皆病人之所自知也。其毋所遇邪气，又毋怵惕之所志，卒然而病者，其故何也？唯有因鬼神之事乎？岐伯曰：此亦有故邪留而未发，因而志有所恶，及有所慕，血气内乱，两气相搏。其所从来者微，视之不见，听而不闻，故似鬼神。黄帝曰：其祝而已者，其故何也？岐伯曰：先巫者，因知百病之胜，先知其病之所从生者，可祝而已也。

·卫气失常第五十九·

黄帝曰：卫气之留于腹中，搐积不行，苑蕴不得常所，使人支胁胃中满，喘呼逆息者，何以去之？伯高曰：其气积于胸中者，上取之；积于腹中者，下取之；上下皆满者，傍取之。黄帝曰：取之奈何？伯高对曰：积于上，泻人迎、天突、喉中；积于下者，泻三里与气街；上下皆满者，上下取之，与季胁之下一寸（一本云“季胁之下深一寸”）。重者，鸡足取之。诊视其脉大而弦急，及绝不至者，及腹皮急甚者，不可刺也。黄帝曰：善。

黄帝问于伯高曰：何以知皮肉、气血、筋骨之病也？伯高曰：色起两眉薄泽者，病在皮。唇色青黄赤白黑者，病在肌肉。营气濡然者，病在血气。目色青黄赤白黑者，病在筋。耳焦枯受尘垢，病在骨。黄帝曰：病形何如？取之奈何？伯高曰：夫百病变化，不可胜数，然皮有部，肉有柱，血气有输，骨有属。黄帝曰：愿闻其故。伯高曰：皮之部，输于四末。肉之柱，在臂胫诸阳分肉之间与足少阴分间。血气之输，输于诸络，气血留居，则盛而起。筋部无阴无阳，无左无右，候病所在。骨之属者，骨空之所以受益而益脑髓者也。黄帝曰：取之奈何？伯高曰：夫病变化，浮沉深浅，不可胜穷，各在其处，病间者浅之，甚者深之，间者小之，甚者众之，随变而调气，故曰上工。

黄帝问于伯高曰[1]：人之肥瘦、大小、寒温，有老、壮、少、小，别之奈何？伯高对曰：人年五十已上为老，二十已上为壮，十八以上为少，六岁已上为小。黄帝曰：何以度知其肥瘦？伯高曰：人有肥、有膏、有肉[2]。黄帝曰：别此奈何[3]？伯高曰：䐃内坚（一本云“䐃内”），皮满者，肥；䐃内不坚，皮缓者，膏；皮肉不相离者，肉。黄帝曰：身之寒温何如？伯高曰：膏者其肉淖，而粗理者身寒，细理者身热。脂者其肉坚，细理者热，粗理者寒。黄帝曰：其肥瘦、大小奈何？伯高曰：膏者，多气而皮纵缓，故能纵腹垂腴。肉者，身体容大。脂者，其身收小。黄帝曰：三者之气血多少何如？伯高曰：膏者多气，多气者热，热者耐寒。肉者多血则充形，充形则平。脂者，其血清，气滑少，故不能大。此别于众人者也。黄帝曰：众人奈何？伯高曰：众人皮肉脂膏，不能相加也，血与气不能相多，故其形不小不大，各自称其身，命曰众人。黄帝曰：善。治之奈何？伯高曰：必先别其三形，血之多少，气之清浊，而后调之，治无失常经。是故膏人纵腹垂腴，肉人者上下容大，脂人者虽脂不能大者。

·玉版第六十·

黄帝曰：余以小针为细物也，夫子乃言上合之于天，下合之于地，中合之于人，余以为过针之意矣，愿闻其故。岐伯曰：何物大于天乎？夫大于针者，惟五兵者焉。五兵者，死之备也，非生之具。且夫人者，天地之镇也，其不可不参乎？夫治民者，亦唯针焉。夫针之与五兵，其孰小乎？黄帝曰：病之生时，有喜怒不测，饮食不节，阴气不足，阳气有余，营气不行，乃发为痈疽。阴阳不通，两热相搏，乃化为脓，小针能取之乎？岐伯曰：圣人不能使化者，为之邪不可留也。故两军相当，旗帜相望，白刃陈于中野者，此非一日之谋也。能使其民令行禁止，士卒无白刃之难者，非一日之教也、须臾之得也。夫至使身被痈疽之病、脓血之聚者，不亦离道远乎？夫痈疽之

① 伯高：原作“岐伯”，据医统本及四库本改。
② 有肉：原作“有内”，四库本同，据医统本改。本节下文之“皮肉”字同。
③ 别此奈何：四库本作“别之奈何”。

生、脓血之成也，不从天下，不从地出，积微之所生也。故圣人自治于未有形也，愚者遭其已成也。黄帝曰：其已形，不予遭；脓已成，不予见。为之奈何？岐伯曰：脓已成，十死一生，故圣人弗使已成，而明为良方，著之竹帛，使能者踵而传之后世，无有终时者，为其不予遭也。黄帝曰：其已有脓血而后遭乎？不导之以小针治乎？岐伯曰：以小治小者其功小，以大治大者多害，故其已成脓血者，其唯砭石铍锋之所取也。

黄帝曰：多害者其不可全乎？岐伯曰：其在逆顺焉。黄帝曰：愿闻逆顺。岐伯曰：以为伤者，其白眼青，黑眼小，是一逆也；内药而呕者，是二逆也；腹痛渴甚，是三逆也；肩项中不便，是四逆也；音嘶色脱，是五逆也。除此五者，为顺矣。黄帝曰：诸病皆有逆顺，可得闻乎？岐伯曰：腹胀，身热，脉大，是一逆也；腹鸣而满，四肢清，泄，其脉大，是二逆也；衄而不止，脉大，是三逆也；咳且溲血，脱形，其脉小劲，是四逆也；咳，脱形身热，脉小以疾，是谓五逆也。如是者，不过十五日而死矣。其腹大胀，四末清，脱形，泄甚，是一逆也；腹胀便血，其脉大，时绝，是二逆也；咳溲血，形内脱，脉搏，是三逆也；呕血，胸满引背，脉小而疾，是四逆也；咳呕腹胀，且飧泄，其脉绝，是五逆也。如是者，不及一时而死矣。工不察此者而刺之，是谓逆治。

黄帝曰：夫子之言针甚骏，以配天地，上数天文，下度地纪，内别五藏，外次六府，经脉二十八会，尽有周纪，能杀生人，不能起死者，子能反之乎？岐伯曰：能杀生人，不能起死者也。黄帝曰：余闻之则为不仁，然愿闻其道，弗行于人。岐伯曰：是明道也，其必然也。其如刀剑之可以杀人，如饮酒使人醉也，虽勿诊，犹可知矣。黄帝曰：愿卒闻之。岐伯曰：人之所受气者，谷也。谷之所注者，胃也。胃者，水谷气血之海也。海之所行云气者，天下也。胃之所出气血者，经隧也。经隧者，五藏六府之大络也，迎而夺之而已矣。黄帝曰：上下有数乎？岐伯曰：迎之五里，中道而止，五至而已，五往而藏之气尽矣。故五五二十五而竭其输矣，此所谓夺其天气者也，非能绝其命而倾其寿者也。黄帝曰：愿卒闻之。岐伯曰：窥门而刺之者，死于家中；入门而刺之者，死于堂上。黄帝曰：善乎方，明哉道，请著之玉版，以为重宝，传之后世，以为刺禁，令民勿敢犯也。

·五禁第六十一·

黄帝问于岐伯曰：余闻刺有五禁，何谓五禁？岐伯曰：禁其不可刺也。黄帝曰：余闻刺有五夺。岐伯曰：无泻其不可夺者也。黄帝曰：余闻刺有五过。岐伯曰：补泻无过其度。黄帝曰：余闻刺有五逆。岐伯曰：病与脉相逆，名曰五逆。黄帝曰：余闻刺有九宜。岐伯曰：明知《九针》之论，是谓九宜。

黄帝曰：何谓五禁？愿闻其不可刺之时。岐伯曰：甲乙日自乘，无刺头，无发蒙于耳内。丙丁日自乘，无振埃于肩喉廉泉。戊己日自乘，四季无刺腹，去爪泻水。庚辛日自乘，无刺关节于股膝。壬癸日自乘，无刺足胫。是谓五禁。黄帝曰：何谓五夺？岐伯曰：形肉已夺，是一夺也；大夺血之后，是二夺也；大汗出之后，是三夺也；大泄之后，是四夺也；新产及大血之后，是五夺也。此皆不可泻。黄帝曰：何谓五逆？岐伯曰：热病脉静，汗已出，脉盛躁，是一逆也；病泄，脉洪大，是二逆也；著痹不移，䐃肉破，身热，脉偏绝，是三逆也；淫而夺形，身热，色夭然白，及后下血衃，血衃笃重，是谓四逆也；寒热夺形，脉坚搏，是谓五逆也。

·动输第六十二·

黄帝曰：经脉十二，而手太阴、足少阴、阳明独动不休，何也？岐伯曰：是明胃脉也。胃为五藏六府之海，其清气上注于肺，肺气从太阴而行之。其行也，以息往来，故人一呼脉再动，一吸脉亦再动，呼吸不已，故动而不止。黄帝曰：气之过于寸口也，上十焉息，下八焉伏，何道从还？不知其极。岐伯曰：气之离藏也，卒然如弓弩之发，如水之下岸，上于鱼以反衰，其余气衰散以逆上，故其行微。黄帝曰：足之阳明何因而动？岐伯曰：胃气上注于肺，其悍气上冲头者，循咽，上走空窍，循眼系，入络脑，出颇，下客主人，循牙车，合阳明，并下人迎，此胃气别走于阳明者也。故阴阳上下，其动也若一。故阳病而阳脉小者为逆，阴病而阴脉大者为逆。故阴阳俱静俱动，若引绳相倾者病。

黄帝曰：足少阴何因而动？岐伯曰：冲脉者，十二经之海也，与少阴之大络，起于肾下，出于气街，循阴股内廉，邪入腘中，循胫骨内廉，并少阴之经，下入内踝之后，入足下。其别者，邪入踝，出属跗上，入大指之间，注诸络，以温足胫。此脉之常动者也。

黄帝曰：营卫之行也，上下相贯，如环之无端。今有其卒然遇邪气，及逢大寒，手足懈惰，其脉阴阳之道、相输之会行相失也，气何由还？岐伯曰：夫四末阴阳之会者，此气之大络也。四街者，气之径路也。故络绝则径通，四末解则气从合，相输如环。黄帝曰：善。此所谓如环无端，莫知其纪，终而复始。此之谓也。

·五味论第六十三·

黄帝问于少俞曰：五味入于口也，各有所走，各有所病。酸走筋，多食之，令人癃。咸走血，多食之，令人渴。辛走气，多食之，令人洞心。苦走骨，多食之，令人变呕。甘走肉，多食之，令人悗心。余知其然也，不知其何由，愿闻其故。少俞答曰：酸入于胃，其气涩以收，上之两焦，弗能出入也。不出，即留于胃中，胃中和温，则下注膀胱。膀胱之胞薄以懦，得酸则缩绻，约而不通，水道不行，故癃。阴者，积筋之所终也，故酸入而走筋矣。

黄帝曰：咸走血，多食之，令人渴，何也？少俞曰：咸入于胃，其气上走中焦，注于脉，则血气走之。血与咸相得则凝，凝则胃中汁注之，注之则胃中竭，竭则咽路焦，故舌本干而善渴。血脉者，中焦之道也，故咸入而走血矣。

黄帝曰：辛走气，多食之，令人洞心，何也？少俞曰：辛入于胃，其气走于上焦。上焦者，受气而营诸阳者也，姜韭之气熏之，营卫之气不时受之，久留心下，故洞心。辛与气俱行，故辛入而与汗俱出。

黄帝曰：苦走骨，多食之，令人变呕，何也？少俞曰：苦入于胃，五谷之气，皆不能胜苦。苦入下脘，三焦之道皆闭而不通，故变呕。齿者，骨之所终也，故苦入而走骨，故入而复出，知其走骨也。

黄帝曰：甘走肉，多食之，令人悗心，何也？少俞曰：甘入于胃，其气弱小，不能上至于上焦，而与谷留于胃中者，令人柔润者也。胃柔则缓，缓则虫动，虫动则令人悗心。其气外通于肉，故甘走肉。

·阴阳二十五人第六十四·

黄帝曰：余闻阴阳之人，何如？伯高曰：天地之间，六合之内，不离于五，人亦应之。故五五二十五人之政，而阴阳之人不与焉。其态又不合于众者五，余已知之矣。愿闻二十五人之形，血气之所生，别而以候，从外知内，何如？岐伯曰：悉乎哉问也！此先师之秘也，虽伯高犹不能明之也。黄帝避席，遵循而却，曰：余闻之，得其人弗教，是谓重失；得而泄之，天将厌之。余愿得而明之，金柜藏之，不敢扬之。岐伯曰：先立五形金木水火土，别其五色，异其五形之人，而二十五人具矣。

黄帝曰：愿卒闻之。岐伯曰：慎之，慎之！臣请言之。

木形之人，比于上角，似于苍帝。其为人苍色，小头，长面，大肩背，直身，小手足，好有才，劳心，少力，多忧劳于事。能春夏，不能秋冬，感而病生，足厥阴佗佗然。大角之人，比于左足少阳，少阳之上遗遗然。左角之人，比于右足少阳，少阳之下随随然（一曰“少角”）。钛角之人，比于右足少阳，少阳之上推推然（一曰“右角”）。判角之人，比于左足少阳，少阳之下栝栝然。

火形之人，比于上徵，似于赤帝。其为人赤色，广剧，脱面，小头，好肩背，髀腹，小手足，行安地，疾心，行摇，肩背肉满，有气，轻财，少信，多虑，见事明，好颜，急心，不寿暴死。能春夏，不能秋冬，秋冬感而病生，手少阴核核然。质徵之人，比于左手太阳，太阳之上肌肌然（一曰“质之人”，一曰“大徵”）。少徵之人，比于右手太阳，太阳之下慆慆然。右徵之人，比于右手太阳，太阳之上鲛鲛然（一曰“熊熊然”）。质判之人，比于左手太阳，太阳之下支支颐颐然（一曰“质徵”）。

土形之人，比于上宫，似于上古黄帝。其为人黄色，圆面，大头，美肩背，大腹，美股胫，小手足，多肉，上下相称，行安地，举足浮，安心，好利人，不喜权势，善附人也。能秋冬，不能春夏，春夏感而病生，足太阴敦敦然。大宫之人，比于左足阳明，阳明之上婉婉然。加宫之人，比于左足阳明，阳明之下坎坎然（一曰“众之人”）。少宫之人，比于右足阳明，阳明之上枢枢然。左宫之人，比于右足阳明，阳明之下兀兀然（一曰“众之人”，一曰“阳明之上”）。

金形之人，比于上商，似于白帝。其为人方面，白色，小头，小肩背，小腹，小手足，如骨发踵外，骨轻，身清廉，急心，静悍，善为吏。能秋冬，不能春夏，春夏感而病生，手太阴敦敦然。钛商之人，比于左手阳明，阳明之上廉廉然。右商之人①，比于左手阳明，阳明之下脱脱然。左商之人②，比于右手阳明，阳明之上监监然。少商之人，比于右手阳明，阳明之下严严然。

水形之人，比于上羽，似于黑帝。其为人黑色，面不平，大头，廉颐，小肩，大腹，动手足，发行摇身，下尻长，背延延然，不敬畏，善欺绐人，戮死。能秋冬不能春夏，春夏感而病生，足少阴汗汗然。大羽之人，比于右足太阳，太阳之上颊颊然。少羽之人，比于左足太阳，太阳之下纡纡然。众之为人，比于右足太阳，太阳之下洁洁然（一曰“加之人”）。桎之为人，比于左足太阳，太阳之上安安然。

是故五形之人二十五变者，众之所以相欺者是也。

黄帝曰：得其形，不得其色，何如？岐伯曰：形胜色，色胜形者，至其胜时年加，感则病行，失则忧矣。形色相得者，富贵大乐。黄帝曰：其形色相胜之时，年加可知乎？岐伯曰：凡年忌下上之人，大忌常加。七岁、十六岁、二十五岁、三十四岁、四十三岁、五十二岁、六十一岁，皆人之大忌，不可不自安也，感则病行，失则忧矣。当此之时，无为奸事，是谓年忌。

---

① 右商之人：四库本作“左商之人”。
② 左商之人：原作“大商之人”，四库本作“右商之人”。据医统本改。

黄帝曰：夫子之言，脉之上下，血气之候，以知形气，奈何？岐伯曰：足阳明之上，血气盛则髯美长，血少气多则髯短，故气少血多则髯少，血气皆少则无髯，两吻多画。足阳明之下，血气盛则下毛美，长至胸；血多气少则下毛美，短至脐，行则善高举足，足指少肉，足善寒；血少气多则肉而善瘃；血气皆少则无毛，有则稀枯悴，善痿厥足痹。足少阳之上，气血盛则通髯美长，血多气少则通髯美短，血少气多则少髯，血气皆少则无须。感于寒湿则善痹，骨痛爪枯也。足少阳之下，血气盛则胫毛美长，外踝肥；血多气少则胫毛美短，外踝皮坚而厚；血少气多则胻毛少，外踝皮薄而软；血气皆少则无毛，外踝瘦无肉。足太阳之上，血气盛则美眉，眉有毫毛；血多气少则恶眉，面多少理；血少气多则面多肉；血气和则美色。足太阳之下，血气盛则跟肉满，踵坚；气少血多则瘦，跟空；血气皆少则善转筋，踵下痛。手阳明之上，血气盛则髭美，血少气多则髭恶，血气皆少则无髭。手阳明之下，血气盛则腋下毛美，手鱼肉以温；气血皆少则手瘦以寒。手少阳之上，血气盛则眉美以长，耳色美；血气皆少则耳焦恶色。手少阳之下，血气盛则手卷多肉以温，血气皆少则寒以瘦，气少血多则瘦以多脉。手太阳之上，血气盛则口多须[①]，面多肉以平，血气皆少则面瘦恶色。手太阳之下，血气盛则掌肉充满，血气皆少则掌瘦以寒。

黄帝曰：二十五人者，刺之有约乎？岐伯曰：美眉者，足太阳之脉气血多；恶眉者，血气少；其肥而泽者，血气有余；肥而不泽者，气有余，血不足；瘦而无泽者，气血俱不足。审察其形气有余不足而调之，可以知逆顺矣。

黄帝曰：刺其诸阴阳，奈何？岐伯曰：按其寸口人迎，以调阴阳，切循其经络之凝涩，结而不通者，此于身皆为痛痹，甚则不行，故凝涩。凝涩者，致气以温之，血和乃止。其结络者，脉结血不和，决之乃行。故曰：气有余于上者，导而下之；气不足于上者，推而休之；其稽留不至者，因而迎之；必明于经隧，乃能持之。寒与热争者，导而行之；其宛陈血不结者，则而予之。必先明知二十五人，则血气之所在，左右上下，刺约毕也。

---

① 口多须：原作“有多须”，据医统本改。

卷之十

·五音五味第六十五·

右徵与少徵，调右足太阳上。左商与左徵，调左手阳明上。少徵与大宫，调左手阳明上。右角与大角，调右足少阳下。大徵与少徵，调左手太阳上。众羽与少羽，调右足太阳下。少商与右商，调右手太阳下。桎羽与众羽，调右足太阳下。少宫与大宫，调右足阳明下。判角与少角，调右足少阳下。钛商与上商，调右足阳明下。钛商与上角，调左足太阳下。

上徵与右徵同，谷麦，畜羊，果杏。手少阳，藏心，色赤，味苦，时夏。上羽与大羽同，谷大豆，畜彘，果栗。足少阴，藏肾，色黑，味咸，时冬。上宫与大宫同，谷稷，畜牛，果枣。足太阴，藏脾，色黄，味甘，时季夏。上商与右商同，谷黍，畜鸡，果桃。手太阴，藏肺，色白，味辛，时秋。上角与大角同，谷麻，畜犬，果李。足厥阴，藏肝，色青，味酸，时春。

大宫与上角同，右足阳明上。左角与大角同，左足阳明上。少羽与大羽同，右足太阳下。左商与右商同，左手阳明上。加宫与大宫同，左足少阳上。质判与大宫同，左手太阳下。判角与大角同，左足少阳下。大羽与大角同，右足太阳上。大角与大宫同，右足少阳上。

右徵、少徵、质徵、上徵、判徵。右角、钛角、上角、大角、判角。

右商、少商、钛商、上商、左商。少宫、上宫、大宫、加宫、左角宫。众羽、桎羽、上羽、大羽、少羽。

黄帝曰：妇人无须者，无血气乎？岐伯曰：冲脉、任脉皆起于胞中，上循背里，为经络之海。其浮而外者，循腹右上行，会于咽喉，别而络唇口。血气盛则充肤热肉，血独盛则澹渗皮肤，生毫毛。今妇人之生，有余于气，不足于血，以其数脱血也。冲任之脉，不荣口唇，故须不生焉。

黄帝曰：士人有伤于阴，阴气绝而不起，阴不用，然其须不去，其故何也？宦者独去，何也？愿闻其故。岐伯曰：宦者去其宗筋，伤其冲脉，血泻不复，皮肤内结，唇口不荣，故须不生。黄帝曰：其有天宦者，未尝被伤，不脱于血，然其须不生，其故何也？岐伯曰：此天之所不足也，其任冲不盛，宗筋不成，有气无血，唇口不荣，故须不生。

黄帝曰：善乎哉！圣人之通万物也，若日月之光影，音声鼓响，闻其声而知其形，其非夫子，孰能明万物之精？是故圣人视其颜色，黄赤者多热气，青白者少热气，黑色者多血少气，美眉者太阳多血，通髯极须者少阳多血，美须者阳明多血。此其时然也。夫人之常数，太阳常多血少气，少阳常多气少血，阳明常多血多气，厥阴常多气少血，少阴常多血少气，太阴常多血少气。此天之常数也。

·百病始生第六十六·

黄帝问于岐伯曰：夫百病之始生也，皆生于风雨寒暑，清湿喜怒。喜怒不节则伤藏，风雨则伤上，清湿则伤下。三部之气，所伤异类，愿闻其会。岐伯曰：三部之气各不同，或起于阴，或起于阳。请言其方。喜怒不节则伤藏，藏伤则病起于阴也；清湿袭虚，则病起于下；风雨袭虚，则病起于上。是谓三部。至于其淫泆，不可胜数。

黄帝曰：余固不能数，故问先师，愿卒闻其道。岐伯曰：风雨寒热不得虚邪，不能独伤人。卒然逢疾风暴雨而不病者，盖无虚，故邪不能独伤人。此必因虚邪之风，与其身形，两虚相得，乃客其形；两实相逢，众人肉坚。其中于虚邪也，因于天时，与其身形，参以虚实，大病乃成。气有定舍，因处为名，上下中外，分为三员。是故虚邪之中人也，始于皮肤。皮肤缓则腠理开，开则邪从毛发入，入则抵深，深则毛发立，毛发立则淅然，故皮肤痛，留而不去，则传舍于络脉。在络之时，痛于肌肉，其痛之时息，大经乃代。留而不去，传舍于经。在经之时，洒淅喜惊。留而不去，传舍于输。在输之时，六经不通，四肢则肢节痛，腰脊乃强。留而不去，传舍于伏冲之脉。在伏冲之时，体重身痛。留而不去，传舍于肠胃。在肠胃之时，贲响腹胀，多寒则肠鸣飧泄，食不化，多热则溏出麋。留而不去，传舍于肠胃之外，募原之间，留著于脉，稽留而不去，息而成积。或著孙脉，或著络脉，或著经脉，或著输脉，或著于伏冲之脉，或著于膂筋，或著于肠胃之募原，上连于缓筋。邪气淫泆，不可胜论。黄帝曰：愿尽闻其所由然。岐伯曰：其著孙络之脉而成积者，其积往来上下，臂手孙络之居也，浮而缓，不能句积而止之，故往来移行肠胃之间，水凑渗注灌，濯濯有音，有寒则䐜䐜满雷引，故时切痛。其著于阳明之经，则挟脐而居，饱食则益大，饥则益小。其著于缓筋也，似阳明之积，饱食则痛，饥则安。其著于肠胃之募原也，痛而外连于缓筋，饱食则安，饥则痛。其著于伏冲之脉者，揣之应手而动，发手则热气下于两股，如汤沃之状。其著于膂筋，在肠后者，饥则积见，饱则积不见，按之不得。其著于输之脉者，闭塞不通，津液不下，孔窍干壅。此邪气之从外入内，从上下也。

黄帝曰：积之始生，至其已成奈何？岐伯曰：积之始生，得寒乃生，厥乃成积也。黄帝曰：其成积奈何？岐伯曰：厥气生足悗，悗生胫寒，胫寒则血脉凝涩，血脉凝涩则寒气上入于肠胃，入于肠胃则䐜胀，䐜胀则肠外之汁沫迫聚不得散，日以成积。卒然多食饮则肠满，起居不节，用力过度，则络脉伤。阳络伤则血外溢，血外溢则衄血；阴络伤则血内溢，血内溢则后血。肠胃之络伤，则血溢于肠外，肠外有寒，汁沫与血相抟，则并合凝聚不得散，而积成矣。卒然外中于寒，若内伤于忧怒，则气上逆。气上逆则六输不通，温气不行，凝血蕴里而不散，津液涩渗，著而不去，而积皆成矣。黄帝曰：其生于阴者，奈何？岐伯曰：忧思伤心；重寒伤肺；忿怒伤肝；醉以入房，汗出当风，伤脾；用力过度，若入房汗出，浴则伤肾。此内外三部之所生病者也。黄帝曰：善。治之奈何？岐伯答曰：察其所痛，以知其应，有余不足，当补则补，当泻则泻，毋逆天时，是谓至治。

·行针第六十七·

黄帝问于岐伯曰：余闻《九针》于夫子，而行之于百姓。百姓之血气各不同形，或神动而气先针行，或气与针相逢，或针已出气独行，或数刺乃知，或发针而气逆，或数刺病益剧。凡此六者，各不同形，愿闻其方。岐伯曰：重阳之人，其神易动，其气易往也。黄帝曰：何谓重阳之人？岐伯曰：重阳之人，熇熇高高，言语善疾，举足善高，心肺之藏气有余，阳气滑盛而扬，故神动而气先行。黄帝曰：重阳之人而神不先行者，何也？岐伯曰：此人颇有阴也。黄帝曰：何以知其颇有阴也？岐伯曰：多阳者多喜，多阴者多怒，数怒者易解，故曰颇有阴。其阴阳之离合难，故其神不能先行也。黄帝曰：其气与针相逢奈何？岐伯曰：阴阳和调而血气淖泽滑利，故针入而气出，疾而相逢也。黄帝曰：针已出而气独行者，何气使然？岐伯曰：其阴气多而阳气少、阴气沉而阳气浮者内藏，故针已出，气乃随其后，故独行也。黄帝曰：数刺乃知，何气使然？岐伯曰：此人之多阴而少阳，其气沉而气往难，故数刺乃知也。黄帝曰：针入而气逆者，何气使然？岐伯曰：其气逆与其数刺病益甚者，非阴阳之气、浮沉之势也，此皆粗之所败。上之所失，其形气无过焉。

·上膈第六十八·

黄帝曰：气为上膈者，食饮入而还出，余已知之矣。虫为下膈，下膈者，食晬时乃出，余未得其意，愿卒闻之。岐伯曰：喜怒不适，食饮不节，寒温不时，则寒汁流于肠中。流于肠中则虫寒，虫寒则积聚，守于下管，则肠胃充郭，卫气不营，邪气居之。人食则虫上食，虫上食则下管虚，下管虚则邪气胜之，积聚以留，留则痈成，痈成则下管约。其痈在管内者，即而痛深；其痈在外者，则痈外而痛浮，痈上皮热。黄帝曰：刺之奈何？岐伯曰：微按其痈，视气所行，先浅刺其傍，稍内益深，还而刺之，毋过三行。察其沉浮，以为深浅。已刺必熨，令热入中，日使热内，邪气益衰，大痈乃溃。伍以参禁，以除其内，恬憺无为，乃能行气，后以咸苦，化谷乃下矣。

·忧恚无言第六十九·

黄帝问于少师曰：人之卒然忧恚而言无音者，何道之塞，何气出行，使音不彰？愿闻其方。少师答曰：咽喉者，水谷之道也。喉咙者，气之所以上下者也。会厌者，音声之户也。口唇者，音声之扇也。舌者，音声之机也。悬雍垂者，音声之关也。颃颡者，分气之所泄也。横骨者，神气所使，主发舌者也。故人之鼻洞涕出不收者，颃颡不开，分气失也。是故厌小而疾薄，则发气疾，其开阖利，其出气易；其厌大而厚，则开阖难，其气出迟，故重言也。人卒然无音者，寒气客于厌，则厌不能发，发不能下。至其开阖不致，故无音。黄帝曰：刺之奈何？岐伯曰：足之少阴，上系于舌，络于横骨，终于会厌。两泻其血脉，浊气乃辟。会厌之脉，上络任脉，取之天突，其厌乃发也。

·寒热第七十·

黄帝问于岐伯曰：寒热瘰疬在于颈腋者，皆何气使生？岐伯曰：此皆鼠瘘寒热之毒气也，留于脉而不去者也。黄帝曰：去之奈何？岐伯曰：鼠瘘之本，皆在于藏，其末上出于颈腋之间，其浮于脉中，而未内著于肌肉而外为脓血者，易去也。黄帝曰：去之奈何？岐伯曰：请从其本引其末，可使衰去，而绝其寒热。审按其道以予之，徐往徐来以去之。其小如麦者，一刺知，三刺而已。黄帝曰：决其生死奈何？岐伯曰：反其目视之，其中有赤脉，上下贯瞳子，见一脉，一岁死；见一脉半，一岁半死；见二脉，二岁死；见二脉半，二岁半死；见三脉，三岁而死。见赤脉不下贯瞳子，可治也。

·邪客第七十一·

黄帝问于伯高曰：夫邪气之客人也，或令人目不瞑、不卧出者，何气使然？伯高曰：五谷入于胃也，其糟粕、津液、宗气分为三隧。故宗气积于胸中，出于喉咙，以贯心脉，而行呼吸焉。营气者，泌其津液，注之于脉，化以为血，以荣四末，内注五藏六府，以应刻数焉。卫气者，出其悍气之慓疾，而先行于四末、分肉、皮肤之间而不休者也。昼日行于阳，夜行于阴，常从足少阴之分间，行于五藏六府。今厥气客于五藏六府，则卫气独卫其外，行于阳，不得入于阴。行于阳则阳气盛，阳气盛则阳蹻陷。不得入于阴，阴虚，故目不瞑。黄帝曰：善。治之奈何？伯高曰：补其不足，泻其有余，调其虚实，以通其道，而去其邪。饮以半夏汤一剂，阴阳已通，其卧立至。黄帝曰：善。此所谓决渎壅塞、经络大通、阴阳和得者也。愿闻其方。伯高曰：其汤方以流水千里以外者八升，扬之万遍，取其清五升煮之。炊以苇薪火，沸，置秫米一升，治半夏五合，徐炊，令竭为一升半，去其滓。饮汁一小杯，日三，稍益，以知为度。故其病新发者，覆杯则卧，汗出则已矣。久者，三饮而已也。

黄帝问于伯高曰：愿闻人之肢节，以应天地奈何？伯高答曰：天圆地方，人头圆足方以应之。天有日月，人有两目。地有九州，人有九窍。天有风雨，人有喜怒。天有雷电，人有音声。天有四时，人有四肢。天有五音，人有五藏。天有六律，人有六府。天有冬夏，人有寒热。天有十日，人有手十指。辰有十二，人有足十指、茎、垂以应之；女子不足二节，以抱人形。天有阴阳，人有夫妻。岁有三百六十五日，人有三百六十五节①。地有高山，人有肩膝。地有深谷，人有腋腘。地有十二经水，人有十二经脉。地有泉脉，人有卫气。地有草蓂，人有毫毛。天有昼夜，人有卧起。天有列星，人有牙齿。地有小山，人有小节。地有山石，人有高骨。地有林木，人有募筋。地有聚邑，人有䐃肉。岁有十二月，人有十二节。地有四时不生草，人

---

① 五：原脱，据《太素》补。

有无子。此人与天地相应者也。

黄帝问于岐伯曰：余愿闻持针之数，内针之理，纵舍之意，扞皮开腠理，奈何？脉之屈折，出入之处，焉至而出？焉至而止？焉至而徐？焉至而疾？焉至而入？六府之输于身者，余愿尽闻。少序别离之处，离而入阴，别而入阳，此何道而从行？愿尽闻其方。岐伯曰：帝之所问，针道毕矣[①]。黄帝曰：愿卒闻之。岐伯曰：手太阴之脉，出于大指之端，内屈循白肉际，至本节之后太渊，留以澹，外屈上于本节下，内屈与阴诸络会于鱼际，数脉并注，其气滑利，伏行壅骨之下，外屈出于寸口而行，上至于肘内廉，入于大筋之下，内屈上行臑阴，入腋下，内屈走肺。此顺行逆数之屈折也。心主之脉，出于中指之端，内屈循中指内廉以上，留于掌中，伏行两骨之间，外屈出两筋之间，骨肉之际。其气滑利，上二寸，外屈出行两筋之间，上至肘内廉，入于小筋之下，留两骨之会，上入于胸中，内络于心脉。

黄帝曰：手少阴之脉独无腧，何也？岐伯曰：少阴，心脉也。心者，五藏六府之大主也，精神之所舍也。其藏坚固，邪弗能容也。容之则心伤，心伤则神去，神去则死矣。故诸邪之在于心者，皆在于心之包络。包络者，心主之脉也，故独无腧焉。黄帝曰：少阴独无腧者，不病乎？岐伯曰：其外经病而藏不病，故独取其经于掌后锐骨之端。其余脉出入屈折，其行之徐疾，皆如手少阴、心主之脉行也。故本腧者，皆因其气之虚实疾徐以取之，是谓因冲而泻，因衰而补。如是者，邪气得去，真气坚固，是谓因天之序。

黄帝曰：持针纵舍奈何？岐伯曰：必先明知十二经脉之本末，皮肤之寒热，脉之盛衰滑涩。其脉滑而盛者，病日进；虚而细者，久以持；大以涩者，为痛痹；阴阳如一者，病难治；其本末尚热者，病尚在；其热以衰者，其病亦去矣。持其尺，察其肉之坚脆、大小、滑涩、寒温、燥湿。因视目之五色，以知五藏而决死生。视其血脉，察其色，以知其寒热痛痹。

黄帝曰：持针纵舍，余未得其意也。岐伯曰：持针之道，欲端以正，安以静，先知虚实，而行疾徐。左手执骨，右手循之，无与肉果，泻欲端以

---

① 毕：原作“乖”，四库本同。据医统本改。

正，补必闭肤，辅针导气，邪得淫泆，真气得居。黄帝曰：扞皮开腠理奈何？岐伯曰：因其分肉，左别其肤，微内而徐端之，适神不散，邪气得去。

黄帝问于岐伯曰：人有八虚，各何以候？岐伯答曰：以候五藏。黄帝曰：候之奈何？岐伯曰：肺、心有邪，其气留于两肘；肝有邪，其气流于两腋；脾有邪，其气留于两髀；肾有邪，其气留于两腘。凡此八虚者，皆机关之室，真气之所过，血络之所游，邪气恶血，固不得住留，住留则伤筋络，骨节机关不得屈伸，故痀挛也。

·通天第七十二·

黄帝问于少师曰：余尝闻人有阴阳，何谓阴人？何谓阳人？少师曰：天地之间，六合之内，不离于五，人亦应之，非徒一阴一阳而已也，而略言耳，口弗能遍明也。黄帝曰：愿略闻其意，有贤人圣人，心能备而行之乎？少师曰：盖有太阴之人、少阴之人、太阳之人、少阳之人、阴阳和平之人。凡五人者，其态不同，其筋骨气血各不等。黄帝曰：其不等者，可得闻乎？少师曰：太阴之人，贪而不仁，下齐湛湛，好内而恶出，心和而不发，不务于时，动而后之。此太阴之人也。少阴之人，小贪而贼心，见人有亡，常若有得，好伤好害；见人有荣，乃反愠怒，心疾而无恩。此少阴之人也。太阳之人，居处于于，好言大事，无能而虚说，志发于四野，举措不顾是非，为事如常自用，事虽败而常无悔。此太阳之人也。少阳之人，諟谛好自贵，有小小官，则高自宜，好为外交而不内附。此少阳之人也。阴阳和平之人，居处安静，无为惧惧，无为欣欣，婉然从物，或与不争，与时变化，尊则谦谦，谭而不治，是谓至治。古之善用针艾者，视人五态乃治之。盛者泻之，虚者补之。

黄帝曰：治人之五态，奈何？少师曰：太阴之人，多阴而无阳，其阴血浊，其卫气涩，阴阳不和，缓筋而厚皮，不之疾泻，不能移之。少阴之人，多阴少阳，小胃而大肠，六府不调，其阳明脉小，而太阳脉大，必审调之，其血易脱，其气易败也。太阳之人，多阳而少阴，必谨调之，无脱其阴，而泻其阳。阳重脱者易狂，阴阳皆脱者，暴死，不知人也。少阳之人，多阳少阴，经小而络大，血在中而气外，实阴而虚阳，独泻其络脉则强。气脱而疾，中气不足，病不起也。阴阳和平之人，其阴阳之气和，血脉调。谨诊其阴阳，视其邪正，安容仪，审有余不足，盛则泻之，虚则补之，不盛不虚，以经取之。此所以调阴阳，别五态之人者也。

黄帝曰：夫五态之人者，相与毋故，卒然新会，未知其行也。何以别之？少师答曰：众人之属，不如五态之人者。故五五二十五人，而五态之人不与焉。五态之人尤不合于众者也。黄帝曰：别五态之人奈何？少师曰：太阴之人，其状黮黮然黑色，念然下意，临临然长大，䐓然未偻。此太阴之人也。少阴之人，其状清然窃然，固以阴贼，立而躁崄，行而似伏。此少阴之人也。太阳之人，其状轩轩储储，反身折腘。此太阳之人也。少阳之人，其状立则好仰，行则好摇，其两臂两肘则常出于背。此少阳之人也。阴阳和平之人，其状委委然，随随然，颙颙然，愉愉然，暶暶然，豆豆然，众人皆曰君子。此阴阳和平之人也。

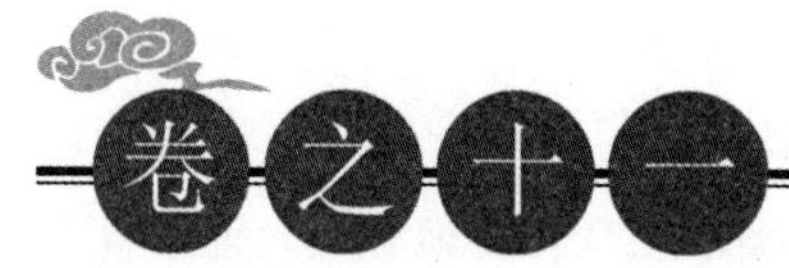

卷之十一

·官能第七十三·

黄帝问于岐伯曰：余闻《九针》于夫子众多矣，不可胜数。余推而论之，以为一纪，余司诵之，子听其理，非则语余，请正其道①，令可久传，后世无患，得其人乃传，非其人勿言。岐伯稽首再拜，曰：请听圣王之道。黄帝曰：用针之理，必知形气之所在，左右上下，阴阳表里，血气多少，行之逆顺，出入之合，谋伐有过。知解结，知补虚泻实，上下气门，明通于四海，审其所在，寒热淋露，以输异处，审于调气，明于经隧，左右肢络，尽知其会。寒与热争，能合而调之。虚与实邻，知决而通之。左右不调，把而行之。明于逆顺，乃知可治，阴阳不奇，故知起时。审于本末，察其寒热，得邪所在，万刺不殆。知官九针，刺道毕矣。明于五输，徐疾所在，屈伸出入，皆有条理。言阴与阳②，合于五行。五藏六府，亦有所藏。四时八风，尽有阴阳。各得其位，合于明堂。各处色部，五藏六府，察其所痛，左右上下，知其寒温，何经所在。审皮肤之寒温滑涩，知其所苦。膈有上下，知其气所在。先得其道，稀而疏之。稍深以留，故能徐入之。大热在上，推而下之，从下上者，引而去之，视前痛者，常先取之。大寒在外，留而补之，入于中者，从合泻之。针所不为，灸之所宜。上气不足，推而扬之。下气不足，积而从之。阴阳皆虚，火自当之。厥而寒甚，骨廉陷下，寒过于膝，下陵三里。阴络所过，得之留止。寒入于中，推而行之。经陷下者，火则当

① 请正其道：原作“请其正道”，据四库本乙。

② 言阴与阳：原作“言阴与五”，四库本同，据医统本改。

之。结络坚紧，火所治之。不知所苦，两蹻之下，男阴女阳，良工所禁，针论毕矣。用针之服，必有法则。上视天光，下司八正。以辟奇邪，而观百姓。审于虚实，无犯其邪。是得天之露，遇岁之虚。救而不胜，反受其殃。故曰：必知天忌，乃言针意。法于往古，验于来今。观于窈冥，通于无穷。粗之所不见，良工之所贵，莫知其形，若神仿佛。邪气之中人也，洒淅动形。正邪之中人也，微先见于色。不知于其身，若在若无，若亡若存，有形无形，莫知其情。是故上工之取气，乃救其萌芽；下工守其已成，因败其形。是故工之用针也，知气之所在，而守其门户，明于调气，补泻所在，徐疾之意，所取之处。泻必用员，切而转之，其气乃行，疾而徐出，邪气乃出，伸而迎之，遥大其穴，气出乃疾。补必用方，外引其皮，令当其门，左引其枢，右推其肤，微旋而徐推之，必端以正，安以静，坚心无解，欲微以留，气下而疾出之，推其皮，盖其外门，真气乃存。用针之要，无忘其神。

雷公问于黄帝曰：《针论》曰得其人乃传，非其人勿言。何以知其可传？黄帝曰：各得其人，任之其能，故能明其事。雷公曰：愿闻官能奈何？黄帝曰：明目者，可使视色。聪耳者，可使听音。捷疾辞语者，可使传论。语徐而安静、手巧而心审谛者，可使行针艾，理血气而调诸逆顺，察阴阳而兼诸方。缓节柔筋而心和调者，可使导引行气。疾毒言语轻人者，可使唾痈咒病。爪苦手毒、为事善伤者，可使按积抑痹。各得其能，方乃可行，其名乃彰。不得其人，其功不成，其师无名。故曰：得其人乃言，非其人勿传，此之谓也。手毒者，可使试按龟，置龟于器下而按其上，五十日而死矣。手甘者，复生如故也。①

·论疾诊尺第七十四·

黄帝问于岐伯曰：余欲无视色持脉，独调其尺以言其病，从外知内，为之奈何？岐伯曰：审其尺之缓急、小大、滑涩，肉之坚脆，而病形定矣。视

① 原本篇末“音释”载有三条异文，云：“出入之合，一本作‘会’。”“把而行之，一本作‘犯而行之’。”“窈冥，一本作‘冥冥’。”或可补入正文当句之下。

人之目窠上微痈，如新卧起状，其颈脉动，时咳，按其手足上，窅而不起者，风水肤胀也。尺肤滑，其淖泽者，风也。尺肉弱者，解㑊，安卧脱肉者，寒热不治。尺肤滑而泽脂者，风也。尺肤涩者，风痹也。尺肤粗如枯鱼之鳞者，水泆饮也。尺肤热甚脉盛躁者，病温也。其脉盛而滑者，病且出也。尺肤寒，其脉小者，泄，少气。尺肤炬然先热后寒者，寒热也。尺肤先寒，久大之而热者，亦寒热也。肘所独热者，腰以上热。手所独热者，腰以下热。肘前独热者，膺前热。肘后独热者，肩背热。臂中独热者，腰腹热。肘后粗以下三四寸热者，肠中有虫。掌中热者，腹中热。掌中寒者，腹中寒。鱼上白肉有青血脉者，胃中有寒。尺炬然热，人迎大者，当夺血。尺坚大，脉小甚，少气，悗有加，立死。目赤色者病在心，白在肺，青在肝，黄在脾，黑在肾。黄色不可名者，病在胸中。诊目痛，赤脉从上下者，太阳病；从下上者，阳明病；从外走内者，少阳病。诊寒热，赤脉上下至瞳子，见一脉，一岁死；见一脉半，一岁半死；见二脉，二岁死；见二脉半，二岁半死；见三脉，三岁死。诊龋齿痛，按其阳之来，有过者独热，在左左热，在右右热，在上上热，在下下热。诊血脉者，多赤多热，多青多痛，多黑为久痹，多赤、多黑、多青皆见者，寒热身痛，而色微黄，齿垢黄，爪甲上黄，黄疸也。安卧，小便黄赤，脉小而涩者，不嗜食。人病，其寸口之脉与人迎之脉小大等及其浮沉等者，病难已也。女子手少阴脉动甚者，妊子。婴儿病，其头毛皆逆上者，必死。耳间青脉起者，掣痛。大便赤瓣飧泄，脉小者，手足寒，难已①；飧泄，脉小，手足温，泄易也。四时之变，寒暑之胜，重阴必阳，重阳必阴。故阴主寒，阳主热。故寒甚则热，热甚则寒。故曰：寒生热，热生寒，此阴阳之变也。故曰：冬伤于寒，春生瘅热；春伤于风，夏生后泄肠澼；夏伤于暑，秋生痎疟；秋伤于湿，冬生咳嗽。是谓四时之序也。

·刺节真邪第七十五·

黄帝问于岐伯曰：余闻刺有五节，奈何？岐伯曰：固有五节，一曰振

---

① 自“血，尺坚大”至“手足寒，难已”诸句：原缺，《四部丛刊》本误收录《素问》之文以代之。据医统本、四库本替换补足。

埃，二曰发蒙，三曰去爪，四曰彻衣，五曰解惑。黄帝曰：夫子言五节，余未知其意。岐伯曰：振埃者，刺外经，去阳病也。发蒙者，刺府输，去府病也。去爪者，刺关节肢络也。彻衣者，尽刺诸阳之奇输也。解惑者，尽知调阴阳，补泻有余不足，相倾移也。

黄帝曰：《刺节》言振埃，夫子乃言刺外经，去阳病，余不知其所谓也，愿卒闻之。岐伯曰：振埃者，阳气大逆，上满于胸中，愤䐜肩息，大气逆上，喘喝坐伏，病恶埃烟，䭇不得息[①]。请言振埃，尚疾于振埃。黄帝曰：善。取之何如？岐伯曰：取之天容。黄帝曰：其咳上气，穷诎胸痛者，取之奈何？岐伯曰：取之廉泉。黄帝曰：取之有数乎？岐伯曰：取天容者，无过一里；取廉泉者，血变而止。帝曰：善哉。

黄帝曰：《刺节》言发蒙，余不得其意。夫发蒙者，耳无所闻，目无所见。夫子乃言刺府输，去府病，何输使然？愿闻其故。岐伯曰：妙乎哉问也！此刺之大约，针之极也，神明之类也，口说书卷，犹不能及也。请言发蒙耳，尚疾于发蒙也。黄帝曰：善。愿卒闻之。岐伯曰：刺此者，必于日中，刺其听宫，中其眸子，声闻于耳，此其输也。黄帝曰：善。何谓声闻于耳？岐伯曰：刺邪以手坚按其两鼻窍而疾偃，其声必应于针也。黄帝曰：善。此所谓弗见为之，而无目视，见而取之，神明相得者也。

黄帝曰：《刺节》言去爪[②]，夫子乃言刺关节肢络，愿卒闻之。岐伯曰：腰脊者，身之大关节也。肢胫者，人之管以趋翔也。茎垂者，身中之机，阴精之候，津液之道也。故饮食不节，喜怒不时，津液内溢，乃下留于睾。血道不通，日大不休，俯仰不便，趋翔不能，此病荥然有水，不上不下，铍石所取，形不可匿，常不得蔽，故命曰去爪。帝曰：善。

黄帝曰：《刺节》言彻衣，夫子乃言尽刺诸阳之奇输，未有常处也，愿卒闻之。岐伯曰：是阳气有余而阴气不足，阴气不足则内热，阳气有余则外热。内热相搏，热于怀炭，外畏绵帛近，不可近身，又不可近席。腠理闭塞

---

① 䭇：同“噎”。四库本作“鍧”。

② 言：原作“善”，据医统本、四库本改。

则汗不出，舌焦唇槁，腊干嗌燥，饮食不让美恶。黄帝曰：善。取之奈何？岐伯曰：或之于其天府、大杼三痏，又刺中膂以去其热，补足手太阴以去其汗，热去汗稀，疾于彻衣。黄帝曰：善。

黄帝曰：《刺节》言解惑，夫子乃言尽知调阴阳，补泻有余不足，相倾移也。惑何以解之？岐伯曰：大风在身，血脉偏虚，虚者不足，实者有余，轻重不得，倾侧宛伏，不知东西，不知南北，乍上乍下，乍反乍复，颠倒无常，甚于迷惑。黄帝曰：善。取之奈何？岐伯曰：泻其有余，补其不足，阴阳平复。用针若此，疾于解惑。黄帝曰：善！请藏之灵兰之室，不敢妄出也。

黄帝曰：余闻刺有五邪，何谓五邪？岐伯曰：病有持痈者，有容大者，有狭小者，有热者，有寒者，是谓五邪。黄帝曰：刺五邪奈何？岐伯曰：凡刺五邪之方，不过五章，瘅热消灭，肿聚散亡，寒痹益温，小者益阳，大者必去。请道其方。凡刺痈邪无迎陇，易俗移性不得脓，脆道更行去其乡，不安处所乃散亡。诸阴阳过痈者，取之其输泻之。凡刺大邪，日以小，泄夺其有余乃益虚。剽其通，针其邪，肌肉亲，视之毋有，反其真，刺诸阳分肉间。凡刺小邪，日以大，补其不足乃无害。视其所在迎之界，远近尽至，其不得外侵而行之，乃自费，刺分肉间。凡刺热邪越而苍，出游不归乃无病，为开通，辟门户，使邪得出，病乃已。凡刺寒邪日以温，徐往徐来致其神，门户已闭气不分，虚实得调，其气存也。

黄帝曰：官针奈何？岐伯曰：刺痈者用铍针，刺大者用锋针，刺小者用员利针，刺热者用镵针，刺寒者用毫针也。请言解论。与天地相应，与四时相副，人参天地，故可为解。下有渐洳，上生苇蒲，此所以知形气之多少也。阴阳者，寒暑也，热则滋雨而在上，根荄少汁，人气在外，皮肤缓，腠理开，血气减，汗大泄[①]，皮淖泽。寒则地冻水冰，人气在中，皮肤缓，腠理闭，汗不出，血气强，肉坚涩。当是之时，善行水者，不能往冰；善穿地者，不能凿冻；善用针者，亦不能取四厥；血脉凝结，坚搏不往来者，亦未可即柔。故行水者，必待天温冰释冻解，而水可行、地可穿也。人脉犹是也，治厥者，必先熨，调和其经，掌与腋、肘与脚、项与脊以调之，火气已

---

① 汗：原作“汁”，四库本同。据医统本及《类经》卷二十一引《灵枢经》改。

通，血脉乃行。然后视其病，脉淖泽者，刺而平之；坚紧者，破而散之，气下乃止，此所谓以解结者也。用针之类，在于调气，气积于胃，以通营卫，各行其道。宗气留于海，其下者注于气街，其上者走于息道。故厥在于足，宗气不下，脉中之血，凝而留止，弗之火调，弗能取之。用针者，必先察其经络之实虚，切而循之，按而弹之，视其应动者，乃后取之而下之。六经调者，谓之不病，虽病，谓之自已也。一经上实下虚而不通者，此必有横络盛，加于大经，令之不通，视而泻之，此所谓解结也。上寒下热，先刺其项太阳，久留之，已刺则熨项与肩胛，令热下合乃止，此所谓推而上之者也。上热下寒，视其虚脉而陷之于经络者取之，气下乃止，此所谓引而下之者也。大热遍身，狂而妄见、妄闻、妄言，视足阳明及大络取之，虚者补之，血而实者泻之。因其偃卧，居其头前，以两手四指挟按颈动脉，久持之，卷而切推，下至缺盆中，而复止如前，热去乃止，此所谓推而散之者也。

黄帝曰：有一脉生数十病者，或痛，或痈，或热，或寒，或痒，或痹，或不仁，变化无穷。其故何也？岐伯曰：此皆邪气之所生也。黄帝曰：余闻气者，有真气，有正气，有邪气。何谓真气？岐伯曰：真气者，所受于天，与谷气并而充身也。正气者，正风也，从一方来，非实风，又非虚风也。邪气者，虚风之贼伤人也，其中人也深，不能自去。正风者，其中人也浅，合而自去，其气来柔弱，不能胜真气，故自去。虚邪之中人也，洒淅动形，起毫毛而发腠理。其入深，内搏于骨，则为骨痹。搏于筋，则为筋挛。搏于脉中，则为血闭不通，则为痈。搏于肉，与卫气相搏，阳胜者则为热，阴胜者则为寒，寒则真气去，去则虚，虚则寒。搏于皮肤之间，其气外发，腠理开，毫毛摇，气往来行，则为痒。留而不去，则痹。卫气不行，则为不仁。虚邪遍容于身半，其入深，内居荣卫，荣卫稍衰，则真气去，邪气独留，发为偏枯。其邪气浅者，脉偏痛。虚邪之入于身也深，寒与热相搏，久留而内著。寒胜其热，则骨疼肉枯；热胜其寒，则烂肉腐肌为脓，内伤骨，内伤骨为骨蚀。有所疾前筋，筋屈不得伸，邪气居其间而不反，发为筋溜。有所结，气归之，卫气留之，不得反，津液久留，合而为肠溜，久者数岁乃成，以手按之柔。已有所结，气归之，津液留之，邪气中之，凝结日以易甚，连以聚居，为昔瘤，以手按之坚。有所结，深中骨，气因于骨，骨与气并，日以益大，则为骨疽。有所结，中于肉，宗气归之，邪留而不去，有热则化而为脓，无热则为肉疽。凡此数气者，其发无常处，而有常名也。

·卫气行第七十六·

黄帝问于岐伯曰：愿闻卫气之行，出入之合，何如？岐伯曰：岁有十二月，日有十二辰。子午为经，卯酉为纬。天周二十八宿，而一面七星，四七二十八星。房、昴为纬，虚、张为经。是故房至毕为阳，昴至心为阴，阳主昼，阴主夜。故卫气之行，一日一夜五十周于身，昼日行于阳二十五周，夜行于阴二十五周，周于五藏①。是故平旦阴尽，阳气出于目，目张则气上行于头，循项下足太阳，循背下至小指之端。其散者，别于目锐眦，下手太阳，下至手小指之间外侧。其散者，别于目锐眦，下足少阳，注小指次指之间，以上循手少阳之分，侧下至小指之间。别者以上至耳前，合于颔脉，注足阳明，以下行至跗上，入五指之间。其散者，从耳下下手阳明，入大指之间，入掌中。其至于足也，入足心，出内踝下，行阴分，复合于目，故为一周。是故日行一舍，人气行一周与十分身之八；日行二舍，人气行三周于身与十分身之六；日行三舍，人气行于身五周与十分身之四；日行四舍，人气行于身七周与十分身之二；日行五舍，人气行于身九周；日行六舍，人气行于身十周与十分身之八；日行七舍，人气行于身十二周在身与十分身之六；日行十四舍，人气二十五周于身有奇分，与十分身之四，阳尽于阴，阴受气矣。其始入于阴，常从足少阴注于肾，肾注于心，心注于肺，肺注于肝，肝注于脾，脾复注于肾，为周。是故夜行一舍，人气行于阴藏一周与十分藏之八，亦如阳行之二十五周，而复合于目。阴阳一日一夜，合有奇分十分身之四与十分藏之二。是故人之所以卧起之时有早晏者，奇分不尽故也。

黄帝曰：卫气之在于身也，上下往来不以期，候气而刺之，奈何？伯高曰：分有多少，日有长短，春秋冬夏，各有分理，然后常以平旦为纪，以夜尽为始。是故一日一夜，水下百刻，二十五刻者，半日之度也。常如是毋已，日入而止。随日之长短，各以为纪而刺之。谨候其时，病可与期，失时

① 五藏：原作“五岁”，四库本同。据元戴起宗《脉诀刊误》卷上引《灵枢经》改。按，明张介宾《类经》卷七亦云：“‘岁’当作‘藏’。”

反候者，百病不治。故曰：刺实者，刺其来也；刺虚者，刺其去也。此言气存亡之时，以候虚实而刺之。是故谨候气之所在而刺之，是谓逢时。在于三阳，必候其气在于阳而刺之；病在于三阴，必候其气在阴分而刺之。水下一刻，人气在太阳；水下二刻，人气在少阳；水下三刻，人气在阳明；水下四刻，人气在阴分；水下五刻，人气在太阳；水下六刻，人气在少阳；水下七刻，人气在阳明；水下八刻，人气在阴分；水下九刻，人气在太阳；水下十刻，人气在少阳；水下十一刻，人气在阳明；水下十二刻，人气在阴分；水下十三刻，人气在太阳；水下十四刻，人气在少阳；水下十五刻，人气在阳明；水下十六刻，人气在阴分；水下十七刻，人气在太阳；水下十八刻，人气在少阳；水下十九刻，人气在阳明；水下二十刻，人气在阴分；水下二十一刻，人气在太阳；水下二十二刻，人气在少阳；水下二十三刻，人气在阳明；水下二十四刻，人气在阴分；水下二十五刻，人气在太阳。此半日之度也。从房至毕一十四舍，水下五十刻，日行半度，回行一舍，水下三刻与七分刻之四。《大要》曰：常以日之加于宿上也，人气在太阳，是故日行一舍，人气行三阳行与阴分，常如是无已。天与地同纪，纷纷盼盼，终而复始，一日一夜，水下百刻而尽矣。

·九宫八风第七十七·

合八风虚实邪正

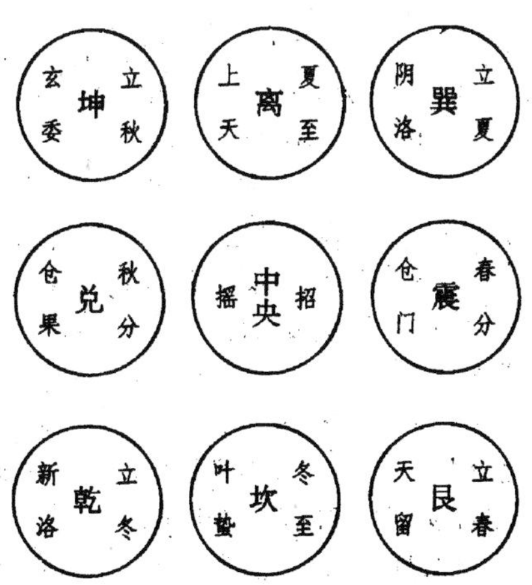

立秋二	玄委	西南方	秋分七	仓果	西方	立冬六	新洛	西北方
夏至九	上天	南方	招摇中央			冬至一	叶蛰	北方
立夏四	阴洛	东南方	春分三	仓门	东方	立春八	天留	东北方

太一常以冬至之日，居叶蛰之宫四十六日，明日居天留四十六日，明日居仓门四十六日，明日居阴洛四十五日，明日居天宫四十六日，明日居玄委四十六日，明日居仓果四十六日，明日居新洛四十五日，明日复居叶蛰之宫，曰冬至矣。太一日游，以冬至之日居叶蛰之宫，数所在，日从一处，至九日，复反于一，常如是无已，终而复始。太一移日，天必应之以风雨，以其日风雨则吉，岁美民安少病矣。先之则多雨，后之则多汗①。太一在冬至之日有变，占在君；太一在春分之日有变，占在相；太一在中宫之日有变，占在吏；太一在秋分之日有变，占在将；太一在夏至之日有变，占在百姓。所谓有变者，太一居五宫之日，病风折树木，扬沙石。各以其所主占贵贱，因视风所从来而占之。风从其所居之乡来为实风，主生，长养万物。从其冲后来为虚风，伤人者也，主杀、主害者。谨候虚风而避之，故圣人日避虚邪之道，如避矢石然，邪弗能害，此之谓也。

是故太一入徙，立于中宫，乃朝八风，以占吉凶也。风从南方来，名曰大弱风。其伤人也，内舍于心，外在于脉，气主热。风从西南方来，名曰谋风。其伤人也，内舍于脾，外在于肌，其气主为弱。风从西方来，名曰刚风。其伤人也，内舍于肺，外在于皮肤，其气主为燥。风从西北方来，名曰折风。其伤人也，内舍于小肠，外在于手太阳脉，脉绝则溢，脉闭则结不通，善暴死。风从北方来，名曰大刚风。其伤人也，内舍于肾，外在于骨与肩背之膂筋，其气主为寒也。风从东北方来，名曰凶风。其伤人也，内舍于大肠，外在于两胁腋骨下及肢节。风从东方来，名曰婴儿风。其伤人也，内舍于肝，外在筋纽，其气主为身湿。风从东南方来，名曰弱风。其伤人也，内舍于胃，外在肌肉，其气主体重。此八风皆从其虚之乡来，乃能病人。三虚相搏，则为暴病卒死。两实一虚，病则为淋露寒热。犯其雨湿之地，则为痿。故圣人避风如避矢石焉。其有三虚而偏中于邪风，则为击仆偏枯矣。

---

① 多汗：四库本同，疑当作“多旱”，与上文“多雨”相对。

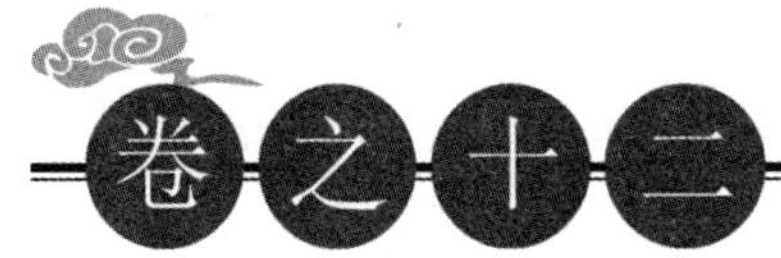

卷之十二

·九针论第七十八·

黄帝曰：余闻《九针》于夫子，众多博大矣，余犹不能寤，敢问九针焉生？何因而有名？岐伯曰：九针者，天地之大数也，始于一，而终于九。故曰：一以法天，二以法地，三以法人，四以法时，五以法音，六以法律，七以法星，八以法风，九以法野。黄帝曰：以针应九之数奈何？岐伯曰：夫圣人之起，天地之数也，一而九之，故以立九野。九而九之，九九八十一，以起黄钟数焉，以针应数也。一者，天也。天者，阳也，五藏之应天者肺，肺者，五藏六府之盖也。皮者，肺之合也，人之阳也。故为之治针，必以大其头而锐其末，令无得深入，而阳气出。二者，地也。人之所以应土者，肉也。故为之治针，必筩其身而员其末，令无得伤肉分，伤则气得竭。三者，人也。人之所以成生者，血脉也。故为之治针，必大其身而员其末，令可以按脉勿陷，以致其气，令邪气独出。四者，时也。时者，四时八风之客于经络之中，为瘤病者也。故为之治针，必筩其身而锋其末，令可以泻热出血，而痼病竭。五者，音也。音者，冬夏之分，分于子午，阴与阳别，寒与热争，两气相搏，合为痈脓者也。故为之治针，必令其末如剑锋，可以取大脓。六者，律也。律者，调阴阳四时而合十二经脉，虚邪客于经络而为暴痹者也。故为之治针，必令尖如氂，且员且锐，中身微大，以取暴气。七者，星也。星者，人之七窍，邪之所客于经，而为痛痹，舍于经络者也。故为之治针，令尖如蚊虻喙，静以徐往，微以久留，正气因之，真邪俱往，出针而养者也。八者，风也。风者，人之股肱八节也。八正之虚风，八风伤人，内舍于骨解腰脊节腠理之间，为深痹也。故为之治针，必长其身，锋其末，可以取深邪远痹。九者，野也。野者，人之节解皮肤之间也。淫邪流溢于身，如风水之状，而溜不能过于机关大节者也。故为之治针，令尖如挺，其锋微员，以取大气之不能过于关节者也。

黄帝曰：针之长短有数乎？岐伯曰：一曰镵针者，取法于巾针，去末寸半，卒锐之，长一寸六分，主热在头身也。二曰员针，取法于絮针，筩其身而卵其锋，长一寸六分，主治分间气。三曰鍉针，取法于黍粟之锐，长三寸半，主按脉取气，令邪出。四曰锋针，取法于絮针，筩其身，锋其末，长一寸六分，主痈热出血。五曰铍针，取法于剑锋，广二分半，长四寸，主大痈脓，两热争者也。六曰员利针，取法于氂针，微大其末，反小其身，令可深内也，长一寸六分，主取痈痹者也。七曰毫针，取法于毫毛，长一寸六分，主寒热痛痹在络者也。八曰长针，取法于綦针，长七寸，主取深邪远痹者也。九曰大针，取法于锋针，其锋微员，长四寸，主取大气不出关节者也。针形毕矣，此九针大小长短法也。

黄帝曰：愿闻身形应九野奈何？岐伯曰：请言身形之应九野也。左足应立春，其日戊寅己丑；左胁应春分，其日乙卯；左手应立夏①，其日戊辰、己巳；膺喉首头应夏至，其日丙午；右手应立秋，其日戊申、己未；右胁应秋分，其日辛酉；右足应立冬，其日戊戌、己亥；腰尻下窍应冬至，其日壬子。六府膈下三藏应中州，其大禁，大禁太一所在之日及诸戊己。凡此九者，善候八正所在之处，所主左右上下身体有痈肿者，欲治之，无以其所直之日溃治之，是谓天忌日也。形乐志苦，病生于脉，治之以灸刺；形苦志乐，病生于筋，治之以熨引；形乐志乐，病生于肉，治之以针石；形苦志苦，病生于咽喝，治之以甘药；形数惊恐，筋脉不通，病生于不仁，治之以按摩醪药。是谓形。五藏气：心主噫，肺主咳，肝主语，脾主吞，肾主欠。六府气：胆为怒，胃为气逆哕，大肠小肠为泄，膀胱不约为遗溺，下焦溢为水。五味：酸入肝，辛入肺，苦入心，甘入脾，咸入肾，淡入胃。是谓五味。五并：精气并肝则忧，并心则喜，并肺则悲，并肾则恐，并脾则畏。是谓五精之气并于藏也。五恶：肝恶风，心恶热，肺恶寒，肾恶燥，脾恶湿。

---

① 左手：原作“左毛”，四库本同，据医统本改。

此五藏气所恶也。五液：心主汗，肝主泣，肺主涕，肾主唾，脾主涎。此五液所出也。五劳：久视伤血，久卧伤气，久坐伤肉，久立伤骨，久行伤筋。此五久劳所病也。五走：酸走筋，辛走气，苦走血，咸走骨，甘走肉。是谓五走也。五裁①：病在筋，无食酸；病在气，无食辛；病在骨，无食咸；病在血，无食苦；病在肉，无食甘。口嗜而欲食之，不可多也，必自裁也，命曰五裁。五发：阴病发于骨，阳病发于血，阴病发于肉②，阳病发于冬，阴病发于夏。五邪：邪入于阳，则为狂；邪入于阴，则为血痹；邪入于阳，转则为癫疾；邪入于阴，转则为喑；阳入于阴，病静；阴出之于阳，病喜怒。五藏：心藏神，肺藏魄，肝藏魂，脾藏意，肾藏精志也。五主：心主脉，肺主皮，肝主筋，脾主肌，肾主骨。阳明多血多气，太阳多血少气，少阳多气少血，太阴多血少气，厥阴多血少气，少阴多气少血。故曰：刺阳明出血气，刺太阳出血恶气，刺少阳出气恶血，刺太阴出血恶气，刺厥阴出血恶气，刺少阴出气恶血也。足阳明太阴为表里，少阳厥阴为表里，太阳少阴为表里，是谓足之阴阳也。手阳明太阴为表里，少阳心主为表里，太阳少阴为表里，是谓手之阴阳也。

·岁露论第七十九·

黄帝问于岐伯曰：经言夏日伤暑，秋病疟，疟之发以时，其故何也？岐伯对曰：邪客于风府，病循膂而下，卫气一日一夜常大会于风府，其明日日下一节，故其日作晏，此其先客于脊背也。故每至于风府则腠理开，腠理开则邪气入，邪气入则病作，此所以日作尚晏也。卫气之行风府，日下一节，二十一日下至尾底，二十二日入脊内，注于伏冲之脉，其行九日，出于缺盆之中，其气上行，故其病稍益，至其内搏于五藏，横连募原，其道远，其气深，其行迟，不能日作，故次日乃稸积而作焉。黄帝曰：卫气每至于风府，腠理乃发，发则邪入焉。其卫气日下一节，则不当风府，奈何？岐伯曰：风府无常，卫气之所应，必开其腠理，气之所舍节，则其府也。黄帝曰：善。

① 五裁：《素问》作“五禁”。

② 阴病发于肉：原作“以味发于气”，四库本同。据《素问》卷七、《类经》卷十五改。

夫风之与疟也，相与同类，而风常在，而疟特以时休，何也？岐伯曰：风气留其处，疟气随经络沉以内搏，故卫气应乃作也。帝曰：善。

黄帝问于少师曰：余闻四时八风之中人也，故有寒暑。寒则皮肤急而腠理闭，暑则皮肤缓而腠理开，贼风邪气，因得以入乎？将必须八正虚邪，乃能伤人乎？少师答曰：不然。贼风邪气之中人也，不得以时，然必因其开也。其入深，其内极病，其病人也卒暴；因其闭也，其入浅以留，其病也徐以迟。黄帝曰：有寒温和适，腠理不开，然有卒病者，其故何也？少师答曰：帝弗知邪入乎？虽平居，其腠理开闭缓急，其故常有时也。黄帝曰：可得闻乎？少师曰：人与天地相参也，与日月相应也。故月满则海水西盛，人血气积，肌肉充，皮肤致，毛发坚，腠理郄，烟垢著。当是之时，虽遇贼风，其入浅不深。至其月郭空，则海水东盛，人气血虚，其卫气去，形独居，肌肉减，皮肤纵，腠理开，毛发残，膲理薄，烟垢落。当是之时，遇贼风则其入深，其病人也卒暴。黄帝曰：其有卒然暴死暴病者，何也？少师答曰：三虚者，其死暴疾也；得三实者，邪不能伤人也。黄帝曰：愿闻三虚。少师曰：乘年之衰，逢月之空，失时之和，因为贼风所伤，是谓三虚。故论不知三虚，工反为粗。帝曰：愿闻三实。少师曰：逢年之盛，遇月之满，得时之和，虽有贼风邪气，不能危之也。黄帝曰：善乎哉论！明乎哉道！请藏之金匮，命曰三实。然此一夫之论也。

黄帝曰：愿闻岁之所以皆同病者，何因而然？少师曰：此八正之候也。黄帝曰：候之奈何？少师曰：候此者，常以冬至之日，太一立于叶蛰之宫，其至也，天必应之以风雨者矣。风雨从南方来者，为虚风，贼伤人者也。其以夜半至也，万民皆卧而弗犯也，故其岁民少病。其以昼至者，万民懈惰而皆中于虚风，故万民多病。虚邪入客于骨而不发于外，至其立春，阳气大发，腠理开。因立春之日，风从西方来，万民又皆中于虚风，此两邪相搏，经气结代者矣。故诸逢其风而遇其雨者，命曰遇岁露焉。因岁之和，而少贼风者，民少病而少死；岁多贼风邪气，寒温不和，则民多病而死矣。

黄帝曰：虚邪之风，其所伤贵贱何如？候之奈何？少师答曰：正月朔日，太一居天留之宫，其日西北风，不雨，人多死矣。正月朔日，平旦北风，春，民多死。正月朔日，平旦北风行，民病多者十有三也。正月朔日，日中北风，夏，民多死。正月朔日，夕时北风，秋，民多死。终日北风，大病死者十有六。正月朔日，风从南方来，命曰旱乡，从西方来，命曰白骨，将国有殃，人多死亡。正月朔日，风从东方来，发屋，扬沙石，国有大灾也。正月朔日，风从东南方行，春有死亡。正月朔，天利温，不风，籴贱，民不病；天寒而风，籴贵，民多病。此所谓候岁之风，戝伤人者也[①]。二月丑，不风，民多心腹病。三月戌，不温，民多寒热。四月巳，不暑，民多瘅病。十月申，不寒，民多暴死。诸所谓风者，皆发屋，折树木，扬沙石，起毫毛，发腠理者也。

·大惑论第八十·

黄帝问于岐伯曰：余尝上于清泠之台，中阶而顾，匍匐而前，则惑。余私异之，窃内怪之，独瞑独视，安心定气，久而不解。独博独眩[②]，披发长跪，俯而视之，后久之不已也。卒然自上，何气使然？岐伯对曰：五藏六府之精气，皆上注于目而为之精。精之窠为眼，骨之精为瞳子，筋之精为黑眼，血之精为络，其窠气之精为白眼，肌肉之精为约束，裹撷筋骨血气之精而与脉并为系，上属于脑，后出于项中。故邪中于项，因逢其身之虚，其入深，则随眼系以入于脑。入于脑则脑转，脑转则引目系急，目系急则目眩以转矣。邪其精，其精所中，不相比也则精散，精散则视歧，视歧见两物。目者，五藏六府之精也，营卫魂魄之所常营也，神气之所生也。故神劳则魂魄散，志意乱。是故瞳子、黑眼法于阴，白眼、赤脉法于阳也，故阴阳合传而精明也。目者，心使也；心者，神之舍也，故神精乱而不转。卒然见非常处，精神魂魄，散不相得，故曰惑也。

黄帝曰：余疑其然。余每之东苑，未曾不惑，去之则复，余唯独为东苑劳神乎？何其异也？岐伯曰：不然也。心有所喜，神有所恶，卒然相感，则精气乱，视误故惑，神移乃复。是故间者为迷，甚者为惑。

---

① 戝：同“残”。明张介宾《类经》卷二十七注云：“‘戝’‘残’同。”
② 博：四库本作“转”。

黄帝曰：人之善忘者，何气使然？岐伯曰：上气不足，下气有余。肠胃实而心肺虚，虚则营卫留于下，久之不以时上，故善忘也。

黄帝曰：人之善饥而不嗜食者，何气使然？岐伯曰：精气并于脾，热气留于胃，胃热则消谷，谷消故善饥。胃气逆上，则胃脘寒，故不嗜食也。

黄帝曰：病而不得卧者，何气使然？岐伯曰：卫气不得入于阴，常留于阳。留于阳则阳气满，阳气满则阳蹻盛，不得入于阴则阴气虚，故目不瞑矣。

黄帝曰：病目而不得视者，何气使然？岐伯曰：卫气留于阴，不得行于阳。留于阴则阴气盛，阴气盛则阴蹻满，不得入于阳则阳气虚，故目闭也。

黄帝曰：人之多卧者，何气使然？岐伯曰：此人肠胃大而皮肤湿，而分肉不解焉。肠胃大则卫气留久，皮肤湿则分肉不解，其行迟。夫卫气者，昼日常行于阳，夜行于阴，故阳气尽则卧，阴气尽则寤。故肠胃大，则卫气行留久；皮肤湿，分肉不解，则行迟。留于阴也久，其气不清，则欲瞑，故多卧矣。其肠胃小，皮肤滑以缓，分肉解利，卫气之留于阳也久，故少瞑焉。

黄帝曰：其非常经也，卒然多卧者，何气使然？岐伯曰：邪气留于上膲，上膲闭而不通，已食若饮汤①，卫气留久于阴而不行，故卒然多卧焉。

黄帝曰：善。治此诸邪奈何？岐伯曰：先其藏府，诛其小过，后调其气，盛者泻之，虚者补之。必先明知其形志之苦乐，定乃取之。

·痈疽第八十一·

黄帝曰：余闻肠胃受谷，上焦出气，以温分肉，而养骨节，通腠理。中

---

① 若：医统本、四库本作“者”。

焦出气如露，上注溪谷，而渗孙脉，津液和调，变化而赤为血，血和则孙脉先满溢，乃注于络脉；皆盈，乃注于经脉。阴阳已张，因息乃行。行有经纪，周有道理，与天合同，不得休止。切而调之，从虚去实，泻则不足，疾则气减，留则先后。从实去虚①，补则有余，血气已调，形气乃持。余已知血气之平与不平，未知痈疽之所从生，成败之时、死生之期有远近，何以度之？可得闻乎？岐伯曰：经脉留行不止，与天同度，与地合纪。故天宿失度，日月薄蚀，地经失纪，水道流溢，草萓不成，五谷不殖，径路不通，民不往来，巷聚邑居，则别离异处。血气犹然，请言其故。夫血脉营卫，周流不休，上应星宿，下应经数。寒邪客于经络之中则血泣，血泣则不通，不通则卫气归之，不得复反，故痈肿。寒气化为热，热胜则腐肉，肉腐则为脓。脓不泻则烂筋，筋烂则伤骨，骨伤则髓消。不当骨空，不得泄泻。血枯空虚，则筋骨肌肉不相荣，经脉败漏，薰于五藏，藏伤故死矣。

黄帝曰：愿尽闻痈疽之形，与忌曰名。岐伯曰：痈发于嗌中，名曰猛疽。猛疽不治，化为脓，脓不泻，塞咽，半日死。其化为脓者，泻则合豕膏，冷食，三日而已。发于颈，名曰夭疽。其痈大以赤黑，不急治，则热气下入渊腋，前伤任脉，内熏肝肺。熏肝肺十余日而死矣。阳留大发，消脑留项，名曰脑烁。其色不乐，项痛而如刺以针，烦心者死不可治。发于肩及臑，名曰疵痈。其状赤黑，急治之，此令人汗出至足，不害五藏。痈发四五日，逞焫之。发于腋下赤坚者，名曰米疽。治之以砭石，欲细而长，疏砭之，涂以豕膏，六日已，勿裹之。其痈坚而不溃者，为马刀挟瘿，急治之。发于胸，名曰井疽。其状如大豆，三四日起，不早治，下入腹，不治，七日死矣。发于膺，名曰甘疽。色青，其状如谷实菰𦼮，常苦寒热，急治之，去其寒热，十岁死，死后出脓。发于胁，名曰败疵。败疵者，女子之病也，灸之，其病大痈脓，治之，其中乃有生肉，大如赤小豆，锉陵翘草根各一升，以水一斗六升煮之竭，为取三升，则强饮，厚衣坐于釜上，令汗出至足已。发于股胫，名曰股胫疽。其状不甚变，而痈脓搏骨，不急治，三十日死矣。发于尻，名曰锐疽。其状赤坚大，急治之。不治，三十日死矣。发于股阴，名曰赤施，不急治，六十日死。在两股之内，不治，十日而当死。发于膝，名曰疵痈。其状大痈，色不变，寒热，如坚石，勿石，石之者死，须其柔，

① 从实：原作“后虚”，据《太素》改。

乃石之者生。诸痈疽之发于节而相应者，不可治也。发于阳者，百日死；发于阴者，三十日死。发于胫，名曰兔啮。其状赤至骨，急治之，不治害人也。发于内踝，名曰走缓，其状痈也，色不变，数石其输，而止其寒热，不死。发于足上下，名曰四淫。其状大痈，急治之，百日死。发于足傍，名曰厉痈。其状不大，初如小指发，急治之，去其黑者，不消辄益，不治，百日死。发于足指，名脱痈。其状赤黑，死不治；不赤黑，不死。不衰，急斩之，不则死矣。

黄帝曰：夫子言痈疽，何以别之？岐伯曰：营卫稽留于经脉之中，则血泣而不行，不行则卫气从之而不通，壅遏而不得行，故热。大热不止，热胜则肉腐，肉腐则为脓。然不能陷，骨髓不为燋枯，五藏不为伤，故命曰痈。黄帝曰：何谓疽？岐伯曰：热气淳盛，下陷肌肤，筋髓枯，内连五藏，血气竭，当其痈下，筋骨良肉皆无余，故命曰疽。疽者，上之皮夭以坚，上如牛领之皮；痈者，其皮上薄以泽。此其候也。

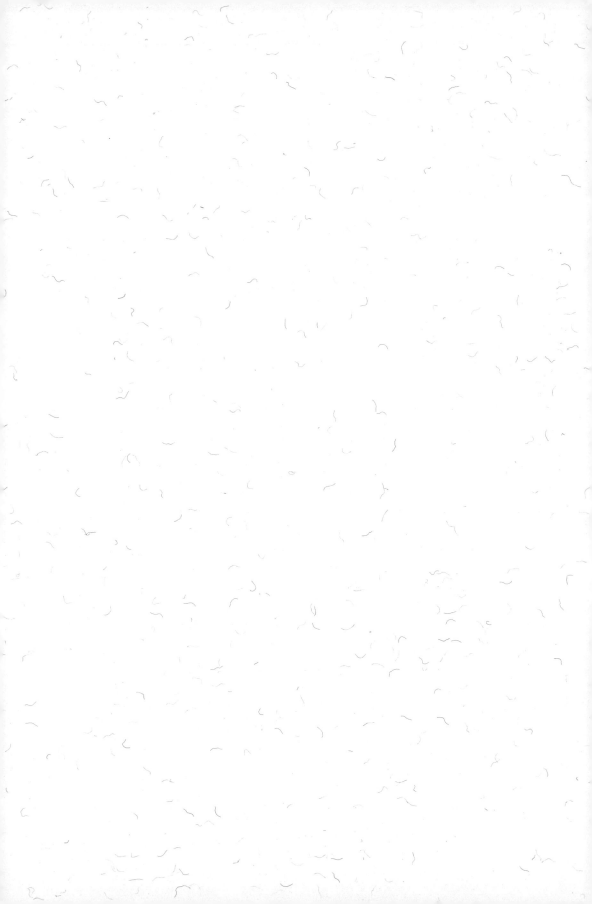